Reumatología Pediátrica Vol. II

Cecilia Coto Hermosilla

Reumatología Pediátrica Vol. II

Cecilia Coto Hermosilla

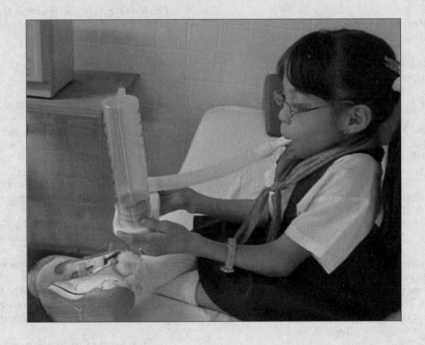

LA&GO EDICIONES

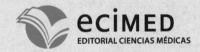

eCiMED
EDITORIAL CIENCIAS MÉDICAS

Autores

Dra. Cecilia Coto Hermosilla
Especialista de I Grado en Pediatría y de II Grado en Reumatología
Profesora Auxiliar y Consultante
Maestra de la Reumatología Cubana

Dr. Adonis Estévez Perera
Especialista en Medicina General Integral y de I Grado en
Medicina
Física y Rehabilitación
Máster en Medicina Bioenergética y Natural
Profesor Auxiliar

Dr. Alberto Ibarra Morlá
Especialista de I Grado en Pediatría

Dra. Amaris Alonso Castillo
Especialista en Medicina General Integral y de I Grado en
Pediatría
Máster en Urgencia Médicas

Dra. Ana María Torres Lima
Especialista de II Grado de Inmunología
Máster en Infectología
Profesora Auxiliar

Dr. Bárbaro Taylor Jiménez
Especialista de II Grado en Reumatología
Máster en Longevidad Satisfactoria
Asistente

Dra. Carmen Porrata Mauri
Especialista de II Grado de Fisiología
Investigadora Titular

Dra. Dolores Teresa Cantera Oceguera
Especialista de II Grado en Reumatología
Máster en Atención Integral al Niño
Profesora Auxiliar

Dra. Elena Joa Miró
Especialista de II Grado en Oftalmología
Doctora en Ciencias Médicas
Profesora Titular y Consultante

Dra. Elsi Chall Rodríguez
Especialista de I Grado en Reumatología
Asistente en Tecnología de la Salud
Máster en Atención Integral al Niño
Diplomada en Reumatología Pediátrica

Dr. Francisco Menéndez Alejo
Especialista de II Grado en Reumatología
Profesor Auxiliar

Dr. Gil-Alberto Reyes Llerena
Especialista de I Grado en Medicina Interna
Especialista de II Grado en Reumatología
Profesor Titular e Investigador Titular
Doctor en Ciencias Médicas

Dra. Hilda Elena Rodríguez Versón
Especialista de I Grado de Reumatología

Dra. Irma Rosa López Pérez
Especialista de II Grado en Neumología
Doctora en Ciencias Médicas
Profesora Auxiliar

Dr. José Reinaldo Salabarría González
Especialista de II Grado de Laboratorio Clínico
Profesor Auxiliar

Dr. José Vargas Díaz
Especialista de II Grado en Pediatría y Neurología
Profesor Titular
Máster en Atención Integral al Niño

Dra. Lucía Novoa López
Especialista de I Grado en Pediatría
Máster en Atención Integral al Niño Sano

Dr. Luis Jesús Valle Garrido
Especialista de II Grado en Imaginología
Profesor Auxiliar

Dra. Margarita Hernández García
Especialista de I Grado en Reumatología
Asistente
Máster en Medicina Alternativa

Dra. María Caridad Duarte Pérez
Especialista de I y II Grados en Pediatría
Profesora Auxiliar de Pediatría

Dra. María Carmen Seijas Sende
Especialista de II Grado de Dermatología
Máster en Atención Integral a Niño
Profesora Auxiliar

Dra. María del Carmen Valdés Alonso
Especialista de I Grado en Endocrinología
Asistente

Dra. María Victoria Hernández Cuéllar
Especialista de I Grado en Inmunología
Asistente
Máster en Infectología

Dra. Melba Méndez Méndez
Especialista de I Grado en Pediatría

Dra. Nancy Victoria Yodú Ferral
Especialista de II Grado en Farmacología
Máster en Longevidad Satisfactoria
Profesora Auxiliar

Dra. Norma Elena de León Ojeda
Especialista de II Grado en Genética Clínica
Máster en Bioética
Profesora Auxiliar

Dra. Ovidia C. Rodríguez Méndez
Especialista de II Grado en Psiquiatría
Profesora Auxiliar

Dra. Santa Yarelis Gómez Conde
Especialista de I Grado en Reumatología
Máster en Psicología Clínica
Profesora Auxiliar

Lic. Sonia Sánchez Portuondo
Licenciada en Psicología
Dra. Trini Fragoso Arbelo
Especialista de II Grado en Gastroenterología
Investigadora Titular
Máster en Infectología
Profesora Consultante

Dr. Víctor Hernández González
Especialista de I Grado en Reumatología
Máster en Atención Integral al Niño

Dra. Yamilé Heredia Mancebo
Especialista de I Grado en Reumatología

Dra. Yarmila García Cristiá
Especialista de I Grado en Pediatría
Máster en Infectología

Dra. Ziadnnah María Almanza Liranza
Especialista de I Grado en Pediatría
Asistente

Dra. Zoila Marlene Guibert Toledano
Especialista de II Grado en Reumatología
Doctora en Ciencias Médicas
Profesora Titular
Investigadora Auxiliar

Colaboradores

Dra. Dinorah Prada Hernández
Especialista de I Grado en Medicina General Integral
y de II Grado en Reumatología
Asistente
Máster en Medicina Natural y Bioenergética

Dra. Felipa Elena García García
Especialista de II Grado en Pediatría
Profesora Auxiliar
Máster en Ciencias-Educación Médica Superior

Lic. Geydi Rodríguez Versón
Máster en Psicopedagogía

Dr. Gilberto López Cabreras
Asistente de Medicina
Especialista de I Grado en Reumatología
Dra. Ida Rosa López Aguilera
Especialista de II Grado en Reumatología
Máster en Longevidad Satisfactoria
Profesora Auxiliar

Dra. Isabel María Hernández Cuéllar
Especialista de II Grado en Reumatología
Máster en Longevidad Satisfactoria
Asistente

Dr. José A. Rodríguez González
Especialista de I Grado en Reumatología y de II Grado en
Medicina General Integral
Máster en Tecnología de la Salud
Profesor Instructor

Dr. José Antonio Rodríguez Triana Orve
Especialista de I Grado en Ortopedia
Asistente

Dr. Manuel Hernández Triana
Médico Especialista en Bioquímica Clínica

Mario Pianesi
Profesor especialista en macrobiótica en Italia
Fundador y Presidente de un punto macrobiótica en Italia

Dr. Pedro Pablo González Rojas
Especialista de II Grado en Radiología
Profesor Auxiliar de Radiología

Dr. R. Gil Armenteros
Especialista de I Grado en Reumatología
Profesor Auxiliar

Dr. Vladimir Ruiz Álvarez
MSc. Médico Especialista en Bioquímica Clínica

Dra. Zuzel Figueroa Puente
Especialista de I Grado en Reumatología
Máster en Atención Integral al Niño
Asistente

Supervisión y cotejo de la Obra:
LA&GO Ediciones, S.A. de C.V.

Diseño y diagramación electrónica:
LA&GO Ediciones, S.A. de C.V.

D.R. © 2014, Cecilia Coto Hermosilla
Reumatología Pediátrica Vol. II

D.R. © 2014, LA&GO Ediciones, S.A. de C.V.
Isabel La Católica No. 642,
Col. Roma, C.P. 64700
Monterrey, Nuevo León, México
Tel.: + 52 81 1234 0965
Correo electrónico: gustavogr@lagoediciones.com

ISBN: 978-607-8236-22-0

Impreso en Monterrey, México
Printed in Monterrey, Mexico

Prefacio

En esta segunda parte de *Reumatología pediátrica*, aparecen interesantes capítulos como: Osteoporosis Infantojuvenil, Displasias óseas, Síndrome de Marfán, Síndrome de Ehlers Danlos, Fibromialgia en la infancia, Síndrome Pluriglandular Autoinmune, Diagnóstico Diferencial de las Artritis, Síndrome de Activación Macrofágica, las Infecciones y las Enfermedades autoinmunes, Coxalgia en el niño, Dorsalgia y problemas posturales.

Finalmente se revisan las manifestaciones cutáneas, oculares, digestivas, neurológicas, psiquiátricas y pulmonares en las diferentes enfermedades, temas realizados por especialistas de primera línea en cada grupo de enfermedades. El capítulo de nutrición da un visión clara y novedosa de la dieta sana y la dieta macrobiótica, para ayudar a minimizar los efectos tóxicos de la dieta tradicional en las enfermedades autoinmunes.

Un capitulo, de Medicamentos en Reumatología Pediátrica, es una revisión extensa y profunda de los grupos de medicamentos mas utilizados, realizado por la Dra. Nancy Yodú, farmacóloga de punta en Cuba. En otro capítulo se hace referencia a la interacción del sistema psiconeuroinmunoendocrino en los adolescentes con enfermedades reumáticas. El capitulo de rehabilitación nos permite conocer lo que podemos hacer con los niños reumáticos, ya sea en fase aguda o crónica, para minimizar las secuelas que tanto afectan la calidad de vida.

La medicina es una ciencia sometida a un cambio constante. A medida que la investigación y la experiencia clínica amplían nuestros conocimientos, son necesarios cambios en los tratamientos y la farmacoterapia. Se recomienda a los lectores que contrasten dicha información con otras fuentes. Por ejemplo y en particular, se aconseja revisar el prospecto informativo que acompaña a cada medicamento que deseen administrar, para asegurarse de que la información contenida en este libro es correcta y de que no se han producido modificaciones en las dosis recomendadas o en las contraindicaciones para la administración. Esta recomendación resulta de particular importancia en relación con fármacos nuevos o de uso poco frecuente. Los lectores también deben consultar a su propio laboratorio para conocer los valores normales.

La importancia de este libro para los residentes de reumatología es fundamental, ya que tendrán reunidas en un solo texto la mayoría de las enfermedades reumáticas de la infancia con una gran actualización. Es importante también para los especialistas de pediatría, los residentes y los médicos de familia que se interesen por la reumatología. Consideramos que ha sido un acierto y un gran logro de los pediatras reumatólogos y todos los demás autores, el haber llevado a cabo este libro de texto, que confiemos sea actualizado en el futuro y sirva como libro de texto de Reumatología Pediatrica en Cuba.

Muchas felicidades al colectivo de autores.

Prof. Dr. C. Alfredo Hernández Martínez
Jefe del Grupo Nacional de Reumatología

Contenido

Prefacio VII

Capítulo 1. Osteoporosis 1
    Definiciones y enfoque 1
        Epidemiología 2
    Clasificación 5
        Causas secundarias de osteoporosis 6
        Factores relacionados con osteoporosis 6
        Manifestaciones clínicas 7
        Aspectos de la etiopatogenia y fisiopatología 8
        Factores genéticos 9
        Mecanismos fisiopatológicos 9
        Remodelamiento óseo 9
        Métodos de medición de la densidad mineral ósea 10
        Densidad mineral ósea en pacientes con enfermedades
        reumáticas y sus particularidades en la infancia 14
        Acciones de intervención terapéutica en osteoporosis 16
        Papel de la fisioterapia y rehabilitación
        en el tratamiento de la osteoporosis 19
        Medidas de prevención en la osteoporosis ya establecida 19
    Bibliografía 20

Capítulo 2. Displasias esqueléticas 25
    Clasificación 25
        Clasificación radiológica 26
        Clasificación molecular 26
        Diagnóstico 32
        Tratamiento 32
        Osteogénesis imperfecta 33
        Displasia del desarrollo de la cadera 39
    Bibliografía 42

Capítulo 3. Síndrome de Marfán 45
        Historia 45
        Epidemiología 45
        Etiología 45
        Patogenia 46
        Manifestaciones clínicas 47
        Diagnóstico 51
        Diagnóstico diferencial 52
        Complicaciones 53
        Manejo del paciente con síndrome de Marfán 53
        Perspectivas en el tratamiento médico del síndrome de Marfán 56
    Bibliografía 56

Capítulo 4. Síndrome de Ehlers-Danlos 57
        Epidemiología 57
        Origen 57
        Hallazgos generales 58

Nosología 60
Tipos clínicos. 60
Complicaciones 62
Diagnóstico 65
Diagnóstico diferencial 65
Manejo del síndrome de Ehlers-Danlos 67
Manejo general de las complicaciones 68
Bibliografía 71

Capítulo 5. Fibromialgia **73**
Epidemiología 74
Etiopatogenia. 74
Clasificación 76
Características clínicas 77
Criterios para el diagnóstico 78
Criterios preliminares para fibromialgia 80
Diagnóstico diferencial 82
Tratamiento de la fibromialgia 83
Pronóstico 84
Bibliografía 85

Capítulo 6. Síndrome poliglandular autoinmune **87**
Clasificación. 87
Autoinmunidad. 88
Factores genéticos y ambientales en la autoinmunidad. 88
Mecanismos inmunitarios en la autoinmunidad 89
Mecanismos efectores de la respuesta autoinmunitaria 89
Autoanticuerpos. 89
Linfocitos y otras células mononucleares 90
Endocrinología y autoinmunidad 91
Tiroides y autoinmunidad 91
Páncreas y autoinmunidad. 97
Suprarrenales y autoinmunidad. 98
Paratiroides y autoinmunidad 101
Hipofisitis 101
Síndromes paratímicos 101
Anomalías cromosómicas y autoinmunidad 102
Patogénesis del síndrome poliglandular autoinmune. 102
Síndrome poliglandular autoinmune tipo I 105
Manifestaciones clínicas 105
Mecanismos moleculares del síndrome poliglandular autoinmune tipo I. 107
Diagnóstico 111
Tratamientos 111
Síndrome poliglandular autoinmune tipo II 112
Síndrome poliglandular autoinmune tipo III. 114
Síndrome poliglandular autoinmune tipo IV. 114
Diagnóstico 114
Tratamiento 115

　　　　　Posibles pautas de inmunointervención 117
　　　　　Bibliografía 118

Capítulo 7. Diagnóstico diferencial de las artritis en la infancia **123**
　　　　　Artritis idiopática juvenil. 124
　　　　　Espondiloartropatías 125
　　　　　Artritis infecciosas. 125
　　　　　Artritis reactivas 126
　　　　　Leucemias 126
　　　　　Linfoma 126
　　　　　Hemofilia. 127
　　　　　Sicklemia. 127
　　　　　Inmunodeficiencias 127
　　　　　Enfermedades metabólicas 127
　　　　　Bibliografía 127

Capítulo 8. Infecciones y enfermedades autoinmunes **129**
　　　　　Lupus eritematoso sistémico e infecciones 129
　　　　　Factores de riesgo para desarrollar una infección. 129
　　　　　Microbiología 131
　　　　　Diferencias entre infección aguda y exacerbación de la enfermedad 133
　　　　　Profilaxis de enfermedades infecciosas. 133
　　　　　Tratamiento empírico 135
　　　　Esclerodermia e infecciones. 136
　　　　Dermatomiositis e infecciones 137
　　　　Bibliografía 138

Capítulo 9. Síndrome de activación macrofágica **141**
　　　　　Apuntes históricos 141
　　　　　Criterios diagnósticos para las linfohistiocitosis hemofagocíticas 142
　　　　　Criterios diagnósticos para el síndrome de activación macrofágica
　　　　　complicando a la artritis idiopática juvenil sistémica 143
　　　　　Patogenia 144
　　　　　Histopatología 144
　　　　　Diagnóstico 144
　　　　　Tratamiento 146
　　　　　Evolución y pronóstico 147
　　　　　Bibliografía 148

Capítulo 10. Coxalgia en el niño. **151**
　　　　　Principales causas del dolor de cadera en la infancia 151
　　　　　Artritis séptica de cadera. 154
　　　　　Sinovitis transitoria de cadera 155
　　　　　Displasia congénita de caderas 156
　　　　　Enfermedad de Legg-Calvé-Perthes 158
　　　　　Epifisiolisis cabeza femoral. 159
　　　　　Tumores. 160
　　　　　Bibliografía 160

Capítulo 11. Dorsalgias en el niño **163**
    Columna vertebral 163
    Postura 163
       Mala postura o defecto de postura. 163
    Deformaciones de la columna 163
       Escoliosis. 163
       Escoliosis idiopática 167
       Escoliosis congénita 168
       Cifosis 169
       Lordosis 171
       Discitis. 172
       Espondilolistesis 175
       Espondilolisis 180
       Calcificación de los discos intervertebrales en la infancia 181
       Brucelosis vertebral. 182
       Tuberculosis vertebral o espondilitis tuberculosa 186
       Tumores vertebrales 188
    Bibliografía 193

Capítulo 12. Manifestaciones cutáneas de enfermedades autoinmunes en el niño. **195**
       Lupus eritematoso 195
       Síndrome antifosfolipídico 198
       Esclerodermia 199
       Dermatomiositis 202
       Enfermedad mixta del tejido conectivo. 203
       Vasculitis 203
       Artritis idiopática juvenil 206
       Artritis psoriásica 206
       Fiebre reumática 207
       Eritema nodoso 208
    Bibliografía 208

Capítulo 13. Manifestaciones oftalmológicas en niños y adolescentes reumáticos **211**
       Alteraciones del segmento anterior. 212
       Uveítis anterior 212
       Catarata 217
       Queratopatía en banda. 219
       Evolución 220
       Ojos secos 220
       Dacrioadenitis 221
       Conjuntivitis 221
       Escleritis 221
       Alteraciones del segmento posterior 221
       Influencia de la epigenética 222
    Bibliografía 224

Capítulo 14. Manifestaciones digestivas en enfermedades reumatológicas **227**
       Esclerodermia 227
       Artritis idiopática juvenil. 228

Afectación hepática. 229
Lupus eritematoso sistémico. 230
Polimiosistis y dermatomiositis 233
Enfermedad mixta del tejido conectivo. 234
Síndrome de Sjögren. 234
Poliarteritis nodosa y otras arteritis. 236
Síndrome de Churg-Strauss. 237
Púrpura de Schönlein-Henoch. 237
Arteritis de Takayasu. 237
Enfermedad de Kawasaki 238
Síndrome de Cogan. 238
Granulomatosis de Wegener 238
Polimialgia reumática y arteritis de células gigantes 238
Síndrome de Behçet. 239
Espondiloartropatías 239
Manifestaciones intestinales relacionadas con antinflamatorios no esteroideos. 242
Bibliografía 244

Capítulo 15. Manifestaciones neurológicas en las enfermedades reumáticas 247
Fiebre reumática: Corea de Sydenham 247
Vasculitis del sistema nervioso central. 249
Clasificación clínico-patológica de las vasculitis del sistema nervioso central 249
Artritis idiopática juvenil. 252
Esclerodermia 253
Dermatomiositis 254
Enfermedad de Behçet. 254
Sindrome de Sjögren. 254
Lupus eritematoso sistémico. 255
Bibliografía 256

Capítulo 16. Manifestaciones respiratorias de las enfermedades reumáticas. 259
Enfermedades autoinmunes del tejido conectivo. 260
Epidemiología. 260
Complicaciones respiratorias 261
Lupus eritematoso sistémico. 261
Esclerodermia 274
Dermatomiositis y polimiositis 277
Enfermedad mixta del tejido conectivo. 278
Síndrome de Sjögren. 278
Artritis idiopática juvenil. 279
Vasculitis 279
Epidemiología. 280
Complicaciones respiratorias 280
Síndrome de Churg-Strauss. 280
Granulomatosis de Wegener 281
Poliangeítis microscópica 281
Otros síndromes vasculíticos. 281
Bibliografía 283

Capítulo 17. Alimentación y nutrición en niños y adolescentes con enfermedades autoinmunes **287**

Elaboración de un patrón de alimentación saludable, variada y equilibrada 287

Principios fundamentales a tener en cuenta en las dietas terapéuticas 293

Resumen de alimentos 298

Fundamentos terapéuticos de la dieta propuesta 309

Microbiota intestinal y dieta 309

Dieta y acidificación 317

Dieta y estrés oxidativo 322

Dieta y compuestos bioactivos 323

Bibliografía 328

Capítulo 18. Fármacos para el tratamiento de las enfermedades reumáticas del niño **337**

Medicamentos más utilizados 339

Fármacos para el tratamiento del dolor 341

Antinflamatorios no esteroideos o analgésicos no opioides 342

Analgésicos opioides 356

Medicamentos coadyuvantes para el tratamiento del dolor 356

Fármacos con actividad antinflamatoria 357

Antinflamatorios no esteroideos 357

Glucocorticoides 359

Fármacos antirreumáticos modificadores de la evolución de la enfermedad 367

Fármacos antirreumáticos no biológicos diversos 368

Biológicos diversos 394

Anticuerpos monoclonales 401

Bibliografía 412

Capítulo 19. Repercusión psicosocial de las enfermedades crónicas en niños y adolescentes **415**

Etapas del proceso de duelo 416

Repercusión de calidad de la familia 417

Grado de molestias por el dolor intermitente o crónico, o por los tratamientos dolorosos 418

Pronóstico 418

Resumen 418

Bibliografía 419

Capítulo 20. Sistema psiconeuroinmunoendocrino **421**

Bibliografía 431

Capítulo 21. Rehabilitación en reumatología pediátrica **433**

Artritis idiopática juvenil 434

Evaluación fisiátrica 434

Estrategias terapéuticas 435

Tratamiento rehabilitador según los estadios evolutivos de la enfermedad 436

Tratamiento del dolor y la inflamación 439

Fase aguda 439

Fase subaguda de recuperación funcional y articular 442

Fase crónica o de mantenimiento 444

Orientación escolar, social y profesional 445

Tratamientos quirúrgicos y rehabilitación 446

Bibliografía 446

Capítulo 1

Osteoporosis

Dr. C. Gil A. Reyes Llerena, Dra. Marlene Gubert Toledano,
Prof. Gilberto López Cabreras, Prof. Isabel Ma. Hernández Cuellar

Definiciones y enfoque

La osteoporosis (OP) constituye una enfermedad de carácter sistémico, caracterizada por la existencia de una baja densidad mineral ósea (DMO) acompañada de un marcado deterioro de la microarquitectura que conduce a un aumento de la fragilidad ósea, con el consecuente incremento en el riesgo de desarrollar fracturas, fundamentalmente ante traumas mínimos. La definición de osteoporosis señalada resulta de aceptación general en la actualidad y ha sido el producto de diversos consensos. La más importe manifestación cuando se trata de esta afección, es la disminución de la resistencia ósea con predisposición a un mayor riesgo de sufrir fracturas. La resistencia del hueso estará determinada por la densidad de este y su calidad, a partir de un adecuado recambio óseo, una buena mineralización y estructura.

La Organización Mundial de la Salud (OMS), estableció una definición para la osteoporosis, basada en la medición de la densidad mineral ósea. Se entiende por OP, aquella DMO evaluada por densitometría ósea que está situada 2,5 desviaciones estándar por debajo de la media para mujeres adultas jóvenes de la raza blanca. Resulta necesario destacar que aunque esta forma de definir esta enfermedad está muy extendida, y se utiliza para realizar el diagnóstico, como se puede apreciar, resulta incompleta, pues le presta atención únicamente a uno de los factores productores de la enfermedad y deja una gran brecha abierta cuando se trata de clasificar a otros grupos expuestos como son las personas del sexo masculino, los niños y personas de otros grupos étnicos y raciales.

Aunque se ha considerado que la OP constituía un problema de adultos con enfermedades crónicas, y de la vejez, en años recientes se ha reconocido también como un problema de personas en edades pediátricas.

En términos de definición no se siguen los patrones de medición empleados en los adultos. En pediatría, aunque existen varias definiciones, se requiere esencialmente de una historia de fracturas y poseer un bajo contenido mineral óseo evaluado por densitometría. Esta definición será cumplida para establecer el diagnóstico cuando durante la infancia se sufre de:

- Una fractura simple en un hueso largo de las extremidades inferiores.
- Dos fracturas de huesos largos de extremidades superiores
- Una fractura compresión vertebral.

Se conoce que la densidad ósea varia ampliamente con la edad, por lo cual en términos de densitometría para población pediátrica se utiliza el Z score, a diferencia de los adultos donde se usa el T score. El Z score usado estará en 2 DS para definir OP. No obstante, estudios recientes afirman que la ultrasonografía cuántica resulta tan confiable como la técnica absorciometría por energía dual de rayos X (DXA), y carece de exposición a radiaciones.

En el diagnóstico por DXA de OP en edades pediátricas, existe el problema de sobre diagnóstico por errores en la interpretación de los resultados en base a las referencias usadas en la evaluación de los adultos. A modo de salvar estos errores de interpretación se crearon nuevas referencias gráficas de Standford luego de evaluar a 423 niños de diferentes etnias y lograr un ajuste por conversión de los datos de DXA basados en edad y sexo. Se han desarrollado también otros métodos para ultrasonografía cuántica y tomografía computarizada.

En la evaluación de OP se puede contar comúnmente con análisis de laboratorio que incluyen calcio, fosfatos, fosfatasa alcalina ósea, niveles de vitamina D, cuantificación de hormona paratiroides y calcio y fosfato en orina.

La actividad de la fosfatasa alcalina (AP), y la concentración de osteocalcina del suero (OC), sirven como marcadores de formación de hueso. En tanto la eliminación en orina de 24 horas de deoxypiridinoline (DPD), resulta un marcador de resorción ósea.

En la actualidad se cuenta con marcadores más específicos de recambio óseo que incluyen el propéptido de procolágeno tipo 1 (PINP), propéptido carboxiterminal de colágeno tipo 1 (PICP), como marcadores de formación ósea. Como marcadores de resorción se cuenta con el telopéptido aminoterminal (NTX) y carboxyterminal (CTX) de colágeno tipo 1 (**Tabla 1.1**).

Tabla 1.1. Clasificación de la OMS para la interpretación de la densidad mineral ósea (DMO).

Categorías	Rango
DMO normal	Un valor de DMO que no sea mayor que 1 DS por debajo del valor promedio para el adulto joven (cifra menor que -1 DS).
Osteopenia	Un valor de DMO que oscile entre 1 y 2.5 DS por debajo del valor promedio para el adulto joven (cifras entre -1 a -2.5 DS).
Osteoporosis	Un valor de DMO que sea mayor que 2.5 DS por debajo del valor promedio para el adulto joven (cifras mayor o igual -2.5 DS).
Osteoporosis severa	Un valor de DMO que sea mayor que 2.5 DS por debajo del valor promedio para el adulto joven en presencia de una o más fracturas por fragilidad (cifra mayor o igual -2.5 DS + fractura).

J. Kanis, J. Melton, C. Christiansen et al.: The diagnosis of osteoporosis. J. Bone Miner. Res., 1994; 98: 1137-1141 (modificado).

Epidemiología

La OP ha sido recientemente clasificada, y a nuestro juicio con gran acierto, como una enfermedad y no como una condición que expresa por sí misma la posibilidad de desarrollar fracturas constituyéndose en uno de los más importantes problemas de salud a nivel mundial. No obstante estas sean el principal y más temido desenlace clínico que condiciona una elevada morbimortalidad y compromiso de la calidad de vida de los individuos afectados.

La incidencia ha alcanzado proporciones epidémicas y son múltiples los factores que están involucrados en la génesis de la enfermedad al determinar la pérdida progresiva de la masa ósea.

La problemática de la OP y la carga que impone a la sociedad se incrementa en la medida que aumenta el ritmo de envejecimiento de la población. Sin embargo estudios realizados no han demostrado un incremento de las fracturas de cadera en relación directa con la edad específicamente en todos los países. En 1995, 25% ocurrió en Asia y América Latina y se espera que se incremente hasta 50% en el año 2050. Esta tendencia continúa en aumento en países de Europa.

Resulta conocido que el sexo femenino constituye el grupo más afectado y mejor estudiado por esta afección. Se ha estimado que más de nueve millones de mujeres en Estados Unidos padecen de esta enfermedad, la cual ocasiona alrededor de 1.3 millones de fracturas por año. Estas cifras van en aumento no solo en ese país, sino en diversos países del mundo.

Las fracturas de cadera, vértebras y radio distal principalmente, determinan devastadores efectos. El dolor que generan puede llegar a ser intenso, suelen sufrir deformidades y disminución de la talla con encorvamiento del tórax e incapacidad a largo plazo permanente, en particular el caso de las fracturas vertebrales. Los pacientes con frecuencia pierden inexorablemente la dimensión movilidad en muchos casos, crean dependencia funcional en un tercio de estos y acumulan secuelas emocionales y sociales derivadas del empobrecimiento de la calidad de vida.

El impacto socioeconómico también ha sido evaluado, y se ha determinado que resulta de un monto considerable. En Estados Unidos se cree que se gastan anualmente alrededor de diez mil millones de dólares, y se prevé que ascenderá a sesenta y dos mil millones para los próximos 20 años

En Cuba, según datos de las oficinas de estadísticas del Ministerio de Salud Pública, se produjeron al cierre del 2010, unas 16, 878 fracturas de cadera en habitantes de 60 años y más. Al quedar excluidos los accidentes, estas son consideradas de causa osteoporótica.

La muerte está entre los desenlaces fatales en pacientes con fracturas de cadera sobre todo en ancianos. La mortalidad en ese año alcanzó la cifra de 2 553 fallecidos, cifra que representa 15,1%.

Resulta de interés destacar que en Cuba hay 12% de población sobre los 60 años y un estimado de once millones de habitantes, por lo cual, probablemente, existe un millón trecientos veinte mil ciudadanos de la tercera edad.

Entre 12 y 20% de los ancianos fracturados fallecen por complicaciones, como se ha señalado, y 20% de los que sobreviven se tornan inválidos y 50% declinará en sus actividades físicas. Estos datos enfatizan la necesidad de minimizar el impacto de la OP estableciendo programas de intervención a nivel internacional.

Un grupo de reumatólogos y otros colegas que forman parte de la sección cubana de osteoporosis, se dio a la tarea de desarrollar en Villa Clara, liderados por el profesor Borges, un estudio de tipo descriptivo longitudinal retrospectivo de 140 pacientes de la tercera edad, que sufrieron fracturas osteoporóticas producto de traumas por caídas simples desde sus propios pies sobre el plano de sustentación. En este estudio describimos las causas de la muerte, y características del proceso de desarrollar las fracturas y el papel desempeñado por las barreras arquitectónicas en su desenlace.

Otro estudio —publicado en el *Journal Clinical Reumatology* 2010— que se desarrolló con el objetivo de conocer la prevalencia general de las enfermedades reumáticas en Cuba, condujo a evaluar los principales factores de riesgo relacionados con la OP, así como la frecuencia comunitaria de las fracturas. El universo de estudio abarcó a 3 155 ciudadanos del área de salud Lawton y el pesquisaje realizado llevó a constatar que en la serie estaban presentes múltiples factores de riesgo para OP, destacando entre ellos, el sedentarismo (81.9%), los hábitos tóxicos, como el hábito de fumar, elevado consumo de café, un tanto controversial en la actualidad, (36.4% y 52.8% respectivamente), consumo irregular de calcio y vegetales (64,9%), así como la menopausia (45.4%) entre otros.

En líneas generales se considera que además de los factores genéticos y la edad, se incluyen entre los más importantes factores de riesgo para el desarrollo de osteoporosis, algunos que resultan modificables, como los estilos de vida y los hábitos nutricionales.

Las fracturas estuvieron presentes en 36 pacientes (1.14%) y entre ellas las de cadera aparecen como las más frecuentes con 30.56% de los casos.

Las investigaciones, desarrolladas todas ellas entre mujeres, adultos y ancianos, nos enfrentan a la imperiosa necesidad de desarrollar nuevas investigaciones en OP, entre los grupos de edades pediátricas, tanto niños aparentemente sanos que sufren fracturas, como en aquellos portadores de afecciones crónicas conocidas capaces de impactar sobre el metabolismo del hueso, su arquitectura y su crecimiento.

Se ha afirmado que los factores étnicos y raciales están relacionados con la masa ósea en líneas generales, pues resulta mayor la frecuencia de pacientes con osteopenia y osteoporosis entre los sujetos de la raza negra que en la población caucásica y de ascendencia asiática. Se ha postulado que los negros tienen una mayor resistencia a los efectos resortivos de la paratohormona y 1.25 dihidroxyvitamina D3, y la composición corporal de las mujeres negras está dotada de mejores músculos y tejido corporal, lo cual sugiere que sufran disminución en el número de posibles fracturas.

En el caso de los niños y jóvenes, en el análisis de las determinantes de fracturas en relación con baja masa ósea, existen pocos estudios que ofrezcan claras evidencias acerca de asociación entre etnicidad, peso al nacer, talla familiar, estatus socioeconómico, dieta, actividades físicas y fracturas. No queda claro a través de los escasos estudios que se investigaron cuán determinantes resultan estas variables y cuáles otros mecanismos pudiesen estar involucrados.

En cuanto a los factores étnicos raciales y en el caso de los niños se desarrolló un estudio epidemiológico de cohorte desde el nacimiento hasta los 20 años, encaminado a evaluar la proporción de fracturas en niños de diferentes orígenes étnicos en una población urbana de África del Sur. Los resultados demostraron que la frecuencia de fracturas resultaba elevada no solo entre dultos y ancianos sino también entre los niños. Particularmente entre los niños blancos la frecuencia de fracturas era superior a la de los niños negros y mestizos.

Los resultados arrojaron que los huesos largos de miembros superiores eran la diana principal de fracturas, por lo que los autores en sus conclusiones sugirieron que además de los factores genéticos, tener mayor acceso a los deportes los pequeños de la raza blanca, desempeña un importante papel en la génesis de las fracturas.

Clasificación

Los investigadores no se han puesto de acuerdo en la adopción de solo una forma de clasificación de la osteoporosis; aunque en el orden práctico, funcional y organizativo han sido identificados dos tipos fundamentales atendiendo a que se presenten de manera primaria o que sea consecutiva o secundaria a una enfermedad precedente. Estos grupos no incluyen otras formas de OP que pueden estar presentes en la clínica como la forma idiopática juvenil y la que se presenta en el adulto joven, así como formas localizadas.

La osteoporosis puede ser dividida entonces en primaria y secundaria. La OP primaria incluye a la enfermedad ósea posmenopáusica denominada OP tipo I, y la OP tipo II: OP senil.

Osteoporosis tipo I

El tipo I se refiere a la pérdida ósea ocurrida dentro de las dos primeras décadas luego de la menopausia. Se trata de la forma de aparición más frecuente, afecta a mujeres entre 50 y 70 años, y hombres hipogonadales en una relación seis a una mujeres por hombre. En esta forma se observa una disminución relativa de hueso cortical y excesiva de hueso trabecular respecto a la cortical. El comienzo de esta pérdida ósea puede registrarse entre uno y tres años antes del cese de los períodos menstruales. Las manifestaciones clínicas incluyen a la fractura vertebral y la fractura de Colles.

Osteoporosis tipo II

La osteoporosis tipo II es observada tanto en hombres como en mujeres mayores de 70 años, afectando por igual al hueso cortical y trabecular. Existen tres situaciones particulares como la incapacidad celular para la formación de hueso, asociado a un déficit ostensible de vitamina D, y alteraciones en la absorción de calcio intestinal, todo lo cual conduce a un hiperparatiroidismo. La manifestación clínica más relevante es la fractura de fémur proximal.

Osteoporosis tipo III

La OP tipo III o secundaria, por su parte, implica el reconocimiento de un mecanismo etiológico identificable que afecte el esqueleto. Se pueden constatar alteraciones genéticas, hormonales, endocrino-metabólicas, uso crónico de drogas ofensoras sobre el esqueleto entre otras afecciones.

Osteoporosis tipo IV

Proceso patológico de causa no conocida en el cual sujetos jóvenes son afectados antes de la etapa de la pubertad. Hemos observado pacientes con esta forma de afectación presentando un cuadro de osteoporosis severa y frecuentes fracturas con repercusión importante sobre la funcionalidad del individuo marcada invalidez progresiva asociada y disminución de la calidad de vida.

Osteoporosis tipo V

Se han señalado formas localizadas consecutivas a estados de inmovilización, hemiplejías, distrofia simpático reflja, enfermedades inflamatorias articulares localizadas a nivel yuxta-articular etcétera.

Causas secundarias de osteoporosis

1. Enfermedades inflamatorias sistémicas que afectan el metabolismo óseo.
2. Desórdenes endocrinos.
   a) Diabetes mellitus.
   b) Hipertiroidismo.
   c) Hiperparatiroidismo.
   d) Hipercorticismo.
   e) Hipogonadismo.

3. Causas de inmovilización corporal.
   a) Parálisis espinal.
   b) Atrofia muscular.
   c) Disminución de la estimulación mecánica.

4. Procesos neoplásicos y linfoproliferativos
   a) Neoplasias varias.
   b) Linfomas.
   c) Leucemias.

5. Drogas y medicamentos.
   a) Glucocorticoides.
   b) Anticonvulsivantes.
   c) Heparina.

7. Disminución del consumo dietético o mala absorción.
   a) Disminución del consumo de calcio .
   b) Disminución del consumo de vitamina D.
   c) Trastornos de mala absorción intestinal.

Factores relacionados con osteoporisis

Son múltiples los factores que han sido invocados para que se desarrolle la posibilidad de presentar OP. La profilaxis resulta el arma más poderosa para evitar el desarrollo de OP en etapas avanzadas de la vida, o cuando comienzan a declinar los niveles hormonales. Hacer una vida con un estilo sano, el consumo de alimentos lácteos, la realización de actividades físicas, disfrute del sol está entre estas acciones.

Resulta determinante alcanzar en etapas tempranas de la vida una adecuada densidad mineral ósea o masa pico.

Se ha establecido que aún existe desconocimiento entre la población y entre los médicos, acerca del impacto que impone la osteoporosis en todos los órdenes incluido el ámbito social, aunque esta entidad continuará por mucho tiempo representando un gran problema de salud mundial por solucionar denominado como "la epidemia silente".

Factores relacionados con alto riesgo para desarrollar osteoporosis

- Historia familiar positiva.
- Pérdida de altura.
- Origen europeo o asiático.
- Sedentarismo

- Mujeres delgadas y baja talla.
- Endocrinopatías.
- Menopausia natural temprana.
- Dieta vegetariana.
- Hábitos tóxicos como tabaco y alcohol.
- Caquexia.
- Enfermedades pulmonares; mala absorción.
- Intolerancia a la lactosa.
- Nuliparidad
- Uso prolongado de esteroides.
- Baja ingesta de nutrientes: calcio, proteínas.
- Hipogonadismo.
- Historia de fracturas patológicas.
- Enfermedad de Párkinson.

Existen una serie de factores de riesgo que no son modificables que incluyen la edad, el sexo, la raza y los antecedentes familiares. En cambio, sí se pueden establecer desde las edades más tempranas de la vida toda una serie de medidas de intervención con otros factores que son modificables y analizados en la infancia pueden determinar una buena salud ósea posteriormente.

Los factores que determinan bajos niveles de estrógenos, sedentarismo, alcoholismo, bajos niveles de consumo de calcio y la controversial función del consumo de cafeína entre otros, son considerados factores de riesgo.

En las edades pediátricas resulta oportuno lograr alcanzar un buen banco de hueso, mediante una adecuada práctica nutricional, dieta rica en calcio a partir de alimentos lácteos y vegetales, así como alimentos enriquecidos, combatir la obesidad y el sedentarismo mediante la realización de ejercicios físicos, aprovechar las bondades de un clima sano que propicia el metabolismo de la vitamina D, tan necesaria sobre todo en los niños, y por supuesto no desarrollar hábitos tóxicos como el tabaquismo o consumo de alcohol. De manera particular, las personas que realizan actividades físicas con regularidad tienen una masa ósea mayor con menor número de fracturas que los sedentarios y un buen clima con las necesarias horas de exposición al sol como suele ocurrir en países como Cuba, favorece la síntesis de vitamina D, y su beneficiosa acción sobre la mineralización ósea.

Manifestaciones clínicas

De forma general en el orden clínico, la osteoporosis resulta una patología que no produce síntomas hasta que aparecen los cuadros dolorosos debido a las fracturas que son su principal característica y que pueden ocurrir ante trauma mínimo, o espontáneamente.

Las fracturas pueden ocurrir en cualquier hueso, y de ello dependerán los síntomas que se produzcan. El dolor, la impotencia funcional y la disminución de la altura del individuo cuando la zona afectada es la columna se incluyen entre los principales síntomas constatados en la práctica médica.

Clínicamente, la fractura vertebral puede presentarse con un cuadro doloroso agudo, sordo o continuo que se agrava con los movimientos. La duración del dolor suele ser de varias semanas, o bien tratarse de un cuadro crónico persistente durante meses o años y ceder con el reposo manifestándose a posteriori mediante un malestar en la zona lesionada. La intensidad puede ser moderada con carácter difuso o tener distribución metamérica. La región baja de la espina dorsal o alta del raquis lumbar suelen ser el principal asiento de las fracturas vertebrales.

Los pacientes con aplastamiento de varias vértebras suelen perder varios centímetros de talla. Cada fractura con aplastamiento completo suele causar la pérdida de 1 cm. El colapso vertebral que esto provoca, determina la aparición de cifosis dorsal demostrable al examen físico de los pacientes aquejados.

Por otro lado, las fracturas de huesos largos, como el húmero, radio distal y cuello del fémur, causan importantes alteraciones funcionales. En estas variedades que tanto involucran a la dimensión funcional, las actividades laborales y de la vida diaria pueden estar sumamente comprometidas. Los ancianos de manera particular pueden quedar limitados para marchar e incluso encamados de por vida y sufrir complicaciones respiratorias de tipo infecciosas o trombo-embólicas que den al traste con su vida, sobre todo aquellos que sufren de fracturas de cadera.

Entre los pacientes con OP, se impone la realización del diagnóstico diferencial con otros procesos que producen pérdida ósea y fracturas. Entre ellos se pueden señalar algunos como la osteomalacia, infecciones como la tuberculosis y brucelosis que pueden producir compresiones vertebrales y osteomielitis piógenas, enfermedades hematológicas, neoplasias entre otras. La osteodistrofia renal constituye uno de los diagnósticos a considerar. Pueden coexistir lesiones por osteomalacia, hiperparatiroidismo, espondiloartropatía por amiloide con debilidad de las estructuras óseas que favorecen la fractura.

En suma, el dolor y los trastornos funcionales así como los cambios posturales y las limitaciones a largo plazo pueden prevalecer y distinguirse dentro de la sintomatología y signos en pacientes con osteoporosis, fracturas vertebrales y de huesos largos fundamentalmente.

Aspectos de la etiopatogenia y fisiopatología

La etiopatogenia de la OP es multifactorial y se produce por un disbalance o desequilibrio entre la formación de hueso y su resorción a favor de esta última. Los factores que influyen en el disbalance metabólico son múltiples y variados no conociéndose bien las influencias relativas que ejerce cada uno de ellos aunque están fuertemente interrelacionados. Los factores que han sido evaluados son básicamente cuatro. Factores genéticos, hormonales, alteraciones dietéticas y de la absorción intestinal, y factores locales donde intervienen las citokinas.

Se le denomina remodelamiento óseo a un proceso dinámico en el cual se alternan de manera continua fenómenos encaminados a la resorción del hueso por los osteoclastos, y de formación ósea en una relación muy estrecha. La masa ósea aumenta progresivamente durante las etapas iniciales de la vida como la niñez y adolescencia hasta alcanzar alrededor de los 30 años el pico de masa ósea o masa ósea máxima, para luego decrecer lentamente y a posteriori más rápidamente particularmente en la mujer en la etapa post-menopáusica logrando luego estabilizarse alrededor de los 70 años. El sexo masculino acumula una masa ósea superior que la mujer entre 30 y 50%. Todos los esfuerzos deben estar encaminados en etapas tempranas de la vida para lograr alcanzar un pico óptimo de masa ósea.

Factores genéticos

Los factores genéticos parecen desempeñar un papel importante en la DMO, y pico de masa ósea. Se ha sugerido que múltiples genes están involucrados y se incluyen entre ellos el gen del receptor de la vitamina D para el cual Morrison en 1994 demostró un fuerte polimorfismo, el gen que codifica para el colágeno tipo II y el gen del receptor de estrógenos. Factores hormonales que involucran a los estrógenos, paratohormona y 1.25 hidroxi-vitamina D3, factores locales como la IL-6 y factor de necrosis tumoral beta implicados en la regulación y activación de los osteoclastos.

En años recientes se han descubierto nuevos aspectos del recambio óseo. El activador del receptor del factor nuclear Kb (RANK) y su ligando (RANKL), demostraron ser importantes en la diferenciación y proliferación de los osteoclastos. En tanto el RANKL interaccionando con la Osteoprotegerina (OPG), participa en la inhibición de ese proceso interviniendo subsecuentemente en la disminución de la resorción del hueso. Mutaciones en los genes de la OPG y RANKL se han señalado como responsables de formas hereditarias de desórdenes óseos como la enfermedad de Paget juvenil e inicio temprano de dicha enfermedad.

Mecanismos fisiopatológicos

La estructura y disposición del hueso tiene características de particular interés El hueso normal consta de dos tipos histogenéticamente diferentes:

1. Hueso cortical.
2. Hueso trabecular o esponjoso.

El hueso cortical o compacto constituye 80% de la masa ósea de un adulto y está calcificado en 80 a 90% y desempeña funciones mecánicas protectoras, en tanto el hueso trabecular lo hace entre 15 y 25% puesto que está ocupado por la médula ósea, vasos sanguíneos y tejido conectivo asumiendo funciones básicamente metabólicas.

El hueso en su constitución incluye matriz orgánica mineralizada por la aposición de fosfatos cálcicos, y células. Así logra rigidez y fuerza el esqueleto asociada a la elasticidad.

En la constitución ósea intervienen además de la matriz orgánica, el hueso mineral, elementos celulares con diferentes funciones como los osteoblastos, osteocitos y osteoclastos inmersos en un intenso proceso metabólico predominante en las superficies internas del hueso trabecular, caras endostales corticales y canales vasculares intraóseos.

Remodelamiento óseo

El proceso de remodelación ósea en el adulto representa un proceso de cambio permanente con un equilibrio entre la formación y la reabsorción ósea. El proceso de remodelado comprende el proceso de resorción seguido por la reparación o formación con los mecanismos de reparación adaptados al estrés.

En las edades pediátricas, esencialmente durante el crecimiento y desarrollo, la formación ósea supera la resorción alcanzando un máximo alrededor de los 30 años, donde se llega al pico de masa momento en que se alcanza un equilibrio luego del cual comenzará un paulatino disbalance a favor de la resorción. En las mujeres ocurre a partir de la menopausia y algo más tardíamente en el hombre. La ruptura del equilibrio con predominio importante de la resorción ósea podrá conducir a una disminución marcada de la masa ósea que conduzca al establecimiento de osteopenia u osteoporosis. Múltiples factores pueden acelerar o contribuir a que se desarrolle este proceso de disbalance a favor de la disminución de la masa ósea.

El metabolismo mineral del hueso está fuertemente influenciado por la disponibilidad y posibilidad de mantener la homeostasis del calcio en el dinámico y complejo proceso donde intervienen el riñón, el intestino y el hueso. Se precisa desde la infancia poder contar con un adecuado aporte de vitamina D y calcio, adecuados niveles de absorción intestinal y concentraciones de otros minerales como el fósforo, los cuales también desempeñan su papel al formar parte del hueso en forma de cristal de hidroxiapatita.

Las hormonas que intervienen en el metabolismo del calcio son la paratohormona, calcitonina, calcitriol 1.25 (OH) 2 D3. La PTH, aumenta la resorción de calcio en el hueso cortical y es anabólica en el hueso trabecular.

Las citocinas como la IL-1, IL-6, FNT alfa, prostaglandinas y fosfatasa alcalina así como otros factores que interesan a los iones de calcio fósforo, magnesio e influencias no metabólicas se incluyen entre los numerosos factores involucrados en el metabolismo fosfocálcico mineral, y de la formación de hueso en los individuos.

Métodos de medición de la densidad mineral ósea

La OMS en 1994 aprobó y dejó sentada la definición de osteoporosis a partir de criterios que tomaron en consideración fundamentalmente los valores obtenidos de la medición de la densidad mineral ósea de los individuos. Estos fueron clasificados como portadores de una densidad mineral ósea (DMO) normal, presentar osteopenia, osteoporosis y osteoporosis establecida. Los resultados de la medición por densitometría de los valores de la DMO de los sujetos fueron tomados como los criterios de elección para el diagnóstico precoz de osteoporosis. Esta técnica está basada en la propiedad de los tejidos de absorber una porción de la radiación ionizante emitida por una fuente. Un detector situado detrás del hueso, en estudio registra las radiaciones ionizantes absorbidas por el tejido óseo. Cuanto mayor es la cantidad de radiación absorbida, menor es el contenido mineral de hueso La Densitometría es un método preciso, con una baja irradiación del sujeto, y sensible para establecer el diagnóstico de la enfermedad. Esta técnica permite medir en forma exacta y no invasiva diferentes zonas del organismo. Las áreas más estudiadas son el cuello del fémur, las vértebras lumbares, el radio distal y el cuerpo total. Esta última medición tiene menor valor en el orden clínico para el diagnóstico de la enfermedad.

Existen varios métodos de medición de la DMO y de la arquitectura ósea. Se han aplicado diversas técnicas de imagen con el ánimo de obtener una medición más precisa que va desde isótopos, pasando por rayos X, Ultrasonidos, TAC, incluyendo estudios anatomopatológicos que ayudan a identificar grupos con mayor riesgo de fracturas.

Técnicas de medición de la densidad mineral ósea

1. Absorciometría fotónica simple (SPA).
2. Absorciometria fotónica dual (DPA).

3. Tomografía axial computarizada (programa OSTEO-CT).
4. Ultrasonografía cuantitativa (QUS).
5. Absorciometría radiológica de doble energía axial (DXA).
6. Absorciometría por rayos X de energía simple (DEXA).

Absorciometría fotónica simple

La técnica de absorciometría simple o de fotón único fue la primera que fue utilizada en la clínica para la medición de la DMO. El sitio de medición era el antebrazo y su uso se limitaba al esqueleto periférico. Está basada en la utilización de un haz de fotones monoenergéticos a partir del isótopo I 125 o AM 23, siendo el tiempo de exploración de 10 a 12 min. Evalúa sobre todo el hueso cortical a nivel radial, aunque también se valora el calcáneo.

Tiene limitaciones la técnica al sufrir alteraciones regionales y resulta escasa la medición de la respuesta luego de tratamientos que han mostrado su eficacia. Por lo demás, los isótopos resultan caros en cuanto a costos.

Absorciometría fotónica dual

Evolutivamente fue desarrollada la técnica de doble fotón, la cual era posible aplicar al esqueleto axial y representó un paso de avance. Ambas técnicas usaban radioisótopos como fuente de energía, siendo en este caso usado el GD 153 que emite fotones con dos picos de energía, lo que permite eliminar la influencia de los tejidos blandos y sustraer la atenuación debida al hueso, calculando de esta forma la densidad de este. Aunque se puede estudiar cualquier región del cuerpo, las más usadas son la columna lumbar y el cuello femoral. La técnica es muy precisa y fiable de acuerdo con las zonas exploradas. Tiene la desventaja de los costos elevados de los isótopos y su corta vida media.

Tomografía axial computarizada (Programa Osteo-CT)

La tomografía computarizada, cuantitativa con el programa Osteo-CT, permite evaluar la DMO de los pacientes a nivel de la columna lumbar con una precisión superior a la técnica DEXA, mediante la utilización de un tomógrafo convencional con un programa especial. Logra esta ventaja al tomar la medición de forma lateral a la columna evitando el arco posterior y la posibilidad de cambios osteofíticos artrósicos que aumenten el nivel de la medición erróneamente. El error de precisión está entre 2 y 4% y el de exactitud entre 5 y 15%.

Los valores los expresa en una relación peso volumen, lo cual también confiere mayor precisión. Los elevados costos, la imposibilidad de estudiar la cadera y los niveles de radiaciones elevados son sus principales desventajas que la han colocado en desuso prácticamente al compararla con la técnica DXA.

Ultrasonografía quántica (QUS)

La ultrasonografía es un método actualmente en boga para medir la DMO. El sistema cuenta con dos transductores de ultrasonidos enfrentados, un transmisor y un receptor. Entre ambos, el sector óseo a explorar inmerso en agua para homogeneizar tejidos blandos, aunque en la actualidad han surgido sistemas que se acoplan en seco y utilizan solamente un gel para realizar las mediciones; la transmisión de la onda de sonido a través de los tejidos óseos está relacionada tanto con la densidad del hueso como por su resistencia. El método hoy día se utiliza solo como método de pesquisaje para seleccionar quiénes necesitan ser enviados a la realización de una densitometría por técnica DXA. Tiene un bajo costo, está libre de radiaciones y las mediciones son rápidas con un equipo portátil. En general es un buen predictor de fracturas de cadera y vertebral, pero no tiene una precisión adecuada para el seguimiento de pacientes.

Absorciometría dual RX (técnica DXA)

La absorciometría dual RX constituyó una revolución al utilizar los rayos X como fuente de energía. Se le denomina también técnica DXA; se ha constituido en el método de elección para estimar la DMO en el diagnóstico de la osteoporosis, así como para el control y seguimiento de los pacientes.

El principio radica en generar una imagen digitalizada en función de la atenuación de dos haces colimados de rayos X, de alta y baja energía (140 y 70 Kev) de un determinado sector anatómico. El cálculo de la densidad se realiza a través de un proceso matemático que se inicia con la diferenciación del tejido óseo de los tejidos blandos, la determinación del área explorada (en centímetro cuadrado), la determinación en gramos del contenido mineral y como resultado el cociente de ambos que origina la densidad por unidad de superficie (gramos por centímetro cuadrado) referida al área de proyección.

Evalúa fundamentalmente la columna lumbar (hueso trabecular), en proyección antero-posterior, y cuello de fémur (hueso cortical), aunque existen programas para otras mediciones incluyendo cuerpo total en cuyo caso ofrece datos, además de la composición corporal de tejidos blandos. Puede también evaluar morfometría vertebral e identificar fracturas vertebrales.

La precisión determinada por CV es de alrededor de 1 a 2%, según los sectores anatómicos, y error de exactitud de 5 a 10% con una fiabilidad de 94 a 96% y reproducibilidad de 98 a 99%. Hoy existen equipos que permiten determinar la densitometría periférica de radio ultradistal y calcáneo con similar precisión y baja exposición radiológica, aunque poseen limitaciones por las posibles alteraciones regionales y la escasa respuesta al cambio producido por los tratamientos que han mostrado eficacia en la mejoría de la DMO.

Absorciometría radiológica y radigrametría

Entre las primeras técnicas empleadas para valorar de forma integral la masa ósea fue usada la absorciometría radiológica o fotodensitometría utilizando los diferentes niveles de grises de una radiografía convencional calibrados por una cuña de aluminio. Las localizaciones más usadas fueron el metacarpo, radio distal, y falanges.

La medición a nivel del metacarpiano fue utilizada mediante la técnica denominada radigrametría. Este procedimiento mostraba el nivel del fósforo cortical en películas de RX a nivel del punto medio de su eje longitudinal obteniendo el área cortical pero no adecuadamente la trabecular. Cuenta con errores en la precisión y su uso queda restringido al diagnóstico de determinados individuos.

Ventajas de la técnica DXA para la medición de la DMO

1. El método comporta un elevado nivel de precisión y permite la medición en varios sitios del esqueleto como la columna lumbar, cadera y a nivel periférico, con baja exposición a las radiaciones.
2. Permite la medición de la DMO, a nivel del cuello femoral. Esta es la medición más fidedigna para predecir riesgo de fractura tanto a nivel de cadera, como de columna y antebrazo.

3. Posibilita evaluar cambios con un bajo nivel de error en el tiempo entre una medición y otra. Desempeña un buen papel en la evaluación y control de las medidas terapéuticas.

Desventajas del método DXA

1. Efectúa la medición en proyección antero-posterior, lo que introduce sesgos en la medición por artefactos o alteraciones anatómicas presentes.

Técnicas de medición. Algunas experiencias en Cuba

En nuestro medio, algunos centros de tercer nivel, hospitales provinciales, cuentan con la posibilidad de realizar estudios de DMO, ya sea por la utilización de ultrasonido quántico, mediante la utilización de tomografía axial computarizada Osteo-CT, así como técnica DXA.

En el Centro de Investigaciones Médico-Quirúrgicas de Cuba, desde los años 90 se instaló el primer densitómetro —LUNAR- DPX—, con el cual se realizaron múltiples acciones diagnósticas y de carácter investigativo. Entre estas estuvieron los trabajos que determinaron la masa ósea pico en nuestro medio, estudios en mujeres postmenopáusicas y en ancianos, así como en pacientes con afecciones reumáticas y con trasplantes de órganos, entre otras. Hoy día el país cuenta con 25 densitómetros en los principales centros hospitalarios de la capital y en los hospitales principales provinciales del país.

Al comenzar los estudios con la técnica DXA —conducidos por la doctora Carmen Santos— se logró obtener los resultados preliminares acerca de densidad mineral ósea en una población cubana joven de 20 a 30 años de edad los que fueron medidos en vértebras lumbares 2-4 y en triángulo de Ward en fémur por absorciometría dual. El pico de masa ósea en vértebras se presentó a los 26 años en las mujeres con 1 208 g/cm^2 y a los 29 años en los hombres con 1 239 g/cm^2. En el fémur los valores más elevados y estables se alcanzaron a la edad de 27 años para las mujeres (1.07 g/cm^2) y 1.17 g/cm^2 para los hombres. El proyecto fue realizado con la hipótesis de que resulta más fácil la prevención que curación de la densidad mineral ósea baja y las fracturas como consecuencia. Otros estudios fueron desarrollados paralelamente. De manera particular se realizaron investigaciones acerca de factores de riesgo y mediciones de masa ósea entre pacientes con artritis reumatoide, lupus eritematoso sistémico, osteoartritis y espondilitis entre otras. Se constató por esta técnica una marcada disminución de la masa ósea en estos pacientes con particular expresión en aquellos con artritis reumatoide. La técnica mostró ser confiable y sus resultados reproducibles al obtenerse resultados similares en los estudios con el programa TAC-Osteo-CT previos, y luego al contar con técnicas de absorciometría DXA. Los estudios fueron realizados por los mismos observadores con el ánimo de evitar sesgos en los análisis comparativos. Estos resultados constituyeron el objeto de un trabajo de terminación de residencia; además, en el año 1994 fueron expuestos durante la celebración del Congreso Mexicano de Reumatología y publicados en sus memorias.

Marcadores bioquímicos utilizados en la evaluación del remodelamiento óseo

1. Parámetros de formación ósea:
   a) Medición de la fosfatasa alcalina ósea.
   b) Osteocalcina.
   c) Péptidos de procolágena.

2. Parámetros de resorción ósea:
   a) Deoxipiridinolina en orina.
   b) N y C telopéptidos.
   c) Hidroxiprolina en orina.
   d) Fosfatasa ácida resistente al tartrato.

Resulta suficiente para valorar remodelado óseo la determinación de un parámetro de formación y uno de resorción.

Los marcadores bioquímicos del remodelamiento óseo pueden ser sumamente útiles en la identificación de sujetos en riesgo de desarrollar osteoporosis. Un elevado nivel de remodelamiento óseo, o sea aumento marcado de los parámetros de resorción y formación se asocia a una mayor pérdida de masa ósea (perdedoras rápidas). Así, las mujeres que no alcanzaron una masa ósea pico adecuada en la juventud y son perdedoras aceleradas en los primeros años después de la menopausia tienen un riesgo elevado de desarrollar osteoporosis. El objetivo principal de implementar medidas profilácticas es evitar las fracturas como resultado de una disminución en la masa ósea y en el deterioro de su microarquitectura.

Densidad mineral ósea en pacientes con enfermedades reumáticas y sus particularidades en la infancia

Múltiples enfermedades, como aquellas de índole reumática y autoinmunes, genéticas, metabólicas entre otras, pueden influenciar negativamente sobre la calidad del hueso en formación sobre todo en las edades pediátricas.

La AIJ, consiste en un proceso crónico inflamatorio con diana en las estructuras articulares que comienza en la infancia particularmente antes de los 16 años de edad y resulta, probablemente, la más frecuente enfermedad reumática sistémica de esa etapa de la vida a nivel mundial. En el orden patogénico se asocia a las erosiones corticales cambios osteopénicos yuxtaarticulares y pérdida generalizada sistémica de hueso por reducción de la masa ósea que conduce a osteopenia y OP. La patogenia es multifactorial y envuelve a las citoquinas proinflamatorias, así como los efectos deletéreos de las drogas usadas como los corticosteroides. Se ha demostrado que la terapia con corticoides puede evitar la adquisición de un pico de masa ósea óptimo en pacientes jóvenes, se asocia a un riesgo incrementado de OP y fracturas acumulativo para la edad adulta. Las fracturas vertebrales en niños son más comunes en aquellos que reciben dosis acumuladas de más de 5 g de prednisona o equivalentes, con periodos prolongados de reposo en cama y baja densidad mineral ósea y concentraciones en suero bajas de 25 hidroxivitamina D.

Un estudio realizado entre 103 pacientes con AIJ mostró que 23% de ellos desarrolló al menos una fractura en presencia de fallas en el crecimiento, erosiones articulares y dosis acumuladas elevadas de esteroides. El 56% de los fracturados las presentó a nivel vertebral. En estos enfermos se ha demostrado mediante estudios clínicos que existe una excesiva activación de la osteoclastogénesis y reducción de osteoformación.

La reducción de la actividad física, la restricción del movimiento impuesta por la enfermedad y la atrofia muscular, se asocian a la pérdida de masa ósea y a los cambios que generan la enfermedad que tienden al retardo del crecimiento óseo.

Afecciones reumáticas como el lupus eritematoso sistémico (LES) en su inicio juvenil, son proclives a causar baja masa ósea, osteopenia y OP. Estudios epidemiológicos han señalado prevalencias de osteopenia y OP que llegan a 37.5% y 20.3% respectivamente en estudios de cohorte en edades pediátricas.

Se han responsabilizados etiológicamente a factores como las citokinas, uso de glucocorticoides, y la vía genética RANK-RANKL-OPG. Los pacientes con dermatomiositis juvenil suelen presentar cuadros de OP más severos al margen del tipo y las dosis usadas de glucocorticoides comparativamente con otras enfermedades autoinmunes.

Se ha reconocido que los pacientes con enfermedades reumáticas sufren los efectos de la osteoporosis como enfermedad de forma secundaria al proceso inflamatorio sistémico, y a nivel local en los principales sitios yuxtaarticulares afectados, además del efecto que producen las drogas usadas para su tratamiento.

Las fracturas han sido documentadas claramente en este tipo de pacientes causadas por osteoporosis. Las fracturas resultan frecuentes entre los sujetos con enfermedades reumáticas, y por lo demás empeoran dramáticamente la calidad de vida de estos pacientes

Los efectos deletéreos sobre los huesos de los esteroides han sido largamente documentados por los investigadores años atrás. Hoy la osteoporosis inducida por glucocorticoides, representa la causa más común de osteoporosis secundaria y estos son ampliamente usados en pacientes con enfermedades reumáticas, independientemente de su uso en otras diversas afecciones no reumáticas. Entre los mecanismos invocados se halla la supresión de la osteoblastogénesis, osteoclastogénesis, y el incremento de la apoptosis entre los osteoblastos y osteocitos. No obstante efectivas medidas terapéuticas han sido desarrolladas.

En las últimas décadas no obstante, se han logrado grandes avances en el conocimiento de los efectos negativos e impacto de las afecciones reumáticas sobre la masa ósea. Han influenciado notablemente en estos conocimientos, la introducción de las mediciones por densitometría, el uso de los marcadores de recambio óseo, tanto a nivel urinario como en el suero, y la comprensión del papel jugado por las citokinas como mediadores en el proceso inflamatorio en el reclutamiento diferenciación y activación de los osteoclastos.

En base a los aspectos biológicos, densitométricos y bioquímicos, la osteoporosis ha sido reconocida finalmente en estos pacientes como una complicación común en las enfermedades reumáticas. Independientemente del uso de corticoides lo cual constituye una condición agravante del fenómeno de la osteoporosis.

Estudios realizados mediante encuestas densitométricas, han demostrado que pacientes con AR, LES y EAP, tienen un alto riesgo de desarrollar osteoporosis en relación con la población normal.

En el Servicio Nacional de Reumatología Cubano se desarrolló un estudio encaminado a establecer la DMO, entre pacientes con OA, AR y LES, así como la evaluación de los principales factores de riesgo involucrados.

Los resultados de la investigación arrojaron que predominó el sexo femenino con 132 (85.7%) de la muestra, los europeos con 96 (62.3%), la edad promedio 48 años (DS 10.8), siendo los factores de riesgo más prevalentes el sedentarismo, 126 (81.6%), el hábito de fumar con 56 (36.4%), alcohol 12 (7.8%), bajo consumo de calcio 42 (27.3%), consumo de esteroides por la enfermedad de base 76 (49.3%). Presentaron fracturas 16 (10.4%), 11 en cuello femoral y 5 en la espina dorsolumbar. El nivel general de la DMO estuvo bajo en 122 pacientes que representa 79.2% de la serie. Alcanzó rango osteopénico en 96 (62.3%), y rango osteoporótico en 26 (16.8%). Concluimos nuestro estudio destacando que en la serie de pacientes reumáticos cubanos estudiada, resultan frecuentes los principales factores de riesgo que conducen a una baja DMO, los pacientes tienen una baja densidad mineral ósea en un elevado porcentaje y alrededor de 10% habían presentado algún tipo de fractura, fundamentalmente de caderas y vertebral.

Las conclusiones a las cuales se arribaron con este estudio obligaron a reflexionar acerca de la necesidad de trabajar a nivel poblacional sobre los factores de riesgo para osteoporosis que pueden ser neutralizados mediante cambios en los patrones y estilos de vida, así como la necesidad de enfatizar en la prevención. Por lo demás, entre los pacientes reumáticos la profilaxis y tratamiento temprano con calcio suplementario y vitamina D, deben ser considerados, así como la imposición de tratamiento específico con antiresortivos en los casos seleccionados que lo ameriten, sobre todo con una baja DMO en rango osteoporótico, cuyo riesgo de fractura resulta elevado.

Los glucocorticoides y su papel en la inducción de baja masa ósea en pacientes reumáticos dio paso a una búsqueda vía MEDLINE realizada por Rodríguez Pereira y colaboradores de la facultad de medicina de la universidad de Sao Paulo, desde julio 1986 a junio 2009, con diferentes palabras clave incluyendo formas juveniles de estas enfermedades. La osteopenia y OP alcanzaron entre 1.4 y 69.7% y 55 a 61.9% de adultos con enfermedades reumáticas y entre los desórdenes en etapas juveniles halló un rango de baja masa ósea entre 38 y 70%. En general, las fracturas variaron entre 0 y 25%.

Si bien la OP inducida por esteroides tiene alta prevalencia entre los pacientes reumáticos, un bajo porcentaje de ellos recibe un adecuado diagnóstico evaluación y tratamiento preventivo por diversas causas que incluyen complejidad de las guías de tratamiento y pobre adherencia de los pacientes.

Por otros grupos se ha señalado por debajo de 10 mg de esteroides producen solo mínima o indetectable pérdida de masa ósea cuando se evalúan y comparan los pacientes con el grupo control. Por su parte, los regímenes alternativos y pulsos de esteroide no resultan protectores, como se había pensado, contra la pérdida ósea inducida por este tipo de drogas. El calcio y la vitamina D, al igual que los estrógenos en el caso de la mujer perimenopáusica, pudieran ser medidas de prevención para la OP inducida por corticoides.

Acciones de intervención terapéutica en osteoporosis

La osteoporosis tiene un gran impacto en el campo de la salud pública, en el ámbito social y económico, aunque en ocasiones puede ser subestimado, desconociéndose que se trata de uno de los más importantes problemas de salud de la época actual por su prevalencia, morbimortalidad, y repercusión sobre los sistemas sociales y sanitarios con costos billonarios.

En Cuba este tema resulta de particular interés, que compete a varias sociedades científicas rectoradas por el sistema nacional de salud. Entre ellas se cuenta con la sección de osteoporosis de la Sociedad Cubana de Reumatología, que en sus años de fundada mucho ha tratado de hacer en la identificación y divulgación del problema. Los foros internacionales en que se convierten los congresos cubanos de reumatología han servido de marco para discutir en gran escala estos temas, y los eventos mundiales realizados en otros países han sido eco de las experiencias cubanas en este campo. La Quinta Conferencia Mundial de Osteoporosis y Sociedades de Pacientes efectuada en Toronto, Canadá, en los años noventa y el mundial de Osteoporosis en Brasil en 2004, entre otros, han servido de marco a la presentación de las experiencias cubanas y el interés en generar un cambio de actitudes de las masas de pacientes en cuanto a que prevenir es un hecho más factible que tratar y en este sentido los cambios de estilo de vida y concepciones resultan capitales. La Sociedad Cubana de Reumatología como miembro de la Federación Internacional de Osteoporosis (IOF), está inmersa en este movimiento.

Los niños con OP deberán ser tratados por un equipo con un enfoque multidisciplinario en el cual participen, los pediatras o reumatólogos pediátricos, endocrinólogos, cirujanos ortopédicos, radiólogos entrenados en densitometrías, dietistas-nutriólogos, fisioterapistas, psicólogos y enfermeras entrenadas.

Se impone sensibilizar a los médicos de atención primaria, y pediatras ente otros a fomentar hábitos alimentarios sanos y nutritivos desde los primeros años de la vida, que contemplen un adecuado consumo de calcio en la dieta, vitamina D, disfrute de los rayos solares, y la realización de ejercicios y actividades deportivas vigorosas.

Enseñar desde estas edades los peligros que entraña el consumo de drogas, alcohol, café, tabaquismo etc., y en el caso de edades avanzadas, además, evitar las caídas y traumatismos en los ancianos al eliminar las barreras arquitectónicas entre otras acciones.

Se ha demostrado que los niños necesitan de cantidades de un consumo ajustado de calcio en función de la edad, así como de vitamina D, para lograr un adecuado metabolismo fosfocálcico y formación de un banco de hueso que propicie una masa buena ósea en la adultez.

Las perturbaciones en la homeostasis del calcio en la mayor parte de las formas de osteoporosis son relativamente sutiles aun cuando las tasas de formación y resorción ósea obviamente están perturbadas en los pacientes con OP.

La posibilidad de incluir calcio suplementario en la dieta como nutriente es una medida de intervención preventiva y de apoyo curativo. Existen requerimientos de calcio atendiendo a las diferentes etapas de la vida del individuo. El embarazo, la lactancia materna, la menopausia y los sujetos sobre los 65 años tienen requerimientos alrededor de los 1 500 mg diarios. La leche, el yogurt y una porción de queso cubren esas necesidades.

La vitamina D es una posibilidad más en el planteamiento etiológico y tratamiento de la osteoporosis postmenopáusica. La dosis recomendada es de 400 UI, y puede estar asociada a los preparados de calcio. La utilización del calcitriol y calcidiol está plenamente justificada cuando se documenta que los pacientes presentan una alteración en la síntesis de la vitamina D, como se ha demostrado en pacientes con osteoporosis tipos I y II, así como en aquella inducida por corticosteroides. Deben vigilarse las concentraciones de calcio en sangre y orina para evitar la posible formación de cálculos renales por la administración de estos compuestos.

Los diuréticos tiazídicos, y la restricción de sodio pueden mejorar la absorción gastrointestinal y reducir la excreción de calcio, por lo cual pueden ser útiles en prevenir la hipercalciuria determinada por los esteroides, y adicionalmente mejorar el metabolismo del calcio previniendo el hiperparatiroidismo secundario y la disminución de la DMO. Incluso en ausencia de terapia glucocorticoide, las tiazidas logran un modesto aumento de la DMO y disminución del riesgo de fracturas.

Se ha señalado la aplicación de terapia hormonal en casos seleccionados de mujeres deficitarias. Estudios en mujeres con déficit estrogénico y hombres con bajos niveles de testosterona han recomendado el uso de terapia de reemplazo hormonal como eficaz para el tratamiento de pacientes reumáticos que consumen corticosteroides. Probablemente los estrógenos en el caso de las mujeres pueden hipotéticamente actuar inhibiendo la resorción ósea en el hueso maduro. De igual modo esta terapéutica se considera de elección salvo contraindicaciones en el tratamiento de la mujer osteoporótica en etapa post-menopáusica.

La administración de los bifosfonatos ha sido señalada como una de las formas de terapia más socorridas y con mejores resultados en la osteoporosis. En particular el alendronato, ha demostrado que incrementa de forma significativa la DMO, de poblaciones osteoporóticas de mal pronóstico. Este incremento de la masa ósea puede tener importantes repercusiones clínicas en forma de prevenir futuras fracturas vertebrales.

Estas drogas son un grupo de moléculas análogas al pirofosfato inorgánico, que resultan resistentes a la degradación por los tejidos humanos. Estos se concentran en los huesos ligándose específicamente a sus componentes inorgánicos. De ese modo mediante múltiples mecanismos celulares penetran a los osteoclastos e inhiben la destrucción ósea. Los investigadores concuerdan que la terapia a largo plazo parece resultar bien tolerada y segura.

Jonathan y colaboradores, hallaron al alendronato como un efectivo y bien tolerado tratamiento para la prevención y tratamiento de la osteoporosis inducida por corticosteroides mediante un tratamiento sostenido por sobre los dos años. Estudiaron por un año con seguimiento a dos años del tratamiento a 66 hombres y 142 mujeres que llevaban tratamiento con corticosteroides más de 7.5 mg a diario.

Los bifosfonatos más recientemente sintetizados son mucho más efectivos que sus predecesores y afectan menos el crecimiento de los huesos haciendo que estos sean más aconsejables para su uso en poblaciones pediátricas y adolescentes. Se conoce que estos pueden modular el dolor y tiene propiedades antiinflamatorias regulando los niveles de citokinas incluyendo TNF, IL-1, e IL-6.

En años recientes han estado en boga las discusiones acerca del uso con niveles de seguridad de los bifosfonatos. Investigadores como J. Thornton, de Manchester UK, revisaron en el 2008, los desenlaces y costos del tratamiento con bifosfonatos a niños con AIJ, y osteoporosis o fracturas por fragilidad mediante una bien estructurada investigación. Los autores destacan entre sus resultados que a corto y largo plazos los niños con AIJ, tienen más fracturas que aquellos sin la enfermedad, aunque existen pocos datos acerca de la salud ósea de cohortes de adultos quienes padecieron de AIJ, aunque los estudios sugieren que la baja masa ósea persiste en el tiempo una vez alcanzada la edad adulta, y no hallaron abundantes estudios claros acerca de los costos.

Los investigadores consideran a los bifosfonatos como promisorios en el tratamiento de niños con AIJ y OP, pero resulta poca la cantidad de evidencias que así lo confirmen. Se desconoce que tiempo se mantienen los efectos positivos en la calidad del hueso una vez que cesa el tratamiento y el máximo de masa ósea que se logra ganar con los bifosfonatos. Se necesitan nuevas investigaciones para más claramente evaluar el papel de los bifosfonatos en niños a largo plazo. Hoy día estas drogas se han utilizado en pacientes en edades pediátricas con OP y se reconocen como seguras para este grupo de pacientes y edades aunque como se ha demostrado en otros estudios hubo bastante reticencia para su uso inicialmente, dadas las posibilidades de efectos adversos en el esqueleto en maduración de los niños, así como su potencial teratogénico en jóvenes adolescentes en edades de procrear considerando su lenta eliminación del organismo.

Recientemente han sido aprobados como seguros en estas edades pediátricas, y existen algunas recomendaciones para su uso:

1. Uso en defectos primarios de mineralización ósea, como la osteoporosis idiopática juvenil.
2. Anormalidades de la matriz ósea.
3. Calcificación anormal de tejidos blandos.

Papel de la fisioterapia y rehabilitación en el tratamiento de la osteoporosis

En la terapéutica general del paciente aquejado por osteoporosis, tiene un destacado lugar el manejo fisioterapéutico y rehabilitador. Estas acciones están enmarcadas en los principios que rigen la consecución de un buen esqueleto fuerte y sano. Las acciones van más allá de asumir una conducta una vez que el individuo ha perdido parte importante de la masa ósea, o ha sufrido los devastadores efectos de su principal consecuencia que son las fracturas y con ellas, la pérdida de funcionalidad, de la dimensión movilidad y de realización de todas y cada una de las actividades de la vida diaria que dan al traste con una buena calidad de vida.

La profilaxis mediante la realización sistemática de ejercicios físicos resulta vital a lo largo de toda la vida, pero comenzando desde etapas muy tempranas cuando el hueso está en fase de madurez y de alcanzar la masa pico ósea. Se ha demostrado en múltiples estudios que una actividad física regular y moderada favorece un mayor pico de masa ósea en la infancia y reduce el descenso durante las etapas avanzadas de la vida.

Medidas de prevención en la osteoporosis ya establecida

El paciente aquejado por osteoporosis debe ser instruido en que debe eliminar aquellas actividades físicas que impliquen cargar pesos y levantar objetos pesados. De igual modo debe eliminar el uso de calzados con tacones elevados para evitar caídas y su repercusión sobre el raquis cérvico dorso lumbar, y el calzado debe tener las suelas y tacones preferentemente de goma.

Debemos considerar las características de su lecho, que debe ser rígido, plano y firme, así como de los asientos que utiliza para el desarrollo de las actividades laborales o de la vida diaria que su afección le permite realizar.

La realización de ejercicios se ha señalado como parte del tratamiento de la osteoporosis. Sin embargo, la realidad demuestra que se alcance en etapas juveniles de la vida una adecuada masa ósea pico y se aumente la fortaleza muscular, lo cual tiende a corregir la estabilidad postural y reducir el riesgo de caídas con las consecuentes fracturas. Existen evidencias de estudios realizados en la Clínica Mayo que confirman que el fortalecimiento muscular determinado por la realización de ejercicios mejoran el contenido y la masa mineral ósea.

Las caminatas son frecuentemente aconsejadas por los especialistas que laboran en el departamento de fisiatría del Servicio Nacional de Reumatología para estos pacientes, enmarcadas además en un programa de ejercicios de estiramiento y fortalecimiento muscular que recomendamos para los pacientes con osteoporosis y riesgo de fracturas vertebrales.

Entre los deportes que son más socorridos para su afección de base se hallan la natación y la práctica de ciclismo, así como realizar ejercicios de fortalecimiento de los músculos abdominales, y de la musculatura lumbar. Deben evitarse los ejercicios con repercusión y flexión sobre la columna dorsal y lumbar.

En Cuba, los médicos ortopedistas, fisiatras, y reumatólogos, prescriben, con frecuencia, el uso de aditamentos como los corsés, que actúan como soportes de la columna osteoporótica con compresión por fracturas.

En general existe acuerdo acerca del potencial beneficio que este tipo de ortesis ofrece al paciente osteoporótico con fracturas como complicación de su enfermedad.

Los soportes más comúnmente usados son de aplicación a nivel lumbosacro y son denominados fajas lumbosacras. Pueden ser también muy socorridas las ortesis dorso-lumbares altas y rígidas para el control anteroposterior de la columna

En resumen, se puede afirmar que entre las principales medidas de intervención necesarias para disminuir el impacto general que la OP y sus secuelas determinan sobre el individuo, la familia y la sociedad, están: el desarrollo de campañas de divulgación y educación, estimular las investigaciones relacionadas con los factores etiopatogénicos y fisiopatológicos vinculados con OP, la incorporación de recursos materiales y humanos a los sistemas de salud dirigidos a paliar esta enfermedad y detener su progresión e impacto. Se agrupan también, la profilaxis, que resulta de importancia capital en la osteoporosis, llevar correctos estilos y hábitos de vida, evitar otros factores de riesgo modificables, e incluir un suplemento de calcio y vitamina D, cuando fuere necesario, así como llevar el tratamiento antiresortivo indicado en casos seleccionados que lo ameritan. No dejar a un lado los beneficios que reportan la fisioterapia y rehabilitación en el alivio del dolor, la corrección de deformidades y disminución de las limitaciones y discapacidades. Todas ellas son de capital importancia para la consecución de una adecuada calidad de vida para nuestros pacientes afectados por esta denominada epidemia silente.

Bibliografía

Avioli, I. V., S. M. Krane (1990): Metabolic bone diseases and clinically related disorders . Philadelphia: W Saunders, 1137-1141.

American colege of rheumatology ad hoc Comité on glucocorticolides-induce osteoporosis (2001): Recomendations for the preevention and treatment of glucocorticlides-indiuced osteoporosis. Update Arthritis Rheum; 44: 1496-1503.

Barret, C. E. (1995): The economic and human cost of osteoporotic fractures. Am J Med, (suppl 2) 2-3s.

Beck, B. R., C. M. Snow (2003): Bone health across the lifespan-exercising our options. Exerc Sport Sci Rev, 31(3): 117-122.

Borges, A. J., Z. González Otero, G. A. Reyes Llerena (2001): Fracturas osteoporóticas fatales por caídas en pacientes de la tercera edad. Rev Cub de Reumatología, III(1): 15-24.

Campusano, C. (2001): El costo de la osteoporosis en Latinoamérica. Osteology, 4 (1): 385.

Cann, C. E., H. K. Genanat (1980): Precise measurement of vertebral mineral content using computed tomography. J Comut Assist Tomog, 4: 493-500

Cimaz, R. (2006): Osteoporosis en la infancia, cap. 1. Enfermedades Oseas en pediatría. En: *Manual práctico de reumatología pediátrica*. Graciela Espada, Clara. pp. 393-399.

Clark, E. M., A. R. Ness, J. H. Tobias (2008): Vigorous physical activity increases fracture risk in children irrespective of bone mass: a prospective study of the independient risk factors for fracture in healthy children. J Bone Miner Res, 23(7): 1012-1022 doi: 10.1359/jbmr 080303

Cobo Ibáñez, T., A. Torrijos Eslava (2003): Técnicas de medición de la densidad mineral ósea. Rev. Reuma; (3) 17-21.

Cummings, S. R., S. M. Rubin, D. Black (1990): The future of hip fractures in the United States. Numbers, costs and potential effects of post-menopausal estrogen. Clin Orth Rel . Res, 252. 163-166.

Deleze Hinojosa, M., D. Alarcón Segovia (1999): Prevención de Osteoporosis. En *Tratado Iberoamericano de Reumatología*. Sociedad Española de Reumatología, 634-637.

Ellis, K. J., R. J. Shypailo, D. S. Hardin (2001): Score prediction model for assessment of bone mineral content in pediatric diseases. J Bone Miner Res; 16: 1658-1664.

Gamarra Iglesias, A. y C. Jiménez (1996): Calcio y vitamina D en la osteoporosis. Rev. Colomb de Reumatol, 3: (1) 39-43.

Gold, D. T. (2001):The Nonskeletal consequences of osteoporotic fractures. Psychologic and social outcomes. Rheum Dis Clin North Am, 27(1): 255-262.

Gómez Alonso, C., J. Bernardino Díaz, J. B. Cannatia Andia (1996): Metodología de evaluación de la masa ósea. Densidad Mineral ósea y su medición. En Curiel M. Díaz, A. Pérez, C. Gómez Alonso. *Nuevas fronteras en el estudio de la densidad mineral ósea en la población española*. Ed. Rhone Poulenc Rorer, pp. 11-71

Goldring, S. R., E. M. (2000): Gravallese Mechanism of bones loss in inflammatory arthritis. Diagnosis and therapeutic implications. Arthritis Rheum, 2: 33-37.

Heaney, R. P., L. V. Avioli, C. H. Chesnut (1995): Ultrasound velocity through bone predicts incident vertebral deformity. J Bone Miner Res, 10-34.

Hernández Avila, M., G. A. Colditz, M. J. Stampler, D. D. Pierre, A. L. Uri, *et al.* (1991): Caffeine moderates alcohol intake and fractures of the hip and forearm in middle-aged women. Am J Clin Nutr, 54: 157-163.

Hofbauer, L. C., S. Khosla, C. R. Dunstan (2000): The role of osteoprotegerin ligand in the paracrine regulation of bone resorption. J Bone Miner Res, 15: 2-12.

Hooper, J. L., E. Sumar (1994): The bone density of female twins discordant for tobacco use. N Engl J Med, (30): 387-392.

Hunter, D. J., P. N. Sambrook (2000): Epidemiology of bone loss Arthritis Res, 2(6): 441-45.

Johnatan, D. A., G. Kenneth, D. D. Pierre, A. L. Uri, D. E. Ronald et al. (2001): Two -year effects of Alendronate on bone mineral density and vertebral fracture in patients receiving glucocorticoids. Arthritis Rheum, 44(1): 202-211.

Kanis, J. A., F. A. Pitt (1992): Epidemiology of osteoporosis. Bone, 13 (1): S7-S15.

Klinik, Rosenberg der LVA Westfalen, Bad Driburg, (2002): Management of postmenopausal osteoporosis: position statement of the North American Menopause Society.Menopause, 9(2): 84-101.

Kristyna Brabnikova Maresova (2011): Secondary osteoporosis in patients with juvenile idiopathic Arthritis. Osteoporos, 569417.

Lane, N. F., B. Lukert (1999): Prevention and treatment of glucocorticoid-induced osteoporosis. J Clin Rheumatol, 5: (5): S16-S22.

Lee, C. M., J. S. Sidhu (1993): Hip fracture incidence in Malasya 1981-89. Acta Orthop Scand, 64(2): 178-180.

Leonardo, M. B., K. J. Propert, B. S. Zemel (1999): Discrepancies in pediatric bone mineral density reference data: potencial misdiagnosis of osteopenia. J Pediatr, 135: 182-188.

Lovell, D. J., D. Glass, J. Ranz (2006): A randomized controlled trial of calcium supplementation to increased bone mineral density in children with juveniole rheumatoid arthritis. Arthritis Rheum, 54: 2235-2242.

Malagón Gutiérrez y Carlos Daniel Rosé (2006): Nobuko. ISBN 10-987-584-061-0, Buenos Aires. Argentina.

Marcus, R. (2001): Role of exercise in preventing and treating osteoporosis. Rheum Dis Clin North Am, 27(1): 131-141

Matkovic, V., S. Colachis, J. Ilich (1996): Osteoporosis: its prevention and treatment .In Braddom R.Physical Medicine and rehabilitation. U S. Am. W B. Saunders, 851-875.

Mc Calung, M. R., P. Geusen, D. Paul, M. D. Miller (2001): Effect of Risedronato on the risk of hip fracture in elderly women. N Engl Med , 5 (1) : 333-340.

Mazzantini, M., N. E. Lane (2000): Rheumatic diseases, glucocorticoid treatment and bone mass: Recent development. Clinical and Exp Rheumatol, (18): supl. 21;5: S2-S3.

Melton, L. J. (1995): How many women have osteoporosis now? Bone Miner Res, (10): 175-177.

Moyano, M., G. González (2002): Osteoporosis Generalidades, Capítulo 1; 17-25 En: Osteoporosis. Grupo de estudios de Osteopatías de la Sociedad Uruguaya de Reumatología.

Morrison, N. A., R. Yeoman, P. J. Kelly, J. A. Eisman (1992): Contribution of trans-acting factors alleles to normal physiological variability: vitamin D receptor gene polymorphisms and circulating osteocalcin. Proc Natl Acad Sci USA, 89: 6665-9.

Navarro, F., F. J. Toyos (1997): Diagnóstico diferencial del aplastamiento vertebral. En: J. M. Nolla, J. Blanch Rubio, A. Morález Piga y cols., eds. Enfermedades óseas. Sociedad Española de Reumatología. Masson, pp. 439-447.

Nord, R. H. (1987): Technical consideration in DPA. In H. K. Genant, ed. Osteoporosis update. San Fco Radiology Research and Education foundation, University of California 203-212.

Osteoporosis: Prevention, diagnosis and therapy. NIH Concensus Statment on line 2000 , 3: 27-29.

OMS/OPS. D de la Organización mundial de la salud sobre osteoporosis.

Prior, J. C., S. I. Barr, R. Chow, R. A. Faulkner (2002): Role of physical activity for the prevention and rehabilitation of osteoporosis. Gastroenterol,41:S62-S7.

Rabanaque, G. y T. García (2000): Osteoporosis en atención primaria: realidades y espejismos. Med Integral, 36: (1) 8-21.

Ralston, S. H. (1997): What determines peak bone mass and bone loss? Balliere's Clinical Rheumatology, (3): 479-493.

Ray, W. A., M. R. Griffin, D. K. Baugh (1990): Mortality following hip fractures before and after implementation of the prospective payment system. Arch Intern Med, 150: 148-153.

Reyes Llerena, G. A. (1999): Osteoporosis: Impacto socioeconómico e importancia de establecer programas de prevención e intervención a nivel mundial. Rev Cub de Reumatol (edit). (1) 4-9.

Reyes Llerena, G. A., M. Guibert Toledano y A. Hernández Martínez (2001): Manifestaciones reumáticas en pacientes con insuficiencia renal crónica sometidos a diálisis. Rev Cub de Reumatol, III (2): 36-43.

_____ (2000): Evaluación de la Densidad Mineral Osea en pacientes con afecciones reumáticas mediante un densitómetro lunar. Rev Mex de Reumatol (supl.) 1: P.

Reyes Llerena, G. A, R. Torres, M. Guibert Toledano, M. A. Hernández (1994): Osteoporosis su estudio en pacientes reumáticos mediante el uso de la tomografía axial computarizada en su programa Osteo-CT. Rev Mex de Reumatol. Resumen del Congreso Mexicano de Reumatología.

Riggs, B. L. y L .J. Melton (1988): Osteoporosis: etiología diagnóstico y tratamiento. Nueva York: Raven Press (ed. Esp.), 171-271.

Sánchez, T. V., Zancheta (1990): En C. Christiansen, K. Overgaard Osteoporosis: t. 2, pp. 688-690.

Santos Hernández, C., A. Hernández Martínez, C. Ugarte Suárez, G. A. Reyes Llerena, J. de la Nuez (1999): Caracterización de la masa ósea en una población de jóvenes cubanos. Rev Cub de Reumatol, 1: 23-31.

Seeman, E. (1997): Osteoporosis in men. Balliere's Clinical Rheumatology, 11(3): 613-627.

Varonos, S., B. M. Ansell, J. Reeve (1987): Vertebral collapse in juvenile chronic arthritis: Its relatioship with glucocorticoid theraphy. Calcified Tissue International, 41(2): 75-78.

Viana de Queiroz (2002): Reumatología, Clínica e Terapeutica das Doencas Reumáticas II. Osteoporosis, t. 3, pp. 13-68.

Ward, L., A. C. Tricco, P. Phuong (2007): Bisphosphonate use in children and adolescents with secondary osteoporosis. Cochrane Database Syst Rev.: CD005324.

Walter, E., K. Bone, E. Dennison, C. Cooper (2001): Epidemiology of osteoporosis. Rheum Dis Clin North AM, 27(1): 255-262.

Zurita Gavilanés, L. (2000): Utilización racional de calcio en la prevención y tratamiento de osteoporosis. Rev. Ecuatoriana de Reumatol. Reumatología al día, 6: (1) 27-30.

Capítulo 2

Displasias esqueléticas

Dra. Yamilé Heredia Mancebo

El término displasia proviene del griego *Dys*, que indica dificultad y *plassein*, formar. Las displasias esqueléticas constituyen un amplio y heterogéneo grupo de enfermedades óseas constitucionales caracterizadas por una alteración electiva del crecimiento, de la estructura o de la morfología del esqueleto, pudiendo afectar a las epífisis, metáfisis o diáfisis óseas, dando lugar a una estatura corta, desproporcionada, antes o después del nacimiento.

Hasta ahora se diferencian alrededor de 300 enfermedades diferentes, basadas en el fenotipo, formas de herencia y diagnóstico molecular.

En conjunto presentan una frecuencia de aparición elevada de aproximadamente 1 en 3 000 a 5 000 recién nacidos. La displasia tipo acondroplasia 1 presenta una frecuencia de 1 por cada 10 000 a 15 000 nacidos vivos, la hipocondroplasia 1/12 de la frecuencia estimada para la acondroplasia y si bien la frecuencia de la displasia diastrófica no está aún determinada, se considera una displasia ósea bastante común.

La mayoría de las displasias óseas son heredadas con un patrón dominante, por lo que existe una aparición en los progenitores; sin embargo, la mayoría aparece por mutaciones de novo y los padres son genéticamente normales.

Clasificación

Existen muchas clasificaciones y nomenclaturas, las que más se utilizan actualmente son las clasificaciones radiológicas, y según el origen molecular.

La nomenclatura internacional se basa en la clasificación elaborada en mayo de 2001 por el grupo Consenso Internacional de Displasias Esqueléticas; de forma general se pueden distinguir dos grandes grupos:

1. Las disostosis o malformaciones en huesos individuales, solas o combinadas.
2. Las osteocondrodisplasias o alteraciones del cartílago, o del desarrollo y crecimiento óseos.

Se consideran según el segmento óseo afectado:

A. Defectos del crecimiento de los huesos largos o de la columna vertebral, o ambos.
B. Anomalías de la densidad de la cortical diafisaria o modelado metafisario, o ambos.
C. Desarrollo desorganizado del cartílago y de los componentes fibrosos del esqueleto.

Clasificación radiológica

Basada en el compromiso radiológico las agrupa en:

- Displasias esqueléticas metafisiarias, diafisiarias o epifisiarias, según el tipo de compromiso de los huesos largos.
- Displasia esquelética espondilar, si existe compromiso de columna vertebral.
- Displasia espóndiloepifisiaria, espóndilometafisiaria, espóndiloepimetafisiaria si además existe compromiso epifisiario o metafisiario según el tipo de compromiso que se presente.
- Displasias craneoespóndilometafisiarias o craneometafisiarias, si existe compromiso de otros huesos, como los del cráneo o de algunos huesos específicos.

Clasificación molecular

Basados en el gen afectado incluye siete grupos:

1. Enfermedades debidas a defectos en proteínas estructurales extracelulares, como la osteogénesis imperfecta, que se debe a alteración del colágeno.
2. Enfermedades causadas por defectos en vías metabólicas, enzimas, canales iónicos o transportadores, como la displasia craneometafisiaria.
3. Enfermedades lisosomales, en las que hay defecto en el plegamiento y degradación de macromoléculas y ausencia de degradación de los proteoglicanos, lo que genera los defectos esqueléticos que se observan en las mucopolisacáridosis.
4. Defectos en hormonas y mecanismos de transducción de señales, como sucede en el raquitismo vitamina D dependiente.
5. Defectos en proteínas nucleares y factores de transcripción, que es lo que ocurre en la displasia cleidocraneal.
6. Defectos en oncogenes y genes de supresión tumoral, por ejemplo la exostosis múltiple.
7. Defectos en el metabolismo y procesamiento del ADN y ARN, que es lo que ocurre en el síndrome de hipoplasia pelo cartílago, antes conocido como talla baja de tipo Mc Kusick.

Algunas de estas clasificaciones están agrupadas en las **tablas 2.1** y **2.2**. Después se describirán cada una de las displasias relacionadas.

Tabla 2.1. Procesos de enanismo no letales diagnosticados al nacer o en los primeros meses de vida (Nelson).

Más frecuentes	Menos frecuentes
Acondroplasia	Condrodisplasia punteada
Hipocondroplasia	Displasia ósea de Kniest
Osteogénesis imperfecta	Displasia metatrófica
Displasia espondiloepifisaria congénita	Displasia Mesomélica de Langer
Displasia espondiloepifisaria	
Displasia diastrófica	
Síndrome de Ellis van Creveld	

Tabla 2.2. Procesos de enanismo de aparición y diagnóstico tardíos (Nelson).

Anomalías predominantemente epifisarias	Anomalías predominantemente metafisarias	Anomalías predominantemente espinales
Displasia epifisaria múltiple, tipo Fairbank.	Displasia metafisaria tipo Schmid.	Displasia espondiloepifisaria tardía.
Displasia epifisaria múltiple tipo Ribling.	Displasia metafisaria tipo Jansen.	
Trastornos epifisarios múltiples.	Hipoplasia de cartílago-cabello.	
Varios.	Hipofosfatasia (formas no letales).	
	Raquitismo resistente a vitamina D.	

Acondroplasia

Es la displasia más común, con una frecuencia estimada de 1 en 15 000 a 77 000 nacimientos, otros autores reportan 15 a 40 por cada 100 000 nacimientos. Es el resultado de una nueva mutación de un aminoácido (arginina a glicina). Se caracteriza por un enanismo de predominio rizomélico, talla baja de nacimiento y una serie de dismorfias, entre las cuales destacan: macrocefalia, hipoplasia de la región maxilar, acortamiento de los huesos largos y dedos. Radiológicamente se encuentran platispondilia, disminución de la distancia interpedicular de la columna lumbar, deformidad de las regiones metafiso-epifisiarias, huesos ilíacos cuadrados y marcadamente disminuidos de altura y un *foramen magnum* pequeño, entre otras. El diagnóstico fenotípico es evidente en cualquier etapa de la vida, incluso en ocasiones durante el período prenatal.

Hipocondroplasia

Es una displasia ósea más leve, con talla de nacimiento generalmente dentro del rango normal, acortamiento de extremidades menos marcado, talla final mayor y sin las características faciales de la acondroplasia. La sutileza de las manifestaciones observadas en la hipocondroplasia, junto con una talla final mayor que la encontrada en acondroplasia hacen que ésta pueda confundirse con una talla baja idiopática. Las características radiológicas más frecuentes incluyen falta de progresión o disminución en la distancia interpedicular lumbar, acortamiento de los huesos ilíacos, huesos largos cortos y engrosados en grado variable, a veces con irregularidad metafisiaria, acortamiento difuso y simétrico de los huesos tubulares de las manos, elongación relativa del extremo distal de los peronés, acortamiento relativo del extremo distal de los cúbitos.

Ambas son de herencia autosómica dominante, siendo la mayoría de los casos causados por mutaciones ocurridas de nuevo. En la acondroplasia, el diagnóstico fenotípico es evidente, no es necesario confirmar el diagnóstico con análisis molecular. Sin embargo, siendo la hipocondrodisplasia una displasia esquelética leve, con una talla final entre 127 y 152 cm y características clínicas y radiológicas sutiles, especialmente en los primeros años de vida, el estudio genético-molecular es un elemento de gran utilidad en la confirmación diagnóstica y para el consejo genético de los pacientes.

Enanismo tanatofórico

La mayoría de los afectados nacen muertos o mueren en las primeras horas después del nacimiento. Se trata de niños con extremidades extremadamente cortas, tórax normal y tórax estrecho. La cabeza es muy grande con puente nasal deprimido. La columna muestra deformidad en H, la pelvis presenta alas ilíacas anchas y cortas, con acetábulos planos, los huesos del pubis e isquion son anchos y cortos. Existen huesos craneales pequeños en comparación con la bóveda craneal y meningocele posterior.

Displasia espóndilo-epifisaria congénita

La incidencia de esta displasia es de 9.2%. Es de rasgo genético autosómico dominante. Se manifiesta desde el nacimiento y se asocia a otras enfermedades, especialmente las mucopolisacaridosis. Fenotípicamente se presentan con talla baja, tronco corto (platiespondilia irregular) y alteraciones faciales (fascies oriental de Magot Chinois), acortamientos de miembros, pies equinovaros, menor crecimiento del tronco, tórax ancho, *pectus carinatum*, cabeza normal se apoya directamente en los hombros, hiperlordosis lumbar, escoliosis, *coxa vara*, caderas permanentemente flexionadas, abdomen grande y prominente, *genu varus* o *genu valgus* progresivo, hipotonia leve, deambulación independiente después de los 30 meses, miopía, sordera.

Radiológicamente se observa un retraso de osificación. Hay diferencias del desarrollo en dependencia de la edad del paciente:

- En el recién nacido y en el lactante hay ausencia de centros de osificación en rodillas y pubis, vértebras aplanadas y ovoideas.
- En la infancia existe retardo de osificación de la columna.
- En el adulto hay acortamiento de la columna, *coxa vara*, manos y pies relativamentes normales. Existen variaciones clínicas:
  - Leve: estatura de 130 a 145 cm, *coxa vara* moderada.
  - Moderada: estatura de 104 a 127 cm, *coxa vara* severa. El pronóstico es letal en las variantes severas.

Displasia espóndilo-epifisiarias tardía

Rasgo recesivo, ligado al cromosoma X con una frecuencia de uno de cada 200 displasias diagnosticadas. Se manifiesta en la pubertad, hay un desarrollo normal los primeros años de vida con cifosis dorsal, prominencia del esternón. Los adultos jóvenes presentan: talla baja (140 cm), tronco corto, tórax ensanchado, protrusión esternal, aumento de las incurvaturas fisiológicas de la columna con aplanamiento de cuerpos vertebrales dorsales, movilidad articular normal o limitación discreta. En los estudios radiológicos se observan cabezas femorales pequeñas fragmentadas o formaciones quísticas, favoreciendo osteoartrosis prematuras, cuellos femorales cortos y varos e irregularidades del trocánter mayor. Por estas características se debe hacer diagnóstico diferencial con la Enfermedad de Perthes, displasia epifisiaria múltiple. Pronóstico benigno.

Síndrome de Stickler (artroftalmopatía hereditaria)

Es una condición dominante que tiene características oftalmológicas y orofaciales, sordera y artritis. Usualmente se le asocia con miopía alta, es congénita y no progresiva. Hay un riesgo considerado de desprendimiento de retina. En los niños con Síndrome de Stickler es típico tener la cara plana, con un puente nasal aplastado, nariz corta y micrognatia. Estas características se hacen menos pronunciadas con la edad. Se presenta una hiperflexibilidad de las articulaciones que disminuye también con la edad. La osteoartritis se desarrolla casi siempre en la tercera y cuarta década. La sordera neurosensorial con pérdida de la audición en las altas frecuencias es por lo general asintomática o media. A menudo se puede detectar radiológicamente una displasia espóndilo-metafisiaria.

Pseudoacondroplasia

Presenta una herencia autosómica dominante y está producida por mutaciones en el gen COMP (codifica la matriz proteica del cartílago). No es aparente en el nacimiento. La estatura baja se manifiesta a la edad de uno a tres años; presenta cabeza y cara normales. A nivel de la columna las vértebras se aplastan (platiespondileas), con hipoplasia de la odontoides, metafisis irregulares y anchas y las epífisis tienen retraso de consolidación, incongruencia articular. La degeneración articular es progresiva y la mitad de los pacientes requieren cirugía de remplazo.

Displasia epifisiaria múltiple

Caracterizada por estatura pequeña, dedos engrosados, alteraciones radiológicas en la densidad y contorno de algunas epifisis en desarrollo. Es un trastorno hereditario atribuido a un gen autosómico dominante, pero existe también una forma recesiva. No muestra predilección por sexo y afecta una o varias articulaciones siendo las más frecuentes cadera, rodillas y tobillos; los hombros, muñecas y codos son menos afectadas. Nunca afecta cráneo, mandíbulas, clavícula ni parrilla costal. Las vértebras son generalmente normales. Anderson agrupa esta enfermedad junto con la acondroplasia entre los enanismos condrogénicos, pues la histología del cartílago de crecimiento es indistinguible entre ellos; en ambos hay defecto de la osificación encondral por falla en la maduración del condrocito en la zona de osificación.

Displasia diastrófica (DTD)

Es un tipo de osteocondrodisplasia. Presenta anormalidades severas, corta estatura rizomélica, afectación de columna, deformidades podálicas como *metatarsus aductus*. Herencia autosómica recesiva, ocurre una mutación en el gen que codifica la proteína transportadora de sulfato, cuya alteración conduce a la formación de proteoglicanos poco sulfatados en la matriz cartilaginosa. Clínicamente presenta oreja en coliflor y pie equino *varus*, además marcada disminución de la talla, normocefalia, micromelia, cifoescoliosis, paladar hendido, quistes del pabellón auricular, pie equino *varus*, contracturas articulares y pulgares abducidos. Durante el período neonatal la mortalidad es alta (25%), generalmente causada por obstrucción de la vía aérea. Si los pacientes sobreviven a dicho período, el pronóstico es bueno. El desarrollo mental y sexual es normal. Articulares y pulgares abducidos.

Condrodisplasias metafisiarias

Son un grupo de desordenes caracterizado por irregularidades de la metafisis, con una normal mineralización de la zona de calcificación provisional sin embargo, el nombre de esta displasia es incorrecto porque el defecto primario causa una anormal osificación de la columna del cartílago en la Fisis. Como resultado la fisis es amplia y el acortamiento de los huesos es notable. Los diferentes tipos de condroplasia metafisiaria es secundario a mutaciones severas de los genes que codifican para diferentes proteínas:

- Tipo Schmid: es la más común entre las condrodisplasias metafisarias: está caracterizado por estatura moderadamente baja con extremidades cortas, coxa vara, piernas arqueadas y alteración de la marcha. La prevalencia es desconocida. La enfermedad se diagnostica de forma general durante el segundo o el tercer año de vida. Se transmite de forma autosómica dominante y está causada por mutaciones en el gen COL10A1 (6q21-q22), que codifica para la cadena alfa-1(X) del colágeno. El diagnóstico se basa en la detección de las lesiones metafisiarias por radiografía. La hipocondroplasia y las secuelas del raquitismo son los principales diagnósticos diferenciales.
- Tipo Jansen: es una enfermedad de la hormona paratifoidea. Presenta baja estatura, hipercalcemia e irregularidades físicas como: ojos saltones o prominentes, paladar ojival, micrognatia, en particular la mandíbula inferior, con estenosis de coanas, las suturas de ancho craneal y formación irregular de los huesos largos que pueden resultar parecidas al raquitismo.
- Tipo McKusick o síndrome hipoplasia cartílago-cabello: es una displasia ósea que se produce por alteración del gen9p13(AR). Se caracteriza por talla baja, piernas cortas e incurvadas y pelo ralo o alopecia. Radiológicamente se caracteriza por deformidades en copa de las metáfisis, osificación de los huesos del carpo e hipercrecimiento relativo del peroné. Puede asociarse a otros problemas como inmunodeficiencia celular, insuficiencia pancreática, Enfermedad de Hirschprung o megacolon aganglónico. Clínicamente incluyen cabeza normal, incapacidad para extenderse completamente los codos, deformidad caja torácica, las piernas arqueadas (*genu varus*), y la tibia más corta que la del peroné. Los dedos suelen ser desgarbados y el escorzo de las uñas. La biopsia muestra hipoplasia (subdesarrollo) de cartílago, el pelo es inusualmente fino, escaso y de color claro. Tiene un defecto inmunológico que se manifiesta como una sensibilidad inusual a la varicela. Además de linfopenia, anemia y neutropenia. Hay un aumento de malignidad, especialmente el linfoma y el cáncer de piel.

Raquitismo hipofosfatémico

El raquitismo que se presenta en ausencia de defectos en el aporte y el metabolismo de la vitamina D se asocia, en la mayoría de los casos, a hipofosfatemia, causado por privación de fósforo en la dieta, disfunción tubular proximal renal compleja (Síndrome de Fanconi), los tumores fibrosos y el Síndrome de McCune-Albright; otros heredan la forma autosómica dominante, produciéndose mutaciones en el gen del factor de crecimiento de fibroblastos 23.

Aparece en el primer año de vida y la enfermedad produce un retraso grave del crecimiento y deformidades en los varones, la deformidad típica del miembro inferior es el *genu varus* cuando la edad de aparición de la enfermedad es antes de los 3 o 4 años o el *genu valgus* cuando el raquitismo comienza en niños de edad escolar. Radiológicamente hay ensanchamiento y acampanamiento de las epífisis (**Fig. 2.1**).

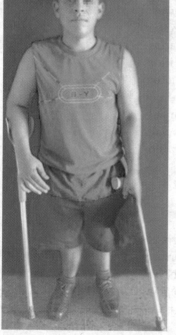

Fig. 2.1. Paciente con raquitismo operado de deformidad en varo: *genu varus* y tibias varas bilateral, con acortamiento de la talla por la afectación del cartílago epifisario de crecimiento.

Displasia diastrófica

Es de herencia autosómico recesivo. Se puede diagnosticar desde el nacimiento. Está asociada con pie equino *varus* rígido, escoliosis y hay contracturas en flexión de cadera y rodilla.

Condrodisplasia punctata

Es un grupo de displasias caracterizadas por calcificaciones puntuales en las epífisis asociadas con corta estatura, piel seca y escamosa (ictiosis). Ocasionalmente, defectos cardíacos y cataratas. La más común es la displasia *punctata* de Conradi-Hundermann. Herencia ligada al sexo (X) dominante y una forma más rara autosómica recesiva llamada también rizomélica, la cual es fatal en el primer año de vida. Clínicamente se observa asimetría de la longitud de los miembros con una facies caracterizada por un puente nasal plano y piel reseca con aspecto escamoso en algunas zonas. Son comunes las irregularidades en las articulaciones *coxo femorales* como la *coxa vara* y *coxa valga* acompañado de deslizamiento epifisiario. Se puede presentar *genu varus* o *geno valgus*. La cifoescoliosis puede ser severa a nivel torácico, se han reportado estenosis del canal medular a nivel cervical.

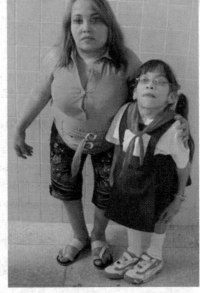

Fig. 2.2. Pacientes con displasia de Kniest (madre e hija).

Displasia ósea de Kniest

Clínicamente se caracteriza por una condición enanoide con extremidades superiores e inferiores anormalmente cortas preferentemente en varones y se manifiesta antes del nacimiento. Cursa con una artropatía, con escoliosis e hiperlordosis y rigidez articular con contracturas en dedos, alteraciones de la visión con miopía y otras alteraciones visuales, no se acompaña de retardo mental sino por el contrario un coeficiente intelectual capaz de superar la media. La lesión radiológica característica son los cartílagos con aspecto de queso gruyere, estos agujeros se deben a una vacuolización de las células del cartílago por defectos de la formación de las fibras cartilaginosas. La base bioquímica es una alteración de la secreción de sustancias precursoras del colágeno, precolágeno tipo II y propéptido C, el gen responsable de la enfermedad es el COL2A1 y se hereda por un rasgo autosómico dominante. Generalmente tiene buen pronóstico y no evoluciona de forma progresiva, salvo la presencia de sepsis respiratorias que pueden presentarse secundarias a las deformidades típicas de la caja torácica (**Figs. 2.2, 2.3 y 2.4**).

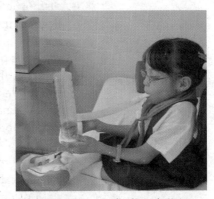

Fig. 2.3. Paciente con displasia de Kniest realizando fisioterapia respiratoria.

Dentro de las displasias óseas se encuentran otras formas menos frecuentes, como son:

- Enfermedades óseas condensantes: osteopetrosis, picnodisostosis y osteopoiquilia.
- Anomalías de la cortical diafisaria de los huesos largos: hiperostosis cortical infantil o Enfermedad de Caffey.

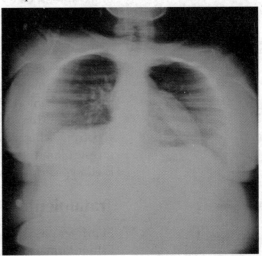

Fig. 2.4. Radiografía de tórax y columna total para apreciar la escoliosis T, la deformidad de la caja torácica y de la pelvis.

Osteopetrosis o enfermedad de los huesos marmóreos

Se manifiesta en los primeros meses de vida como resultado de la invasión ósea de los espacios de la médula ósea y los agujeros nerviosos del cráneo; se caracteriza por pancitopenia acompañada de hepatoesplenomegalia. Son frecuentes la sordera y la ceguera, el desarrollo motor se ve limitado por el aumento del peso del cráneo, se acompaña de hipocalcemia. La muerte suele sobrevenir durante la primera década.

Enfermedad de Caffey

Displasia ósea que se presenta fundamentalmente en el lactante con proceso febril que simula enfermedad neoplásica, la radiología y la clínica son caraterísticas. Estos pacientes responden satisfactoriamente al tratamiento esteroideo.

Dentro de este capítulo se presentarán por separado, las displasias esqueléticas que en Cuba tienen mayor relevancia por su frecuencia y pronóstico: la osteogénesis imperfecta (OI) y la displasia de desarrollo de la cadera (DDC).

Diagnóstico

Este se basa en las características clínicas, bioquímicas y radiológicas. Los hallazgos fenotípicos de una displasia ósea pueden ser extremadamente variables, los rasgos dismórficos, junto con los hallazgos radiológicos pueden ser de gran ayuda para llegar a un diagnóstico. Por ejemplo, en el Síndrome de Stickler, al nacimiento, los únicos hallazgos clínicos pueden ser micrognatia, glosoptisis y paladar ojival, mientras que en la displasia espóndiloepifisaria leve, el único hallazgo que se encontrará al paso de la infancia será una miopía progresiva, la cual podrá progresar con un desprendimiento de retina, el cual llevará a ceguera.

Algunas displasias óseas son tan severas que pueden ser detectadas por ultrasonido antes del nacimiento. Las formas más graves, como la acondroplasia y las entidades similares a esta, son fácilmente visibles en los neonatos. Así, se puede notar desproporción en todas las longitudes corporales, además de características asociadas con una cabeza grande y facies características que apoyarán la impresión diagnóstica.

Los datos radiográficos se empezarán a notar en los primeros años de vida, se necesita una vigilancia esquelética con radiografías posteroanterior y lateral del tórax, anteroposterior de abdomen para incluir la pelvis, anteroposterior de ambos fémures para incluir las rodillas, posteroanterior de manos, lateral de cráneo y lateral de columna lumbar. La medición de las proporciones corporales puede ser de gran ayuda, aunque no es indispensable.

El advenimiento de las técnicas de biología molecular ha permitido el diagnóstico prenatal de muchas de ellas, permitiendo la adopción de medidas y el consejo genético correspondiente. El diagnóstico y diferenciación precisos permiten otorgar un pronóstico, teniendo en cuenta que algunas de ellas son letales, y un asesoramiento genético, el patrón de herencia será autosómico recesivo (AR) o autosómico dominante (AD). En este último grupo, las mutaciones frescas ocurren en más de 80 de los casos, siendo la edad paterna avanzada (50 años en adelante) un factor predisponente para ello.

Tratamiento

El primer paso, y el más importante, es determinar si la enfermedad es o no letal. Esta información no solo es importante en lo que respecta a lo que se dirá a los padres, sino en cuanto a las medidas terapéuticas a ser tomadas, ya que estas serían inútiles en la displasia tanatofórica, donde la muerte se produce irremediablemente por la hipoplasia pulmonar existente.

Es de extrema importancia realizar un diagnóstico prenatal preciso, aunque teniendo en cuenta el número y la variedad de displasias ósea existentes, suele ser difícil conocer el fenotipo y los rasgos característicos de cada una de ellas. El diagnóstico de letalidad es el que condiciona el manejo de una gestación y, una vez que esta termina y se confirma la displasia, el tratamiento y asesoramiento genético para las futuras generaciones.

Es importante fomentar la información entre el equipo de salud en reconocer los indicadores de las patologías, en este caso la talla baja., para reconocer sus posibles causas, su diagnóstico certero y dar pronóstico y mejor solución de tratamiento.

El tratamiento ha sido confinado a los alargamientos óseos de las extremidades. Este es un procedimiento ya utilizado y probado, que puede añadir hasta 15 cm en una extremidad si el alargamiento es aplicado tanto a la tibia como el fémur, pero no existen datos que demuestren cuando es el tiempo óptimo (tanto médica como psicológimente).

Existen algunos tratamientos médicos que se pueden aplicar durante la infancia, se han podido restablecer brotes de crecimiento en la pubertad en pacientes con hipoacondroplasia administrando hormona recombinante de crecimiento humano (GH) en el momento preciso, sin embargo, el administrarla durante la infancia, no promete mejorar la talla final del paciente.

El crecimiento de los niños con acondroplasia no tratada es característico, se ha podido mantener un crecimiento hasta del 50 percentil al usar GH a una dosis de 30-40 unidades/m^2/semana, administrado de forma temprana, antes de que se haya perdido demasiada talla. Así mismo, ha sido reportado que los resultados son más efectivos si se inicia el tratamiento antes de los dos años de edad.

Osteogénesis imperfecta

La osteogénesis imperfecta (OI) clasifica dentro de las displasias óseas por anomalías de la densidad ósea o del modelaje metafisario. Se define como un grupo heterogéneo de trastornos hereditarios del tejido conectivo, causados por deficiencias cualitativas o cuantitativas en la síntesis del colágeno tipo I que interfieren en el proceso normal de osificación del hueso. Clínicamente se caracterizan por fragilidad ósea excesiva con fracturas patológicas, osteoporosis y disfunción del tejido conectivo: dentinogénesis imperfecta, hipoacusia de conducción, escleróticas azules y displasias de tejidos blandos.

La OI ocurre en todas las razas y es independiente del género. Se desconoce el número de personas afectadas, su incidencia se estima entre 1/10 000 a 1/20 000 nacidos vivos a nivel global. Esta estimación es un límite inferior ya que las formas leves de la enfermedad frecuentemente no se diagnostican.

En los infantes afectados las fracturas pueden producirse sin trauma aparente, o ante maniobras tan simples como el cambio de pañal al bebé, al cargarlo o cambiarlo de posición en la cuna.

Su principal consecuencia está dada por una calidad de vida limitada, con frecuentes deformidades e invalidez.

Clasificación de OI

Existen varias clasificaciones de la OI, la más común es la de Sillence (1979), quién dividió a los pacientes según sus características clínicas, radiológicas y genéticas en cuatro tipos:

1. OI tipo I: forma leve. Es la variedad más común. Su herencia es autosómica dominante. Su defecto bioquímico consiste en una reducción de la síntesis de procolágeno I, sustituyéndose un residuo distinto de la glicina en la triple hélice de alfa. Comienza en épocas tardías de la vida y suele presentar la tríada con fragilidad ósea, escleróticas azules y sordera por osteoesclerosis. La talla generalmente está conservada o poco afectada y la dentinogénesis imperfecta (DI) es poco frecuente. Se acompaña de hiperlaxitud articular, prolapso mitral y frecuente sordera, que aparece a partir de la segunda década de la vida. Las deformidades de las extremidades en parte, son consecuencia de las fracturas. Otras deformidades observadas son: *genus valgus*, pies planos con metatarso varo, vértebras en forma de pez y cifoescoliosis en la edad adulta. Las fracturas son consecuencia de traumas mínimos. Si es bien tratada desde el punto de vista ortopédico puede quedar poca deformidad. El validismo puede ser normal y generalmente conservan la deambulación, aunque en ocasiones requieren algún apoyo.

2. OI tipo II: forma severa, letal perinatal. Se producen fracturas múltiples intraútero. Generalmente es letal al nacimiento, 50% apenas sobrepasa unas horas, falleciendo debido al desarrollo de hipoplasia pulmonar con insuficiencia respiratoria o a una caja torácica defectuosa. Esta forma ha sido subdividida en tres subtipos A, B y C siendo la II A la más frecuente. Su herencia se consideraba tanto autosómica dominante como recesiva; en la actualiodad se propone un patrón dominante exclusivamente y se sospecha que el nacimiento de más de un hijo de padres sanos con este tipo de OI se deba a un mosaicismo germinal. Su defecto bioquímico consiste en una reducción importante en la síntesis de colágeno tipo I existiendo varias mutaciones que dan lugar a la sustitución de la cistina o arginina en lugar de la glicina, con interrupción de la formación de la triple hélice. Este subtipo es el que se detecta prenatalmente mediante ultrasonido y/o radiología y donde encontramos mala identificación y desmineralización de la estructura ósea de la calota, visualización anormalmente clara de la masa encefálica, aplanamiento de la bóveda craneal, con ausencia del hueso nasal. El tórax suele ser pequeño, en embudo, abdomen prominente, con múltiples fracturas costales, marcado acortamiento de los miembros, con huesos largos incurvados y fracturados, sobre todo los fémures y húmeros. Hay severa osteoporosis difusa de la cara y bóveda craneal deformada, presentando esta última múltiples islotes óseos y presencia de huesos wormianos.

3. OI tipo III: forma severa, denominada también neonatal no letal. Su herencia es autosómica dominante, aunque se ha propuesto también un modelo autosómico recesivo en algunas familias, pero este último no es muy aceptado por la mayoría de los genetistas. Desde el punto de vista bioquímico se producen mutaciones puntuales en las cadenas alfa 2 o alfa 1. Es deformante progresiva, con mayor afectación de miembros y columna. La fragilidad ósea y fracturas múltiples ya están presentes en el recién nacido o lactante pequeño. Son ca-

racterísticas las fracturas prenatales y neonatales que se mantienen a lo largo de la niñez y pueden haber sufrido mucho más de 25 fracturas al llegar a la adolescencia. La talla está severamente afectada, es muy corta y es común que no logren deambular. Las escleras son azules al nacer, luego blanquean. Manifestaciones craneofaciales: cara triangular, macrocráneo, prognatismo relativo, maloclusión; generalmente tienen DI importante, sobre todo en la primera dentición. La osteopenia es progresiva, con platiespondilia y vértebras en forma de pez, la sordera poco común. Se produce el fallecimiento por complicaciones cardiorrespiratorias, generalmente antes de llegar a la edad adulta.

4. OI tipo IV: forma moderada. Herencia autosómica dominante. El estudio bioquímico muestra mutaciones puntuales y pequeñas delecciones en la cadena alfa 2 y rara vez en la cadena alfa 1. Este tipo de OI es con escleras normales, blancas. Es clínicamente parecido al tipo I pero se afecta más la talla. Encontramos fragilidad ósea causada por la osteoporosis y ausencia del cortejo sintomático que acompaña a la OI clásica tipo I. Hay frecuente escoliosis y deformidad de miembros. Las fracturas y el arqueamiento disminuyen en la pubertad y edad adulta, aunque la estatura final es corta; estos pueden deambular con apoyo e incluso sin este, pero con claudicación. Existen dos subtipos en dependencia de la presencia o no de DI.

Utilizando criterios clínicos e histomorfométricos recientemente se ha podido subclasificar el tipo IV y a la clasificación original de Sillence se han sumado otros tipos que aún no han sido del todo aceptados, ellos son:

1. OI tipo V: forma moderada. OI con hipercallo. Herencia autosómica dominante. Hay una producción anormal de matriz extracelular, con desorganización de la misma y se forma un callo óseo hiperplásico en la zona de fractura, este se presenta como un tumor doloroso, caliente, que parece inflamatorio y se confunde frecuentemente con un osteosarcoma. Son característicos de este tipo de OI la dislocación de la cabeza del radio y calcificación de la membrana interósea entre radio y cúbito, con dificultad para la pronación-supinación de los brazos. Las escleróticas son blancas y no tienen DI.

2. OI tipo VI: Forma moderada. OI con defectos severos de la mineralización ósea. Su herencia es autosómica recesiva, aunque también se sospecha mosaicismo gonadal en algunas familias. La estructura del colágeno no se afecta, sino la capacidad de depósito de los minerales en la formación del hueso. Clínicamente similar a la OI severa, con numerosas fracturas intraútero y neonatales. Baja estatura, escoliosis, acumulación de osteoide en hueso. No tienen DI, tampoco se ven huesos wornianos en las radiografías.

3. OI tipo VII: forma severa. OI rizomélica (es decir, con acortamiento del segmento proximal de los miembros). Herencia autosómica recesiva. Con deformidades tempranas, sobre todo de miembros inferiores, *coxa vara*, húmero y fémur pequeños; escleróticas azules y ausencia de DI. Solo descrita en una comunidad de Quebec, Canadá. Clínicamente moderada a severa, presenta fracturas neonatales ocasionalmente y su progreso es desfavorable.

Existen pacientes que no pueden ser clasificados exactamente en uno de estos subtipos, por lo que muchos autores prefieren no ponerle un "apellido" a la OI y simplemente clasificarla según su severidad.

Otros síndromes definidos que cursan con OI son:

1. OI con microcefalia y cataratas.
2. OI con atrofia óptica, retinopatía y retardo psicomotor severo.
3. OI-Ehlers Danlos.
4. OI con craneosinostosis y proptosis ocular (Síndrome Cole-Carpenter).
5. OI con contracturas articulares (Síndrome de Bruck).

Genética de la OI

La OI es una enfermedad causada por mutaciones en los genes que producen colágeno. Estos genes se localizan en los cromosomas 7 y 17. Las primeras mutaciones encontradas en las personas con OI se localizaron en los genes COL1A1, mapeado en el brazo largo del cromosoma 17(17q21.31-q22) y COL1A2, en el brazo largo del cromosoma 7 (7q22.1) que codifican para las cadenas pro-alfa 1 y pro-alfa 2 del colágeno tipo I. Este colágeno es una proteína formada por tres cadenas (2 alfa 1 y 1 alfa 2) y contiene un residuo de glicina en cada 3ra. posición; puede tener otros aminoácidos en su estructura, pero jamás debe contener triptófano, cisteína ni tirosina, si están presentes estos aminoácidos provocan defectos importantes en la función y estructura de dicha proteína. Hasta la actualidad hay más de 250 mutaciones descritas en la OI. No obstante, alrededor de 20 a 30% de los casos no tiene mutación demostrable en estos genes del colágeno. Por ejemplo, la OI tipo VII ha sido mapeada en 3p22 y se plantea como candidato el gen de la proteína asociada al cartílago (CRTAP). La marcada heterogeneidad genética de la OI es uno de los factores que permite su diferenciación clínica también y en dependencia del tipo de mutación que asiente en los genes mencionados, se presentará un tipo u otro de OI, con diferencias individuales en cada persona y familia.

El defecto se puede adquirir también a través de un patrón de herencia denominado mosaiquismo o mosaicismo germinal. Este fenómeno se presenta cuando un padre no está afectado, pero es portador de un porcentaje de espermatozoides u óvulos que portan el trastorno genético. Por lo tanto, aunque los padres no estén afectados, algunos de sus hijos pueden tener el trastorno y otros no. Se estima que más o menos de 2 a 7% de las familias no afectadas que han tenido un hijo con osteogénesis imperfecta tendrán otro hijo con esta enfermedad debido al fenómeno de mosaicismo.

Diagnóstico de la OI

No existe una prueba específica que permita diagnosticar la OI. El diagnóstico es eminentemente clínico y se basa en los antecedentes médicos, familiares y del paciente, en el examen físico y la radiología.

Cuando los signos clínicos y radiológicos no son claros es necesario recurrir a exámenes más específicos para conseguir el diagnóstico.

Se pueden realizar estudios metabólicos de Ca, fósforo y marcadores bioquímicos del remodelaje óseo para descartar otros trastornos que cursen con fracturas. Son útiles también un *survey* óseo y la densitometría ósea, para precisar niveles de densidad ósea y por tanto de la necesidad o no de tratamiento medicamentoso.

En algunos países desarrollados se realiza diagnóstico definitivo mediante biopsia de piel o hueso en sacabocados para estudio bioquímico del colágeno y estudio molecular del gen, que en ocasiones resulta complejo por la ya mencionada heterogeneidad genética de la OI.

El diagnóstico prenatal (DPN) de embarazadas con riesgo de OI debe ser llevado a cabo analizando el colágeno sintetizado en las células fetales obtenido por biopsia de vellosidades coriónicas, entre las semanas 10-12 de la gestación. Debido a que los amniocitos no producen colágeno de tipo I, no es posible hacer el DPN utilizando esta estirpe celular.

El DPN también puede ser realizado por estudio molecular de los genes COL1A1 y COL1A2, si la mutación ha sido detectada en uno de los familiares afectados, pero los estudios mencionados son costosos y no se llevan a cabo, por el momento, en el país.

En las formas severas de OI se puede lograr el DPN por ultrasonido genético en el primer (11 a 14 semanas) y segundo trimestre del embarazo (16 a 22 semanas), al visualizar deformidades esqueléticas y otras secuelas de fracturas óseas intraútero. Los fetos afectos por formas ligeras pueden ser detectados tardíamente en el embarazo cuando ocurren las fracturas y deformidades.

En la OI el asesoramiento genético tiene mucha importancia pues si uno de los padres la presenta, podría transmitirla a su descendencia.

Tratamiento de la OI

El tratamiento en la OI se trazará los siguientes objetivos: limitar la frecuencia de las fracturas, reducir el dolor y las complicaciones asociadas con esta enfermedad, fomentar la movilidad e independencia funcional.

Se debe iniciar tratamiento integral basado en tres pilares: tratamiento farmacológico, ortopédico y rehabilitador.

Según las necesidades de estos pacientes tendrán seguimiento por equipo multidisciplinario y transdisciplinario de salud: genetista, pediatra, ortopédico, fisiatra, odontólogo, psicólogo, reumatólogo, endocrinólogo, cardiólogo, otorrinolaringólogo.

Se deben tener en cuenta en las medidas generales para el cuidado de los pacientes, la prevención de fracturas y comorbilidades, fundamentalmente las infecciones respiratorias secundarias a deformidades de la caja torácica. Así mismo limitar el tiempo con la férula o yeso, dado que se puede presentar pérdida ósea (osteoporosis por desuso).

Numerosos tratamientos médicos han sido probados en esta afección; calcitonina, flúor, magnesio, hormona de crecimiento, vitaminas C y D, calcio, pero ninguno de estos mostró utilidad en la OI.

El tratamiento con bifosfonatos (BP) ha mejorado la calidad de vida de estos pacientes y las posibilidades de tratamiento quirúrgico de las deformaciones. Los efectos beneficiosos son el alivio del dolor, la reducción de la incidencia de fracturas, la mejor movilidad corporal, y la recuperación de las fracturas vertebrales. El tratamiento es más efectivo en niños, particularmente durante el periodo de crecimiento.

Estos medicamentos inhiben la actividad osteoclástica, pueden incrementar la fuerza y densidad del hueso y han mostrado que producen aumento evidente en la actividad física y el validismo, incremento en el ritmo de crecimiento y ganancia de peso y disminución de los dolores óseos crónicos. En recién nacidos con OI grave previene la escoliosis y la impresión basilar. Se logra la sedestación, bipedestación, y marcha en pacientes que antes del tratamiento no lo habían conseguido y todos los niños tratados han mostrado una mayor incorporación a la vida social.

Su uso abarca diferentes grupos etáreos, desde recién nacidos y lactantes hasta prepúberes. Las drogas que han sido ensayadas y aprobadas en población pediátrica son el pamidronato, olpadronato, alendronato y neridronato.

Entre todos los bifosfonatos estudiados, el pamidronato disódico EV es el mejor estudiado y el que ofrece una baja toxicidad y perfil de seguridad. Solo se reportan en algunos casos una reacción aguda seudogripal transitorio con fiebre, leucocitosis, disminución transitoria de la calcemia, que disminuyen con administración previa de acetominofeno o Ibuprofeno. En neonatos se han reportado casos aislados con brocoespasmos y distrés respiratorio.

El modo de administración, la dosis y la duración del tratamiento son variados y polémicos. Existen estudios con dosis de 10 mg/m^2/día, en ciclos de tres días cada tres meses. Otros esquemas recomiendan el uso de 6.8 mg/kg/año en ciclos de tres días con intervalos de cuatro a seis meses entre uno y cinco años de tratamiento y otro esquema eficiente en niños y púberes es 30 mg/m^2/mes durante 12 meses y cada dos meses en un segundo año.

Se están desarrollando actualmente en estos pacientes diferentes protocolos internacionales con zoledronato EV y risedronato por vía oral.

El tratamiento ortopédico está encaminado a la corrección de las fracturas mediante inmovilización o cirugía, empleo de órtesis e implementos que ayuden al validismo.

La cirugía reconstructiva se puede necesitar para corregir cualquier tipo de deformidades, como las piernas arqueadas o escoliosis, que pueden afectar en forma considerable la capacidad de una persona para moverse o caminar.

Se puede emplear el uso de clavos telescópicos en la cirugía de niños con OI, sobre todo en huesos largos, que permitan un crecimiento y corrección del hueso deformado.

La terapia rehabilitadora es un pilar fundamental en el tratamiento de estos pacientes, tanto en la prevención de fracturas como en la movilización temprana después de las mismas para evitar el círculo vicioso fractura-inmovilización-osteopenia-fractura.

La fisioterapia debe ser muy gentil, cuidando de no causar daño, pues un movimiento mal realizado puede romper un hueso. Se recomienda fisioterapia en piscinas, juegos con pelotas, bandas elásticas, algunos ejercicios en el colchón. Cada terapia se ajusta al paciente, teniendo en cuenta su edad, severidad de OI, nivel de validismo y grado de afectación muscular y articular.

Se recomienda la práctica de ejercicios de bajo impacto, como la natación y el ciclismo, que permiten fortalecer el sistema osteomioarticular sin traumatismos y probablemente tenga una acción sinérgica con el tratamiento medicamentoso.

Nuevas terapias experimentales están siendo desarrolladas como los implantes de células madres y el desarrollo de la terapia génica.

Pronóstico de la OI

La recuperación de una persona depende del tipo de OI que tenga:

- Tipo I: u osteogénesis imperfecta leve: es el más común y las personas pueden tener una expectativa de vida normal.
- Tipo II: es una forma severa que generalmente lleva a la muerte en el primer año de vida.

- Tipo III: también llamada osteogénesis imperfecta severa; las personas con este tipo presentan muchas fracturas en el comienzo de su vida y pueden sufrir graves deformidades óseas. Muchos quedan limitados a una silla de ruedas y generalmente tienen una expectativa de vida algo más corta.
- Tipo IV: u osteogénesis imperfecta moderadamente severa; es similar al tipo I, aunque las personas necesitan muletas o dispositivos ortopédicos para caminar. La expectativa de vida es normal o cerca de lo normal.

Posibles complicaciones

Las complicaciones se basan ampliamente en el tipo de OI presente y, a menudo, están relacionadas directamente con fracturas múltiples, pueden abarcar:

- Pérdida de la audición (común en el tipo I y III).
- Insuficiencia cardíaca (tipo II).
- Problemas respiratorios y neumonías debido a deformidades en la pared torácica.
- Problemas con la médula espinal y el tronco encefálico (impregnación basilar).
- Deformidades permanentes de miembros y eje axial.

Displasia del desarrollo de la cadera

La displasia del desarrollo de la cadera (DDC) es una deformidad caracterizada por la pérdida de las relaciones normales de la articulación y que puede presentar varios grados que van desde la displasia acetabular sin luxación hasta la subluxación y luxación.

En el mundo, la relación de aparición de esta entidad es aproximadamente de uno a dos por 1 000 nacidos vivos. Es más frecuente en el sexo femenino(tres a ocho niñas por cada varón) y la etnia más afectada es la blanca.

En Cuba, la relación es de aproximadamente tres a cuatro por 1 000 nacidos y aparece más en la cadera izquierda que en la derecha (60% izquierda y 40% derecha).

El predominio en el lado izquierdo está condicionado por el mecanismo de producción en los fetos con presentación pelviana, en su mayoría del lado izquierdo, por contacto del trocánter mayor del feto con el promontorio de la madre, que actúa en forma de fulcro y luxa la articulación.

Clasificación

1. Grado I: displasia acetabular sin desplazamiento de la cabeza femoral. Existe una alteración del crecimiento a nivel de las estructuras anatómicas, incluidas partes blandas de la articulación de la cadera y de la osificación acetabular o femoral, o de ambas. Es consecuencia de las presiones excéntricas de la cabeza femoral durante el último mes de gestación. Se caracteriza por un índice acetabular por encima de 30 grados e hipoplasia de la epífisis femoral anterior.
2. Grado II: displasia con subluxación de la cabeza femoral. En este caso se aprecia que la cabeza femoral no está reducida concéntricamente, aunque persiste un contacto entre las superficies articulares de la cabeza y del acetábulo. Se caracteriza porque la cabeza femoral se encuentra fuera del acetábulo, elevada y lateralizada y presenta alteraciones en el desarrollo acetabular.

3. Grado III: displasia con luxación de la cabeza femoral. Es aquella situación en la que no existe contacto entre las superficies articulares de la cabeza femoral y del acetábulo. Existen dentro de este dos tipos de luxaciones: luxación teratológica asociada a otras malformaciones graves en estadíos intrauterinos precoces y la luxación típica que es la que aparece en los lactantes normales y que suele producirse en las últimas cuatro semanas del desarrollo. Se caracteriza por la pérdida de toda relación de la cabeza femoral con el acetábulo, casi siempre existe un mal desarrollo de la articulación y es más frecuente en la forma unilateral que bilateral.

Factores de riesgo para padecer DDC

- Sexo femenino.
- Historia familiar positiva 10%.
- Embarazo (gemelar, oligoamnios, primíparas, diabetes gestacional).
- Parto (presentación pelviana o cesárea).
- Hiperlaxitud articular y ligamentosa.
- Sustancias teratogénicas (alcohol).
- Alteraciones ortopédicas concomitantes (tortícolis congénita, metatarso aducto, pie zambo, parálisis braquial obstétrica).
- Determinadas osteocondrodisplasias (Síndrome de Larse, displasia distrófica, artrogriposis múltiple congénita).
- Las maniobras relacionadas con el parto, como son:
  – Extensión de cadera: la extensión brusca de la extremidad inferior del niño durante los primeros meses puede expulsar la cadera fuera del acetábulo al producirse un efecto de palanca sobre el psoasilíaco corto o todavía inextensible, es por esta razón que está totalmente contraindicado sujetar a los niños por ambos miembros inferiores en extensión en el momento del nacimiento, maniobra ya en desuso por los obstetras cubanos; pero es conveniente hacer énfasis en ello para su erradicación definitiva.
  – Modo de sujetar o envolver al niño. La sujeción de las piernas del recién nacido en extensión y rodillas juntas produce un aumento de la incidencia del padecimiento. Es muy común entre los indios envolver a sus hijos con colchas u otro tipo de ropas de esta forma. En Cuba no se usa con regularidad este proceder.

Diagnóstico

El diagnóstico está basado en los signos clínicos y estudios imaginológicos. Debe hacerse una exploración minuciosa mediante inspección y maniobras especiales.

En la inspección, debe detectarse asimetría de pliegues cutáneos fundamentalmente en subglúteos, interglúteos y del muslo, discrepancia de miembros inferiores y observar si algún miembro inferior se encuentra en rotación externa (signo de Bocchi).

Entre las maniobras especiales, las más importantes son: contractura de abductores, que se traduce como limitación para la abducción o dificultad para abrir las piernas estando el paciente en decúbito supino, y rodillas en 45 grados de flexión, lo que se conoce como dificultad para colocar los pañales.

- Maniobra de Ortolani. Niño en decúbito supino con caderas y rodillas en 90 grados, rodillas juntas. El médico toma las rodillas y el muslo con sus manos, hace una horquilla con su pulgar e índice y toma la rodilla y con la punta de sus dedos medio y anular presiona el trócanter mayor; luego va abduciendo las caderas al mismo tiempo que con las puntas de los dedos presiona la región trocantérica hacia delante, si el signo es positivo se siente un chasquido, un clic que denota la entrada de la cabeza femoral en el cótilo, vuelta a su posición inicial puede sentirse otro chasquido de salida.

- Maniobra de Barlow. Caderas abducidas en 45 grados, colocar los pulgares sobre la cara interna de los muslos cerca del trócanter menor y presionar hacia fuera y atrás; si sale la cabeza fuera del cótilo y entra al dejar de presionar se está ante una cadera luxable.

El estudio clínico se completa con el radiológico en el que pueden realizarse algunas mediciones.

- Técnica de von Rosen. Niño en decúbito dorsal, abducción de caderas de 45 grados, miembro extendido en máxima rotación interna (posición luxable de la cadera). Trazando una línea media a lo largo de la diáfisis femoral y prolongándola hacia arriba debe tocar el borde externo del techo en la cadera normal, si está preluxada o displásica pasa más afuera.
- Medidas de Hilgenreiner:
  - Trazado de una línea oblicua que une a los puntos internos (cartílago en Y) y externo del techo cotiloideo, la oblicuidad normal es de 35 grados.
  - Trazado de una línea horizontal que una los cartílagos en Y, bajar una vertical desde dicha horizontal hasta el punto medio de la extremidad superior del fémur, la vertical no debe ser menor de 1 cm.
  - La horizontal medida desde el cartílago en Y hasta el punto de la vertical debe ser también de 1 cm.

Tríada radiológica de Putti

- Mayor oblicuidad del techo.
- Retardo de la aparición del núcleo cefálico (normalmente aparece entre el sexto y octavo mes de vida extrauterina).
- Separación del extremo femoral superior hacia fuera. Putti traza dos rectas; la vertical debe tocar la parte más interna de la cabeza del fémur y corta el techo cotiloideo por dentro de su mitad; la horizontal debe tocar el borde superior del pubis y el extremo más alto de la cabeza del fémur.

Otro método diagnóstico en la actualidad de uso creciente, es la realización de ecografía de cadera. Tiene la gran ventaja de obtener una imagen precisa de la articulación, especialmente en las primeras semanas en las que la utilidad radiográfica es menor, se detectan con mucha frecuencia inestabilidades mínimas.

Tratamiento

Esta entidad debe ser diagnosticada y tratada precozmente para obtener la curación y el desarrollo normal de la cadera, lo que evitaría complicaciones futuras.

Las medidas terapéuticas se basan en dos pilares básicos: tratamiento conservador y quirúrgico, con un enfoque rehabilitador precoz con el objetivo de lograr una cadera funcional.

Una vez efectuado el diagnóstico de la enfermedad los pacientes deben remitirse a un especialista en ortopedia para clasificar la displasia, efectuar la reducción de la luxación y mantener un seguimiento y evolución estrechos.

Debe tenerse en cuenta que el tratamiento del recién nacido es diferente al del niño mayor, pues el recién nacido tiene laxitud ligamentosa y capsular y un rodete glenoideo levemente excéntrico, pero no posee anormalidad en la cabeza femoral o en la cavidad cotiloidea además de las contracturas de los abductores, lo que sí sucede en el niño mayor.

Se debe orientar sobre el modo de cargar y transportar al niño a horcajadas en la cintura o en los hombros, ya que esta manera influye en la menor frecuencia del padecimiento o mediante un cargador que se coloca la madre en la parte delantera de su cuerpo, el niño mantiene ambas piernas en abducción por el cargador, las caderas (porción proximal del fémur, específicamente, cabeza femoral) se mantienen centradas dentro del acetábulo por lo que la posibilidad de displasia o luxación es realmente mínima.

En las primeras semanas suele ser suficiente el mantener una posición adecuada de las caderas en la situación más ajustada posible dentro del acetábulo. Esto se consigue con el uso del llamado arnés de abducción, cuya aplicación y seguimiento debe ser cuidadoso. Un ejemplo de ello es el uso de pañales doblados o la almohadilla de Frejka, que consiste en un rectángulo de goma-espuma envuelta por un material impermeable que se coloca en el periné abduciendo las caderas, durante cuatro a seis meses, bajo controles radiográficos periódicos.

En esta edad puede requerir otras medidas terapéuticas que puede llegar a incluir la cirugía asociada a la reducción de la luxación. De este modo, con el objetivo de lograr una cadera normal a la edad de cinco a seis años, pueden ser indicadas osteotomías femorales y pélvicas.

Bibliografía

AAP-Clinical Practice Guideline (2000): Early Detection of Developmental Dysplasia of the Hip (AC0001): AMERICAN ACADEMY OF PEDIATRICS Committee on Quality Improvement, Subcommittee on Developmental Dysplasia of the Hip. Disponible en: http://www.aap.org/policy/ac0001.htm 3/04/00. Pediatrics,105(4): 896-905.

Alac, I. and D. Zimmerman (2004): Evaluating short stature in children. Pediatric Annals 33 : 170-176.

Aróstegui, J. J. y J. Yague (2007): Enfermedades autoinflamtorias sistémicas hereditarias. Síndromes hereditarias de fiebre periódica. Med. Clin (Barc.) 129: 267-277.

Baltaxe. E., F. Suárez y I. Garante (2005): Displasia campomélica. Descripción de un caso. Colombia Médica 36: 266.

Behrnan, R. (2001): Tratado de pediatria Nelson, 16 edición. México. Editorial Interamericana.

Bornes. A. M., W. Chang and R. Morello (2006): Deficiency of cartilague associated protein in recessive lethal osteogenesis imperfecta. N. Engl. J. Med., 355: 2757-2764.

CAREN (2002): Luxación Congénita de cadera. Disponible en: http/www.neurorehabilitación.com/luxación-congénita-de-cadera.htm (julio).

Carvajal Montoya, A. y R. S. Iturriaga (2007): Osteogénesis Imperfecta. Revisión Bibliográfica. Revista Médica de Costa Rica y Centroamérica. LXIV(580) 161-165.

Cassorla, F. G., X. Gaete y R. Román (2000): Talla baja en pediatría Rev. Chil. Pediatr., 71 (3).

Cortés, R. (2002): Displasia del Desarrollo de la Cadera: http/www.medipediatria.com.mx/infantil/luxación-cadera.htm (julio).

Cortés, F. (2007): Displasias esqueléticas. Chile Medwave, año VII, 5 mayo.

Cherrel, G. (2004): Osteogenesis imperfecta. Orphanet encyclopedia.

Duchatelet, S., E. Ostergaard, D. Cortés, A. Lemainique and C. Julier (2005): Recessive mutations in PTHR1 cause contrastin skeletal dysplasias in Eiken and Blomstrand syndromes. Human Molecular Genetics 14: 1-5.

Espada, G., C. Malagón y C. D. Rosé (2006): Abordaje diagnóstico de las Enfermedades Reumáticas en la Infancia. En: Manual práctico de Reumatología Pediátrica-PANLAR. Buenos Aires, Argentina Nobuko 2: 85-113.

García Portabella, Aguirre Canyadell (2002): Luxación congénita de cadera antes de los 3 meses de edad. Disponible en: http/www.vhebron.es/htr/ortopediatria/publicaciones/lcc.htm (julio).

Garjian, K., D. Pretorius, N. Budorick, C. Cantrell, D. Johnson and T. Nelson (2000): Fetal skeletal dysplasia: three-dimensional US initial experience. Radiology 214: 717-723.

González, A. (2002): Luxación Congénita de Cadera. Disponible en: http/www.bbmundo.com/artículo/art-salud.asp? id-art=804 (julio 2002).

Hernández García, I., M. Fernández Martín, S. León Pérez y G. A. García (2007): Osteogénesis imperfecta: mosaicismo germinal o evidencia de heterogeneidad genética. Presentación de una familia y revisión bibliográfica. Rev. Cubana Pediatr. 79(3).

Herreros, M. y S. Rodríguez (2005): Displasias óseas: a propósito de cuatro patologías. Instituto de Investigaciones en Ciencias de la Salud 5: 98-100.

Lehmann, H. P., R. Hinton, P. Morello and J. Santoli (2000): Committee on Quality Improvement, and Subcommittee on Developmental Dysplasia of the Hip. Developmental dysplasia of the hip practice guideline: technical report. Pediatrics 105(4): E57.

Madonado, C. (2008): Osteogénesis imperfecta: Presentación de un caso, Hospital regional del JESS. Guayaquil.

Marini, J. C. (2007): Osteogénesis Imperfecta. In Textbook of pediatrics,18ed. Philadelphia, Saunders Elsevier, Chap. 699.

Patel, H. (2001): Canadian Task Force on Preventive Health Care. Preventive health care, 2001 update: screening and management of developmental dysplasia of the hip in newborns. CMAJ 12:164(12): 1669-1677.

Pérez Hernández, L. M., A. Mesa Olán, R. Calzado Calderón y C. Pérez Charbonier (2003): Displasia del desarrollo de la cadera en la atención primaria. Rev. Cubana Ortop. Traumatol. 17(1-2): 73-78.

Piana, R. A. (2009): Displasias óseas. Vol. 4. Número 1. Enero-Abril, pp. 5-9.

Plokkin, H. y F. H.Glorieux (2001): ¿Qué hay de nuevo en osteogénesis imperfecta? Arch. Arg. Pediatr 99(2).

Prinster, C., M. del Maschio, G. Beluffi, M. Maghnie, G.Weber *et al.* (2001): Diagnosis of Hypochondroplasia: the Role of Radiological Interpretation. Pediatr. Radiol. 31: 203-208.

Rauch, F. y F. H.Gloreux (2004): Osteogénesis imperfecta. Lancet, 363:1377-1385.

—— (2007): Long bonechanges after pamidronate discontinuation in children and adolescents with osteogenesis imperfecta. Bone, 40, 821-827.

Tau, C. (2007): Tratamiento de osteogénesis imperfecta con bifosfonato. Medicina (Buenos Aires) 67: 389-395.

Yanovski, J. A., S. R. Rose, G. Municchi, O. H. Pescovitz, S. C. Hill *et al.* (2003): Treatment with a Luteinizing Hormone-releasing Hormone Agonist in adolescents with short stature. N. Engl. J. Med., 348: 908 .

Yanes, L. y G. León: Reporte de un caso de osteogénesis imperfecta disgnosticado prenatalmente mediante ecografía convencional. Hospital Gineco-Obstétrico Enrique C. Sotomayor.

Capítulo 3

Síndrome de Marfán

Dr. Francisco M. Menéndez Alejo

El síndrome de Marfán (SM) es un trastorno multiorgánico de base genética caracterizado en lo fundamental por sobrecrecimiento y debilitamiento de los tejidos afectados, que provoca daño en diferentes órganos y sistemas (esquelético, ocular, cardiovascular, dural y otros) que desarrollados en su forma plena le confieren un fenotipo particular al paciente.

El síndrome es un ejemplo de cómo las alteraciones ocurridas a nivel molecular pueden ascender en niveles de complejidad y pasar a provocar daño en tejidos, órganos y toda la economía.

Historia

En 1896, el pediatra francés ABJ Marfán describió en una niña de 6 años de edad algunas de las alteraciones esqueléticas que caracterizan al cuadro llamándolas dolicoestenomielia.

Achard, en 1902 describió la aracnodactilia en pacientes con dolicoestenomielia. Burger, en 1914 relaciona la ectopia del cristalino con las referidas alteraciones esqueléticas.

En 1943 Baer reportó la asociación de dilatación y disección aórtica con hallazgos de dolicoestenomielia.

En 1945 McKusick clasifica al síndrome como enfermedad hereditaria del tejido conjuntivo.

Epidemiología

La verdadera incidencia del SM ha sido imposible de definir debido a la dependencia que se desarrolla entre la edad y la aparición de las manifestaciones clínicas y por la ocurrencia de algunas de estas manifestaciones entre la población general sin el síndrome (escoliosis, miopía, prolapso mitral, etc.). Una paternidad en edad avanzada se asoció a la aparición del síndrome.

La prevalencia de las formas clásicas del síndrome es de alrededor de dos a tres por cada 10 000 individuos; pero si al cálculo se agregan las formas extendidas del síndrome desde el limite de lo normal hasta las clásicas, la prevalencia sobrepasa esos estimados.

El síndrome ocurre con distribución uniforme en todo el mundo y la prevalencia no parece variar con el sexo ni el origen étnico de los pacientes.

Etiología

El SM en su forma clásica ocurre por mutaciones a nivel del gen FBN1 que codifica para la proteína de la matriz extracelular llamada fibrilina-1.El gen se localiza en el brazo largo del cromosoma 15(15q21) y hasta el momento se reconocen alrededor de 600 mutaciones de este gen.

La herencia del síndrome ocurre en forma autosómica dominante con penetrancia completa, pero con expresión fenotípica que varía considerablemente entre familias e incluso dentro de las mismas. De los anteriores datos se deduce la enorme importancia que alcanzan los antecedentes familiares en el diagnóstico del síndrome.

Sin embargo, la no existencia de estos no es excluyente, pues se calcula que entre 15 y 25% de los casos aparecen por mutaciones nuevas.

Por otro lado, inicialmente se pensó que el hallazgo de mutaciones a nivel de FBN1, podía tener valor diagnóstico absoluto, pero se comprobó que su determinación, a pesar de alcanzar elevada sensibilidad (95%) en los casos típicos, mostraba escasa especificidad, pues estas aparecían en numerosos cuadros que no eran SM.

Patogenia

Para un mejor entendimiento de los trastornos que subyacen en el desarrollo del SM es necesario recordar que la fibrilina-1 junto a su homólogo la fibrilina-2 son los mayores componentes de un agregado de múltiples proteínas estructurales de la matriz extracelular llamado microfibrillas.

Al menos tres funciones fueron identificadas en la microfibrilla:

1. La microfibrilla sirve de receptáculo a las fibras elásticas y contribuye a su unión con otras estructuras de la matriz extracelular.
2. La microfibrilla es el principal componente de la zónula ocular que soporta al cristalino.
3. La microfibrilla actúa como controlador de citocinas especialmente de TGF-beta en la matriz extracelular.

Inicialmente se pensó que todas las manifestaciones clínicas del síndrome se relacionaban directamente con la debilidad del tejido conjuntivo provocada por el déficit de fibrilina-1 en la microfibrilla de la matriz. Así se explicaría la dislocación del cristalino, la laxitud articular, la dilatación de la aorta y las bulas pulmonares; pero no las relativas al crecimiento óseo exagerado, los cambios mixomatosos valvulares y las anomalías craneofaciales.

Posteriormente emergió el factor transformador del crecimiento TGF-beta como un potencial mediador de esas perturbaciones morfológicas.

El TGF-beta es una citoquina pluripotencial que regula el performans celular, la morfogénesis tisular y la homeostasis; también es un potente estimulador de la inflamación, la producción de métalo proteínas (mmp) e incrementa la actividad de angiotensina II y la fibrosis. Es sintetizado y secretado como un proceso inactivo que se une a la fibrilina de la matriz extracelular encargada de establecer la regulación de su activación para ser liberado en su forma libre y biológicamente activa.

La hipótesis actual, reconoce a la fibrilina anormal como causante de fallas en la regulación del TGF-beta que provocan una excesiva activación de esta citoquina y la producción de los referidos cambios morfológicos que caracterizan al SM.

Recientemente se conoció que el papel de la fibrilina anormal no se limita a solamente debilitar al tejido conjuntivo. La estructura y función de la pared del vaso normal se mantiene por la lámina elástica y las células musculares que se conectan a través de filamentos compuestos por fibrilina-1. La perdida de estos filamentos inicia la producción por las células musculares de elementos de la matriz mediadores de la elastolisis, como las métalo proteínas (mmp), que resultan en degeneración de la media. Adicionalmente los fragmentos de fibrilina inducen la producción de mmp y los fragmentos de elastina actúan como estímulo quimotáctico de macrófagos que pudieran promover con el tiempo la degeneración y posterior disección de la aorta. Por tanto más que desarrollarse desde un defecto prenatal, el fenotipo vascular del SM se desarrolla gradualmente a través de la vida.

Una combinación de estos mecanismos (debilidad de los tejidos, elevada activación de TGF-beta y elastolisis) pudiera ser la causa de todas las manifestaciones del SM y el grado en que predominen una u otra en los diferentes sistemas afectados, el responsable de la variabilidad fenotípica que caracteriza al síndrome.

Manifestaciones clínicas

El SM pudiera ser sospechado desde antes del nacimiento por alteraciones detectadas mediante el ultrasonido antenatal.

Después del nacimiento la talla excesiva con hipotonía muscular (niño flácido) y un porcentaje elevado (>95) pudieran ser los síntomas más frecuentes.

El síndrome de Marfán neonatal es una forma severa asociada con una selección en el exón de las regiones 24-32 del gen de la fibrilina. Esta rara condición difiere de las formas que usualmente se observan en niños con el síndrome en la severidad de las manifestaciones cardiopulmonares. Los niños con la forma neonatal frecuentemente presentan regurgitación mitral y tricúspide en adición a la dilatación de la raíz aórtica y enfisema pulmonar que casi siempre requieren de una intervención quirúrgica en la infancia que a largo plazo ensombrece el pronóstico.

Sin embargo, lo que más frecuentemente ocurre es que el diagnóstico del SM no se realice hasta pasada la infancia o adolescencia porque el fenotipo del síndrome no se define completamente hasta llegado ese momento.

El síndrome de Marfán clasifica como multiorgánico porque así también será la ubicación de la fibrilina en el organismo. Aunque numerosos sistemas se encuentran comprometidos, el fenotipo clásico aparece representado en cuatro de estos: esquelético, ocular, cardiovascular y dural.

Esquelético

La talla media de individuos con el síndrome será mayor que la del promedio de la población de igual edad, sexo y raza.Los niños afectados son más grandes que los normales y esta discrepancia persiste aunque el ritmo de crecimiento no será excesivamente superior al mostrado por los no enfermos. Las piernas serán desproporcionadamente largas en comparación con el tronco (dolicoestenomielia). La desproporción puede ser estimada si el segmento inferior (SI) medido desde la sínfisis del pubis hasta el suelo es dividido entre el segmento superior (SS), que es igual a la talla menos el segmento inferior. Esta relación SI/SS varía con la edad durante el crecimiento normal, pero en personas afectadas con el síndrome es usualmente dos desviaciones estándar por debajo de la calculada para la edad, sexo y raza de iguales sin el síndrome. El valor de SI/SS puede ser exagerado por la cifosis o escoliosis que presente el paciente. Otro método que resalta el crecimiento de las extremidades es la medida de la envergadura, que en el síndrome será al menos 1.05 veces mayor que la talla (**Fig. 3.1**).

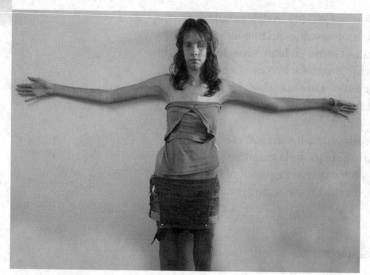

Fig. 3.1. Paciente femenina de 14 años. Brazada de mayor longitud que la talla, fenotipo de Marfán.

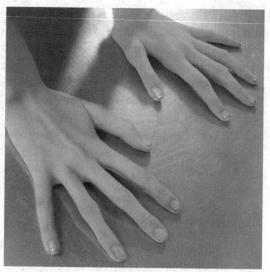

Fig.3.2. La misma paciente de la figura 3.1, con aracnodactilia.

La aracnodactilia (**Fig. 3.2**) que presentan estos pacientes puede objetivarse por simples maniobras, como la aposición palmar del pulgar, que será positiva si el pulgar sobrepasa el borde cubital de la mano la medida de una falange distal (signo de Steinberg) y el signo de la muñeca, que será positivo si el paciente rodea holgadamente la muñeca de la mano opuesta con un anillo formado por los dedos primero y quinto (signo de Walker-Murdoch).

Estas maniobras pueden reflejar, además del largo de los dedos, la laxitud de los tegumentos de la mano.

El sobrecrecimiento longitudinal de las costillas produce deformidades del tórax anterior como depresión (*pectus excavatum*) o protrusión (*pectus carinatum*) del externón. Esta deformidad puede variar durante el crecimiento (**Fig. 3.3**).

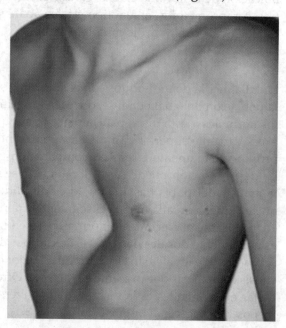

Fig. 3.3. *Pectus excavatum.*

La escoliosis puede ocurrir en uno o más segmentos de la columna y empeora durante el período de crecimiento rápido de la temprana adolescencia, llegando a ser severa en 10% de estos pacientes; tendrá la característica de ser atípica con varias curvaturas y de predominio izquierdo. La cifosis de región torácica o tóraco- lumbar frecuentemente acompaña a la escoliosis. En otros casos, lo que se establece es una lordosis torácica que reduce el diámetro antero-posterior del tórax. Ligeros cambios de curvatura pueden apreciarse clínicamente si invitamos al paciente a inclinar el tronco hacia delante con los brazos colgando y las palmas unidas; en esta posición las curvas de la columna vertebral se hacen más evidentes (**Fig. 3.4**).

La protrusión acetabular ocurre en alrededor de 50% de pacientes con el síndrome; menos frecuente es la subluxación congénita de la cadera.

El paladar duro puede estar deformado con arco elevado (gótico) que provoca apiñamiento dentario. El retrognatismo contribuye a la mala oclusión y predispone a la apnea y trastornos del sueño.

La laxitud articular aumentada también aporta al fenotipo del síndrome y algunas alteraciones como *genus recurvatum*, pies planos con o sin calcáneo valgo y estrías cutáneas son atribuidas a esta condición y en otras como la escoliosis es considerada factor contribuyente. Aunque no se menciona, la laxitud articular pudiera ser causa importante de la sintomatología que aquejan estos pacientes en el aparato locomotor. Algunos enfermos se presentan con extensión limitada o contracturas congénitas, usualmente en los dedos o codos, o en ambos, que pueden coexistir con la laxitud de otras articulaciones.

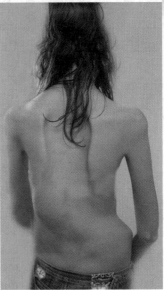

Fig. 3.4. Paciente con cifoescoliosis importante.

Ocular

La subluxación (desplazamiento parcial) y la dislocación (desplazamiento total) del lente o cristalino conforman la ectopia lentis que ocurre en 80% de los pacientes con SM; es usualmente bilateral y aparece en la infancia (**Fig. 3.5**). El aumento del ángulo axial del globo ocular y la subluxación del cristalino contribuyen a la miopía. El estrabismo aparece en 20% de los pacientes y la diplopía en casi todos.

Cardiovascular

Virtualmente todos los adultos con SM tienen un sistema cardiovascular anormal. En la temprana infancia las anomalías son ligeras y fácilmente subestimadas. Las más comunes anormalidades son el prolapso mitral y la dilatación aórtica; alrededor

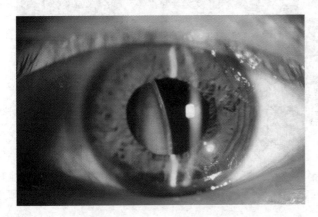

Fig. 3.5. *Ectopia lentis.*

de 60% de los pacientes tienen signos auscultatorios de prolapso mitral y el resto muestran un examen normal. El grado del prolapso puede empeorar con la edad y la regurgitación mitral aparece en estadios más avanzados.

La ecocardiografía transtorácica en pacientes con SM muestra el diámetro proximal de la arteria; tanto en niños como en adultos es usual encontrar una aorta dilatada que comienza en los senos de Valsalva y progresa a la aorta ascendente. La dilatación del vaso predispone a la disección y ruptura de este, que puede acompañarse de muerte súbita durante la práctica de ejercicios, accidentes triviales o el embarazo, sobre todo en enfermos con historia familiar de disección aórtica (**Figs. 3.6** *a*, *b*, *c* y *d*).

Dura

La ectasia del saco dural caudal es un hallazgo común en estos pacientes; ocurre en 40% de jóvenes y asciende hasta alcanzar 80% de adultos, usualmente asintomática debe sospecharse en pacientes con el síndrome y dolor bajo de espalda, un síndrome radicular o debilidad progresiva de las piernas. La RMN resulta diagnóstica al mostrar la dilatación del saco dural.

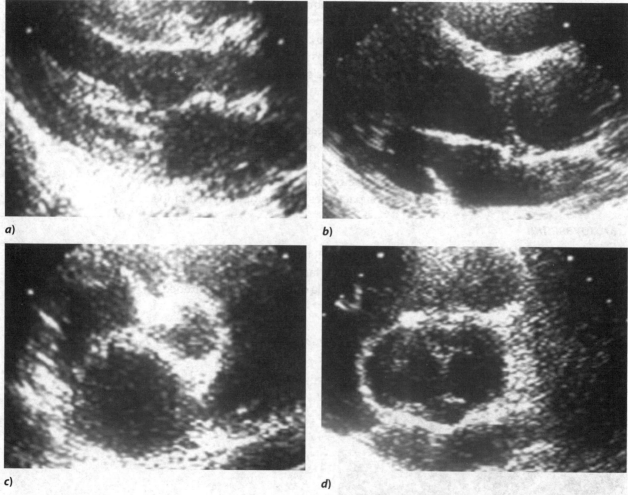

a)   *b)*

c)   *d)*

Figs. 3.6. *a* y *b*, ecocardiograma normal; *c* y *d*, ecocardiograma con dilatación de la aorta.

Diagnóstico

El diagnóstico clínico en muchas ocasiones resulta difícil, debido en lo fundamental a la variabilidad fenotípica que muestra el cuadro y a la relativa frecuencia con que aparecen algunos de sus síntomas en la población general. Esta situación determinó la necesidad del establecimiento de criterios para su realización.

Actualmente los criterios diagnósticos vigentes son los denominados de Ghent, elaborados sobre la base de las características del genotipo-fenotipo de pacientes con SM (**Tabla 3.1**).

Tabla 3.1. Nosología de Ghent para el Síndrome de Marfán.

Criterios mayores	Criterios menores
Sistema esquelético (cuatro o más de los siguientes): – *Pectus carinatum* – *Pectus excavatum* que requiera cirugía. – Relación brazada/talla > 1.05. – Signos de Walker-Murdoch y Steinberg. – Escoliosis > 20° o espondilolistesis. – Extensión de codos reducida a < 170°. – Desplazamiento medial del maléolo medial, causante de pie plano. – Protrusión acetabular de cualquier grado. **Dura** – Ectasia dural lumbosacra por TAC o RM. **Sistema ocular** – *Ectopia lentis*. **Sistema cardiovascular** – Dilatación de la aorta ascendente involucrando al menos los senos de Valsalva. – Disección de la aorta ascendente. **Historia familiar/genética** – Pariente de primer grado con síndrome de Marfán. – Presencia de mutación FBN-1.	**Sistema esquelético** – *Pectus excavatum* no quirúrgico. – Hipermovilidad articular. – Paladar ojival. – Fascies (dolicocefalia, hipoplasia malar, exoftalmos, retrognatia y fisuras palpebrales antimongólicas). **Sistema ocular** – Córnea plana (evaluada por queratometría). – Longitud axial incrementada del globo ocular (medida por USG). – Iris hipoplásico o músculo ciliar hipoplásico cualquier grado condicionante de miosis disminuida. **Sistema cardiovascular** – Prolapso de la válvula mitral con o sin insuficiencia valvular. – Dilatación de la arteria pulmonar, antes de los 40 años, en ausencia de estenosis pulmonar valvular o periférica o cualquier otra causa obvia. – Calcificación del anillo mitral antes de los 40 años. – Dilatación o disección e la aorta descendente torácica o abdominal antes de los 50 años. **Sistema pulmonar** – Neumotórax espontáneo Bulas apicales (valoradas en la radiografía de tórax). **Piel** – Estrías atróficas no asociadas a variaciones importantes de peso, embarazo o estrés repetitivo. – Hernias recurrentes o incisionales.

Estos criterios relacionan las diferentes situaciones de herencia que pueden aparecer en el síndrome con las manifestaciones clínicas, divididas estas últimas por su especificidad, en mayores y menores.

Los criterios mayores son muy importante en el diagnóstico e incluyen manifestaciones no encontradas en la población general (*ectopia lentis*, aneurismas de la raíz aórtica, ectasia dural, etc.).

Los criterios menores incluyen condiciones que a pesar de ser poco comunes pueden aparecer en forma aislada o como parte de situaciones susceptibles de ser confundidas con el SM como son: Síndrome de Elhers-Danlos y Fenotipo Mass.

Aunque los criterios mencionados son fundamentalmente clínicos, algunos estudios resultan necesarios para conformar el diagnóstico, como son la evaluación oftalmológica con lámpara de hendidura, la ecocardiografía, la radiografía, la TAC y la RMN.

El diagnóstico de un caso índice se realiza al cumplir un criterio mayor en al menos dos sistemas con la adición de un criterio menor en un tercero.

Para los familiares de un caso confirmado se necesita de un criterio mayor y la suma al menos de un segundo menor en otro sistema.

Que esté presente la mutación conocida más un criterio mayor y otro sistema involucrado.

Diagnóstico diferencial

Las condiciones que deben ser excluidas cuando se considera el diagnóstico del SM son: homocistinuria, Fenotipo Mass, Síndrome de Elhers-Danlos y el Síndrome de Loeys-Dietz. Una amplia variedad de otras condiciones incluyen una o más de las manifestaciones del síndrome, pero raramente son confundidas. El síndrome marfanoide hipermóvil y el Marfán neonatal no son entidades separadas y más bien representan fenotipos extremos del definido como clásico.

Homocistinuria

Es una enfermedad de transmisión autosómica recesiva causada por deficiencia de cistationina beta-sintetasa, en la que frecuentemente aparecen talla alta, huesos largos y ectopia del cristalino. Típicamente no presentan afectación aórtica, y a diferencia del SM son frecuentes el retardo mental y la aterosclerosis coronaria.

El diagnóstico se establece al comprobar elevados niveles de homocisteina en plasma.

Fenotipo Mass

Incluye hallazgos comunes con el Síndrome de Marfán, como son piernas largas, deformidad torácica, estrías atróficas, prolapso de la válvula mitral, miopía, pero no ectopia lentis y las lesiones valvulares no son progresivas. Algunos pacientes con mutaciones en FBN 1, califican como Fenotipo Mass.

Síndrome de Ehlers-Danlos (SED)

Presenta en común con el SM la laxitud articular, y una frecuencia aumentada de prolapso mitral; las lesiones dermatológicas son más frecuentes y de mayor variedad en el SED y en este la ectopia lentis y las lesiones aórticas no estarán presentes.

Síndrome de Loeys-Dietz

Presenta hipoplasia malar, arco palatino, retrognatismo, deformidad torácica, ectasia dural, escoliosis y adicionalmente, úvula bífida y retraso mental pero no presentan ectopia lentis ni aracnodactilia.

Complicaciones

Aunque las complicaciones del SM son propias de la edad adulta, ocasionalmente pueden aparecer en pacientes jóvenes. Algunas de las más frecuentes se relacionan a continuación.

- Somáticas:
    - Escoliosis severa (>40°).
    - *Pectus excavatum* pronunciado.
    - Espondilolistesis.
    - Luxaciones articulares.
    - Desgarros ligamentarios.
- Oculares:
    - Desprendimiento de retina.
    - Glaucomas.
- Cardiovasculares:
    - Disección aguda y crónica de la aorta.
    - Regurgitación aórtica.
    - Insuficiencia cardiaca.
    - Arritmias ventriculares.
    - Miocardiopatías.
- Dura:
    - Meningocele.
    - Ruptura del saco dural.
- Respiratorias:
    - Neumotórax.
    - Insuficiencia respiratoria.

Manejo del paciente con Síndrome de Marfán

Quizás resulte extraño y hasta parezca pretensioso el uso del término manejo en lugar del de tratamiento, habitual en estos casos, pero la complejidad del síndrome y la necesidad de actuación en las diferentes aristas del problema que representa el paciente con SM así lo justifican.

La premisa fundamental de este manejo es que exige ser dirigido por un personal especializado con experiencia en esta patología e iniciado tempranamente si se desea evitar la aparición de complicaciones. En general descansará sobre tres pilares:

1. Consejo genético.
2. Modificación de los hábitos de vida.
3. Profilaxis y tratamiento de las complicaciones.

Consejo genético

Estará dirigido al personal enfermo que arriba a la edad reproductiva y a sus familiares. Se explicará que el tipo de herencia autosómica dominante que presenta el síndrome, asegura que al menos 50% de la descendencia sufrirá la enfermedad, que el embarazo incluye un aumento del riesgo gestacional para el niño y en la madre un aumento en el riesgo de aparición o empeoramiento de dilatación aórtica o regurgitación valvular, o ambos.

Modificación en los hábitos de vida

Se debe evitar la obesidad por el peligro de disección aórtica o de regurgitación valvular a que predisponen; para el logro de este objetivo se prescriben dietas saludables, como la llamada mediterránea.

Se evitarán los hábitos tóxicos como el tabaquismo que pudieran exacerbar la enfermedad cardiovascular.

Las restricciones a las actividades físicas deben ser ajustadas a la realidad de cada paciente. En general, la práctica de ejercicios aeróbicos resulta beneficiosa por su efecto positivo sobre la debilidad de los tejidos. En casos sin complicaciones, los ejercicios isotónicos de bajo impacto como nadar, montar bicicletas y el trote corto con niveles aeróbicos de trabajo (50% de capacidad) y frecuencia que no exceda los 110 pulsaciones por minuto son permitidos. Cualquier práctica deportiva de competición o ejercicio isométrico, deporte de contacto y actividades con rápida aceleración-desaceleración como las artes marciales, baloncesto, voleibol, balompié y otros deben ser prohibidas.

Profilaxis y tratamiento de las complicaciones

Paralelamente con el diagnóstico, los esfuerzos deben dirigirse a la determinación de los problemas presentes en cada caso. Individualizar la situación de cada paciente permitirá personalizar el tratamiento y ayudará a requerir adecuadamente el concurso de las diferentes especialidades implicadas.

Esqueléticas

Las alteraciones más frecuentes de este sistema se relacionan con el alargamiento y deformidad ósea; para la contención del crecimiento se ha utilizado la hormonoterapia que induce la pubertad precoz en niños y niñas y provoca el cierre temprano de las epífisis óseas. Las niñas pueden ser tratadas antes de la menarquia con estrógenos y progestágenos y los varones con testosterona.

La escoliosis debe ser evaluada por el ortopédico que de acuerdo con los grados de deformación indica el tratamiento con seguimiento al menos cada semestre. En general, cuando la deformidad es <40° el tratamiento es médico con indicación de ejercicios y ortesis. La cirugía ortopédica estará indicada en casos con mayor deformidad y complejidad.

Oculares

Todos los pacientes deben ser evaluados al menos una vez al año. Los problemas puntuales a resolver por la especialidad incluyen la corrección de la ambliopía, el grado de subluxación del cristalino, las anormalidades de la cámara anterior y la detección de cataratas, glaucoma y desprendimiento de retina, más de 90% de los pacientes alcanzan la corrección sin necesidad de utilizar la cirugía.

Dura

La situación que provoca la dilatación y debilitamiento del saco dural debe ser evaluada por neurocirugía debido a los síntomas compresivos que produce y a su posible ruptura. El seguimiento se realizará anualmente utilizando la RMN. Un crecimiento rápido es indicativo de intervención quirúrgica.

Cardiovasculares

La frecuencia de la evaluación cardiológica depende de la severidad de las manifestaciones presentes en cada paciente en el momento del diagnóstico y las que vayan apareciendo en el curso de la enfermedad.

En el paciente con solo prolapso de la válvula mitral y escasa dilatación de la aorta sin regurgitación valvular, la evaluación anual incluyendo ecocardiograma es suficiente. Si la dilatación aórtica progresa, la medida de la aorta proximal excede los 4,5 cm o si presenta un crecimiento superior a los 0,5 cm por año y la regurgitación valvular aparece, se necesitan evaluaciones periódicas utilizando la ecocardiografía.

La práctica de ejercicios físicos debe adecuarse a las situaciones mencionadas y ser restringida en consecuencia.

Los jóvenes con complicaciones valvulares tienen un riesgo aumentado de endocarditis bacteriana. Las recomendaciones de antibiótico terapia profiláctica ya cambiaron, pero una buena higiene dental y tratamiento temprano de las infecciones de la piel u otras, continúan siendo de vital importancia en su profilaxis.

Aunque, lamentablemente, no existen estudios de tratamiento médico con el rigor requerido, tres categorías de drogas son utilizadas en la prevención de la regurgitación valvular y la dilatación aórtica: beta bloqueadores, antagonistas del calcio e inhibidores de la enzima conversora.

Todas estas drogas en mayor o menor medida y utilizando diferentes mecanismos de acción, demostraron enlentecer el progreso de la dilatación aórtica a través de mejorías en el trabajo del órgano.

Los beta-bloqueadores son drogas de primera línea porque demostraron disminuir el ritmo de dilatación aórtica y prevenir las arritmias ventriculares. Tanto propranolol como atenolol son utilizados, pero se prefiere el segundo por tener vida media más prolongada, ser cardio selectivo y no desarrollar efectos sobre el sistema nervioso central (SNC).

El verapamilo sustituye a los anteriores cuando estos no son bien tolerados. Los antagonistas del calcio son sugeridos por su efecto inotrópico negativo y vasodilatador.

Los inhibidores de la enzima conversora provocan vaso dilatación sistémica, disminuyen el impulso de eyección y actúan en el remodelado de corazón y aorta. En un estudio el enalapril demostró una mayor disminución en el ritmo de dilatación de la raíz aórtica que los beta bloqueadores, pero estos resultados necesitan ser confirmados.

Cuando los procedimientos antes mencionados fracasan en la detención de la progresión del daño aórtico y aparece algún factor de riesgo de disección aguda como serian: un diámetro >55 mm de la aorta o se detecta un incremento >1,7 mm por año del diámetro aórtico o existen antecedentes familiares de disección aórtica o muerte súbita se debe valorar la necesidad de realizar una intervención quirúrgica que proteja al paciente de esa complicación.

Hace cuatro décadas el promedio de vida en pacientes con el síndrome no superaba los 32 años. Actualmente asciende a 60 años o más.

La mayor supervivencia se debe sobre todo a la introducción de técnicas quirúrgicas que profilácticamente protegen la aorta lesionada evitando la disección.

La disección aguda y el prolapso con regurgitación aórtica son siempre tributarios de tratamiento quirúrgico y se acompaña de elevada mortalidad.

Perspectivas en el tratamiento médico del síndrome de Marfán

La investigación clínica y molecular en el SM aportan la nueva perspectiva del tratamiento patogénico del síndrome que en un primer momento incluiría el uso de inhibidores del TGF-beta y de las métalo-proteínas.

El losartan demostró (experimentalmente) tener efecto directo sobre TGF-beta al bloquear los receptores tipo-1de la angiotensina II, reduciendo la degeneración mixomatosa e impidiendo el desarrollo de la dilatación aórtica, el crecimiento óseo y de otros tejidos. Los estudios realizados en humanos son limitados y no permiten generalizaciones. Actualmente, losartan solo es indicado en situaciones complejas (en adición al uso de beta bloqueadores) como son la hipertensión arterial severa y pacientes con disección aórtica crónica (tipo b).

Recientemente se ha sugerido el uso de sustancias que inhiben la producción de mmp, como la doxiclicina, en un esfuerzo por detener los cambios que conducen a la disección aórtica; pero, no existen evidencias clínicas con este proceder en el SM. Tomando como punto de partida la experiencia acumulada con el uso del metotrexate en la artritis reumatoide, específicamente su acción sobre las mmp, se piensa que su empleo pudiera ser ensayado en los casos con el síndrome y riesgo de disección aórtica.

Bibliografía

De PA, R. B. Devereux, H. C. Dietz, R. C. Hennekam and R. E. Pyeritz (1996): Revised diagnostic criteria for the Marfan syndrome. Am. J. Med. Genet. 24, 62(4): 417-426.

Glard, Y., F. Launay, G. E. Rosa, P. Collignon, J. L. Jouve and G. Bollini (2008): Scoliotic curve patterns in patients with Marfan syndrome. J. Chil. Orthop 2(3):211-216.

Graham-Suard, A. and A. Williams (2007): Marfan Syndrome and the heart. Arch. Dis. Child. 92(4): 351-356.

Grahame, R. and R. E. Pyeritz (1995): The Marfan syndrome: joint and skin manifestation are prevalent and correlated. Rheumatology 34(2): 126-131.

Judge, D. P. and H. Dietz (2005): Marfan's syndrome. Lancet 3 (366): 1965-1976.

Keane, M. G. and R. E. Pyeritz (2008): Medical management of Marfan syndrome. Circulation 117: 2802-2813.

Kodolitsch,Y. and P. N. Robinson (2007): Marfan syndrome: an update of genetics, medical and surgical management. Heart, 93(6): 755-760.

Lacro, R. V., H. Dietz, L. M.Wruck, T. M. Bradley, S. D. Colan *et al.* (2007): Rationale and design of a randomized clinical trial of beta-blockers terapy(atenolol) vs Angiotensin Receptors blockersterapy (Losartan) in individuals whit Marfan syndrome. Am. Heart. J. 154(4): 624-631.

Loeys, B. L., H. C. Dietz, A. C. Braverman, B. L. Callewaert, *et al.* (2010): The revised Ghent nosology for the Marfan syndrome. J. Med. Genet. 47(7): 476-485.

Pearson, G. D., D. Deveraux, B. Loeys, C. H. Maaslen, D. Milewicz *et al.* (2008): Report of the national heart, lung, and blood institute and national marfan foundationworking groups in researched in marfan syndrome and related disorders. Circulations, 118(7) 785-791.

Pineda, C. y L. M. Amezcua Guerra (2004): Síndrome de Marfán. Archivo de Cardiología de Mexico,54 (supl. 2): 481-484.

Pyertz, R. E. (1996): Marfan syndrome and others disorders of fibrillin: En Emery and Rimoins.Principles and practice of medical genetics. Third edition vol-1 Cap. 50 1027-1066 Edit. Churchill Livinston.

Salamanca-Gomez, F. (2008): Nuevos hallazgos moleculares en el síndrome de Marfán. Gac. Med. Mex. 144 (4): 346-350.

Capítulo 4

Síndrome de Ehlers-Danlos

DR. FRANCISCO M. MENÉNDEZ ALEJO

El Síndrome de Ehlers-Danlos (SED) es un desorden hereditario del tejido conjuntivo caracterizado por presentar la triada clásica de hiperlaxitud articular, extensibilidad dérmica y cicatrices cutáneas (Ehlers 1901; Danlos 1908).

El síndrome es marcadamente heterogéneo y al menos seis tipos diferentes de este trastorno son reconocidos en la actualidad.

Epidemiología

El SED se presenta en una frecuencia de $1 \times 5\,000$ habitantes con variaciones sustanciales entre los diferentes tipos que lo integran, que oscilan entre $1 \times 100\,000$ en el tipo escoliosis, hasta el más frecuente $1 \times 3\,500$ en la variedad hipermóvil. La prevalencia del síndrome no parece estar influenciada por la raza ni el sexo de los afectados, aunque las mujeres resultan más sintomáticas que los hombres.

Origen

El concepto que define al SED como un desorden del metabolismo del colágeno fibrilar es bien soportado, por la identificación de defectos específicos en la vía de biosíntesis del colágeno, en las diferentes formas clínicas del síndrome.

Existen tres mecanismos fundamentales en la producción del SED:

1. Deficiencias de enzimas procesadoras del colágeno.
2. Efecto dominante-negativo de mutaciones en las cadenas alfa del colágeno.
3. Haploinsuficiencia.

Enzimas procesadoras

Deficiencia de lisil-hidroxilasa: En este caso la imposibilidad de hidroxilar los residuos de lisina limita el normal eslabonamiento cruzado del colágeno trimer.

Deficiencia o ausencia de procolágeno peptidasa que impide el clivaje proteolítico del NH_2 terminal en la cadena de procolágena.

En ambas circunstancias, la morfología y fuerza de la fibra colágena esta comprometida explicando los severos y tempranos hallazgos clínicos que se presentan en los tipos cifoscoliosis y dermatoparexis. Debido a que bastaría que la mitad de la actividad enzimática esté presente para procesar un colágeno normal. Ambas condiciones son recesivas.

Mutaciones con efecto dominante-negativo

En este mecanismo el producto mutado no solo pierde su propia función sino que actúa bloqueando al alelo normal.

Las mutaciones con efecto dominante-negativo en colágeno I, III y V causan diferentes formas de SED. Las mutaciones reportadas de COL3A1 son debidas a saltos de exón y cambios de base que rompen la triple helix de colágena impidiendo la secreción normal de colágeno III y causan la potencialmente letal forma vascular del SED. Debido a que colágeno III es un importante componente de las paredes arteriales e intestinales su déficit produce lesión a ese nivel.

Haploinsuficiencia

Son los cambios fenotípicos que emergen cuando hay una reducción de 50% en los niveles del producto.

Los saltos en exones y las mutaciones en los genes COL5A1 y COL5A2 son reportados como causa del tipo clásico del SED que ocurre por este mecanismo.

Hallazgos generales

Existe considerable variación en la extensión con la cual los individuos pueden ser afectados en el SED y algunas manifestaciones clínicas pudieran no tener consistencia. Sin embargo, los componentes de la triada diagnóstica se encuentran presentes en diferente grado en todos los casos:

La hiperlaxitud articular estará presente en casi todos los pacientes y aunque no alcanza elevada especificidad porque forma parte de otros cuadros (osteogénesis imperfecta, Síndrome de Marfán y otras entidades genéticas), frecuentemente constituye el punto de partida en el diagnóstico del SED y es causa de una amplia variedad de complicaciones reumatológicas. Para su diagnóstico se crearon diferentes sistemas de criterios; los más utilizados en la actualidad son los de Beighton (**Fig. 4.1**).

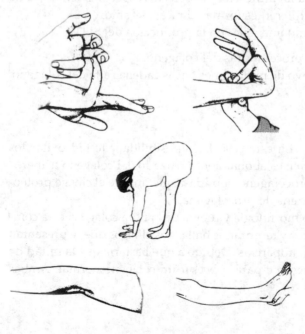

Fig. 4.1. Criterios de Beighton.

Criterios de Beighton para la hiperlaxitud articular

1. Dorsiflexión pasiva del dedo pequeño por encima de 90 grados; bilateral. Un punto para cada mano.
2. Aposición pasiva del dedo pulgar a la porción flexora del antebrazo; bilateral. Un punto por cada pulgar.
3. Hiperextensión pasiva del codo por encima de 10 grados; bilateral. Un punto por cada codo.
4. Hiperextensión de las rodillas por encima de 10 grados (recurvatura); bilateral. Un punto para cada rodilla.
5. Flexión del tronco hacia delante con las rodillas extendidas, hasta descansar palmas de las manos en el suelo; unilateral. Un punto.

La existencia de uno a tres puntos define a los casos oligoarticulares. La existencia de cuatro o más puntos define a los casos poliarticulares o generalizados en adultos.

Esta distribución de articulaciones afectadas será importante al momento de realizar el diagnóstico del síndrome y al tipificar clínicamente los cuadros que lo integran. Sin embargo, el uso de estos criterios adolece de la falta de exploración de articulaciones frecuentemente afectadas en el SED, como temporo-mandibular, tobillos y caderas generadoras de síntomas importantes en el síndrome y que deben ser exploradas regularmente.

Por otra parte, en edades infantiles resulta normal encontrar una laxitud articular aumentada, lo cual dificulta el diagnóstico de esta condición. Recientemente se sugirió el mínimo de más de cinco articulaciones afectadas (más de cinco puntos) para el diagnóstico de la hiperlaxitud generalizada, en niños mayores de cinco años, y hasta los 12 años, cuando se utilizan los mencionados criterios.

La extensibilidad de la piel será variable en el SED y alternarán tipos de marcada extensibilidad con otros en que será mínima. Para medirla se crearon sofisticados instrumentos, pero en la práctica clínica habitual se explora realizando tracción de la piel en la porción media e interna del antebrazo formándose un triangulo cuya base medirá 4 cm o más en los casos con demostrada extensibilidad. En forma característica, al cesar la tracción los tejidos regresan a su punto de origen rápidamente demostrando ser extensibles y no laxos (**Fig. 4.2**).

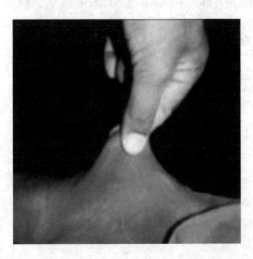

Fig. 4.2. Hiperextensibilidad de la piel.

La piel en muchos casos se dañará con traumas menores formando laceraciones que darán lugar a la aparición lenta de amplias escaras papiráceas de color oscuro típicamente situadas en codos y rodillas.

El edema y los pseudotumores moluscoides estarán presentes frecuentemente en las áreas lesionadas y las calcificaciones esferoides subcutáneas puedrán palparse en antebrazos y mentón.

La tendencia a las hemorragias es muy variable en el SED; pueden observarse desde sangramientos anormales similares a los de la hemofilia hasta no estar presentes. La naturaleza del problema no ha sido dilucidada, pero la existencia de anormalidades plaquetarias no se descartan así como una fragilidad vascular aumentada.

Las complicaciones se encontrarán virtualmente en todos los sistemas del organismo.

En una pequeña proporción de pacientes, notablemente en el tipo vascular del SED, la muerte súbita ocurre por ruptura de grandes vasos, disección de la aorta o perforación gastrointestinal y hemorragia.

Nosología

Existen varias clasificaciones del síndrome. La más reciente (1998) recoge los resultados de estudios bioquímicos y moleculares que en combinación con la amplia experiencia clínica acumulada dieron lugar a la denominada clasificación de Villefranche (**Tabla 4.1**).

Cada tipo de SED es particular en cuanto a los genes que lo causan, defecto básico que lo origina y patrón de herencia.

Tabla 4.1. Tipología del SED. Clasificación de Villefranche.

Tipo	Herencia	Defecto básico
Clásico	A-D	Anomalías en cadenas pro-alfa 1(V) o pro-alfa 2 (V) del colágeno tipo V codificados por los genes: COL5A1 y COL5A2.
Hipermóvil	A-D	Desconocido.
Vascular	A-D	Defectos estructurales de cadena pro-alfa 1 (III) del colágeno tipo III codificado por genes COL3 A 1.
Cifoscoliótico	A-R	Deficiencia de lisyl hidroxilasa, enzima modificadora del colágeno.
Artrocalasia	A-D	Deficiencia de las cadenas pro-alfa 1 o pro-alfa 2 (I) de colágeno tipo I, debido a un salto del exón 6 en los genes COL 1 A 1 y COL 1 A 2.
Dermatoparexis	A-R	Deficiencia de procolágeno 1 N-terminal peptidasa en colágeno tipo I.

Tipos clínicos

Tipo clásico

El de la clasificación actual se corresponde con los tipos I (*gravis*) y II (*mitis*) de la anterior clasificación y se trasmite de forma autosómica dominante, aunque las mutaciones nuevas son comunes y presentan variabilidad de expresión.

Casi la mitad de los niños con esta forma del síndrome nacen prematuramente y el desarrollo motor será lento, porque la hiperlaxitud limitará la estabilidad articular, mientras que el intelectual será normal si no existen otras complicaciones.

La piel será hiperextensible con el pinzamiento-tracción, pero regresa rápidamente a la normalidad cuando cesa la tracción (no es laxa). Las escaras cutáneas pueden aparecer con localización en codos rodillas, y espinilla de la tibia; frecuentemente son oscuras y atróficas con aspecto de "papel de fumar" (**Fig. 4.3**).

El prolapso de la válvula mitral es frecuente y puede acompañarse de arritmias.

Tipo hipermóvil

Se corresponde con el tipo III de la anterior clasificación. Es un desorden con transmisión autosómica-dominante y su manifestación clínica más importante es la hiperlaxitud articular, que afecta por igual grandes y pequeñas articulaciones. Posee una amplia variabilidad entre familias e incluso dentro de la misma familia. Aunque se desconoce el origen del cuadro, es considerado el tipo de SED más frecuente.

Tipo vascular

Clasificado anteriormente como tipo IV (arterial o equimótico); tiene transmisión autosómica-dominante. En este tipo las mutaciones nuevas son frecuentes y la mitad de los afectados no tienen antecedentes familiares de la enfermedad. Los individuos con este tipo de SED tienen la piel frágil, fina y translúcida, a través de la cual el patrón venoso es visible y los hematomas son muy frecuentes. Algunos pacientes presentan *facies* característica de aspecto triangular, con la piel ajustada a los huesos de la cara, nariz pequeña, orejas lobuladas y ojos grandes y hundidos con mirada fija. La hiperlaxitud está limitada a las pequeñas articulaciones de las manos; en la forma acrogérica, la piel de las extremidades dístales luce envejecida, es delgada y atrófica. Las varices son comunes y muchas veces severas.

La mayor complicación del SED vascular es la ruptura arterial, intestinal o uterina causante de la corta expectativa de vida (menos de 40 años) entre los afectados. La más frecuente es la ruptura arterial con presentación clínica dependiente de la localización del vaso afectado. La ruptura intestinal ocurre con mayor frecuencia a nivel de colon sigmoide y la ruptura uterina durante el embarazo, alcanza 15% de los afectados y es potencialmente fatal. Los neumotórax son recurrentes en estos pacientes

En algunos individuos el diagnóstico se realiza en la temprana infancia apoyado en la marcada delgadez de la piel y las frecuentes contusiones. En otros, la historia familiar y las contusiones, o menos frecuentemente las complicaciones, permiten sospechar el diagnóstico; aunque las complicaciones significativas son raras antes de los 20 años.

La identificación prenatal de fetos con este tipo de SED es posible mediante el análisis de marcadores de COL3A1 intragénico en las formas familiares o por análisis del procolágeno III sintetizado en cultivos celulares.

Tipo cifoscoliótico

Este tipo de SED coincide con el tipo VI (ocular) de pasadas clasificaciones. Se caracteriza por presentar un hábito marfanoide con marcada o moderada cifoscoliosis y keratocono con fragilidad del globo ocular. La depresión al nacer con llanto de-

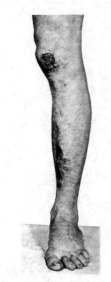

Fig. 4.3. Escaras cutáneas en región de espinilla de la tibia y tumor moluscoide en rodilla.

morado y pobre reflejo de succión, la consanguinidad de los padres y sobre todo la existencia de escoliosis (80%) con marcada hipotonía muscular permiten sospechar el diagnóstico desde el nacimiento. El resto de los síntomas articulares y dermatológicos son similares a los observados en el tipo clásico. Las rupturas arteriales antenatales o postnatales son complicaciones frecuentes entre estos pacientes. El cuadro se trasmite de manera recesiva y resulta de una mutación en el gen que codifica la enzima lisil-hidroxilasa. La falta de la enzima determina una actividad disminuida en muchas células y en el colágeno tipo I y III. El diagnóstico pudiera ser sospechado ante la excreción aumentada de hidroxilisina en la orina y ratificado por la búsqueda de la mutación que la origina.

Tipo artrocalasia

Incluye los anteriormente llamados tipos VII A y B caracterizados por marcada hiperlaxitud articular y presencia de luxación congénita de la cadera con relativamente escasas manifestaciones en piel. Se encontró en individuos de baja talla, hipoplasia facial de algún grado y pequeño puente nasal, huesos wormianos en el cráneo y fractura de huesos largos. La herencia de este tipo será autosómico-dominante, aunque algunos autores la encuentran en forma esporádica. El defecto básico es una deficiencia en la cadena de colágena de tipo I.

Tipo dermatoparexis

Se trasmite de forma autosómica-recesiva y se debe a una deficiencia de procolágena 1N terminal peptidasa en el colágeno de tipo I. Los niños afectados presentan hiperlaxitud articular y piel extremadamente floja, frágil y extensible; contusiones, hirsutismo, mentón pequeño y escleras azules. Adicionalmente pueden aparecer huesos wormianos y fracturas óseas.

Complicaciones

Las complicaciones en el SED pueden aparecer desde el nacimiento y muchas veces representan un problema mayor en consulta de reumatología. Cuando no se investiga el síndrome, entre las causas de estas manifestaciones, el diagnóstico será incompleto, el tratamiento insuficiente y el pronóstico desfavorable. Las complicaciones pueden ser articulares y no articulares.

Complicaciones articulares

Las complicaciones de este aparato pueden presentarse de forma aguda o crónica y los síntomas que anuncian su aparición son los dolores, la impotencia funcional y las deformidades.

La hiperlaxitud de las articulaciones es la causa principal de estas manifestaciones.

Dolor

Aparece raramente antes de los cinco años. Pero después de esta edad suele convertirse progresivamente en compañero inseparable de estos pacientes. Todas las modalidades del dolor de origen periférico pueden estar presentes en el SED y en muchas ocasiones los individuos serán afectados por más de una a la vez.

En adición, un dolor difuso y generalizado de características neuropáticas, asociado con marcada debilidad muscular y alodinia fue reportado recientemente en pacientes con deficiencia de tenaxina X. Es relativamente común en el SED, y llega a ser discapacitante en algunos pacientes; las causas del dolor se asocian al déficit propioceptivo funcional que presentan estos casos.

Luxaciones

El grado de hiperlaxitud articular y la incidencia de luxaciones y subluxaciones están relacionados; aunque en algunas personas un rango elevado de movilidad puede estar presente sin problemas clínicos. Las articulaciones más afectadas son las digitales, codos, hombros y rótula; la luxación congénita de la cadera será de mayor protagonismo en el tipo artrocalasia.

Tanto el grado de laxitud como la incidencia de luxaciones disminuyen con el envejecimiento.

Inestabilidad articular

Las personas más hiperlaxas presentarán inestabilidad articular particularmente frecuente en tobillos y rodillas, que dificultarán actividades comunes como bailar, correr y permanecer de pie por periodos prolongados de tiempo, otras veces teclear o simplemente escribir se torna difícil.

Derrame líquido-articular

Es frecuente, usualmente en rodillas, aunque los tobillos, codos y dedos pueden afectarse. Son recurrentes, en ocasiones persistentes y ocurren al final del día. En pacientes con tendencia al sangramiento aparece en forma de hemartrosis

Hipotonía muscular

Muchos pacientes tendrán este tipo de hipotonía que se asocia con la laxitud articular y el déficit de tenaxina X. En la infancia el reconocimiento del síndrome se torna difícil porque todos los niños son hiperlaxos y solo puede sospecharse en presencia de una marcada hipotonía muscular que da al paciente el aspecto de "niño caído" que debe ser diferenciado de la variedad de neuromiopatías que afectan al lactante. Esta hipotonía sola o unida a la inestabilidad articular, pudieran provocar atraso en el desarrollo motor del niño que se expresa como retardo al caminar.

Deformidad espinal

El mal alineamiento de la columna vertebral es frecuente en el SED y la escoliosis toraco-lumbar es una anormalidad común en estos casos que aparece desde la primera infancia. En el tipo cifoscoliosis la deformidad es más severa.

La asimetría torácica y la depresión esternal pueden ocurrir en conjunción con la deformidad espinal. Cuando es severa puede provocar desplazamiento del corazón y en su momento, aparición de soplos o anomalías electrocardiográficas.

Deformidad podálica

El pie plano es una deformidad observada consistentemente en el SED. En individuos jóvenes el arco longitudinal aparece normal y la deformidad se establece dinámicamente, pero alrededor de los 30 años la mayoría de las personas con el síndrome tendrán un pie plano tanto estático como dinámico. El *hallux valgus*, dedos en martillo, y la queratosis plantar son otros desórdenes frecuentes en el SED

Osteoartritis

El desarrollo de osteoartritis está directamente relacionado con la magnitud de la hiperlaxitud y la frecuencia y grado del trauma al que este expuesta la articulación. Se observa con mayor frecuencia en manos, rodillas, tobillos y hombros. Es poco común en caderas.

Bursitis

Ocurre con mayor frecuencia en lugares como tendón de Aquiles, *hallux*, olécranon y región prepatelar. En ocasiones resulta difícil distinguirla del hematoma y del pseudotumor moluscoide del tipo clásico del síndrome.

Dolores en las piernas

Una considerable proporción de pacientes con el SED experimentan dolor o calambres en las piernas, que serán más frecuentes en las noches y en edades pediátricas. Habitualmente resuelven completamente en la edad adulta.

Complicaciones no articulares

Además de las complicaciones articulares, una amplia variedad de problemas son observados en relación directa con las anormalidades del tejido conjuntivo.

Cardiovasculares

En pacientes con el SED es relativamente frecuente la observación de una válvula mitral flotante. Por otra parte, las anomalías estructurales en el corazón no son frecuentes. Sin embargo, se reporta una frecuencia aumentada de trastornos del ritmo, entre los que sobresale la taquicardia postural ortostática.

Las potencialmente letales disecciones de la aorta y la ruptura espontánea de grandes vasos están virtualmente confinadas al tipo vascular del SED.

Fenómenos circulatorios periféricos

La acrocianosis ocurre en muchos pacientes, pero en pocos el fenómeno de Raynaud. Los sabañones son frecuentes en niños.

Respiratorio

En pacientes con el síndrome existe una frecuencia aumentada de trastornos de alergia atópica y de asma bronquial comprobados recientemente y relacionados con un deficiente soporte del tejido conjuntivo al entramado bronquial. El neumotórax a repetición se observa con mayor frecuencia en el tipo vascular.

Abdominales

La laxitud tisular produce hernia hiatal, divertículos gástricos, duodenales, y a nivel del colon, prolapso rectal, hernias inguinales, femorales y umbilicales y puede ocurrir la formación de divertículos de vejiga.

La hemorragia gastrointestinal con o sin perforación es frecuente en la forma vascular del SED.

Neurológicos

Las anomalías vasculares intracraneales no son comunes en el SED. Aunque se reportan casos con aneurismas de la arteria carótida interna, fístulas del seno cavernoso y hemorragia subaracnoidea en el tipo vascular. La investigación angiográfica de estas lesiones intracraneales resulta riesgosa. En la periferia los hematomas comprimen nervios periféricos y el mal alineamiento vertebral a las raíces nerviosas.

Oculares

La miopía y el estrabismo estarán presentes en una amplia cantidad de pacientes. La perforación de la esclera y la potencial pérdida de la visión, son complicaciones de la forma cifoscoliótica del SED.

Obstétricas

Las complicaciones obstétricas en el SED se presentan con un amplio espectro de manifestaciones, siendo algunas específicas de los diferentes tipos La fragilidad tisular conduce a la hemorragia anteparto y postparto. El parto prematuro, laceración del perineo y prolapso uterino son relativamente comunes.

El tipo vascular del SED se asocia a las complicaciones obstétricas más severas, como la hemorragia y la ruptura uterina.

Diagnóstico

El diagnostico del síndrome se sospecha ante la presencia de hiperlaxitud articular y desórdenes cutáneos del tipo de los mencionados antes. Una manera práctica de investigar el SED es incluyendo en el examen físico habitual la búsqueda de signos de hiperlaxitud articular utilizando el esquema descrito anteriormente. Aunque debe recordarse que en el tipo vascular, la laxitud articular es escasa y en general confinada a las manos.

En el diagnóstico es importante especificar cuál tipo está presente sobre la base de los síntomas clínicos y de la historia familiar; cuando el gen causal es sospechado, el análisis de proteínas por cultivo de fibroblastos de la piel y de la mutación genética contribuye a establecer el diagnóstico definitivo. Resulta importante para cada entidad clínica del SED, ser considerada una enfermedad diferente con evolución y pronóstico particulares (**Tabla 4.2**).

Diagnóstico diferencial

El diagnóstico diferencial del SED se realizará fundamentalmente con la osteogénesis imperfecta (OI), el Síndrome de Marfán (SM), y la *cutis laxa* (CL). Algunos tipos específicos del SED deben ser diferenciados de otros cuadros en particular, como ocurre con el tipo vascular y el Síndrome de Loeys-Dietz en los adultos o con trastornos hemorragíparos y el Síndrome de Silverman en niños.

La OI tiene puntos comunes con el SED, como son la hiperlaxitud articular, la fragilidad de los tejidos y la osteoporosis presentes en algunos subtipos (I y IV) de OI. Pero en el SED no son comunes las escleras azules, la dentina opalescente, las fracturas y progresiva deformidad ósea que se observan en la OI.

La osteoporosis en la OI es mayor que en el SED y se acompaña de elevado recambio óseo (*turn-over*).La densitometría ósea en combinación con la determinación del radio de deoxipiridolidinal/creatinina en orina pudieran ser de ayuda en la diferenciación de ambos cuadros.

El SM se presenta con hiperlaxitud articular pero, la característica piel con estrías, la dolicoestenomielia, los signos oculares y la lesión aórtica servirán para diferenciarlo del SED. La realización imprescindible de un ecocardiograma que

Tabla 4.2. Tipos, criterios diagnósticos y de laboratorio en el SED.

Tipo	Manifestaciones clínicas	Laboratorio
Clásico	Mayores: piel hiperextensible, **amplias escaras**, hiperlaxitud articular, **cicatrices atróficas**. Menores: piel tersa, aterciopelada, magulladuras frecuente. Pseudotumores moluscoides; complicaciones por articulaciones flojas, hipotonía muscular, manifestaciones de tejidos extensibles (hernias, insuficiencia cervicales, prolapso mitral etc.). Historia familiar positiva.	Por microscopia electrónica el calágeno tipo V es anormal. En 30 % se encuentran mutaciones en el gen de la tenaxina.
Hipermóvil	Mayores: hiperlaxitud articular generalizada. Piel hiperextensible, suave, aterciopelada. Menores: luxación o subluxación articular recurrente. Dolor crónico en articulaciones y extremidades. Historia familiar positiva.	Hasta el momento no existen.
Vascular	Mayores: **fragilidad o rupturas arteriales, intestinales o uterinas**. Magulladuras y hematomas fáciles. Apariencia facial característica. Menores: hiperlaxitud de pequeñas articulaciones (manos). Ruptura de músculos y tendones, venas varicosas, neumotórax, pie equino varo, fístulas vasculares. Historia familiar de muerte súbita.	Colágeno tipo III anormal mutaciones en COL3A1.
Cifoscoliótico	Mayores: laxitud articular generalizada. Severa hipotonía muscular en la infancia. **Escoliosis presente desde el nacimiento con progresión**. Fragilidad de la esclera ocular. Menores: fragilidad tisular, fáciles magulladuras, rupturas arteriales, fenotipo marfanoide, microcórnea, osteopenia. Historia familiar positiva.	Presencia de lisilpiridinolina e hidroxilisilpiridinolina en la orina.
Artrocalasia	Mayores: severa hiperlaxitud articular generalizada con **luxación congénita de la cadera**. Menores: piel hiperextensible; fragilidad tisular con cicatrices o marcas, contusiones fáciles, hipotonías musculares, cifoescoliosis, osteopenia. Historia familiar positiva.	Anomalías del colágeno I en la biopsia de la piel.
Dermatoparexis	Mayores: severa fragilidad de la piel. Piel floja y redundante. Menores: piel blanda, pastosa, hematomas fáciles. **Ruptura prematura de membranas fetales, hernias**.	Anomalías en las cadenas de colágeno I en la piel.

Nota: Es diagnóstica la presencia de un criterio mayor. Sin embargo, en la práctica diaria utilizar más de un criterio mayor aumenta aceptablemente la especificidad diagnóstica. La presencia de criterios menores es "sugestiva" del diagnóstico. Los criterios en negritas son marcadores de ayuda en la clasificación de los tipos específicos.

muestre signos de lesión aórtica u otras lesiones cardíacas, diferentes del prolapso de la válvula mitral, es compatible con el SM. Sin embargo, el tipo vascular del SED también puede presentar dilatación vascular, pero *facies* característica (triangular) con mirada fija y piel adherida al plano óseo junto a la escasa hiperlaxitud articular, casi siempre limitada a las manos y la tendencia a formar aneurismas en vasos de pequeño y mediano calibre más que en la aorta, propios de este tipo, lo diferencian del SM.

La CL, a diferencia del SED, muestra una piel arrugada, redundante, poco extensible y con estrías, como resultado de la pérdida de fibras elásticas en las capas medias de la dermis. Además, la hiperlaxitud articular solo aparece confinada a los tipos I y II de las formas recesivas de la enfermedad.

Menos frecuentemente aparece la hiperlaxitud en el geroderma *osteodisplasticum*, que además presenta retardo mental y platispondilia como elemento diferencial. Pero la diferencia clínica mayor es la pérdida de elasticidad cutánea que se observa en la CL en contraposición con la hiperelasticidad cutánea del SED.

El Síndrome de Loeys-Dietz deberá ser diferenciado del tipo vascular del SED. Ambos transcurren con elevada mortalidad por complicaciones vasculares, pero en el primero se observan arterias tortuosas, hipertelorismo y úvula bífida que el SED vascular no presenta. En niños con trastornos de la coagulación y otros hemorragíparos se impone establecer diagnostico diferencial con este tipo de SED mediante las pruebas de laboratorio pertinentes.

El Síndrome de Silverman (niño apaleado) en ocasiones pudiera confundir con el tipo vascular del síndrome. Pero el comportamiento del niño y las pruebas sicológicas a que conduce este, junto al entorno social y sobre todo la realización de un examen minucioso del paciente, ayudarán a identificarlo.

Adicionalmente, el SED deberá ser descartado en todo paciente que presente alguna de las alteraciones señaladas, como "marcadores" de los diferentes tipos particulares del síndrome.

Manejo del síndrome de Ehlers-Danlos

Hasta el momento de redactar estas líneas no existe un tratamiento curativo para el SED.

Las mayores posibilidades en el manejo del síndrome se apoyan en el diagnostico precoz y la oportuna intervención que permita evitar o limitar la aparición de complicaciones.

La realización de algunos exámenes como la ecocardiografía y los rayos X complementan el diagnóstico y serán de ayuda imprescindible en la clasificación de los diferentes tipos del SED.

Aunque el manejo eficiente de estos pacientes se basa en las peculiaridades de cada tipo y las características individuales del sujeto, existen pautas generales que deben ser seguidas y aplicadas en todos los casos:

Consejo genético

Incluirá una información detallada sobre el SED y en particular sobre las características y posibilidades del tipo específico que afecta al paciente. Se pondrá énfasis en que los padres y los niños aquejados comprendan que no se trata de una enfermedad común, sino de un cuadro heredado que confiere características especiales y predispone a la aparición de complicaciones que en la mayoría de los casos pueden ser evitadas o amortiguadas en sus consecuencias, con la toma oportuna de medidas profilácticas, que no deben frenar las posibilidades de desarrollo del niño. Aunque en muchas ocasiones será necesaria la reorientación vocacional de estos pacientes.

Evitar la consanguinidad en las parejas debe ser una recomendación para todas las formas del síndrome.

Un apartado especial merece el SED de tipo vascular, por acompañarse de elevada morbilidad y mortalidad. El patrón de herencia de este tipo es autosómico dominante con penetrancia elevada, lo cual significa que al menos 50% de la descendencia resultará afectada. A lo anterior se agrega el riesgo aumentado de la gestación para la madre y el feto, por los peligros de ruptura uterina, perforación y hemorragias. El riesgo se traduce en el fallecimiento de alrededor de 12% de estas gestantes; por esta razón se aconseja impedir el embarazo e instruir a las jóvenes en las ventajas de la adopción. Este ejercicio también incluirá la búsqueda de nuevos casos entre los familiares del paciente por parte del profesional actuante

Profilaxis de las complicaciones

La mayoría de pacientes con el SED reconocen el efecto negativo que produce la actividad física excesiva. Muchos niños con el síndrome se refieren a esta situación con rechazo a realizar tales actividades.

Sin embargo, se comprobó que la práctica de ejercicios bien mensurados, con introducción progresiva de las cargas y énfasis en el fortalecimiento de estructuras periarticulares, contribuyó a la estabilidad articular y disminuyó significativamente el dolor corporal en niños con el SED.En general se evitarán los ejercicios que incluyan el contacto físico y en los que la carga física es elevada, por el peligro de dislocación articular y desgarros de ligamentos y tendones.

Por otro lado, existen evidencias epidemiológicas sobre la influencia que tiene el peso corporal en el desarrollo de los síntomas entre individuos con hiperlaxitud articular. La ganancia rápida de peso, precipita el comienzo de los síntomas en el SED.

La profilaxis de las lesiones cutáneas incluye evitar los traumas y exposición a abrasivos, incluyendo permanencia prolongada a los rayos solares, por la fragilidad de la piel, retardo cicatricial y la tendencia al sangrado e infecciones que las acompañan.

En el caso del SED vascular la práctica de ejercicios se restringe a las actividades de la vida diaria que no incluyen la carga de peso y con cuidado especial de los traumas que puedan precipitar la ruptura vascular y visceral. La ganancia de peso contribuye a la aparición de estas complicaciones por el aumento de la presión intrabdominal y la sobrecarga vascular que determina. También debe tenerse prudencia con los estudios angiográficos y las técnicas quirúrgicas a emplear por la elevada friabilidad de los vasos y tejidos que predisponen a complicaciones.

Manejo general de las complicaciones

Articulares

Las complicaciones articulares en el SED pueden presentarse en forma aguda o crónica y los síntomas fundamentales serán: el dolor, la impotencia funcional y las deformidades.

Dolor agudo

Relacionado, la mayoría de las veces, con los estiramientos y rupturas de ligamentos y tendones, también con el desplazamiento anormal de superficies articulares. Aquí la ecografía y los rayos X pudieran servir de complemento diagnóstico.

El alivio del síntoma se obtiene con el reposo de la extremidad lesionada, el uso de compresas o bolsas frías y el consumo local o sistémico de analgésicos simples. En casos de dolor sobreagudo, a las medidas anteriores se recomienda adicionar la realización de infiltraciones anestésicas, combinadas o no con pequeñas dosis de esteroides en la zona lesionada. Otros procederes a utilizar en casos con persistencia del síntoma incluyen el uso de la fisioterapia (ultrasonidos, diatermias, enet, etc.) en dosis analgésicas y de la acupuntura.

Las dislocaciones articulares deben ser evaluadas por el ortopédico que habitualmente las reduce e inmoviliza por un tiempo prudencial.

Dolor cronico

Puede ser de tipo nociceptivo o neuropático.

El dolor crónico nociceptivo es localizado y se relaciona con daño acumulado de estructuras anatómicas. En estos casos, la ecografía y la artroscopia son de ayuda diagnóstica a la clínica. Para su alivio se utilizan las drogas analgésicas aplicadas en forma local o sistémica. Los procederes de fisioterapia ya mencionados, alivian el dolor y mejoran las condiciones locales de irrigación sanguínea y trabajo muscular. Estas cualidades convierten a la fisioterapia en el proceder terapéutico de elección para este tipo de dolor. Las infiltraciones locales de anestésicos y esteroides quedan reservadas para situaciones puntuales donde la inflamación es predominante, y se debe evitar el uso de antiinflamatorios no esteroideos, que proporcionan escaso alivio y propician la aparición de efectos indeseables gastrointestinales en pacientes con el síndrome.

Por otro lado, entre las causas de este tipo de dolor se encuentran las lesiones intrarticulares que responden excelentemente a la cirugía artroscópica; evitándose con el proceder los riesgos de sangrado y mala cicatrización de la cirugía tradicional.

El dolor crónico de tipo neuropático aparece como resultado de compresiones nerviosas asociadas a deformidades y agravadas por los trastornos nociceptivos que acompañan al síndrome, tendrán localización dermatómica y síntomas neurovegetativos. En su tratamiento se utilizan drogas analgésicas asociadas a los coadyuvantes para este tipo de dolor (tricíclicos, carbamazepina etc.). Adicionalmente los bloqueos nerviosos y las infiltraciones junto a las medidas descompresivas, alcanzan gran protagonismo terapéutico.

En el otro tipo de dolor generalizado y con características neuropáticas frecuentemente asociado con alodinia e hiperalgesia, el alivio será difícil de alcanzar. Para su resolución temporal se utilizan los analgésicos y coadyuvantes del dolor neuropático, la práctica de ejercicios restablecedores, los masajes, las saunas y baños calientes junto a medidas de apoyo y ayuda psicológica.

Manejo de las deformidades

El manejo de las deformidades en el SED tendrá tres momentos importantes marcados por la aparición y evolución de estas complicaciones.

Un primer momento está relacionado con la profilaxis de las deformidades que ya fue mencionado en el apartado correspondiente. Lamentablemente, muchas de estas manifestaciones se encuentran presentes desde el nacimiento, como ocurre con la escoliosis y el pie plano. En estos casos, la profilaxis primaria no será posible.

En un segundo momento, en que la deformidad es incipiente o susceptible de ser modificada, los objetivos del manejo serán evitar la profundización del daño y la aparición de los síntomas correspondientes. Estos se alcanzarán con la colaboración de un especialita en gimnasia terapéutica y la orientación de un plan de ejercicios planificado y adecuado a las necesidades de cada paciente y a la deformidad a tratar. En muchos casos se complementa con el uso de ortesis apropiadas.

El tercer momento en el manejo de estos pacientes tiene lugar cuando las medidas propuestas fracasan y el daño progresa, como puede ocurrir con algunos pacientes sobre todo de los tipos cifoscoliosis y artrocalasia. En esta situación, se debe solicitar la participación del cirujano ortopédico en la corrección de estas deformidades.

El manejo quirúrgico del SED está determinado por la estricta aplicación de principios básicos. La actividad pudiera complicarse por la fragilidad de los tejidos. La tendencia al sangrado estará presente en algunos pacientes. Aunque la hemorragia masiva ocurre en pocas ocasiones, algunos tipos, como el vascular y el escoliótico muestran mayor frecuencia de esta complicación. Mientras que la formación de hematomas postoperatorios y dehiscencias de suturas son frecuentes en todos los tipos del SED.

Manejo de la impotencia funcional

La impotencia funcional, además de ser acompañante casi obligado de los dolores y las deformidades, puede presentarse aisladamente. En esos casos, estará relacionada con la hipotonía muscular y en situaciones extremas pudiera ser invalidante para ciertas actividades. Esta manifestación es superada parcialmente con la práctica de ejercicios que mejoran la función muscular y cumplimentada evitando el stress físico específico que la provoca. La adición de suplementos de vitaminas y minerales en estos casos estaría sujeta a la consideración médica de si existe o no déficit de alguno de estos elementos o la concomitancia de algún estado que pudiera propiciar el déficit.

No articulares

El manejo de las complicaciones no articulares del SED se realiza en base a los hallazgos clínicos e intensidad de los mismos en cada paciente en particular y tipo especifico del síndrome.

En consecuencia no tiene igual significado pronóstico el prolapso mitral que se puede observar en el tipo clásico del SED que el presente en el tipo Vascular. En el último es obligatoria una evaluación por el cardiólogo que en el tipo Clásico pudiera no ser necesaria.

De igual manera un prolapso leve sin repercusión hemodinámica y sin arritmias no tiene el mismo significado que otro con estas alteraciones en cualquier tipo del síndrome. En este será imprescindible la evaluación, tratamiento y seguimiento por el cardiólogo, mientras que en el primero la evaluación cardiológica pudiera ser opcional y el seguimiento ser realizado por el médico de asistencia.

La sospecha de un síndrome de taquicardia postural ortostática debe ser investigada por el cardiólogo, dada la necesidad de utilizar equipos sofisticados en su confirmación diagnóstica (Holter); mientras su seguimiento puede ser establecido por el médico de asistencia, que en caso necesario utilizara beta-bloqueadores o anticálcicos en su tratamiento. En el caso específico del tipo vascular, se propuso el empleo del beta- bloqueador celiprolol en la profilaxis de la lesión arterial. Lamentablemente no existen estudios controlados con este proceder. Por otro lado, se prohiben los estudios angiográficos con procederes que puedan producir ruptura arterial, en su lugar se aconsejan otros menos invasivos como el Eco-Doppler, el Angioscan y la AngioMRI.

El asma bronquial y otras alteraciones respiratorias que se observan en el SED no tienen características especiales y son tratadas de la manera habitual.

Las alteraciones oculares observadas en pacientes con el tipo cifoscoliosis, que como se sabe son progresivas y pueden llevar a la ceguera, no tienen el mismo significado que las observadas en otros tipos del SED y aunque todas necesitarán de evaluación oftalmológica, las primeras requieren de seguimiento sistemático por la especialidad.

Aunque los trastornos digestivos son comunes en todos los tipos del síndrome; debe tenerse especial cuidado con las técnicas a utilizar en la investigación de estos síntomas, seleccionando las menos invasivas, por el peligro de perforación y hemorragias siempre latentes, sobre todo en los tipos cifoscoliosis y vascular. Aconsejar al paciente sobre el consumo de dietas poco condimentadas y poco abundantes en cantidad, así como evitar el consumo de AINE y otros irritantes gástricos, contribuye al bienestar digestivo. En caso necesario las terapias con antihistamínicos H-2 y procinéticos digestivos resultan beneficiosas.

Un apartado especial en el manejo del SED merecen las complicaciones obstétricas, por el peligro que acarrean para la madre y el feto en todas las etapas del embarazo. Aunque las complicaciones más graves se registran en los tipos vascular y cifoscoliosis, todos los restantes están potencialmente expuestos. El seguimiento de estos casos debe establecerse rigurosamente por los peligros de parto prematuro y la operación cesárea es el proceder orientado sobre otras instrumentaciones y maniobras en el momento del parto.

A pesar de los peligros ya comentados que acompañan a toda intervención quirúrgica, la sospecha de sangramiento interno por rotura arterial, que ocurre sobre todo en los tipos vascular y cifoscoliosis, es indicación inmediata del proceder.

El manejo de pacientes con el síndrome es complejo. Las diferentes complicaciones citadas anteriormente pueden aparecer o ser temidas desde la infancia cuando la tendencia es que ocurran en pequeño número y dependiendo del tipo de SED.

Otra es la evolución en el adulto, donde las complicaciones tienden a acumularse progresivamente en diferentes combinaciones, en un mismo individuo, lo cual obliga al manejo personalizado del paciente con una mezcla de las acciones antes vistas, como única forma de evitar o menguar la creciente discapacidad con pérdida de calidad de vida que se observa en estos pacientes cuando no son tratados adecuadamente desde la infancia.

Bibliografía

Beighton, P., R. Grahame and H. Bird (1999): Heritable Hypermobility Syndrome. En Hypermobility of joints. Third edition, Edit Springer Verlag. Lodon limited, chapter 9: 147-182.

Bravo, J. F. (2009): Síndrome de Ehlers Danlos con especial énfasis en el síndrome de Hiperlaxitud articular. Rev. Med. Chile 137(11): 1488-1497.

Byers, P. H. (1997): Ehlers Danlos Syndrome. En: Emery and Rimoins Principles and practice of Medical Genetics. Third Edition, chapter 51. Edit. Churchil Livingston 1: 1067-1081.

Dutta, I., H. Wilson and O. Oteri (2011): Pregnancy and delivery in Ehlers Danlos Syndrome (Hypermobility type). Review of the literature. Obstetric Gynecol Int Pubmed on line 2011 June 15 doi 10.1155/2011/306-413.

Germain, D. P. (2007): Ehlers Danlos Syndrome tipe IV:Review. Orphanet Journal of Rare diseases, 192: 32.D.

Inamadar, A. and C. Palit (2004): Cutaneus sign in heritable connective tissue disorders Indian. J. Dermatol. Venereal Leprol, 70: 253-255.

Kidd, B. L, R. M. Langford and T. Widehouse (2007): Arthritis and pain. Current approaches in the treatmen of arthritis pain. Arthritis Research and Therapy 9 (3): 214.

Malfait, F., R. J. Westrup and A. de Paepe (2010): Clinical and genetic aspect of of Ehlers Danlos syndrome classic type. Genet. Med. 12(10): 597-605.

Mao, J. R. and J. Bristow (2001): The Ehlers Danlos syndrome; on beyond collagen. J. Clin. Invest. 107(9): 1063-1069.

Morgan, A. W., S. B. Pearson, S. Davies, H. C. Gooi and H. Bird (2007): Asthma and airways collapse in two heritable disorders of connective tissue. Ann. Rheum. Dis. 66(10): 1369-1373.

Rohrbach, M., A. Vanderstein, U. Yis, G. Serdaroglu, A. Ataman *et al.* (2011): Phenotypic variability of the kiphoscoliotic type of Ehlers Danlos syndrome(EDS-VIA): clinical, molecular, and biochemical delineation. Orphanet Rare Dis, 6-46.

Rombaut, L., F. Melfait, A. De Paepe, S. Rimboit, G. Verbruggen *et al.* (2011): Impairment and impact of pain in females patients with Ehler-Danlos syndrome. A comparative study with fibromyalgia and rheumatoid arthritis. Arthritis and Rheum. 63(7): 1979-1987.

Rombaut, L., F. Malfait, I. de Wandele, A. Cools, Y. Thijs, *et al.* (2011): Medication surgery and physiotherapy among patients with the hypermobility type of Ehlers Danlos syndrome. Arch. Phys. Med. Rehabil. 92(7): 1106-1112.

Smits-Engelsman, B., M. Kleks and A. Kirby (2011): Beighton score: A valid measure for Generalized Hypermobility in chidren. The Journal of Pediatric 158(1): 119-123.

Tofs, L., E. I. Elliot, C. Munns, V. Pacey and D. O. Sillence (2009): The differential diagnosis of children with Joint Hypermobility. A review of the literature. Pediatr Rheumatol online J. 7; 1.

Watanabe, A. and T. Shimada (2008): The Vascular Type of Ehlers Danlos Syndrome. J. Nippon Med. Sch. 75: 254-261.

Capítulo 5

Fibromialgia

DR. BÁRBARO TAYLOR, DRA. IDA ROSA LÓPEZ AGUILERA,
DR. JOSÉ A. RODRÍGUEZ GONZÁLEZ, LIC. SONIA SÁNCHEZ PORTUONDO

El término fibromialgia (FM) infantil fue introducido por Dan Bukila y Gedalia en 1983, cuando prácticamente de forma simultánea realizaban un estudio epidemiológico de prevalencia en niños de Israel y Estados Unidos, que presentaban dolores músculo-esqueléticos persistentes y dificultad para dormir. Yunus y Masi en 1985 utilizan la terminología de Síndrome de Fibromialgia Primaria Juvenil (SFPJ) para una condición que afecta, fundamentalmente, a niñas adolescentes, comprendidas entre las edades de 13 a 15 años de edad. Mientras que los dolores de crecimiento e hipermovilidad articular son posibles causas de dolor en niños, la FM parece ser más frecuente en adolescentes.

Como sugiere su nombre, la FM afecta, principalmente, a todos los tejidos blandos del cuerpo. El nombre deriva de *fibro* (tejido fibroso: tendones y ligamentos), *mio* (músculo) y *algia*, que significa dolor.

La FM se puede definir como un trastorno de la modulación del dolor, de etiología desconocida, que se caracteriza por un cuadro de dolor crónico músculo-esquelético generalizado, benigno y de origen no articular, junto con un agotamiento profundo y una variedad de otros síntomas. El dolor crónico se considera como tal cuando persiste más allá de tres meses, aunque algunos especialistas ponen el límite a partir de medio año, y no se resuelve de manera satisfactoria con tratamientos convencionales, como la cirugía, fármacos, reposo o fisioterapia. Cuando se llega a esta falta de control, el dolor deja de ser un síntoma para convertirse en una enfermedad. Así como el dolor agudo es una señal precisa de que algo sucede en el organismo, su forma crónica pierde este valor biológico, para afectar a todos los ámbitos de la vida del niño o adolescente y a su entorno.

La preocupación por los síndromes dolorosos crónicos en niños y adolescentes ha ocupado un lugar bajo en la escala de inquietudes diagnósticas de los pediatras, médicos de atención primaria y reumatólogos pediatras. La información es escasa y la sensibilidad también, aquí y en todas partes.

La FM es una entidad extensamente descrita en la bibliografía de adultos, en estos últimos años. Si en el adulto es una entidad debatida, en los niños es la gran desconocida, lo que supone en la mayoría de los casos realizan múltiples visitas médicas a distintos especialistas, desde el neuropediatra, el traumatólogo o el gastroenterólogo, hasta urgencias hospitalarias. Según algunos estudios, suele ser el cuarto o quinto especialista, normalmente un reumatólogo, quien detecta la FM e inicia un tratamiento adecuado.

De lo que no cabe la menor duda es que los síndromes dolorosos crónicos, tienen una repercusión social en el niño y en su medio más próximo: familia, escuela, etc. Y por eso se debe prestarle más atención.

Epidemiología

Actualmente existen pocos estudios epidemiológicos acerca del SFPJ, solamente en algunos países desarrollados, como Estados Unidos e Israel, y otros de Europa, lo han realizado. En nuestro país no existen datos que reflejen las realidades desde este punto de vista, por lo que se hará referencia a los obtenidos de informaciones internacionales. La prevalencia de la FM fue evaluada en 338 pacientes entre 9 y 15 años de edad (179 niños y 159 niñas) en Israel. Veinte y uno (6.2%) de los 338 pacientes fueron diagnosticados de FM. Usando un dolorímetro específico para los puntos dolorosos o puntos gatillos, los niños mostraron menos puntos dolorosos que las niñas, al igual que ocurre con los adultos, la FM infantil también afecta principalmente a la población femenina en una proporción de ocho o nueve, a uno. Aquellos que tenían FM tuvieron un umbral menor para el dolor comparados con los otros que no tenían. Estos datos demuestran el efecto de la sensibilidad dolorosa con relación al género en niños, confirmando las experiencias en adulto. Otro estudio realizado en Italia con 2 408 pacientes en edades comprendidas entre 8 y 21 años de edad, arrojó una incidencia de FM de 1.2%. Clark y colegas reportaron que la prevalencia de FM en una escuela mejicana fue de 1.2%, lo cual resultó cinco veces más bajo que lo reportado en Israel. Estas discrepancias pueden ser resultados de diferencias raciales y socioculturales de las dos poblaciones estudiadas, así como de diferentes enfoques metodológicos utilizados. En efecto, el autor y colegas encontraron que el umbral doloroso varió entre tres etnias raciales en Israel. Los niños israelitas nacidos en Jerusalén mostraron un umbral doloroso menor que los nacidos en otras zonas del país. En 1756 pacientes de nivel primario (tercero a quinto grado) en Finlandia la prevalencia de FM fue de 1.3%. La FM prevalece más en aquellos niños que son atendidos en consultas de reumatología infantil. Malleson y colaboradores reportaron 81 niños atendidos en consulta reumatología infantil, quienes habían tenido dolores localizados o generalizados, 41 de estos niños tuvieron dolor localizado y 40 tuvieron dolor generalizado, 24 pacientes que tenían dolor localizado cumplían criterios de una distrofia simpática refleja, 35 pacientes de los que tenían dolor generalizado idiopático cumplían criterios para la FM.

Se diagnostica con mayor frecuencia en niñas prepuberales o adolescentes; la edad promedio de inicio es de 13 años. Muchos pacientes, alrededor de 75%, presentan diferentes miembros familiares con diagnóstico de FM.

Etiopatogenia

La etiología y patogenia de la fibromialgia juvenil, en estos momentos no está totalmente comprendida, aunque en los últimos tiempos se han conseguido muchos progresos que contribuyen a su mejor entendimiento. Los principales puntos de vistas conceptuales recientes hablan a favor de que existe un mal funcionamiento a nivel del sistema nervioso central (SNC) en estos pacientes en cuanto a la amplificación de la transmisión del dolor y su interpretación.

Se ha postulado una serie de teorías para explicar este síndrome desde el punto de vista patogénico. Una de ellas es un modelo teórico integrado denominado neuro- biofisiopatogénico que se basa en una o más asociaciones genéticas que podrían predisponer al sistema nervioso central a experimentar un proceso de modificación expresado en términos de degeneración o atrofia en relación a estímulos externos que lo inducirían.

En este lento proceso participarían cofactores como la edad, trauma físico, enfermedades febriles y trastornos del sueño, entre otros. Se induciría una injuria cortical que aumentaría la producción del factor de crecimiento neuronal, estableciendo modificaciones en el nivel de la sustancia P en el cerebro y líquido cefalorraquídeo. El aumento de la sustancia P en contacto con las vías sensoriales aferentes, conexiones interneuronales y núcleos cerebrales que participan en el proceso del dolor en conjunto con el hipotálamo inducirían una serie de modificaciones expresadas en trastorno del sueño, depresión, descenso de aminas en líquido cefalorraquídeo e inhibición de los mecanismos de respuesta de estrés.

Se ha analizado, además, la función del sistema endocrinológico en los mecanismos adaptativos ante el estrés agudo y en los trastornos de estrés postraumáticos en niños y adolescentes. Se postula una disregulación de la respuesta de estrés generalizada con sobreestimulación y con activación crónica del eje hipotalámico hipofisiario adrenal y del sistema nervioso autónomo. La hipersecreción de la hormona corticotropina y cortisol se ha relacionado con depresión. La hipoactivación del sistema de estrés donde la secreción de corticotropina se encuentra crónicamente reducida puede relacionarse con el síndrome de fatiga crónica y fibromialgia, entre otros.

En su estudio prospectivo y longitudinal, Pervanidov evaluó 60 niños y adolescentes que fueron hospitalizados por accidente automovilístico Se focalizó en el trastorno de estrés postraumático a las 24 horas, al mes y a los seis meses de evolución para la determinación de niveles de catecolaminas y cortisol, entre otras. En la fase precoz, en ausencia de trauma previo se produce una elevación de cortisol y catecolaminas.

En aquellos que presentan trastornos de estrés postraumáticos tienen niveles de cortisol vespertino que van descendiendo progresivamente mientras que los niveles de noradrenalina se mantienen elevados, lo que podría estar relacionado con la vulnerabilidad que algunos pacientes tendrían para presentar este trastorno de estrés en el futuro siendo adultos. Este autor estima que la prevalencia de exposición a eventos traumáticos puede llegar a 90% en la población general; sin embargo, la prevalencia del trastorno de estrés postraumá tico es alrededor de 7 a 12%, lo que se podría interpretar como un resultado de un trastorno multidimensional en el cual factores como la vulnerabilidad genética y estilos de personalidad interactuarían con factores ambientales para modular o mediar la relación entre la evolución del trauma y los trastornos neuroendocrinos.

Otros factores han sido sugeridos como predisponentes en el desarrollo de esta enfermedad en el niño. Dentro de ellos se incluyen factores psicológicos, trastornos del sueño, abuso sexual y familiar, así como factores genéticos.

También cuando desde el punto de vista etiopatogénico del SFJP se trata, existen autores que consideran la presencia de factores intrínsecos y extrínsecos, que contribuyen potencialmente al desarrollo crónico del dolor en niños y adolescentes. Dentro de los factores intrínsecos se incluyen el bajo umbral para el dolor, el género, la hipermovilidad articular, pobre percepción sobre el control del dolor, malas estrategias de adaptación al dolor y temperamentos difíciles. Se señalan como factores extrínsecos, experiencias previas de dolor, abuso físico y sexual, molestias del sueño y un estado físico endeble entre otros.

Pocos estudios han evaluado los trastornos del sueño en la FM pediátrica. Yunus y Masi reportaron 67% de sueño no reparador en los 93 pacientes menores de 17 años que tenían FM. Por otra parte Siegel y colaboradores encontraron que de 15 síntomas asociados a la FM fueron los más destacados, el dolor difuso y los trastornos del sueño. Los trastornos del sueño incluyen, dificultad para conseguir el sueño, sueños breves, sueños no reparadores, así como movimientos periódicos de las piernas durante el sueño.

Algunos estudios han documentado una asociación entre el dolor crónico en el adulto y el abuso físico y sexual durante la infancia. Sin embargo, los datos con respecto a la acción del abuso sexual en el desarrollo del dolor crónico en la FM infantil son contradictorios en diferentes estudios realizados, debido a que, comparaciones efectuadas con grupos de niños que no tienen FM, los resultados prácticamente son los mismos.

Muchos niños y adolescentes con síndromes de dolor músculoesquelético idiopáticos crónico generalizado, como la FM, tuvieron importantes potenciales estresores, tales como la presencia de solo uno de los padres durante su crianza, dificultades en su aprendizaje, pobres relaciones emocionales con ambos padres y situaciones financieras precarias antes de los 8 años de edad.

Evidencias actuales apuntan hacia la existencia de una base genética para la FM, y han sido acumuladas informaciones con respecto al papel de candidatos de genes que pueden intervenir en la enfermedad. Actualmente está bien establecido que la agregación familiar es característica en los pacientes con FM.

Factores ambientales, incluyendo estrés y traumas, pueden ser disparadores en el desarrollo de la FM en individuos genéticamente predispuestos.

La hipermovilidad articular puede desempeñar una función en la patogénesis del dolor en los niños con FM, diversos estudios indican una fuerte asociación entre estas dos condiciones. Hakim y Grahame concluyeron que los síntomas músculo-esqueléticos son comunes en los pacientes que tienen hipermovilidad y que individuos que tienen estos síntomas pueden expresar más fatiga, ansiedad, migraña, rubor, pesadillas y sueños no reparadores.

Existen estudios que señalan que los padres de niños con FM, reportan ellos mismos altos índices de ansiedad y depresión, así como la presencia de desajustes funcionales psicológicos comparados con padres de niños de otros grupos. Kashi-han-Zuck y colaboradores reportaron que los niños y adolescentes que tuvieron FM en su estudio, son altamente vulnerables a las dificultades emocionales. Todo esto sugiere que futuras investigaciones deben explorar tempranamente síntomas de ansiedad como predictores a largo plazo de mal funcionamiento psicológico. También se ha encontrado en adolescentes con FM diferencias significativas con respecto a las relaciones sociales de estos jóvenes, teniendo tendencia al aislamiento, con respecto a otros grupos que pudiesen tener otra enfermedad reumática como la artritis idiopática juvenil.

Clasificación

Durante años ha sido causa de confusión la diferenciación entre fibromialgia primaria y secundaria, es decir aquella que se daría en sujetos que no presentan ninguna otra alteración músculo-esquelética, ni otros procesos que puedan producir dolores similares y fibromialgia secundaria o concomitante, es decir la que se daría en enfermos que presentan otras enfermedades que cursen con dolores más o menos localizados en las masas musculares.

Esta diferenciación, que al comienzo del estudio moderno del síndrome se tuvo muy en cuenta con el fin de basar los estudios solo en casos puros, se ha ido borrando a medida que se ha adquirido mayor conocimiento sobre las cualidades del síndrome, por lo que no se considera que existan diferencias importantes, en cuanto a diagnóstico y clasificación, entre la fibromialgia primaria y la secundaria, y se sugiere que la diferenciación entre ambas debe de ser abolida, porque la presencia de otro trastorno clínico no invalida el diagnóstico.

Características clínicas

El paciente suele expresar dolor generalizado en todo el cuerpo afectando a ambos hemicuerpos, tanto a los segmentos superiores como inferiores y al esqueleto axial. Las áreas más frecuentemente comprometidas son la región lumbar, cervical, hombros, caderas, rodillas, manos y pared torácica

La astenia se presenta con mucha frecuencia, se trata de un cansancio, sensación de fatiga o falta de energía, que limita la realización de actividades cotidianas.

Las alteraciones del sueño de estos pacientes suelen ser variables de unos a otros, desde la dificultad para conciliarlo, tener sueño agitado y superficial, entrecortado, hasta dormir pocas horas consecutivas. En cualquier caso, es un sueño no reparador, el niño se levanta con la sensación de no haber descansado.

La rigidez se presenta principalmente por la mañana al levantarse o después de periodos de reposo o inactividad. Los movimientos se realizan con dificultad debido a la sensación de entumecimiento o hinchazón de algunas articulaciones. Es característico que no dure más de 30 a 40 min.

Otros síntomas

- El dolor músculo esquelético puede asociarse a dolor abdominal difuso recurrente, constituyendo en ocasiones un verdadero colon irritable.
- Los adolescentes pueden experimentar cefaleas tensionales o de tipo vascular.
- Una tercera parte de los pacientes experimentan dolores y disfunción de la articulación temporomandibular (ATM) que produce dolores de la cara y mandíbula.
- Sensaciones parestésicas de entumecimiento de manos y pies, sensibilidad elevada a las temperaturas, algunos tienen frío y calor de forma exagerada.
- Aumento de la frecuencia o de mayor urgencia para orinar. En las hembras los periodos menstruales pueden ser más dolorosos.
- También es frecuente la sensibilidad dental, un dato que muchas veces no se interroga, pero que lanza mucha luz sobre los procesos de incremento de la percepción del dolor de tipo central.
- A veces se encuentra el Fenómeno de Raynaud, contracturas musculares e intolerancia al frío.
- Dolores del pecho, osteocondritis y palpitaciones pueden ser referidas. Estos pacientes son susceptible de tener prolapso de la válvula mitral, generalmente asintomático.
- La hiperlaxitud articular está relacionada con la FM, articulaciones hipermóviles, que son capaces de realizar movimientos más allá de una amplitud normal, son observadas.
- La depresión y la ansiedad, así como el desinterés por las cosas pueden estar presentes en los niños y adolescentes, pero nunca llegan a considerarse criterios mayores.

- Problemas de vértigo, náuseas, confusión visual al trasladarse en autos.
- Los trastornos cognitivos pueden estar presentes, los niños y adolescentes informan dificultad para concentrarse, lentitud mental, pérdida de la memoria, sentirse fácilmente abrumado, confusión al hablar o escribir.
- El síndrome de las piernas inquietas (impulsos incontrolables de mover las piernas) sobre todo cuando se está descansando o reposando. También se pueden presentar movimientos periódicos de las piernas durante el sueño.
- Es frecuente la presencia de hipersensibilidad a la luz, ruidos, olores y cambio de tiempo.
- Son frecuentes reacciones parecidas a las alérgicas, a toda una gama de sustancias (medicamentos, productos químicos, aditivos de los alimentos, etc.).
- En algunas ocasiones los pacientes se quejan de molestias por sequedad de la boca.
- Es frecuente que los primeros síntomas estén desencadenados por factores psicosociales. A veces es un acontecimiento traumático, como la separación de los padres o malos tratos, el detonante de estas molestias. Otra es solamente un exceso de protección por parte de los padres o una exigencia desproporcionada en su rendimiento escolar.

Existen factores sociodemográficos ligados a la fibromialgia infantil en los que se ha insistido mucho en los últimos tiempos. Llama la atención su distribución preferencial en poblaciones con niveles económicos y educacionales bajos. Experiencias psicosociales en la infancia negativas, como la violencia física, psíquica (abandono, rechazo, desprecio, negligencia, etc.) y sexual.

Criterios para el diagnóstico

Los criterios del *American College of Rheumatology* (ACR) de 1990 nunca se han validado en niños y su aplicación no ha sido uniforme, por lo que los únicos criterios fiables en estos momentos son los establecidos por Yunus y Masi. Los criterios de Yunus y Masi incluyen la presencia de dolor músculo-esquelético difuso al menos en tres áreas del cuerpo y que persisten durante al menos tres meses en ausencia de una enfermedad de base. Los resultados de las pruebas de laboratorio son normales, y la exploración física revela la existencia de al menos cinco de los 18 puntos dolorosos bien establecidos. Durante la exploración física general los pacientes con SFPJ muestran pocas conductas del dolor y se mueven sin dificultad evidente, pero refieren una intensidad elevada y emplean palabras como intenso e insoportable, cuando se les examina los puntos sensibles o dolorosos. Los criterios de Yunus y Masi también requieren que existan para el diagnóstico tres de los criterios menores o síntomas asociados. Estos incluyen sueño no reparador (100%), fatiga (91%), ansiedad o tensión crónica (56%), cefalea crónica (54%), tumefacción subjetiva de partes blandas (61%) y dolor modulado por la actividad física, el tiempo, la ansiedad o el estrés. Existe un considerable solapamiento entre los síntomas que acompañan al SFPJ y los síntomas asociados con otros trastornos funcionales, incluyendo la enfermedad del intestino irritable, las migrañas, la enfermedad de la articulación temporomandibular, los síndromes de dolor miofacial, el síndrome premenstrual, los trastorno del humor y la ansiedad y el síndrome de fatiga crónica. De hecho, todas estas enfermedades pueden formar parte de un espectro más amplio de síndromes relacionados.

Los criterios para el diagnóstico del síndrome de fibromialgia primaria juvenil dados por Yunus y Masi en 1985 se exponen a continuación.

Criterios mayores

1. Dolor músculo-esquelético extenso con una duración de tres meses o más, en ausencia de cualquier otro cuadro médico de base.
2. Pruebas de laboratorio normales.
3. Cinco o más puntos dolorosos fibromiálgicos bien definidos.

Criterios menores

1. Fatiga.
2. Trastorno del sueño.
3. Ansiedad o tensión crónica.
4. Cefalea crónica.
5. Síndrome del intestino irritable.
6. Tumefacción subjetiva de partes blandas.
7. Entumecimiento u hormigueo de las extremidades.
8. Dolor modulado por el estrés o la ansiedad.
9. Dolor modulado por el tiempo.
10. Dolor modulado por la actividad física.

Para el diagnóstico de fibromialgia según Yunus y Masi deben reunirse los tres criterios mayores y al menos tres de los 10 criterios menores.

Los puntos dolorosos en fibromialgia definidos por el ACR en 1990 se presentan en la **figura 5.1**. Para el diagnóstico según estos criterios, debe existir dolor a la palpación digital en 11 de los 18 puntos en adultos. La palpación digital provocará dolor, no sensibilidad, con fuerza de presión de 4 kg/cm², aproximadamente, en los puntos siguientes:

1. Occipucio: base posterior del cráneo en la inserción de los músculos suboccipitales.
2. Columna cervical: cara anterior de las apófisis transversas de C5-C7.
3. Trapecio: punto medio del borde superior.
4. Supraspinoso: borde medial de la espina de la escápula.
5. Segunda costilla: inserción del pectoral en la unión costocondral.
6. Epicóndilo: distal a 2 cm de distancia.
7. Glúteo medio: en cuadrante superexterno de la nalga.
8. Trocánter mayor: posterior a la prominencia trocantérea.
9. Rodilla: almohadilla grasa en el aspecto medial de la interlínea articular.

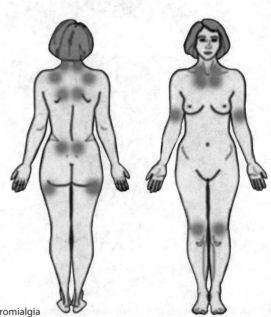

Fig. 5.1. Puntos dolorosos en fibromialgia definidos por el ACR en 1990.

Criterios preliminares para fibromialgia

Cuando en 1990 el ACR creó los criterios de diagnósticos para la fibromialgia, estos se basaron en el dolor generalizado y la exploración de una serie de puntos sensibles.

En mayo de 2010, el ACR creó nuevos criterios diagnósticos preliminares (*The American College of Rheumatology Preliminary Diagnostic Criteria for Fibromyalgia and Measurement of Symptom Severity*) en los que la palpación de los puntos sensibles dejó de tener relevancia para tener en cuenta una serie de síntomas que hasta ese momento no se consideraban.

Para ello se utilizan dos escalas: la primera es el índice de dolor generalizado [*Widespread Pain Index* (WPI)] (**Fig. 5.2**) y la segunda, el índice de gravedad de síntomas [*Symptom Severity Score* (SS *Score*)].

Solo son válidos los resultados sufridos en la última semana, aunque se haya estado tomando medicación. A continuación se facilitan estas dos escalas (hay que recordar que los resultados son solo válidos efectuados por el profesional de medicina que debe realizarlos).

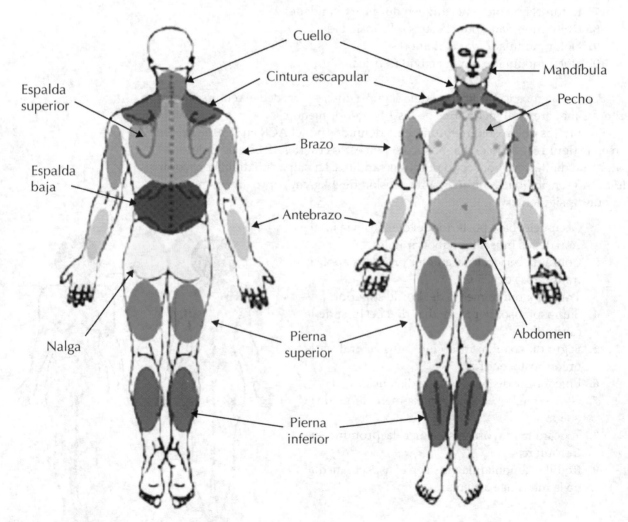

Fig. 5.2. Nuevos criterios preliminares para el diagnóstico clínico de la fibromialgia: índice de dolor generalizado (WPI, *Widespread Pain Index*).

Índice de dolor generalizado:

Cintura escapular izquierda	Nalga derecha	Mandíbula derecha
Cintura escapular derecha	Pierna superior izquierda	Pecho (tórax)
Brazo superior izquierdo	Pierna superior derecha	Abdomen
Brazo superior derecho	Pierna inferior izquierda	Cuello
Brazo inferior izquierdo	Pierna inferior derecha	Espalda superior
Brazo inferior derecho	Mandíbula izquierda	Espalda inferior
Nalga izquierda		

Ponga una cruz sobre cada área en la que ha sentido dolor durante la semana pasada, teniendo en cuenta que no debe incluir dolores producidos por otras enfermedades que sepa que sufre (artritis, lupus, artrosis, tendinitis, etc.):

Cuente el número de áreas que ha marcado y anótelo aquí: _____

Observará que el valor WPI oscila entre 0 y 19.

Índice de gravedad de síntomas. Parte 1:

1. Fatiga	2. Sueño no reparador	3. Trastornos cognitivos
0 = No ha sido un problema	0 = No ha sido un problema	0 = No ha sido un problema
1 = Leve, intermitente	1 = Leve, intermitente	1 = Leves, intermitentes
2 = Moderado, presente casi siempre	2 = Moderado, presente casi siempre	2 = Moderados, presentes casi siempre
3 = Grave, persistente, grandes problemas	3 = Grave, persistente, grandes problemas	3 = Graves, persistentes, grandes problemas

Indique la gravedad de sus síntomas durante la semana pasada, utilizando las siguientes escalas, que se puntúan del 0 (leve) al 3 (grave):

Sume el valor de todas las casillas marcadas y anótelo aquí: _____

Observará que el valor SS-Parte 1 oscila entre 0 y 9.

Índice de gravedad de síntomas. Parte 2:

Dolor muscular	Ansiedad	Pérdida o cambios en el gusto
Síndrome de colon irritable	Dolor torácico	Convulsiones
Fatiga/agotamiento	Visión borrosa	Ojo seco
Problemas de comprensión o memoria	Diarrea	Respiración entrecortada
Debilidad muscular	Boca seca	Pérdida de apetito
Dolor de cabeza	Picores	Erupciones/rash
Calambres en el abdomen	Pitidos al respirar (sibilancias)	Intolerancia al sol
Entumecimient/hormigueos	Fenómeno de Raynaud	Trastornos auditivos
Mareo	Urticaria	Moretones frecuentes (hematomas)
Insomnio	Zumbidos en los oídos	Caída del cabello
Depresión	Vómitos	Micción frecuente
Estreñimiento	Acidez de estómago	Micción dolorosa
Dolor en la parte alta del abdomen	Aftas orales (úlceras)	Espasmos vesicales
Náuseas		

Marque cada casilla que corresponda a un síntoma que ha sufrido durante la semana pasada:

Cuente el número de síntomas marcados, y anótelo aquí: _____

Si tiene 0 síntomas, su puntuación es 0

Entre 1 y 10, su puntuación es 1

Entre 11 y 24, su puntuación es 2

25 o más, su puntuación es 3

Anote aquí su puntuación de la SS-Parte 2 (entre 0 y 3): _____

Suma de su puntuación:

SS-Parte 1 + SS-Parte 2 =

Compruebe que la puntuación se encuentre entre 0 y 12 puntos.

El diagnóstico de fibromialgia estará en dos franjas (WPI 7 y una SS = 5) (WPI entre 3 y 6 y una SS = 9). Para los afectados que tengan una clínica clara de fibromialgia, pero no cumplen los criterios por una pequeña diferencia, se ha propuesto el nombre de parafibromialgia.

Estos criterios están en fase de validación en adultos, pero se considera que podrán ser utilizados en los adolescentes.

Diagnóstico diferencial

Ya que los síntomas de la FM se asemejan a los de varias otras enfermedades, es necesario descartar estas antes de hacer un diagnóstico de fibromialgia, se trata por tanto de un diagnóstico de exclusión o diagnóstico diferencial. Para ello los médicos deben de realizar un hemograma completo y algunas pruebas de laboratorio (VSG, calcemia, enzimas musculares, ANA, hormonas tiroideas y factor reumatoideo) que permiten descartar razonablemente otras enfermedades específicas. Estas otras condiciones incluyen:

- Enfermedades inflamatorias, como las espondiloartropatías inflamatorias, las enfermedades autoinmunes sistémicas (como el LES, AIJ). El error de diagnosticar fibromialgia en lugar de LES no es raro. La fibromialgia y el LES se pueden confundir por dos razones fundamentales, en primer lugar, los pacientes con FM, pueden presentar síntomas de LES, como artralgias, mialgias, fatiga, etc., mientras que los exámenes complementarios serán siempre negativos en la FM. Aunque los dolores generalizados y articulares de las manos y la fatiga son síntomas comunes de la fibromialgia, es bastante sencillo hacer diagnóstico diferencial con la AIJ debido a que el dolor suele ser bilateral y simétrico, o unilateral y asimétrico, pero se acompaña de síntomas inflamatorios articulares que deben durar más de seis semanas en cada articulación, lo que no existe en la FM.

- Enfermedades endocrinas o metabólicas como el hipertiroidismo y el hipotiroidismo, el hiperparatiroidismo, la insuficiencia suprarrenal y las miopatías hay que tenerlas presentes y descartarlas por la clínica y por los complementarios si se considera necesario.

- Enfermedades infecciosas, como la infección por el virus del Epstein Barr, hepatitis, etc., dan otras manifestaciones clínicas y estudios complementarios patológicos.

- Enfermedades neoplásicas (leucemias), pueden debutar como un cuadro doloroso osteomioarticular, por lo que es importante realizar estudios hematológicos, que en la fibromialgia serán normales.

- Enfermedades dolorosas locales, regionales u otras causas de dolor generalizado, como el dolor miofacial, síndrome de fatiga crónica, u otras formas de reumatismo de partes blandas.

- Síndromes depresivos, trastornos por somatización. Es importante la valoración por psicología o psiquiatría.

Tratamiento de la fibromialgia

Debido a que la FM es un síndrome complejo asociado a un rango amplio de síntomas, el tratamiento debe de ir dirigido a las necesidades particulares de cada niño, focalizado a los síntomas más estresantes. Un enfoque multidisciplinario debe de ser empleado, utilizando intervenciones no farmacológicas y farmacológicas.

Tratamiento no farmacológico

Educación

La educación acerca de la enfermedad, su pronóstico y las diferentes modalidades de tratamientos que existen constituyen la piedra angular del tratamiento. Los padres deben de ser estimulados por los pediatras a participar en las sesiones de educación para entender mejor los síntomas y dificultades de sus hijos. Objetivos reales deben de ser establecidos para los proveedores de salud. Se ha demostrado que un programa de tratamiento multidisciplinario ente los pacientes pediátricos que tienen FM, tiene un impacto significativamente positivo, tanto para los que tienen depresión o sin ella.

Entrenamiento de ejercicios aerobicos

En adultos con fibromialgia se ha demostrado que intervenciones de programas de ejercicios han tenido éxito, mejorando el estado físico del paciente, reduciendo el dolor, la fatiga y elevando la calidad de vida de estos. Stephen y colaboradores consideraron que era factible realizar un programa de ejercicios (estiramiento y aeróbicos) similar en los niños. En este trabajo encontró también una significativa mejoría de los mismos parámetros analizados en los adultos. Los ejercicios aeróbicos realizados fueron de moderada intensidad.

Medicina alternativa y complementaria

Recientes estudios sugieren que el uso de la medicina alternativa o complementaria (MAC) tiene un sustancial incremento en la población pediátrica. Tsao y colaboradores examinaron diferentes formas de MAC en niños que padecían de dolor crónico. Más de 60% de los pacientes estudiados habían sido tratados al menos en una ocasión con alguna forma de MAC. La mayoría de las formas de MAC utilizadas por ellos fueron *biofeedback*, yoga y la hipnosis, en menor cuantía la acupuntura, el masaje y la terapia craneofacial.

Los pacientes con FM fueron precisamente los que más usaron la terapia de MAC, dentro del grupo de pacientes que padecían otras enfermedades que producen dolor crónico. Entre las múltiples variables analizadas, se observó que la duración del dolor emergió como el predictor más significativo de los pacientes tratados con terapia alternativa.

Terapia cognitiva conductual

La terapia cognitiva conductual es una aproximación de tratamiento psicológico, que tiene como objetivo influenciar sobre las problemáticas y disfunciones emocionales, conductuales y cognitivas, a través de un procedimiento con objetivos previamente orientados. Esta es muy efectiva en el paciente adulto con FM. Setenta y sietes niños con FM y sus padres fueron reclutados para participar en un programa de ocho semanas, que incluía módulos del manejo del dolor, psicoeducación, higiene del sueño y actividades de vida diaria. A los niños se les enseñó técnicas de restructuración cognitiva, reflexiones, distracción, relajación y autocompensación. Después de la terapia cognitiva conductual, los niños reportaron una reducción significativa del dolor, de los síntomas somáticos, la ansiedad, y la fatiga, así como un mejoramiento de la calidad del sueño. Además, los niños reportaron una mejoría funcional en diferentes habilidades y tuvieron menos ausencias escolares.

Tratamiento farmacológico

Los estudios clínicos han demostrado la efectividad de los alfa-2-delta ligandos (gabapectina y pregabalina) y de los inhibidores duales de la receptación de serotonina (duloxetine y milnacepran) en los adultos con FM. En los niños que tienen FM, no ha sido bien controlado el estudio sistemático de estos medicamentos. Se conoce que los analgésicos y antinflamatorios no son muy efectivos. Existen solamente limitados datos de efectividad de la ciclobenzaprina y de los antidepresivos tricíclicos como la amitriptilina (durante cortos períodos de tiempo, en dosis bajas de 10 a 12,5 mg en la noche). No existen datos sobre la efectividad de los inhibidores selectivos y duales de la recaptación de serotonina en pacientes con FM en edades pediátricas. .

El tratamiento de los niños con FM debe ser comenzado con modalidades no farmacológicas, incluyendo la educación, los ejercicios y la MAC.

Pronóstico

Existen datos limitados sobre las consecuencias y pronóstico de la fibromialgia juvenil. Aunque algunos estudios han sugerido un pronóstico pobre para estos pacientes, otras experiencias no corroboran estos resultados. D. Buskila y colaboradores evaluaron las consecuencias de la FM durante 30 meses en un estudio con niños, concluyendo que las consecuencias de la enfermedad en niños es más favorable que en adultos. Siegel y colaboradores encontraron que la mayoría de los pacientes pediátricos que tienen fibromialgia mejoraban después de dos a tres años de seguimiento. Por último, Gedalia y colegas reportaron que 60% de los niños con fibromialgia de su investigación seguido durante un período de tiempo de 18 meses tuvieron una mejoría significativa de sus síntomas.

Como se puede apreciar, la mayoría de los estudios de seguimiento en niños con esta condición necesitan de más tiempo para clarificar las reales consecuencias de este síndrome.

Sin lugar a dudas, la fibromialgia infantil y del adolescente es una realidad. Aunque poco diagnosticada en consultas por su pobre frecuencia de aparición, esta enfermedad constituye causa de bajo rendimiento escolar, dificulta la adaptación a la vida social del paciente en la escuela e incide en el desarrollo de la personalidad del niño y del adolescente.

El diagnóstico certero y oportuno en edades pediátricas contribuye al mejor manejo de la enfermedad en la etapa adulta.

Lograr el mayor conocimiento de la fibromialgia entre el personal médico comunitario contribuiría al mejor manejo del paciente.

El paciente fibromiálgico pediátrico debe ser tratado, al igual que el adulto, por un equipo multidisciplinario, donde intervengan pediatras, reumatólogos-pediatras, médicos de la familia, trabajadores sociales, y otros especialistas de la salud.

Bibliografía

Ablin, J., L. Newmann y D. Buskila (2008): Pathogenesis of fibromyalgia- a review. Joint Bone Spine 75 (3): 273-279.

Anthony, K. K. y L. E. Schanberg (2005): Pediatric pain syndrome and management of pain in children and adolescent with rheumatic disease. Pediatr. Clin. North. Am., 52: 611-639.

Bennett, R. M. (1991): Symptoms of Raynaud Syndrome in patients with fibromyalgia. A study utilizing the Nielsen test, digital photoplethy smography an measurements of platele alfa-2 adrenergic receptor. Arthritis Rheum 34: 264-269.

Buskila, D., J. Press, S. H. Smyte, K. P. White, T. Borh *et al.* (1993): Assessment nonarticular tenderness and prevalence of fibromyalgia in children. J. Rheumatol. 20: 368-70.

Buskila, D., L. Newmann, E. Hershman, J. Press, A. Gedalia *et al.* (1995): Fibromyalgia Syndrome in children an outcome study. J. Rheumatol. 22: 525-528.

Clark, P., S. Burgos-Vargas Medina, C. Palma, M. B. Yunus and E. F. Traut (1998): Pevalence of fibromayalgia in children: a clinical study of mexican children. J. Rheumatol. 25(10): 2009-2014.

Collado, A. y J. Alijota (2002): Documento de concenso sobre diagnóstico y tratamiento de la Fibromialgia en Cataluña. Medicim. Clinical 118: 745-749.

Davies, K. y P. Woo (2003): Non-rheumatic causes of musculoskeletal symptoms in childhood. (II) Acta Pediatr. Esp. 61: 516-524.

Gedalia, A., C. O. García, J. F. Molina, O. Savage, J. L. Haliday *et al.* (2000): Fibromyalgia Syndrome experience in pediatric rheumatology clinic. Clin. Exp. Rheumatol. 18 (3): 415-419.

Heim, C., U. Ehlert y D. H. Hellhammer (2000): The potential role of hypocortisolism in the pathophysiology of stress-related bodily disorders. Psychoneuroendocrinology 25(1): 1-35.

Horle B. y C. H. Wood (2008): Growing pain in children: myth or reality ? Arch. Pediatr. 15: 1362-1365.

Malleson, P. N., M. AL-Matar and R. E. Petty (1992): Idiopatic musculoskeletal pain Syndromes in children. J. Rheumatol. 19: 1786-1789.

Mikkelsson, M., A. Sourander, J. Phia, R. M. Bennett and P. Woolf (1997): Psychiatric symptoms in preadolescent with musculoskeletal pain and fibromyalgia. Pediatric. 100 (2Pt 1): 220-227.

Pervanidou, P. (2008): Biology of post-traumatic stress disorder in childhood and adolescence. J. Neuroendocrinol 20(5): 632-638.

Picchietti, D., R. P. Allen, A. S. Walters, S. T. Coderre and L .Kosek (2007): Restless legs syndrome: prevalence and impact in children and adolescent. The Peds REST Study. Pediatric 120: 253-266.

Reid, G. J., B. A. Lang and P. J. Mc Graph (2000): Primary juvenile Fibromyalgia: psychological adjustment, family functioning, coping, and functional disability. Arthritis Rheum. 40: 752-760.

Reilly, P. A. and G. O. Litllejohn (1992): Peripheral arthralgic presentation of fibrositys/ fibromyalgia syndrome. J. Rheumatology 19: 281-283.

Russell, I. J. and A. A. Larson (2009): Neurophysiopathogenesis of fibromyalgia syndrome: a unified hypothesis. Rheum. Dis. Clin. North Am. 35(2): 421-435.

Sardini, S., M. Ghicandini and L. Betelemme (1996): Epidemiological study of primary fibromyalgia in pediatric age. Minerva Pediatric, 48(2): 543-550.

Sherry, D. D. and P. N. Malleson (2002): The idiopathic musculoskeletal pain syndrome in childhood. Rheum. Dis. Clin. N. Am. 28: 669-685.

Villanueva, V. L., J. C. Valía, G. Cerdá, V. Monsalve, M. J. Bayona, *et al.* (2004): Fibromialgia Diagnóstico y Tratamiento. El Estado en cuestión. Rev. Soc. Esp. Dolor 11, 7: 430-443.

Van Houdenhove, B. and U. T. Egle (2004): Fibromyalgia: A Stress disorder. Psychoter Psychosom 73: 267-275.

Wolfe, F., H. A. Smythe, M. B. Yunus *et al.* (1990): The American College of Rheumatology. 1990 Criteria for the Classification of Fibromyalgia. Report of the Multicenter Criteria Committee Arthritis Rheum. 33(2): 160-172.

Wolfe, F., D. J. Clauw, M. A. Fitzcharles, D. L. Goldenberg, *et al.* (2010): The American College of Rheumatology preliminary diagnostic criteria for fibromyalgia and measurement of symptom severity, Arthritis Care Res (Hoboken) 62 (5): 600-610.

Yunus, M. B. and A. T. Masi (1985): Juvenile primary fibromyalgia síndrome. A clinical study of thirty-three patients and matched normal controls. Arthritis Rheum. 28: 138-145.

Capítulo 6

Síndrome poliglandular autoinmune

Dra. Maria del Carmen Valdés Alonso

El síndrome poliglandular autoinmune (SPA) se define como la coexistencia de una o varias alteraciones autoinmunes de las glándulas endocrinas con otras patologías inmunológicas (no endocrinas) y con la presencia de anticuerpos circulantes órgano-específicos dirigidos contra los órganos blancos.

Este síndrome se describió por primera vez en 1946. Es más frecuente en Noruega, Irlanda, Cerdeña, Finlandia (1:25.000) y judíos iraníes (1:9000)

Clasificación

La asociación entre estas enfermedades autoinmunes no es al azar, sino en combinaciones particulares. Inicialmente, se clasificó los SPA en dos grupos: los tipos I y II. Con el tiempo se ha ido definiendo otros síndromes con un origen autoinmune demostrado, que no cumplían totalmente las condiciones establecidas en la clasificación previa. Neufeld y Blizzar clasificaron estos grupos clínicos en cuatro tipos definidos de enfermedad autoinmune poliglandular (tipo I, tipo II, tipo III y tipo IV). Betterle y otros, en el año 2002, publicaron una nueva clasificación, basada en Neufeld y Blizzard, que aún está vigente en nuestros días (**Fig. 6.1**).

SPA tipo I: debe cumplir, al menos, dos de estas condiciones: candidiasis crónica, hipoparatiroidismo crónico, insuficiencia suprarrenal autoinmune.

SPA tipo II: insuficiencia suprarrenal (requisito indispensable), enfermedad tiroidea autoinmune (Tiroiditis de Hashimoto o Enfermedad de Graves) o diabetes mellitus tipo 1. Es condición obligatoria que esté presente la insuficiencia suprarrenal.

SPA tipo III: enfermedad tiroidea autoinmune y otras enfermedades autoinmunes, exceptuando la insuficiencia suprarrenal autoinmune, el hipoparatiroidismo

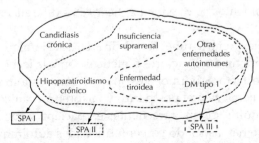

Fig. 6.1. Endocrinopatías en los diferentes tipos de SPA.

o la candidiasis crónica. Debe existir, al menos, una de las enfermedades autoinmunes siguientes: vitíligo, alopecia, anemia perniciosa o diabetes mellitus tipo 1. Es indistinguible del tipo II, salvo por la insuficiencia suprarrenal, un criterio que, en opinión de Muir y colaboradores, es arbitrario.

SPA tipo IV: dos o más enfermedades autoinmunes específicas de órgano que no cumpla criterios de tipos I, II ni III.

Autoinmunidad

El fracaso de los mecanismos que normalmente inducen y mantienen la tolerancia a estructuras propias conduce a una respuesta autoinmunitaria. Esta pérdida de tolerancia se produce en individuos con unas características genéticas particulares a las que se han asociado agentes ambientales no totalmente definidos y puede dirigirse hacia un antígeno o un tejido aislado, dando lugar a procesos específicos de órgano, o puede ser el resultado de una alteración policlonal, menos específicos y ocasionar un proceso autoinmune sistémico.

Factores genéticos y ambientales en la autoinmunidad

La función de los factores genéticos en la autoinmunidad se pone de manifiesto por la segregación frecuente de estas enfermedades en familias. Hasta el presente y según datos recientes, solo la enfermedad poliglandular autoinmunitaria de tipo I ha sido asociada de forma clara, con un gen regulador autoinmune (AIRE) situado en el cromosoma 21q22. La mayor parte de otros procesos autoinmunitarios parece asociada con algunos loci de la región HLA en el cromosoma 6p21. Si bien se conoce la implicación de la molécula en la selección linfocitaria y en la inducción de la respuesta inmunitaria, no está establecido el mecanismo de acción real por el cual aquellas personas que presentan algunos alelos de genes HLA de clase I o de clase II tienen un riesgo más elevado (o están protegidos) de sufrir una determinada enfermedad. También otros genes situados en otros cromosomas se han asociado con diferentes enfermedades (polimorfismos del extremo 5" del gen de la inmunidad en la diabetes tipo 1, gen CTLA-1 en la enfermedad de Graves- Basedow, etc.) aunque tampoco en estos casos el mecanismo de activación está establecido. Además, los alelos HLA o variantes de otros genes asociados a enfermedades autoinmunitarias están también presentes en la población normal, lo que implica que no son la causa directa o única del trastorno.

Estas observaciones, junto con la discordancia de las enfermedades autoinmunitarias en gemelos monocigóticos (aproximadamente 50%) apuntan a la necesidad de que intervengan factores ambientales en el desarrollo de la intolerancia inmunitaria. En estos momentos se pueden explicar estas diferencias por mecanismos epigenéticos.

Ciertas infecciones como la rubéola o el virus coxsackie, algunos fármacos como la penicilamina o el metimazol, factores dietéticos como la leche de vaca o la ingestión excesiva de yodo, factores hormonales (los problemas autoinmunitarios son más frecuentes en las mujeres y en el postparto) y factores mecánicos (los anticuerpos antiesperma y la orquitis son más frecuentes en pacientes que hayan presentado torsión testicular), se han asociado con enfermedades autoinmunitarias, quizás a través de mecanismos de activación diferentes y aun algo confusos.

Mecanismos inmunitarios en la autoinmunidad

Diferentes mecanismos implicados en la inducción y el mantenimiento de la tolerancia a lo propio pueden ser la causa del desarrollo de una enfermedad autoinmune.

En primer lugar, se podría proponer alteraciones en cualesquiera de los procesos implicados en la presentación y el reconocimiento antigénico, lo que presupone una inadecuada deleción o inactivación de clones autorreactivos. Así, alteraciones en la expresión de las moléculas HLA (como una expresión aberrante de estas inducida por citoquinas) podrían significar la presentación de antígenos celulares normalmente no expuestos, rompiéndose así la situación de silencio inmunitario.

Asimismo, factores que implican al propio proceso autoantigénico pueden ser la causa en el reconocimiento inadecuado. Por ejemplo, determinados antígenos intracelulares o moléculas del SNC no llegan al timo o no son adecuadamente presentados al sistema inmunitario, por lo que los clones autorreactivos no son eliminados, así en la diabetes tipo 1, parte de la autorrespuesta observada se ha relacionado con la exposición anormal de antígenos intracelulares, normalmente no expuestos al sistema inmunitario y secundarios a la destrucción de célula beta plasmáticas. También se ha propuesto que la alteración estructural de las moléculas propias, mediadas por agentes externos (virus, fármacos, etc.,) pueden expresar epítopos no tolerados por el sistema inmunitario; así en el síndrome de hipoglicemia autoinmunitaria la formación de anticuerpos antinsulina se ha explicado por la interferencia de algunos fármacos, como la penicilamina, en los puentes disulfuro de la insulina.

Otra hipótesis propuesta sería la de mimetismo molecular, a partir de la cual la respuesta inmunitaria a un antígeno exógeno podría producir, por reacción cruzada con una molécula propia, una autorrespuesta frente a esta última cuando existe similitud estructural entre ambas. Estudios en animales muestran el desarrollo de encefalomielitis autoinmunitaria, miastenia grave o artritis reumatoide con la administración de antígenos exógenos. En la diabetes tipo 1 se ha desarrollado homología molecular entre regiones de la proteína GAD (marcador genético) o la insulina y diferentes antígenos víricos.

Finalmente, ha sido propuesto un fracaso en el mecanismo de la apoptosis implicado en la selección clonal y la eliminación de los clones autorreactivos, al observarse trastornos en la expresión de moléculas necesarias para la adecuada muerte celular, como FAS y su ligando.

Mecanismos efectores de la respuesta autoinmunitaria

El objetivo final de la respuesta autonmunitaria es la eliminación del antígeno activador de la autorrespuesta. Esta respuesta inmunitaria puede estar mediada por las células B y los anticuerpos, o por las células T, los macrófagos, las células NK, y sus mediadores solubles, las citoquinas.

Autoanticuerpos

Existen procesos autoinmunitarios cuyo mecanismo patogénico está directamente mediado por autoanticuerpos. Estos pueden actuar de forma inespecífica, mediante la formación de inmunocomplejos circulantes y su posterior depósito en determinados órganos (lupus eritematoso, panarteritis nudosa) o bien pueden ir dirigidos específicamente contra ciertos antígenos tisulares, produciendo daño local a través de un mecanismo mediado por complemento (autoanticuerpos antiperoxidasa en la enfermedad tiroidea autoinmunitaria). A su vez, otros autoanticuerpos pueden estar relacionados con la patogenia de la enfermedad a través de un mecanismo funcional y ejercer un efecto indirecto. Así los anticuerpos antirreceptor de la TSH con capacidad estimulante del tiroides serian responsables del hipertiroidismo en la Enfermedad de Graves-Basedow, y este, a su vez podría estar implicado en la perpetuación de la autoinmunidad contra el tiroides por su papel sobre la inmunorregulacion mediada por células supresoras. También los anticuerpos antinsulina, en el síndrome de hipoglucemia autoinmunitaria son capaces de unirse a la insulina circulante y liberarla de forma repentina produciendo hipoglucemia en ese momento.

Por el contrario, otros autoanticuerpos no parecen tener implicaciones patogénicos importantes. Así, los anticuerpos contra los islotes (ICA) en la diabetes tipo I son secundarios a la destrucción de las células beta pancreática y no tienen un papel predominante en la enfermedad ya que la transferencia pasiva materno-fetal de ICA no produce alteraciones en el niño. Estas inmunoglobulinas podrían ser solo marcadores del proceso autoinmunitario y, en ocasiones sirven para el diagnóstico precoz de la enfermedad.

Algunos autoanticuerpos fundamentalmente en el caso de activaciones policlonales, no solo carecen de valor patógeno en la enfermedad, sino que tampoco tienen valor predictivo. Los anticuerpos contra los islotes que reconocen solos la proteína GAD tienen menos valor predictivo de diabetes tipo 1 que aquellos que poseen múltiple especificidad antigénica. De forma similar la presencia de autoanticuerpos específicos de órganos no siempre se acompaña de suficiente especificidad por la enfermedad y a menudo se detectan anticuerpos circulantes que no son específicos de un determinado trastorno, por ejemplo, los autoanticuerpos anti-insulina en pacientes con Enfermedad de Graves-Basedow o los anticuerpos anti-GAD en la enfermedad autoinmunitaria pluriglandular a menudo no son específicos de la diabetes tipo 1.

Linfocitos y otras células mononucleares

Los linfocitos T son los efectores de la respuesta inmunitaria de mecanismo variable. Las células T (CD4+) actúan a través de un mecanismo mediado por citoquinas, macrófagos, etc., mientras que las células T citotóxicas (CD8+) actúan por lisis directa de las células diana [aquellas que expresan el antígeno en su superficie presentado por moléculas HLA (*Human Leucocit Antigen*) de clase I]. La diabetes tipo I es un ejemplo de enfermedad especifica de órgano mediada por células T en la que se ha demostrado infiltración linfocitaria y de macrófagos en los islotes de Langerhans del páncreas. Además, la enfermedad puede ser trasferida por las células T, siendo necesario un doble mecanismo CD4/CD8.

Las citoquinas, además de su función en el control de la activación el crecimiento y la diferenciaron de los linfocitos, pueden tener una función efectora en el control de la respuesta inmunitaria, bien como mediadores inespecíficos de la inflamación o bien por su efecto citotóxico directo. Se ha propuesto que la interleuquina I es citotóxica para las células beta pancreáticas, a través de un mecanismo asociado a radicales libres y se ha postulado como mecanismo efector en la diabetes tipo 1. También el IGF gamma se ha relacionado con la expresión aberrante de antígenos de clase II en la enfermedad tiroidea autoinmunitaria. El mecanismo efector de las células NK es menos conocido aunque se han encontrado estas, tanto en el páncreas de diabéticos, como en pacientes con enfermedad tiroidea autoinmunitaria.

Los linfocitos T colaboradores son el elemento fundamental en la activación y regulación positiva de la respuesta inmunitaria. Según la teoría más admitida, la preponderancia de uno u otro tipo de clones Th (en función del repertorio de citoquinas sintetizadas) determina el tipo de respuesta inmunitaria que se pondrá en marcha. Frente a determinados estímulos, que incluyen ciertas citoquinas como IL-4 y la IL-12 los linfocitos T colaboradores precursores (Th0) pueden madurar hacia dos subtipos diferenciados, Th1 o Th2. Así, los linfocitos colaboradores de tipo I (Th1) producen elevados niveles de IFN gamma y TNT alfa, favorecen la citotoxicidad mediada por células y participan en los fenómenos de autoinmunidad celular. Por otro lado, los linfocitos Th2 se caracterizan por sintetizar interleuquinas que favorecen la respuesta inmunitaria humoral, como la IL-1, IL-5, IL-10 y IL-13. Además se da la circunstancia de que cada uno de estos tipos celulares inhibe la proliferación del otro, con lo que en condiciones normales se establece un equilibro entre cada forma. La inclinación del equilibrio hacia Th1 o Th2 determinará el tipo de respuesta inmunitaria celular o humoral que se activará.

En resumen, la respuesta inmunitaria estará determinada por un repertorio de linfocitos específicos, controlados por mecanismos que regulan la inducción, crecimiento y diferenciación celular. Los individuos normales disponen de linfocitos que responden a antígenos extraños pero no a moléculas propias. La tolerancia a estos últimos se mantiene fundamentalmente por dos vías de deleción clonal y la anergia, esta última regulada por distintos agentes, que incluyen las células T supresoras o la modulación por citoquinas.

No obstante, determinados factores genéticos y ambientales pueden desencadenar, a través de mecanismos inmunológicos, reacciones de respuesta a lo propio. Estos mecanismo se basan en fracaso en la inducción o el mantenimiento de la tolerancia y pueden deberse a alteraciones en los múltiples agentes que participan en la respuesta inmunitaria (células presentadoras, antígenos, células B y T etc.). Los mecanismos efectores de una respuesta son múltiples y frecuentemente actúan de forma combinada. La comprensión de todos estos mecanismos es crucial en la prevención de la respuesta frente a los antígenos propios. Sin embargo, aun se trabajan numerosas hipótesis sobre los procesos que gobiernan el fenómeno de la autoinmunidad.

Endocrinología y autoinmunidad

A partir de la demostración de la base inmunitaria de la tiroiditis en los años 30, la autoinmunidad ha sido identificada como causa importante de la disfunción de órganos endocrinos. Procesos como la enfermedad de Addison, la diabetes tipo 1 o la enfermedad de Graves-Basedow tienen una etiopatogenia autoinmunitaria. Los mecanismos efectores de la disfunción son comunes y las medidas terapéuticas del futuro próximo podrían ser similares.

Tiroides y autoinmunidad

La enfermedad autoinmunitaria tiroidea (EAT), junto con la diabetes mellitus tipo I, es la enfermedad autoinmunitaria mejor estudiada, gracias a la existencia de modelos en animales de la enfermedad y a la caracterización molecular de algunos antígenos implicados en la autorrespuesta. La EAT engloba un conjunto de alteraciones tiroideas con características inmunitarias comunes y un origen etiopatogénico homólogo aun cuando su significado funcional sea diferente e incluya situaciones de hipotiroidismo o eutiroidismo (Tiroiditis de Hashimoto) o cuadros de hiperfunción tiroidea (Enfermedad de Graves-Basedow). No obstante, en ocasiones la confluencia de estos cuadros clínicos es tal que recientemente se habla de un cuadro intermedio de hashitoxicosis, en referencia a los episodios de hipertiroidismo transitorio en el contexto de una Tiroiditis de Hashimoto.

La etiología de la EAT es desconocida, pero parece un proceso multifactorial que incluye factores genéticos y ambientales como base de una alteración de patogenia inmunitaria.

Factores genéticos y ambientales

La función de los factores genéticos en la EAT se pone de manifiesto en la segregación con lo que se presenta en familias (casi la mitad de los familiares de primer grado de pacientes con estas enfermedades tienen algún tipo de alteración tiroidea autoinmunitaria).

De forma similar a otros procesos autoinmunitarios, la enfermedad autoinmunitaria tiroidea se asocia con ciertos haplotipos HLA (DR3-DQ2 en la Enfermedad de Graves-Basedow o en la Tiroiditis de Hashimoto), no obstante, esta asociación con la región HLA es débil, lo que hace pensar que otros genes fuera de la región HLA, como el gen CTLA-1 en 2q33, desempeñe una acción importante en el proceso.

La detección de anticuerpos contra la yersinia enterolítica (YE) o contra proteínas retrovíricas en pacientes con Enfermedad de Graves-Basedow apoya la asociación de ciertos virus o bacterias con el desarrollo de la enfermedad, aun cuando el mecanismo de acción potencial es desconocido. La similitud observada entre algunas proteínas de YE y el receptor de TSH en la superficie de las células tiroideas apoya la hipótesis de reacción cruzada por mimetismo molecular (YE/aceptor de TSH). No obstante esta hipótesis no explica que la mayor parte de los pacientes con infección por yersinia no presenten la enfermedad tiroidea autoinmunitaria.

Otros elementos, como la dieta, el estrés o algunos factores hormonales pueden influir en el desarrollo de problemas autoinmunitarios tiroideos. El exceso de yodo en la dieta, así como ciertos fenómenos, pueden influir en el desencadenamiento de un proceso de autoinmunidad en la glándula.

Asimismo, se observa una prevalencia superior en mujeres, y las situaciones con grandes cambios hormonales, como el embarazo, influencias en el desarrollo de la enfermedad, como las alteraciones autoinmunitarias que mejoran en la etapa media del embarazo, para reactivarse en el momento del parto.

Patogenia de la enfermedad autoinmunitaria tiroidea

Aunque el mecanismos patogénico de la EAT no está totalmente definido, se han demostrado distintas alteraciones inmunitarias humorales y celulares características de la enfermedad.

Autoanticuerpos y antígenos tiroideos

Los pacientes con EAT presentan autoanticuerpos circulantes dirigidos contra moléculas tiroideas, que incluyen la tiroglobulina (TG), la peroxidasa (TPO) o el receptor de la TSH. Los anticuerpos anti-TG no fijan complemento y su presencia no se relaciona con el grado de actividad de la enfermedad, por lo que no parecen desempeñar una función notoria en su patogenia. Por el contrario, los anticuerpos que se detectan en 90% de los pacientes con EAT, podrían desempeñar una acción destacada en la patogenia de la enfermedad, al menos en la Tiroiditis de Hashimoto. Así sus niveles se relacionan con el grado de infiltración linfocitaria y de disfunción tiroidea y muestran además capacidad para fijar complemento, por lo que pueden producir citotoxicidad, ya sea directamente o a través de mecanismos inmunitarios celulares dependientes de los propios anticuerpos.

En la enfermedad tiroidea autoinmunitaria se detectan también anticuerpos que reconocen el dominio extracelular del receptor de la TSH, con implicaciones funcionales diferentes. Algunos anticuerpos se fijan y estimulan al receptor (TSAb, anticuerpos estimulantes del tiroides) y son característicos de la Enfermedad de Graves-Basedow, aunque también se presentan a veces en las tiroiditis. Estos TSAb coinciden con la actividad clásicamente denominada factor de estimulación tiroideo de acción prolongada (LATS) o inmunoglobulinas estimuladoras del tiroides (TSI), que más tarde se identificó como una inmunoglobulina.

Estos anticuerpos que se unen al receptor y activan la vía de la adenilato ciclasa, provocan cambios en el crecimiento, vascularización e hiperfunción de la glándula y se han relacionado con la patogenia de la enfermedad con los métodos actuales de detección se observa una prevalencia de TSAb en el momento diagnóstico de la enfermedad de Graves-Basedow superior a 95%. La transferencia pasiva de TSAb de madre a hijo a través de la placenta puede producir hiperfunción en el feto (tirotoxicosis neonatal).

Otras inmunoglobulinas que se unen al receptor de la TSH, como las inmunoglobulinas inhibidoras de unión al tiroides o los anticuerpos que bloquean al tiroides (TBH), bloquean su actividad al impedir la unión de la TSH y, en consecuencia, la función tiroidea, estos anticuerpos inhibidores se destacan también en la Enfermedad de Graves-Basedow (generalmente en la fase de hipotiroidismo), en la tiroiditis de Hashimoto y en la tiroiditis atrófica. El paso transplacentario de estos anticuerpos puede ser responsable del hipotiroidismo transitorio en el recién nacido. Cuando ambos anticuerpos (TSAb y TBH) pasan juntos la placenta, pueden mantener una situación de normofunción en el recién nacido, pero un desequilibrio posterior en el cociente TSAb/TBH pueden provocar hiperfunción o hipofunción tiroidea tardía. Clásicamente se ha propuesto la existencia de anticuerpos estimuladores e inhibidores del crecimiento tiroideo, en algunos casos de tiroiditis de Hashimoto (forma bociógena) o en las formas atróficas respectivamente, que no afectan el sistema de la adenilatociclasa y la función tiroidea.

Su frecuencia en la enfermedad, su naturaleza y su mecanismo de acción, son desconocidos y no están totalmente claro que sean activadores diferentes de los anticuerpos antirreceptor de la TSH.

Otros anticuerpos dirigidos contra las propias hormonas tiroideas (T3 o T4) se detectan en la Tiroiditis de Hashimoto (con menor frecuencia en la Enfermedad de Graves-Basedow) y aunque no parecen tener efecto funcional, su presencia puede interferir en el análisis que mide las hormonas tiroideas.

En la EAT se detectan también anticuerpos que reconocen un segundo antígeno coloidal de naturaleza y significado desconocido, llamado CA-2 y aparece también en otros procesos tiroideos no autoinmunitarios.

La presencia de anticuerpos anticotranspotador de NA/I (NIS) se ha propuesto para explicar la inhibición de la función tiroidea en la tiroiditis y la neutralización del efecto estimulante de la TSI que en ocasiones se observa en pacientes con Enfermedad de Graves-Basedow.

En la Enfermedad de Graves-Basedow se pueden detectar anticuerpos que reconocen antígenos exógenos (componente proteicos de YE) y que se han asociado con la etiopatogenia de la enfermedad o antígenos extratiroideos (molécula orbitaria), de significado poco claro y probablemente secundario al daño tisular.

Expresión aberrante de antígenos de clase II

Las moléculas HLA de clase II se expresan normalmente en macrófagos, células dendríticas y células B o T activadas y desempeñan un papel fundamental en el procesamiento y presentación de antígenos. Sin embargo, en la Enfermedad de Graves Basedow y con frecuencia en la Tiroiditis de Hashimoto, las células foliculares pueden expresar antígenos HLA de clase II en su superficie. Estudios in vitro con células tiroideas han demostrado que el IFN gamma puede incluir la expresión de dichas moléculas. Estos datos sustentan la hipótesis de una expresión aberrante de antígenos de clase II como mecanismo de autoinmunidad específica de órgano en el tiroides, según esta teoría, la producción de IFN gamma, inducida por ejemplo, por determinados virus estimulan la expresión de molécula HLA de clase II en las células tiroideas, que son así capaces de presentar antígenos propios y activar respuesta autoinmunitaria. Aun cuando existen datos que indican que este mecanismo probablemente no sea el factor iniciador de la autorreactividad en el tiroides, si podría desempeñar un papel importante en su mantenimiento.

Mecanismos autorreguladores de autorrespuesta

A pesar de las presencia de células B en el infiltrado linfocitario en el tiroides y de la gran cantidad de autoanticuerpos específicos circulantes, la alteración primaria parece relacionada con las células T. Estas constituyen el componente principal del proceso infiltrante tiroideo, con un incremento de células T activadas CD4+, así como alteraciones de los subtipos celulares que actúan como mecanismo auxiliar de activación de células B y de secreción de citoquinas activadoras de la respuesta inespecífica del tiroides, acompañada de una disminución en el número y la función de células T supresoras no específicas. Esta disfunción no específica estaría modulada por la situación de hipertiroidiismo, ya que en periodo de normofunción en la Enfermedad de Grave-Basedow, se puede alcanzar una función supresora no específica normal. Estos hallazgos permiten pensar que si bien el déficit de función supresora específica puede iniciar el proceso, este se perpetuaría por la reducción de la función inmunitaria. Además, se ha propuesto también una alteración de la función T supresora no específica, modulada a su vez por factores hormonales y ambientales.

Mecanismo inmunitario efector

Aun cuando el proceso que inicia la auto-respuesta contra el tiroides no es conocido, están más definidos los mecanismos efectores de la disfunción y del daño tisular, procesos en los que ambas líneas celulares, B y T, parecen tener una función importante. En primer lugar, las células B son responsables a través de los autoanticuerpos, de la disfunción tisular (estimulación e inhibición), y pueden además ejercer una acción citotóxica. Así en la Enfermedad de Grave-Basedow, los anticuerpos estimulantes TSAb son responsables de la tirotoxicosis y del bocio, mientras que en las tiroiditis crónicas, los TSH1, con función inhibidora, contribuyen al desarrollo del hipotiroidismo bloqueando el receptor de TSH. Los anticuerpos que estimulan el crecimiento tiroideo pueden intervenir en la producción del bocio, en algunas formas bociógenas de Tiroiditis de Hashimoto, mientras que en aquellos con función inhibidora del crecimiento serían más activos en la tiroiditis atrófica. Asimismo, algunos anticuerpos, como en los anti-TPO, poseen la capacidad de fijar complemento y constituirse como agentes directos de toxicidad, o ejercer esta a través de la citotoxicidad mediada por células dependiente de anticuerpo (por ejemplo, las células NK). No obstante, este proceso no está claro, ya que la inmunización de animales con antígenos microsomales (TPO), ha fracasado en la producción de tiroiditis y el paso transplacentario de anti TPO no parece asociarse con daño tiroideo en el feto. Por último, el bloqueo por anticuerpos de los mecanismos implicados en la síntesis de hormonas tiroideas (peroxidasa, o cotransportador de Na/I) podría explicar la disfunción tiroidea observada en las tiroiditis.

En segundo lugar, las células T también participan de efectoras de trastorno tiroideo, bien a través de su función colaboradora B, o como fuente de producción local de citoquinas (IFN gamma, IL-1, TNF alfa) o mediante un efecto citotóxico celular directo, a través de la liberación de mediadores citolíticos solubles o bien provocando la apoptosis de las células tiroideas (por inducción de la expresión de la molécula FAS y FasL

Tiroiditis de Hashimoto

Es un proceso inflamatorio autoinmunitario del tiroides, descrito inicialmente por Hashimoto, caracterizado por la presencia de bocio, generalmente moderado, anticuerpos circulantes y alteraciones histológicas que incluyen infiltración linfocitaria, fibrosis, atrofia folicular y cambios eosinófilos en las células parenquimatosas. Es una de las afecciones tiroideas más frecuentes y se acompaña habitualmente de función tiroidea normal, aunque es la causa más común de hipotiroidismo (excepto en regiones por bocio endémico por déficit de yodo), que resulta de la destrucción progresiva de la glándula tiroidea. En ocasiones y de forma transitoria, puede cursar con hipertiroidismo.

La enfermedad es más prevalente en el sexo femenino y aparece sobre todo en edades intermedias, aunque a veces se detecta también en la infancia o la adolescencia, siendo la causa más frecuente de bocio esporádico, en el niño y en el adolescente (pico a la edad de 3 a 13 años). Se presentan en familias con antecedentes de otros trastornos autoinmunitarios y se asocia a determinados anfígenos HLA de clase II (DR3, DR4, DR5), la respuesta autoinmunitaria en la tiroiditis de Hashimoto incluye mecanismos tanto humorales (anticuerpos contra anfígenos tiroideos) como celulares.

Se observa una infiltración tiroidea difusa con células mononucleares de la serie linfocitaria o fagocítica, células plasmáticas y macrófagos, células de askanazy (células foliculares con cambios eosinofílicos, posiblemente debidos a la respuesta celular contra la agresión) y zona de fibrosis. La tiroiditis autoinmunitaria se asocia frecuentemente a otros procesos autoinmunitarios como diabetes de tipo 1 (20%), insuficiencia corticosuprarrenal o hipoparatiroidismo, así como alteraciones cromosómicas, como en el Síndrome de Down (4.3%) o el Síndrome de Turner (3.8%).

Existen algunas variantes de la forma clásica de la tiroiditis de Hashimoto con algunas características particulares. La primera es la tiroiditis autoinmunitaria juvenil, que se da en niños y adolescentes, y que cursa con menor grado de infiltración linfocitaria, de fibrosis y de atrofia del tiroides; en ella, los niveles de autoanticuerpos son moderados o bajos. En general, cursa con eutiroidismo pero 10% de los pacientes tiene hipertiroidismo. La segunda variante es una tiroiditis silente del postparto, de escasa expresión clínica que con frecuencia se presenta durante el postparto inmediato. La disfunción tiroidea es leve y la situación se normaliza rápidamente, aunque muchos casos evolucionan posteriormente a Tiroiditis de Hashimoto francas. Por último, la tiroiditis atrófica o hipotiroidismo autoinmunitario, que es una variante en la que predominan la atrofia tiroidea, la fibrosis y el hipertiroidismo. Se detectan autoanticuerpos que interfieren y bloquean el receptor de la TSH (TBII) posiblemente responsable del hipotiroidismo. Además, la presencia de anticuerpos inhibidores del crecimiento tiroideo bloquea la acción trófica de la TSH sobre la glándula.

Enfermedad de Graves-Basedow: tirotoxicosis

Es un desorden autoinmunitario multisistémico, caracterizado por bocio difuso con hipertiroidismo, oftalmopatía y, en ocasiones dermopatía infiltrante. En todos los tejidos afectados (tiroides, músculo extraocular y dermis) se observa infiltración linfocitaria con predominio de células T colaboradoras. Como en el caso de otra endocrinopatías autoinmunitarias se asocia con el HLA B8/DR3 y se presenta con mayor frecuencia en el sexo femenino (7-10:1 en adultos y 2-4:1 en la infancia). Además, de los autoanticuerpos circulantes anti-TPO y anti-TG, se detectan inmunoglobulinas que reconocen el receptor de la TSH, con capacidad generalmente estimuladora o agonista de la TSH (TSI) a veces también se detectan anticuerpos con capacidad inhibidora (TBII). Es importante considerar el efecto funcional que el paso de estas inmunoglobulinas a través de la barrera placentaria pueden tener en los recién nacidos de gestantes con autoanticuerpos TSI circulantes (tirotoxicosis neonatal transitoria).

El mecanismo patogénico responsable de la Enfermedad de Grave-Basedow, no está bien claro, aunque parece depender de las células T, bien como colaboradora de las células B productoras de anticuerpos antirreceptor de TSH, o bien por defecto en la función T supresora-reguladora. Tampoco está definida la función que determinados agentes infecciosos (como YE o retrovirus) pueden desempeñar en el inicio de la activación, bien a través de un mecanismo de mimetismo molecular o bien a partir de la inducción de la expresión de antígenos HLA de clase II en las propias células foliculares, estimuladas por la secreción local de citoquinas o por los propios virus (mecanismo independiente de citoquinas).

La patogenia de la oftalmopatía o dermopatía asociada la enfermedad de Grave-Basedow es aun desconocida. En los pacientes con oftalmopatía infiltrante se detectan autoanticuerpos que reconocen antígenos orbitarios, aunque su naturaleza no ha sido aun establecida y no parece que tengan un papel patogénico en el cuadro clínico. Sin embargo, existe una infiltración linfocitaria con presencia de células T posiblemente responsables de la patogenia ocular a través de un mecanismo mediado por citoquinas. Estas células T reaccionan in vitro contra antígenos retroorbitarios quizás comunes a antígenos tiroideos por fenómenos de reacción cruzada y se han propuesto diferentes hipótesis para explicar este proceso (efecto de los anticuerpos anti-receptor TSH sobre posibles moléculas similares en la órbita o una respuesta inflamatoria local debida al depósito de inmunocomplejos tiroideos).

Páncreas y autoinmunidad

Diabetes mellitus tipo 1

Es una enfermedad caracterizada por una autorrespuesta contra los islotes de Langerhans del páncreas, que culmina con la destrucción de las células beta. La prevalencia de la enfermedad varía entre diferentes etnias y países, lo que apoya la implicación de factores genéticos y ambientales en su etiopatogenia.

Factores genéticos y ambientales

La predisposición genética a diabetes mellitus tipo 1 parece estar asociada, en primer lugar, a genes de la región HLA de clase II DR y DQ. Así, 90% de los diabéticos posee el alelo DR4-DQB1*0302 o el DR3-DQ1-0301, frente 40% de la población general, mientras que otros alelos HLA (por ejemplo DR2-DQ1*0602) tienen un efecto protector, aunque otros locis de la región HLA, como los genes TAP, LMP y HSP70, implicados en el procesamiento de antígeno y en la respuesta inmunitaria, se han relacionado con la diabetes mellitus tipo 1, su asociación podría ser debido al desequilibrio de lineamiento con los genes HLA-DR y DQ, más que a un efecto directo propio.

Además de la región HLA, cuya influencia supone un riesgo genético de la enfermedad de 40%, otros genes en diferentes cromosomas se han asociado con riesgo. Así, un polimorfismo en el extremo 5' del gen de la insulina en el cromosoma 11 también se asocia con el desarrollo de diabetes y algunos autores han mostrado indicios de posibles asociaciones en otros 13 locis, algunos de los cuales, aun están por confirmar. Por otro lado, la concordancia entre gemelos monocigóticos sólo alcanza 50% en la diabetes mellitus tipo 1, lo que hace necesario la intervención de factores ambientales epigenéticos como desencadenantes del proceso autoinmunitario. Distintos estudios apoyan una función relevante de los virus (como el de la rubéola o el Coxsackie B) o de la dieta (leche de vaca o gluten) en la patogenia de la enfermedad, pero aun hay pocos datos concluyentes.

Características inmunológicas

La diabetes mellitus tipo 1 es una enfermedad mediada por las células T y existe una infiltración por células mononucleares de los islotes pancreáticos (insulinitis) en la que se detecta células T activadas.

En el ratón NOD (diabético no obeso), la enfermedad se puede prevenir mediante una timectomía neonatal y se puede transferir con linfocitos esplénicos, siendo necesarias ambas poblaciones T (CD4+ y CD8+). Además de las células T, se han propuesto otros mecanismos efectores (macrófagos, citoquinas, etc.) en la patogenia de la enfermedad, aunque no están totalmente establecidos.

En la diabetes también se encuentran autoanticuerpos circulantes que reconocen moléculas de los islotes, como la insulina, la descarboxilasa del ácido glutámico

(GAD), la carboxipeptidasa H, la tirosina fosfatasa IA-2, etc., aunque no desempeñan una acción importante en la patogenia de la enfermedad, al contrario, en la Enfermedad de Grave-Basedow, el paso trasplacentario de anticuerpos anti-islotes de madres diabéticas a sus hijos no tiene por lo general efecto patológico en el niño. No obstante, los autoanticuerpos se detectan en la fase preclínica de la enfermedad, por lo que se utilizan como marcadores precoces del proceso inmunitario; su valor predictivo varía en función de distintos factores que incluyen la especificidad, los títulos de inmunoglobulinas y la edad del sujeto. Así, 100% de los sujetos con niveles de anticuerpos anti-islotes superiores a 80 unidades (IDF) manifestará diabetes en los próximos siete años.

Síndrome de hipoglucemia autoinmunitaria

Algunos cuadros de hipoglucemia espontánea se han asociado a la presencia de autoanticuerpos anti-insulina circulantes en pacientes que no han recibido insulina exógena. La hipoglucemia se reduce por liberación masiva de insulina biológicamente activa, tras la disociación del complejo insulina-anticuerpo, que constituye el reservorio de insulina. Estos autoanticuerpos anti-insulina aparecen de forma espontánea o bien en el contexto de la enfermedad de Grave-Basedow o del LE, a menudo asociado con la administración de algunos fármacos como el metimazol, la penicilamina, etc. El mecanismo de inducción de los anticuerpos por estos fármacos no está claro, aunque podría deberse a la interacción de sus grupos sulfihidrilos con los puentes disulfuro de la molécula de insulina, haciéndolo más inmunógeno. Este fenómeno ocurre con mayor frecuencia en algunos países como Japón y se asocia con la presencia del HLA DR4. Las características funcionales (afinidad, capacidad) de estos autoanticuerpos y de los detectados en los diabéticos son diferentes.

Autoanticuerpos antirreceptores

Cuadros de insulino-resistencia pocos habituales (tipo B) asociado a acantosis pigmentaria, se asocian a la presencia de anticuerpos antirreceptores de la insulina. El proceso cursa con hiperinsulinismo y, generalmente hiperglicemia final. Un tercio de estos pacientes presenta asociación a otros procesos autoinmunitarios.

Suprarrenales y autoinmunidad

Enfemedad de Addison

Aunque en el pasado la tuberculosis ha sido la causa más frecuente de insuficiencia corticosuprarrenal, hoy en día es la destrucción glandular de origen autoinmunitario la primera causa de insuficiencia suprarrenal primaria, también llamada Enfermedad de Addison (75% de los casos). La insuficiencia suprarrenal puede presentarse como un cuadro aislado, aunque a menudo se observa asociada a otros procesos endocrinos en el contexto de un síndrome poliglandular autoinmune (SPA). En este caso, es más prevalente en mujeres (2:1), mientras que en los déficit aislados, su distribución es variable (71% en varones en las dos primeras décadas de la vida, igual frecuencia en la tercera década y 81% en mujeres). De 10 a 15% de los casos comienza en la edad infantil.

En su etiopatogenia interviene una predisposición genética con afectación familiar (en 30 a 50% de los casos) sobre todo cuando se asocia a síndromes poliglandulares.

Al igual que en otros procesos autoinmunitarios, la respuesta inmunitaria desarrollada contra la corteza suprarrenal incluye una infiltración linfocitaria (adrenalitis), y presencia de autoanticuerpos antisuprarrenales (70%), si bien estos pueden aparecer varios años antes del inicio de la insuficiencia suprarrenal y son marcadores precoces de riesgo, para desaparecer una vez que se ha desarrollado el cuadro clínico. Estudios de inmunofluorescencia han demostrado dos tipos de patrones de anticuerpos antisuprarrenales: aquellos que reaccionan únicamente con la corteza suprarrenal y los que también lo hacen con antígenos del testículo y del ovario. Los primeros se presentan en la mayoría de los pacientes con enfermedad de Addison de origen idiopático o síndrome poliglandular autoinmune tipo II (pero no en el síndrome poliglandular de tipo I) y reconocen la actividad de la enzima 21-hidroxilasa. Los segundos están presentes en pacientes con síndromes poliglandulares de tipo I y reconocen la enzima 17 alfa hidroxilasa, enzima de la ruta de producción de testosterona y estrógenos que se encuentran en la corteza suprarrenal, en el testículo y en el ovario. La presencia de anticuerpos contra esta enzima puede explicar la gran incidencia de insuficiencia gonadal en pacientes con síndrome pluriglandular de tipo I, pero su posible papel en la enfermedad es desconocido. Otros autoanticuerpos circulantes específicos de órganos, tiroides (50%), células parietales (30%), paratiroides (26%), u ovarios (20%), se detectan también en la insuficiencia suprarrenal y pueden ser indicadores de disfunción en otros órganos.

Además de la infiltración linfocitaria característica de la glándula se observa un aumento de los linfocitos T activados circulantes y una disminución de la actividad T supresora. En etapas iniciales, la glándula está aumentada de tamaño y por el contrario en fases tardías, se observa fibrosis y atrofia cortical.

Gónadas y autoinmunidad

Entre las enfermedades de origen autoinmunitario, la afectación gonadal, orquitis u ooforitis, es la menos conocida. Las manifestaciones clínicas son variables y a menudo se presenta con infertilidad e insuficiencia gonadal precoz. En el caso de la ooforitis autoinmunitaria, se puede manifestar como amenorrea primaria o secundaria, oligomenorrea, retraso puberal, menopausia precoz, hipoplasia o aplasia mamaria, disminución de la líbido y esterilidad, mientras que en el varón la orquitis autoinmunitaria se puede asociar a insuficiencia prematura que puede causar alteración en la androgenización o simplemente infertilidad. En la orquitis por el virus de la parotiditis, generalmente se observa una alteración de la espermatogénesis irreversible sin alteración hormonal. La prevalencia de insuficiencia ovárica prematura, antes de los 40 años, en mujeres en edad fértil es de 1%, y entre ellas, 20 a 25% de los casos es de origen autoinmunitario, siendo más rara la orquitis autoinmunitaria. Ambos procesos se presentan, a menudo, asociados a otras enfermedades autoinmunes endocrinas en el contexto de un síndrome poliglandular autoinmune tipo I, que puede comenzar incluso en la edad puberal. Así, 60% de las mujeres mayores de 13 años con síndrome pluriglandular de tipo I presentan insuficiencia gonadal precoz, mientras que esta asociación se encuentra solo en 14% de los varones mayores de 16 años. La asociación de síndrome pluriglandular tipo II con insuficiencia gonadal es menos frecuente (3 a 7%). Cuando se asocia a la enfermedad de Addison, la insuficiencia ovárica generalmente es posterior a la insuficiencia suprarrenal en el síndrome poliglandular tipo I y la precede en el síndrome poliglandular tipo II.

El diagnóstico definitivo es difícil y generalmente se realiza por un cuadro clínico sugestivo asociado a otras enfermedades autoinmunitarias y la exclusión de otras causas conocidas, junto con la detección de autoanticuerpos circulantes en suero que reconocen antígenos gonadales, así como las alteraciones histológicas características. Estas últimas incluyen en la ooforitis, una infiltración linfocitaria con predominio de linfocitos T y de células plasmáticas, macrófagos y células NK afectando a hilios ováricos, teca interna de los folículos, granulosa y cuerpo lúteo y dejando libre los folículos primordiales. Pueden observarse grandes quistes ováricos, aunque en la fase final, existe una destrucción con ausencia de folículos, ovarios atróficos o cintillas fibrosas.

En la orquitis autoinmunitaria, la infiltración monocítica es generalmente focal con depósito de IgG en la membrana basal de los túbulos seminíferos y alrededor de las espermatogonias.

Activación de la respuesta inmunitaria contra las gónadas

La pérdida de tolerancia contra antígenos de las gónadas, responsables de la autorrespuesta, se ha asociado con diferentes mecanismos e incluyendo factores mecánicos, virus y cambios hormonales. En primer lugar, el mecanismo a través del cual algunos factores mecánicos se han relacionado con la autorrespuesta se basa en la hipótesis de ausencia de reconocimiento por el sistema inmunitario de las distintas moléculas antigénicas en épocas tempranas de la vida (tolerancia tímica), ya que se expresa más tarde (debido a los cambios hormonales puberales). En este caso la llamada barrera inmunitaria testicular (representada por diferentes factores inmunorreguladores locales, que incluyen linfocitos T supresores, agentes inmuno-supresores y a las propias células de Sertoli) que evita el contacto entre el sistema inmunitario y algunas de estas estructuras. Sin embargo, diferentes condiciones que alteran estas circunstancias, como la cirugía (vasectomía, biopsia, tumores), trau-matismos, torsiones, infecciones locales o fibrosis quística, se han propuesto como mecanismo relacionado con la autorrespuesta contra el testículo. No obstante esta hipótesis no ha sido totalmente demostrada, ya que si bien en modelos animales, la vasectomía produce orquitis con depósitos de IgG, en la membrana basal de los túmulos, en el hombre, la vasectomía solo se ha relacionado con la presencia de anticuerpos antiesperma, sin alteraciones histológicas.

Además de los agentes mecánicos, se ha postulado que algunas infecciones víricas podrían activar la respuesta inmunitaria a través de la producción local en el ovario de IFN gamma, incrementando de forma normal la expresión de moléculas HLA de clase II en las propias células del ovario (ejemplo en la granulosa). De esta forma, serían presentados antígenos propios que activarán la respuesta inmunita-ria, humoral y celular. En el varón, también la orquitis se ha asociado a infecciones virales del tipo de la parotiditis.

Formando parte de la respuesta autoinmunitaria frente a las gónadas, además de la infiltración linfocitaria característica, se pueden detectar autoanticuerpos cir-culantes en suero (o en secreción gonadal), que reconocen antígenos de las gónadas (antiovario, antiesperma, etc.) y que han sido propuestos como marcadores de la agresión inmunitaria más que como agentes causales de la disfunción. En algunos casos se han demostrado anticuerpos antirreceptor de FSH o LH con insuficiencia gonadal, pero sin infiltración linfocitaria local; su significado está aun por definir, pero ensayos in vitro muestran que estos anticuerpos bloquean la función de las gonadotropinas.

Los anticuerpos antiovarios que se observan de 20 a 70% de los cuadros de infertilidad, reconocen antígenos aun no caracterizados de las células de la teca, de la granulosa, del cuerpo lúteo, o de los propios ovocitos.

En pacientes con insuficiencia ovárica precoz e insuficiencia suprarrenal o en síndrome poliglandular autoinmunitario de tipo I, se han observado autoanticuerpos que reconocen antígenos comunes en la suprarrenal y en las gónadas, identificados por inmunofluorescencia como anticuerpos antiesteroides.

Estos anticuerpos no suelen detectarse en cuadros de insuficiencia gonadal aisladas y coinciden diferentes moléculas, algunas de ellas caracterizadas, como la enzima 17 alfa hidroxilasa, la molécula de 51 kD y el antígeno de escisión de cadenas laterales SCC (del ingles Side Chaín Cleavage). En mujeres con insuficiencia suprarrenal, la presencia de anticuerpos antiesteroides implica un riesgo alto de insuficiencia gonadal. En varones, este riesgo es considerablemente menor.

Fundamentalmente en el varón, pero también en la mujer (posiblemente relacionados con la actividad sexual), se observa anticuerpos antiesperma, detectados de forma casual o asociados a cuadros clínicos de infertilidad. Estos se han asociado con trastornos o maniobras mecánicas (vasectomía, torsión testicular, etc.), infecciones (orquitis postparotiditis, secundaria a fibrosis quística). Su significado funcional variará en función de los niveles de anticuerpos, clase de las inmunoglobulinas, naturaleza de los antígenos que reconocen (membrana basal de los túbulos seminíferos, espermatozoides, etc.), afinidad por estos, etc. Recientemente la OMS ha estandarizado el análisis de estos anticuerpos.

Paratiroides y autoinmunidad

El hipoparatiroidismo idiopático autoinmunitario puede presentarse en la infancia, asociado inicialmente a candidiasis mucocutánea, y pocos años más tarde a insuficiencia suprarrenal, en el contexto de un SPG de tipo I. En algún caso se presenta, como un cuadro aislado de inicio en la edad adulta. Se acompaña de autoanticuerpos que reconocen moléculas en la glándula (endotelio, mitocondrias,) y que en algunas ocasiones tienen capacidad citotóxica, mediada por el complemento y especifica de las células paratiroideas.

Hipofisitis

Pacientes con hipopituitarismo presentan ocasionalmente infiltración linfocitaria en la adenohipofisis. Se trata de un cuadro poco frecuente y más habitual en mujeres durante el embarazo o en el posparto, manifestándose con hipoprolactinemia o fracaso de la lactancia. Pacientes erróneamente diagnosticadas de Síndrome de Sheehan presentan en realidad cuadros autoinmunitarios hipofisarios. En ocasiones, la enfermedad se asocia a síndrome poliglandular autoinmunitario.

Síndromes paratímicos

Algunos tumores tímicos se asocian a ciertos desórdenes autoinmunitarios como la miastenia grave, la Enfermedad de Graves-Basedow, la Enfermedad de Addison o la poliendocrinopatía autoinmunitaria de tipo II. Algunas candidiasis mucocutáneas sin poliendocrinopatía de tipo I se han asociado también a timomas malignos. Suele producirse la remisión del cuadro con la resección de tumor.

Anomalías cromosómicas y autoinmunidad

La trisomía 21 o Síndrome de Down se asocia a diabetes de tipo 1 y a tiroiditis autoinmunitaria. La tiroiditis aparece también con frecuencia en pacientes con Síndrome de Turner. Aunque se han observado alteraciones de las células T de estos pacientes, la influencia de las anomalías cromosómicas en el desarrollo de autoinmunidad es desconocida. Es importante controlar periódicamente a estos pacientes para descartar alteraciones funcionales.

Patogénesis del síndrome poliglandular autoinmune

El SPA es la causa más frecuente de infiltración linfocitaria de las glándulas endocrinas con destrucción progresiva y lenta de estas, que acaba causando insuficiencia hormonal. Esto implica que en el SPA no siempre existan manifestaciones clínicas de cada una de las enfermedades del síndrome (todo depende del grado y la velocidad de destrucción de la glándula).

Existe, por tanto, un periodo preclínico en el que se detectan los anticuerpos circulantes frente a la célula diana, sin que exista destrucción glandular total, y un periodo posterior en el que puede producirse la insuficiencia glandular. Esto hace posible el diagnóstico de un SPA, si cuando se haya manifestado sólo una de las enfermedades endocrinas; la detección de autoanticuerpos en fases, en las que aún no haya otra endocrinopatía manifiesta, permite establecer un diagnóstico precoz del SPA. La prevalencia de estos anticuerpos varía; algunos se detectan en sangre de pacientes que nunca presentarán manifestaciones clínicas del síndrome poliglandular (esto ocurre cuando la destrucción de la glándula endocrina es muy lenta). Aunque la pérdida de masa glandular no suele ser rápida en las enfermedades autoinmunitarias en los pacientes jóvenes, un factor externo, como una infección, puede desencadenar una de las enfermedades asociadas de forma brusca. Hay distintos datos que indican que se trata de un proceso autoinmune: en los órganos afectos existe un infiltrado inflamatorio crónico de predominio linfocitario; en los del tipo II hay una estrecha relación con HLA-B8; se ha detectado autoanticuerpos circulantes, que reaccionan contra antígenos específicos de órganos, como son moléculas de superficie (receptores), enzimas intracelulares, proteínas secretadas u hormonas segregadas por el órgano. Incluso se han descrito casos de asociación entre endocrinopatías y otros síndromes también autoinmunitarios, como la inmunodeficiencia variable común. En estos casos, el origen de ambos procesos es autoinmune.

Los SPA se producen como consecuencia de la pérdida de inmunotolerancia frente a las propias proteínas que actúan como antígenos. No se conoce bien el motivo de este suceso, pero se postulan una serie de hipótesis: la pérdida de la capacidad de supresión de las clones autorreactivos, la presencia de antígenos extraños al organismo, o la liberación de antígenos habitualmente no accesibles al sistema inmunitario (**Fig. 6.2**).

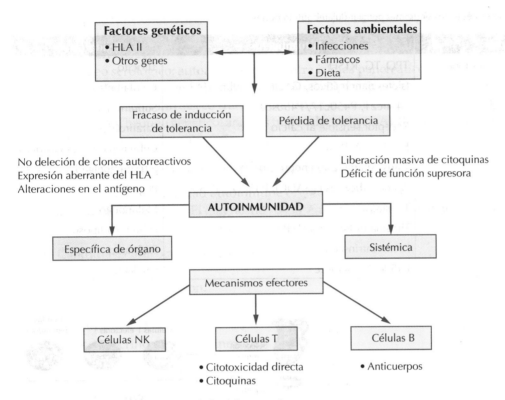

Fig. 6.2. Patogénesis de los síndromes poliglandulares autoinmunes.

La predisposición genética puede aumentar o proteger el riesgo de desarrollar autoinmunidad dependiendo del polimorfismo. La tolerancia central está compuesta por selección negativa y positiva: positiva resulta de células T efectoras y regulatorias que entran a circulación, negativa remueve células T con afinidad para antígenos propios. Mutaciones y polimorfismos pueden predisponer a una pérdida de tolerancia central o a un desequilibrio entre células T efectoras y regulatorias. El HLA clase II predispone a que un tejido específico sea blanco de la autoinmunidad. El gen AIRE y otros antígenos [CTLA4 (*cytotoxicT lymphocyte associated antigen 4*); FOXP3 (*forkhead box P3 gene*); HLA (*human leukocyte antigen*); MICA5.1 (*MHC class I- relatedgene A*); PTPN22 (*protein tyrosine phosphatase*); VNTR (*variable number tandem repeat 5' of the insulin gene*)] intervienen en el proceso de la autoinmunidad.

El desarrollo de autoinmunidad múltiple puede ser debido a epítopes compartidos entre agentes ambientales y antígenos propios comunes presentes en varios tejidos endocrinos.

Los órganos derivados de una misma capa germinal expresan antígenos comunes y estos pueden servir como blanco para la autoinmunidad en el SPA. De acuerdo con esta teoría, SPA 2 podría ser el resultado de autoinmunidad en mesodermo (corteza adrenal) y endodermo (tiroides y páncreas) **(Fig. 6.3)**.

En **tabla 6.1** se muestran los autoantígenos presentes en los síndromes poliglandulares autoinmunes.

Para el estudio del SPA se ha planteado la realización de los chequeos siguientes **(Fig. 6.4)**:

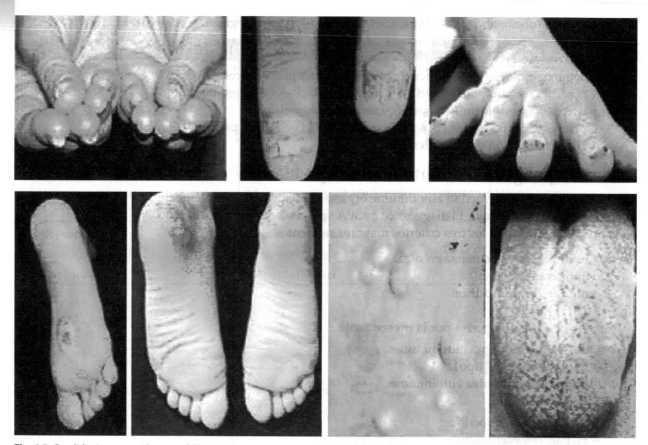

Fig. 6.5. Candidiasis mucocutánea en el SPA tipo 1.

infiltración de células mononucleares y atrofia glandular. La autoinmunidad en la patogénesis de hipoparatiroidismo es altamente probable, pero es la única enfermedad autoinmune sin un marcador serológico definido; de ahí que puede haber o no anticuerpos contra el receptor sensible al calcio (50% de pacientes, pero altamente específicos), pero está debatido si se confunden con los anticuerpos antimitocondriales. Es más frecuente en mujeres. Debe considerarse el diagnóstico en todo paciente con hipoparatiroidismo no iatrogénico. Deben realizarse estudios al menos anuales en pacientes, aun en ausencia de síntomas. NALP5 es un método de predicción.

3. Enfermedad de Addison (AD). Es la tercera manifestación clínica de SPA tipo I. Suele desarrollarse entre los 10 y 15 años. Aparece tras la candidiasis y el hipoparatiroidismo habitualmente. De estos pacientes, 78% están afectados a los 30 años. Existe infiltración linfocitaria y atrofia glandular y presencia de anticuerpos antiadrenales (ACA). La presencia de anticuerpos antiadrenales tiene un alto valor predictivo positivo de desarrollar insuficiencia adrenal (92%). Son anticuerpos contra la 21 hidroxilasa (anticuerpos antiadrenales) y también contra el P450c17 (17 hidroxilasa) y P450scc (CYP11A1). El déficit de glucocorticoides y mineralcorticoides suele aparecer simultáneamente, pero sus comienzos pueden estar disociados más de 3 años. El diagnóstico de la Enfermedad de Adisson se realiza, desde el punto de vista del laboratorio, como se muestra en la **tabla 6.2**.

Tabla 6.2. Diagnóstico de laboratorio en la Enfermedad de Addison.

Determinación	Insuficiencia primaria
ACTH	Aumentado
Cortisol	Dudoso 3-5 ug/dL Confirma < 3 ug/dL
Aldosterona	Disminuido
Renina	Aumentado
CLU	Disminuido
Análisis de ACTH Cortisol 60 min	< 20 ug/dL

Otras manifestaciones endocrinas y desórdenes no endocrinos del síndrome poliglandular autoinmune son:

Gastritis autoinmune. Afecta a 30% de los pacientes de mediana edad. Los anticuerpos anticélulas parietales y el factor intrínseco indican hacer mediciones de vitamina B12 y endoscopias si se considera necesario.

Hipogonadismo primario. Puede presentarse en la mitad de los pacientes aproximadamente.

Malabsorción intestinal. En 90% de los pacientes aparecen anticuerpos contra la triptófanohidroxilasa. Un tercio de los pacientes sin trastornos gastrointestinales tiene estos anticuerpos positivos.

El hipotiroidismo es muy raro y la Enfermedad de Graves no se asocia con este síndrome.

El 50% de pacientes desarrolla las tres principales características del síndrome.

Una característica de la enfermedad autoinmune es la presencia de anticuerpos que reconocen antígenos propios.

- Anticuerpos principales:
  - Anticélulas adrenales (ACA o 21-OH Ab).
  - Anticélulas productoras de esteroides (StCA).
- Anticuerpos de menor importancia clínica:
  - Antisuperficie adrenal.
  - Antirreceptor de ACTH.

Los ACA son anticuerpos órgano-específicos que reaccionan contra las tres capas de la corteza adrenal. Son IgG subclase 1-2.

La adrenalitis autoinmune se produce después de la infiltración linfocítica, ACA/21-OH Abs comienzan a ser detectados en suero, evidenciando una agresión adrenal silente mediada por células T similar a otras enfermedades autoinmune, la Enfermedad de Addison es una enfermedad crónica con un período preclínico prolongado.

Mecanismos moleculares del síndrome poliglandular autoinmune tipo I

El SPA tipo I tiene un patrón de herencia autonómico recesivo. Está asociado a mutaciones en el gen AIRE. El gen AIRE está localizado en el cromosoma 21q22.3,

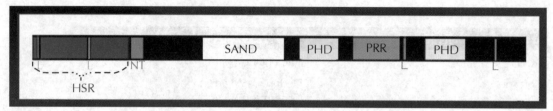

Fig. 6.6. Gen AIRE.

posee 14 exones y codifica a una proteína de 545 aa. Esta proteína muestra una señal de localización nuclear (NT), un motivo de unión al ADN (SAND), dos dedos de zinc (PHD), una región rica en prolina (PRR) y cuatro motivos de unión a receptor nuclear rico en leucina (LXXLL) (**Fig. 6.6**).

El gen AIRE actúa como un fuerte activador transcripcional y está involucrado en mecanismos de tolerancia inmunológica central y periférica. Dicho gen regula la transcripción de ciertos autoantígenos órgano específicos en la células epiteliales tímicas medulares. Es un importante regulador del normal desarrollo de las células T. Tendría un rol en la selección negativa de los timocitos órgano-específicos. Su producto se expresa en timo, nódulos linfáticos, páncreas, corteza adrenal e hígado fetal.

El SPA1 es, a la fecha, la única enfermedad autoinmune órgano específica descrita en humanos debida a mutaciones en un único gen.

Función del gen AIRE

En el timo normal, AIRE regula la expresión de antígenos propios que resulta en la eliminación de las células T autorreactivas. En el SPA1, el defecto de expresión AIRE causa presentación insuficiente de autoantígenos y escapan del timo las células T autorreactivas, es decir, la mutación del gen AIRE resulta en la pérdida de la presentación de antígenos a los linfocitos del timo, resultando en células T reactivas contra antígenos propios (**Fig. 6.7**).

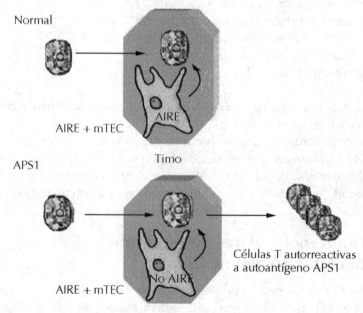

Fig. 6.7. Función del gen AIRE: mTEC, células medulares epiteliales del timo.

Mecanismo molecular del gen AIRE

En la deficiencia de AIRE el número de epítopes expresados en mTEC es reducido, con la consecuente falla en el proceso de selección negativa de las células T auto reactivas. La estructura de dominios sugiere que la proteína AIRE interactuaría directamente con el ADN. Algunos estudios así lo demuestran.

Sin embargo, al dominio de unión al ADN (SAND) le falta la secuencia crucial KDWK que poseen otras proteínas con dominio SAND. Los análisis genómicos actuales no han podido identificar la secuencia de unión de la proteína AIRE al ADN.

Quizás la proteína AIRE formaría parte de un gran complejo macromolecular. El gen AIRE se asociaría con la matriz nuclear, haciendo de andamio para otras proteínas para la alteración de la cromatina, apoyando la idea que actuaría como un modificador epigenético (necesario, pero no suficiente) (**Fig. 6.8**).

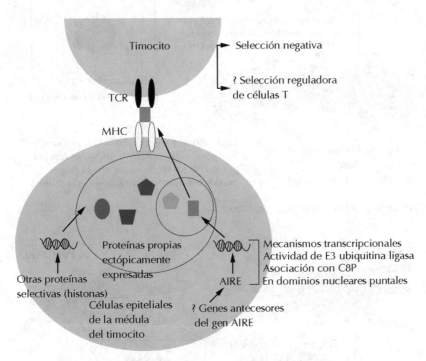

Fig. 6.8. Mecanismo molecular del gen AIRE.

Mecanismos epigenéticos

Los mecanismos epigenéticos se muestran en las **figuras 6.9** y **6.10**.

La histona no metilada se une al dominio provocando una alteración de la heterocromatina, que es reconocida por el gen AIRE, y ocurre un reclutamiento de otras proteínas, que se traduce en un aumento de la actividad transcripcional.

Mutaciones del gen AIRE

Fueron descritas 78 mutaciones en el gen AIRE. Sin embargo, solo se han identificado cinco mutaciones intrónicas.

No existe una relación clara entre genotipo y fenotipo. Se han descrito otros factores genéticos y ambientales que determinarían la severidad clínica de la enfermedad.

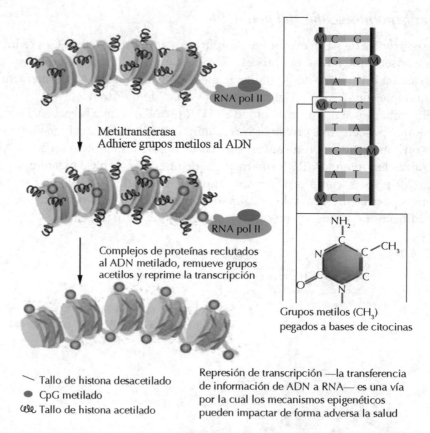

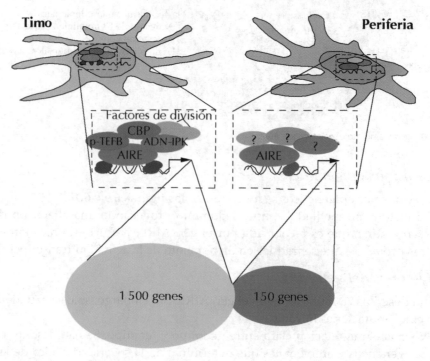

Fig. 6.9. Explicación de los mecanismos epigenéticos.

Fig. 6.10. Mecanismo epigenético.

Diagnóstico

Definitivo:

- Dos de los principales componentes del síndrome (candidiasis, hipoparatiroidismo o insuficiencia adrenal).
- Un componente principal en un familiar del afectado.
- Mutaciones en ambos genes AIRE.
- En 11%, la primera manifestación no incluye un componente de la tríada y lleva más de 14 años en aparecer al primero.

Probable:

- Presencia de uno de los componentes principales y uno de los menores.
- Cualquier componente y autoanticuerpo antinterferón.
- Cualquier componente y autoanticuerpo contra NALP5 (paratiroides), AADC (hepatitis), triptófano hidroxilasa (intestinal), o tirosina hidroxilasa (alopecia).

Tratamientos

Candidiasis

Adecuada higiene oral, abstención de tabaco y alcohol, no tomar alimentos que dañen la mucosa (duros, ácidos, picantes, pastas abrasivas blanqueantes), preservar la dentadura del paciente. Si es difícil el cepillado usar desinfectantes basados en clorhexidina con poco alcohol.

Usar antifúngicos tópicos si hay mucositis (de dos tipos de polienos cuatro veces al día): primero 1 a 2 mL de suspensión de nistatina y luego anfotericina B en enjuagues bucales y luego tragarlos; cuatro a seis semanas y al menos una semana tras la resolución de los síntomas. Antifúngicos azoles deben restringirse a dos o tres ciclos al año por la resistencia que se genera.

En candidiasis recurrentes, la fase de tratamiento debe seguirse de pulsos profilácticos de una semana de un polieno (ejemplo, nistatina tres veces al día 3 mL) cada tres semanas. Una semana de clorhexidina dos veces al día es efectivo. Si es necesario se puede mantener la nistatina continua alternando con pulsos de anfotericina B. Si no mejora hay que realizar cultivo para ver sensibilidad a antifúngicos.

Si existe úlcera que no cura en dos semanas de tratamiento realizar biopsia.

La afectación de comisuras bucales se trata con natamicina o gel de clorhexidina varias veces al día, manteniendo cinco días después de su desaparición. Dexpantenol si hay sequedad.

En esofagitis, el tratamiento anterior suele mejorarla en una o dos semanas. Si no mejora realizar endoscopia y cultivo.

En caso de fallo de la terapia tópica y mucositis oral severa 200-300 mg de fluconazol al día una semana suelen proporcionar alivio rápido.

Las infecciones genitales mejoran con ciclos de fluconazol.

En micosis ungueal, las uñas finas mejoran con amorolfina, pero si son gruesas pueden requerir ablación química con pasta de urea a 40% y traconazol sistémico. Los tratamientos deben durar más de seis semanas.

La candidiasis mucocutánea se puede tratar con ketoconazol, que puede inducir una mayor inhibición en la síntesis de cortisol. En la mayoría de estos pacientes, la enfermedad recidiva al suspender el fármaco o al reducir sus dosis, e incluso se han descrito recaídas durante la administración del tratamiento. En estos casos, podría ser útil la administración de terbinafina.

Hipoparatiroidismo

El tratamiento con hormona paratiroidea no está aún establecido, evitaría los problemas de hipercalciuria y nefrocalcinosis del tratamiento con calcio y calcitriol. El citrato de calcio parece producir menos litiasis. Mantener el tratamiento con calcio en rango más bajo de lo normal.

Mg (50-200 mg) como citrato diariamente.

Ca 500 mg a 1g/día en tres subdosis diarias facilita la absorción y asociarlo a una dosis al día de calcitriol.

Insuficiencia adrenal

Hidrocortisona 10-15 mg/m^2/día dividido en tres subdosis. La dosis de fluorhidrocortisona puede oscilar entre 0,05 y 0,1 mg al día en una sola dosis.

Hay que tener en cuenta que la malabsorción asociada al SPA tipo 1, puede complicar el tratamiento de la insuficiencia suprarrenal y del hipoparatiroidismo.

Síndrome poliglandular autoinmune tipo II

El SPA tipo II (Síndrome de Schmidt) es el más frecuente de los SPA descritos. Se estima que su prevalencia es de 1.4 a 2 por 100 000 habitantes, y las mujeres se afectan unas tres veces más que los hombres. Suele ocurrir en la edad adulta, entre la tercera y la cuarta décadas, y es muy raro que aparezca en la infancia. A diferencia de lo que ocurre en SPA tipo I, los familiares suelen estar afectos con frecuencia. Se hereda con carácter dominante, con patrón de penetrancia incompleta, lo que hace necesario que se establezca un protocolo de seguimiento en los pacientes con SPA tipo II. En una familia en la que se haya documentado un caso de SPA tipo II, hay que informar a los pacientes de los síntomas y los signos de las principales enfermedades que forman parte del síndrome. Aun en ausencia de sintomatología alguna, se debe examinar cada tres a cinco años a los pacientes con riesgo entre 20 y 60 años de edad, mediante la determinación de glucosa en ayunas, anticuerpos citoplasmáticos contra las células de los islotes, TSH, tiroxina en sangre, niveles de cortisol tras estimulación, junto con una anamnesis y un examen físico completos. Se debe recordar que pueden transcurrir incluso 20 años desde el diagnóstico de una endocrinopatía y la aparición de otra acompañante.

El SPG tipo II se define por la concurrencia en un mismo paciente, de dos o más de los siguientes trastornos: insuficiencia suprarrenal primaria (Enfermedad de Addison), hipertiroidismo o hipotiroidismo primarios autoinmunes (Síndrome de Schmidt), diabetes mellitus tipo 1 (Síndrome de Carpenter), puede asociarse con otras enfermedades autoinmunes menores como: hipogonadismo primario, miastenia grave y enfermedad celíaca. La anemia perniciosa, la alopecia, la insuficiencia gonadal y el vitíligo, ocurren con mayor frecuencia que en el SPA tipo I. La insuficiencia suprarrenal puede preceder a las otras endocrinopatías. Suele aparecer entre los 20 y los 50 años de edad, y afecta más a mujeres que a hombres, con una relación 2:1. Este predominio femenino es aún más claro cuando coexiste tiroiditis que cuando solo existe una Enfermedad de Addison o diabetes tipo 1, por lo tanto, el predominio de mujeres con Enfermedad de Addison puede reflejar en la actualidad la influencia poderosa de los genes de la tiroiditis. También parece existir un predominio femenino en relación entre la autoinmunidad suprarrenal y la gonadal. Entre mujeres con ooforitis linfocítica demostrada mediante biopsia, casi siempre se produce insuficiencia suprarrenal o autoinmunidad suprarrenal subclínica. Las mujeres con Enfermedad de Addison es muy raro que presenten una insuficiencia gonadal, aun incluso estando presentes autoanticuerpos gonadales.

Por orden de prevalencia decreciente, las distintas enfermedades que forman parte del SPA tipo II son: hipertiroidismo, tiroiditis atrófica, diabetes mellitus tipo 1, insuficiencia suprarrenal, enfermedad celiaca y miastenia gravis .

Algunos pacientes no pueden ser clasificados como SPA tipo II, pero están en el límite, o pueden desarrollar un SPA completo en el futuro, por eso algunos autores proponen separar estos SPA incompletos, en subclínicos y potenciales de la forma siguiente:

- Subclínicos. Se definen por la presencia de una enfermedad característica de este síndrome, con uno o mas marcadores serológicos de otro componente, pero en presencia de un deterioro subclínico del órgano.
- Potenciales. Se define en los pacientes con una enfermedad clínica autoinmune del síndrome con anticuerpos de otra enfermedad fundamental, pero con una función normal del órgano diana.

Entre todas las patologías que constituyen el SPA tipo II, la tiroiditis autoinmune es la que con más frecuencia aparece de forma aislada. En la población general, su prevalencia es de 800 por cada 100 000 habitantes, con un importante predominio femenino (83 a 95%). Su mayor incidencia coincide con dos picos: en la adolescencia, y entre los 50 y 60 años. Es muy raro que ocurra a edades más tempranas. En un estudio que englobaba a población japonesa con tiroiditis, 7.6% tenía también autoanticuerpos contra las células de los islotes pancreáticos, y la gran mayoría de estos (20 de un total de 24) presentaba diabetes tipo 1. Solo 1% de un total de 4 353 pacientes adultos con evidencia clínica de tiroiditis aislada tenían evidencia serológica de autoinmunidad suprarrenal. Normalmente, cuando existe patología tiroidea autoinmune, la afectación poliglandular es poco frecuente, y cuando esto ocurre, el resto de patologías suelen preceder al diagnóstico de la tiroiditis.

Se cree que existe una predisposición genética (relación con HLA), que, estimulada por algún factor ambiental, llega a desencadenar un fenómeno autoinmune que causa la destrucción o la hiperfunción glandular. No llega a heredarse la enfermedad específica en sí, sino la susceptibilidad a padecer el SPA. Aunque la mayoría de casos se asocian a HLA-B8, dicha asociación no suele existir en la anemia perniciosa, la tiroiditis bociosa ni el vitíligo.

En todos estos trastornos se detectan autoanticuerpos órgano-específicos. Algunos de estos anticuerpos son marcadores específicos de la enfermedad, e incluso participan directamente en la fisiopatología de la anomalía (anticuerpos antiacetilcolina); en algunas ocasiones, los anticuerpos se detectan sin que haya enfermedad clínicamente detectable, o preceden, por años, a las manifestaciones de la enfermedad (anticuerpos antitiroglobulina, anticuerpos antimicrosomales tiroideos y anticuerpos anticélulas parietales); estos suelen ser comunes también a los familiares sanos de los pacientes afectos. Otros anticuerpos que están involucrados en la patología endocrina autoinmune son las inmunoglobulinas tiroestimulantes del hipertiroidismo, los anticuerpos antimelanocíticos, los anticuerpos antisuprarrenales y los anticuerpos antigonadales.

En todos los pacientes con insuficiencia suprarrenal idiopática, se debe determinar TSH, tiroxina y glicemia basal, ya que en más de 45% de estos casos llega a desarrollarse otra u otras endocrinopatías. También debe investigarse la presencia de síntomas o signos de anemia perniciosa o de hipogonadismo, que suelen pasar inadvertidos. Si el paciente presenta una tiroideopatía aislada, sin antecedentes familiares de SPA tipo II, no es necesario continuar con ningún tipo de evaluación endocrinológica acompañante, porque la incidencia de SPA en estos casos es muy baja.

El tratamiento de las distintas insuficiencias glandulares es igual que el que se realizaría ante una enfermedad idéntica que apareciera de forma aislada. Sin embargo, es importante recordar que la terapia sustitutiva con hormona tiroidea en pacientes con hipotiroidismo, en los que no se ha diagnosticado Enfermedad de Addison, puede precipitar un fallo adrenal. Esto se debe a que la acción de la tiroxina aumenta el metabolismo hepático de los corticoides. Por otro lado, la disminución de las necesidades de insulina puede ser el primer signo de enfermedad de Addison en pacientes con diabetes mellitus tipo 1. Por tanto, antes de iniciar la terapia con tiroxina, o simplemente modificar la dosis de insulina, es prudente investigar la posible coexistencia de una insuficiencia adrenal subyacente.

Síndrome poliglandular autoinmune tipo III

Inicialmente, este síndrome fue clasificado por Neufeld y Blizzard como la asociación entre una enfermedad tiroidea autoinmune y una o más enfermedades autoinmunes. En función al tipo de enfermedad autoinmune asociada, se diferencian varios subtipos: diabetes mellitus tipo 1 en el SPA tipo III a; la gastritis atrófica, o anemia perniciosa en el tipo III b y el vitíligo, alopecia o miastenia gravis en el tipo III c. En la clasificación inicial, tanto la insuficiencia suprarrenal como el hipoparatiroidismo se consideraban como excluyentes. Las combinaciones posibles son tan variadas, que realmente se podría definir una infinitud de subtipos de SPA tipo III.

Síndrome poliglandular autoinmune tipo IV

El SPA tipo IV es un síndrome raro que se caracteriza por la asociación de distintas combinaciones de enfermedades autoinmunes que no corresponda ninguno de los síndromes citados previamente. A los pacientes con SPA tipo IV se les debe determinar anticuerpos antitiroideos, anticuerpos contra los islotes pancreáticos y anticuerpos contra la descarboxilasa del ácido glutámico, ya que la detección de alguno de estos permitiría diferenciar un falso SPA tipo 4 de un SPA tipo II latente. En estos pacientes, al igual que ocurre en los pacientes con SPA tipo I o tipo II, la resonancia magnética revela atrofia de las glándulas suprarrenales.

Diagnóstico

En el momento en que se diagnostique una enfermedad glandular, debe descartarse la coexistencia con otros procesos y hacer un chequeo con autoanticuerpos específicos para cada patología.

Tras llevar a cabo ese examen, en función del órgano afectado, se efectúa un estudio exhaustivo de la función del órgano blanco, siguiendo los mismos pasos que se seguirían si el paciente presentara una patología endocrinológica primaria aislada. Para evaluar a los portadores de autoanticuerpos positivos, se puede determinar periódicamente los niveles de TSH, la calcemia total, el calcio iónico, la fosfatemia, glicemias basales y PTG. Si se detecta niveles elevados de gonadotropinas con valores bajos de 17-beta-estradiol o testosterona, existe una insuficiencia gonadal primaria asociada.

La presencia de autoanticuerpos no siempre es sinónimo de enfermedad o de predicción de que ésta vaya a producirse tras cierto periodo de tiempo. Algunos autoanticuerpos fluctúan, y están presentes sólo durante ciertos periodos de tiempo, lo que indica una agresión inmune autolimitada, algunas de estas enfermedades cursan en brotes, con periodos de actividad inmunitaria y periodos silentes, lo que se acompaña o no de la detección de anticuerpos en sangre. La detección de anticuerpos, por tanto, requiere un estudio hormonal para establecer el diagnóstico de certeza de SPA en estadio preclínico, que es el más difícil de detectar. Como resumen del chequeo, se puede decir que a los pacientes con una endocrinopatía autoinmune uniglandular está recomendado hacerles un examen funcional para SPA cada tres años hasta los 75 años de edad. Si se detecta algún hallazgo patológico, como la aparición de una segunda enfermedad endocrinológica autoinmune, además, se debe hacer una medición de los autoanticuerpos específicos de órgano, e incluso un screening funcional de endocrinopatías autoinmunes en los familiares de primer grado en aquellos pacientes con un diagnóstico reciente de APS, el screening genético solo sería útil en los SPA tipo I.

Siempre es necesario explorar la función adrenal con la estimulación con ACTH para poner de manifiesto los estados subclínicos, pues el descenso del cortisol en sangre y las alteraciones electrolíticas suelen producirse cuando la insuficiencia suprarrenal ya está establecida totalmente.

En el diagnóstico, el médico debe ser muy prudente: el diagnóstico de SPA no debe pasar desapercibido, porque un diagnóstico temprano permite un tratamiento sustitutivo en las fases en las que aún no hay alteraciones importantes a nivel hidroelectrólitico ni a otros niveles. Por otro lado, no se debe dar un diagnóstico de SPA de forma precipitada, en el momento en que se haya detectado anticuerpos circulantes, puesto que la detección de estos no es un marcador fiable de enfermedad. La actitud más adecuada consistiría en hacer un control regular de los marcadores hormonales (valores normales y tras la estimulación) y de los marcadores inmunológicos (anticuerpos circulantes) en todos los pacientes con una endocrinopatía inmunitaria, para diagnosticar de forma precoz un SPA.

Tratamiento

El éxito en el manejo de los pacientes con SPA radica en detectar pronto la patología y tratarla antes de que cause una morbimortalidad importante. El tratamiento de las distintas insuficiencias glandulares es igual al que se administraría ante una patología idéntica que apareciera de forma primaria y aislada.

El uso de tiroxina puede desencadenar una crisis suprarrenal, que puede incluso conducir a la muerte a los pacientes con insuficiencia suprarrenal no tratada e hipotiroidismo: en todos los pacientes hipotiroideos en los que se sospeche este síndrome, antes de iniciar el tratamiento con tiroxina se debe evaluar la función suprarrenal. En aquellos pacientes con insuficiencia suprarrenal e hipotiroidismo primario, la función tiroidea mejora tras el tratamiento sustitutivo con glucocorticoides.

El tratamiento de la insuficiencia suprarrenal sintomática se basa en el uso de hidrocortisona o cortisona por la mañana y en la tarde. La dosis inicial aconsejada es de 25 mg de hidrocortisona (dividida en dosis de 15 y 10 mg) o 37.5 mg de cortisona (dividida en dosis de 25 y 12.5 mg), pero la dosis diaria puede ser reducida a 20 o 15 mg de hidrocortisona en el momento en que el paciente se encuentre bien. Con el fin de prevenir el aumento de peso y la osteoporosis, la norma a seguir debe ser emplear la dosis más pequeña de corticoides que permita controlar la sintomatología clínica. Con la finalidad de conocer la dosis adecuada de hidrocortisona, puede ser útil determinar los niveles de cortisol en sangre y orina. Los pacientes con insuficiencia suprarrenal primaria también deberían recibir fludrocortisona, a dosis diarias de 50 a 200 microgramos, como sustituto de la aldosterona. La dosis adecuada se determinará con la medida de la presión arterial sanguínea y del potasio en sangre, que deben mantenerse en niveles medios-altos. Todos los pacientes con insuficiencia suprarrenal debieran llevar una tarjeta que los identifique, en la que se indique el tratamiento actual y las recomendaciones terapéuticas en el caso de que empeoren clínicamente. Estos pacientes aumentarán la dosis de hidrocortisona al doble o al triple temporalmente, cuando tengan fiebre o sufran cualquier lesión, como ocurre en las intervenciones quirúrgicas.

El tratamiento menos efectivo es el de la diabetes mellitus, pues, a pesar de este, suelen aparecer complicaciones vasculares de forma tardía. La prednisona no parece modificar la evolución clínica si se administra una vez que se ha producido una diabetes franca. A este respecto, existe controversia sobre el uso de ciclosporina A y de azatioprina. Ninguno de estos fármacos, empleados en ensayos, produjo una respuesta clínica lo suficientemente prolongada como para justificar su uso, teniendo en cuenta su toxicidad potencial. Los efectos secundarios de la ciclosporina son la nefrotoxicidad, la hepatotoxicidad, el hirsutismo, hiperplasia gingival, descenso de los valores de hemoglobina, y tendencia a la aparición de linfomas. La azatioprina puede producir mielosupresión y neoplasias malignas. Todos estos efectos secundarios, así como los resultados obtenidos en los estudios llevados a cabo, sugieren que no debe emplearse el tratamiento inmunosupresor fuera de ensayos clínicos, totalmente monitorizados.

En los pacientes con diabetes mellitus en los que cada vez sea necesaria una menor dosis de insulina, hay que sospechar el inicio de una insuficiencia suprarrenal en la que aún no han parecido hiperpigmentación ni alteraciones electrolíticas.

En la **tabla 6.3** se resumen las principales características de los SPA, así como los tipos descritos hasta el momento y algunos datos diferenciales con la insuficiencia suprarrenal primaria.

A modo de resumen se puede señalar que:

• La presentación clínica del SPA es a veces precedida por un período latente asintomático de meses a años, caracterizado por la presencia de anticuerpos circulantes asociados. Los anticuerpos son marcadores útiles para la predicción de desarrollo de SPA; pero la ausencia de anticuerpos no excluye la enfermedad.

• El diagnóstico funcional (hormonal e iónico), serológico (determinación de autoanticuerpos) y genético (molecular) permiten el diagnóstico del SPA.

Tabla 6.3. Características diferenciales de los síndromes poliglandulares autoinmunes.

Aspectos	Tipo 1	Tipo 2	Tipo 4	ISR aislada
Incidencia	< 1/100 000/año	1-2/100 000/año		Prevalencia: 1/8 000 (ciudades del este)
Sexo	Igual en ambos sexos	F > M (3:1)	F > M	M>F
Edad de inicio	Infancia o adolescencia	30-40 años. Pico de incidencia entre 20 y 60 años		
Herencia	Autosómica recesiva. Afectos dentro de la misma generación	Poligénica. Autosómica. Dominate (raro). Muchas generaciones afectas	Autosómica. Dominante (raro)	Autosómica. Dominante (raro)
Asociación con HLA	No asociado HLA	Asociado a HLA-B8, HLA-DQ3 y HLA-DR4		
Genética	Herencia ligada al cromosoma 21q22.3 Gen AIRE	Herencia ligada al cromosoma 6	Herencia ligada al cromosoma 6	Herencia ligada al cromosoma 6
Principales enfermedades	Candidiasis (83-100 %). Hipoparatiroidismo (76-93 %). Insuficiencia suprarrenal (ISR) (73-100 %)	ISR (40-50%), Tiroiditis autoinmunes (70-75%), DM tipo1 (50-60 %)	ISR	ISR
Edad de aparición de la insuficiencia suprarrenal	Adolescencia	20-50 años de edad	20-50 años de edad	
Otras endocrinopatías	DM tipo 1 (< 20 %) Hipogonadismo (12 %) Enfermedad tiroidea (10 %) Hipopituitarismo (0-2 %)	Hipoparatiroidismo (0-5 %)		
Enfermedades autoinmunes menores y otras enfermedades asociadas	Insuficiencia gonadal, vitíligo, alopecia, gastritis atrófica, anemia perniciosa, enfermedad celiaca, hepatitis crónica, hipofisitis, malabsorción, colelitiasis, queratoconjuntivitis, déficits celulares y humorales, asplenia, calcificación de los ganglios de la base, vasculitis cutánea, calcificación de la membrana timpánica	Insuficiencia gonadal, vitíligo, alopecia, gastritis atrófica, anemia perniciosa enfermedad celiaca, hepatitis crónoca, hipofisitis, etc.	Insuficiencia gonadal, vitíligo, alopecia, gastritis atrófica, anemia perniciosa enfermedad celiaca, hepatitis crónoca, hipofisitis, etc.	0 %
Distrofia ectodérmica	Presente	Ausente	Ausente	Ausente
ACA o Ab anti 21-OH, o ambas (al diagnóstico)	No unanimidad	100 %	100 %	80 %
Presencia de Ab en ausencia de sus respectivas enfermedades	Aproximadamente 65 %	Aproximadamente 50 %	Aproximadamente 50 %	Aproximadamente 50 %

Posibles pautas de inmunointervención

En actualidad, el tratamiento de las enfermedades autoinmunitarias endocrinas se basa en un enfoque puramente funcional, bien sustitutivo en los casos de hipofunción orgánica (diabetes, Enfermedad de Addison. o tiroiditis autoinmunitaria), o bien antagonistas en casos de hiperfunción. Avances recientes en el conocimiento de la patogenia de estas enfermedades, así corno las limitaciones de los tratamientos actuales, han planteado la necesidad de enfoques terapéuticos más fisiopatológicos, dirigidos, a curar o prevenir el desarrollo de la enfermedad. Una inmunointervención eficaz ha de basarse en el conocimiento de los mecanismos inmunitarios que producen la enfermedad. Para un planteamiento terapéutico adecuado, es preciso resolver dos interrogantes fundamentales: ¿cuándo y cómo actuar? En primer lugar, la inmunointervención se realizará en fases precoces de la enfermedad e, idealmente, antes de la activación de la respuesta inmunitaria; el conocimiento incompleto de los genes implicados en la autorrespuesta y de los factores ambientales responsables de la misma impide este tipo de actuación precoz. Una vez activada la respuesta, la urgencia de la intervención persigue evitar disfunciones orgánicas. La inmunointervención en la diabetes tipo 1 en el momento del diagnóstico clínico, aún cuando es eficaz desde el punto de vista inmunitario, sigue exigiendo un tratamiento sustitutivo.

En aquellos individuos en los que ha sido posible la detección genética de la enfermedad, es decir, antes de que el proceso inmunitario haya sido activado (intervención primaria), la actuación se dirige al mantenimiento de un estado de tolerancia o anergia especifico. Pero el desconocimiento de los factores genéticos y ambientales que activan la respuesta inmunitaria dificulta este planteamiento.

Una vez activada la respuesta inmunitaria (intervención secundaria), la intervención requerirá una pauta de intervención doble, una sobre los mecanismos efectores de la repuesta inmunitaria (terapéutica inductora) y otra sobre los mecanismos reguladores (terapéutica de mantenimiento). La primera actuaría sobre las células B o T, efectoras de citotoxicidad (por ejemplo, con inmunosupresores no específicos como las ciclosporinas o los anticuerpos monoclonales anti-HLA, anti-CD3, anti-CD4, etc.), mientras que en la segunda se pretenderá restaurar o inducir la tolerancia a los antígenos diana de la autorrespuesta (por Ej., insulina o GAD, en la diabetes de tipo I).

En resumen, los resultados preliminares obtenidos en algunas enfermedades y la comprensión de las bases etiopatogénicas de algunos procesos abren la posibilidad del desarrollo, en un futuro próximo, de medidas dirigidas a abortar el proceso autoinmunitario antes de que la glándula sea destruida por completo y mantener así la función endocrina.

Bibliografía

Aaltonen, J., P. Bjorses, L. Sandkuijl, J. Perheentupa and L. Peltonen (1994): An autosomal locus causing autoimmune disease. Autoimmune polyglandular disease type I assigned to chromosome 21. Nat. Genet. 8: 83-87.

Ahonen, P., S. Myllarniemi, I. Sipila and J. Perheentupa (1990): Critical variation of autoimmune polyendocrinopathy-candidiasis-ectodermal dystrophy (APECED) in a series of 68 patients. N. Engl. Jmed. 322: 1829-1836.

Bahceci, M., A. Tuzcu, S. Pasa, D. Ayyildiz and S. Tuzcu (2004): Polyglandular autoimmune syndrome type III accompanied by common variable immunodeficiency. Gynecol Endocrinol, 1981: 47-50.

Bakalov, V. K., V. H. Vanderhoff, C. A. Bondy and L. M. Nelson (2002): Adrenal antibodies detect asymptomatic auto-immune adrenal insufficiency in young women with premature ovarian failure. Hum. Reprod. 17 (8): 2096-2100.

Baumert, T., G. Kleber, J. Schwarz, A. Stabler, R. la Merz and K. Martn (1993): Reversible hyperkinesia in a patient with autoinmune polyglandular syndrome. Clin. Invest. 71: 924-927.

Betterle, C., C. Dal Pra, F. Mantero and R. Zancheta (2002): Autoimmune adrenal insufficiency and autoimmune polyglandular syndromes: autoantibodies, autoantigens, and their applicability in diagnosis and disease prediction. Endoc. Rev. 23 (3): 327-364.

Betterle, C., N. A. Greggio and M. Volpato (1998): Clinical review: autoimmune polyglandular disease type 1. J. Clin. Endocrinol. Metab. 83: 1049-1055.

Betterle, C., E. Lazzarotto and F. Presotto (2004): Autoimmune polyglandular syndrome type 2: the tip of an iceberg? Clin. Exp. Immunol. 137: 225-233.

Betterle, C., F. Lazzarotto, A. C. Spadaccino, D. Basso, M. Plebani, B. Pedini, S. Chiarelli and M. Albergoni (2006): Celiac disease in North Italian patients with autoimmune Addison's disease. Europ. J. Endocrinol. 154: 275-279.

Betterle, C., M. Volpato, N. A. Greggio and F. Presotto (1996): Type 2 polyglandular autoimmune disease. J. Pediatr. Endocrinol. Metab. 9: 113-123.

Betterle, C., M. Volpato, B. Rees Smith, J. Furmaniak, S. Chen et al. (1997): Adrenal cortex and steroid 21-hydroxylase autoantibodies in children with organ-specific autoimmune diseases: markers of high progression to clinical Addison's disease. J. Clin. Endocrinol. Metab. 82: 939-942.

Betterle, C. and M. Volpato (1998): Adrenal and ovarian autoimmunity. Eur. J. Endocrinol. 138: 16-25.

Betterle, C. and R. Zanchetta (2003): Update on autoimmune polyendocrine syndromes (APS). Acta Biomed Ateneo Parmense 74: 9-33.

Bhansalli, A., N. Kotwal, V. Suresh, R. Murlidharar, A. Chattopadhyay and K. Mathur (2003): Polyglandular autoimmune syndrome type 1 without chronic candidiasis in a 16 year-old-male. J. Pediatr. Endocrinol. Metab. 16: 103-105.

Botta, S., S. Roveto y D. Rimoldi (2007) : Anticuerpos anti 21 hidorxilasa séricos en pacientes con anticuerpos antifracción microsomal. Síndrome poliendocrino autoinmune Medicina (Buenos Aires) 67 (2): 143-146.

Brun, J. M. (1982): Juvenile autoimmune polyendocrinopathy. Horm. Res. 16: 308-316.

Calder, E. A. and W. J. Iruine (1975): Cell-mediated tmmunity and immune complexes in thyroid disease. Clin. Endocrino Metabol. 4: 287-318.

Canaby, A., R. Gieseler, R. Ella, H. Fink, B. Saller and K.Mann (2000): Manifestation of adrenal insufficiency after administration of levothyroxine in a patient with polyglandular autoimmune syndrome type II (Schmidtsyndrome) Internist (Berlin), 41: 588-591.

Candel González, F. J., D. M. Matesanz e I. Candel Monserrate (2001): Insuficiencia corticosuprrarenal primaria. Enfermedad de Addison. An. Med. Interna (Madrid) 18: 492-498.

Chen, S., S. Sawicka and C. Betterle (1996): Autoantibodies to steroidogenic enzimes in autoimmune polyglandular syndrome. Addison's disease and premature ovarian failure. J. Clin. Endocrinol. Metab. 81: 1871-1876.

Colls, J., C. Betterle, M. Volpato, L. Prentice, B. Rees Smith and J. Furmaniak (1995): A new immunoprecipitation assay for autoantibodies to steroid 21-hydroxylase in Addison's disease. Clin. Chem. 41: 375-380.

Crofford, L. J. (2007): Violence, stress, and somatic syndromes. Trauma Violence Abuse 8: 299-313.

Corrales Hernández, J. J. (2008): Insuficiencia suprarrenal crónica primaria: enfermedad de Addison. Insuficiencia suprarrenal aguda. Hipoaldosteronismos hiporreninémicos e hiperrreninémicos. Pseudohipoaldosteronismos. Medicine 10: 986-996.

Dittmar, M. and G. J. Kahaly (2003): Polyglandular autoimmune syndromes: Immunogenetics and long-term follow-up. J. Clin. Endocrinol. Metab. 88: 2983-2992.

Eisenbarth, G. S., P. A. Gottlieb (2004): Autoimmune Polyendocrine Syndromes. N. Engl. J. Med. 350: 2068-2079.

García Suárez, J., C. Burgaleta Alonso de Ozalla, D. De Miguel Llorente, M. López Rubio (2001): Protocolo diagnóstico de la eosinofilia. Medicine 8: 2780-2783.

Gazulla Abio, J., I. Benavente Aguilar, J. R. Ricoy Campo y P. Madero Barrajón (2005): Miopatía con fibras trabeculares asociada a síndrome poliglandular autoinmune tipo I familiar. Neurología 20: 702-708.

Gómez Sáez, J. M. (2004): Protocolo diagnóstico de la sospecha de insuficiencia de la corteza suprarrenal. Medicine 9: 949-950.

Graves, L., R. M. Klein and A. D. Walling (2003): Addisonian crisis precipitated by thyroxine therapy: a complication of type 2 autoimmune polyglandular syndrome. South Med. J. 96: 824-827.

Hugle, B., R. Dollmann, E. Séller and W. Kiess (2004): Addison's crisis in adolescent patients with previously diagnosed diabetes mellitus as manifestation of polyglandular autoimmune syndrome type II-report of two cases. J. Pediatr. Endocrinol. Metab. 17: 93-97.

Huseybe, E. and K. Lovas (2009): Pathogenesis of primary adrenal insufficiency. Best Pract Res Clin Endocrinol Metab 23 (2): 147-157.

Jacobson, D. L., S. J. Gange, N. R. Rose and N. M.Graham (1997): Epidemiology and estimated population burden of selected autoimmune diseases in the United States. Clin. Immunol. Immunopathol. 84: 223-243.

Kahaly, G. (2009): Poligladular Autoimmune syndromes. Europ. J. Endocrinol. 161: 11-20.

Kuriakose, R. and C. Koshy (2005): Anesthetic management of autoimmune polyglandular syndrome (Schmidt's syndrome)-a case report. Middle East J. Anesthesiol. 18: 639-646.

Lamki, L., V. U. Row and R. Volpe (1973): Cell-medited immunity in Grave's disease and in Hashimoto's tyroiditis as show by the demostration of migration inhibition factor (MIF). J. Clin. Endocinol. Metabol. 36: 358-364.

Laureti, S., L. Vecchi, F. Santeusanio and A. Falorni (1999): Is the prevalence of Addison disease underestimated? J. Clin. Endocrinol. Metab. 84 (5): 1762

Levine, S. and E. S.Wenkj (1968): The production and passive transfer of allergic adrenalitis. AM J. Pathol. 52: 41-53.

Li, Y., Y. Song and N. Rais (1996): Autoantibodies to the extracellular domain of the calcium sensing receptor in patients with acquired hypoparathyroidism. J. Clin. Invest. 97: 910-914.

López-Jornet, P., C. García-Ballesta and L. Pérez-Lajarín (2005): Mucocutaneous candidiasis as first manifestation of autoimmune polyglandular síndrome type I. J. Dent. Child. (Chic.) 72: 21-24.

Lovas, K. and E. S. Husebye (2000): High prevalence and increasing incidence of Addison's disease underestimated? J. Clin. Endocrinol. (Oxf) 56: 787-791.

Majeroni, A. and P. Patel (2007): Autoimmune Polyglandular Syndrome Type II. Am. Fam. Physician. 75: 667-670.

Martínez López, M. M., I. González Casado, R. Álvarez Doforno, E. Delgado Cerviño y R. Gracía Bouthelier (2006): Mutación del gen AIRE en el síndrome poliglandular tipo I. An. Pediatr. (Barc) 64: 583-587.

Molina Garrido, M. J., C. Guillén Ponce, M. Guirado Risueño, A. Mora y A. Carrato (2007): Síndrome pluriglandular autoinmune. Revisión. An. Med. Interna (Madrid) 24: 445-452.3.

Molina Garrido, M. J., C. Guillén Ponce, M. Guirado Risueño, A. Mora y A. Carrato (2007): Síndrome Pluriglandular Autoinmune. Revisión. An. Med. Interna (Madrid) 24 (9): 445-452.

Moss, M., T. A. Neff, T. V. Colby, M. I. Schwarz and M. R. Zamora (1994): Diffuse alveolar hemorrhage due to antibasement membrane antibody disease appearing with a polyglandular autoimmune syndrome. Chest 105: 296-298.

Muir, A. and N. K. MacLaren (1991): Autoimmune diseases of the adrenal glands, parathyroid glands, gonads, and hypothalamic-pituitary axis. Endocrinol. Metab. Clin. North Am. 20: 619-644.

Muir, A. and J. X. She (1999): Advances in the genetics and immunology of autoimmune polyglandular syndrome II/III and their clinical aplications. Ann. Med. Interne 150: 301-312.

Muirá, M. and N. K. Maclaren (1991): Autoinmune disease of the adrenal gland and hypothalamic pituitary axis. Endocrine Metab. Clin. North Am. 20: 619-644.

Myhere, A. G., M. Halonen, P. Eskelin, O. Ekwall, H. Hedstrand et al. (2001): Autoimmune polyendocrine syndrome type 1 (APS I) in Norway. Clin. Endocrinol. (Oxf) 54: 211-217.

Nagamine, K., P. Peterson and H. Scott (1997): Positional cloning of the APECED gene. Nat. Genet. 17: 393-398.

Neufeld M., N. K. Maclaren and R. M. Blizzard (1980): Autoinmune polyglandular syndrome. Pediatr. Ann. 9: 154-162.

(1981): Two types of autoimmune Addison's disease asssociated with different polyglandular autoimmune (PGA) syndromes. Medicine, 60: 355-362.

Oelkers, W. (1996): Adrenal insufficiency. N. Engl. J. Med., 335: 1206-1212.

Owen, C. J. nd T. D. Cheetham (2009): Diagnosis and management of polyendocrinopathy syndromes. Endocrinol. Metab. Clin. North Am. 38: 419-436.

Padova-Elder, S. M. de, C. M. Ditre, G.R. Cantor, P.J.Koblenzer (1994):Candidiasis endocrinopathy syndrome. Arch Dermatol, 130: 19-22.

Papadopoulos, K. and B. Hallengren (1993): Polyglandular autoinmune syndrome type III associated with coeliac disease and sarcoidosis. Posgrad Me. J. 69: 72-75.

Perheentupa, J. and A. Miettinen (1999): Type 1 autoimmune polyglandular disease. Ann. Med. Interne (Paris), 150: 313-325.

Peterson, P., J. Perheentupa and K. J. Krhon (1996): Detection of candidal antigens in autoimmune polyglandular syndrome type I. Clin. Diagn. Lab. Immunol. 3: 290-294.

Report of a WHO Scientific Group (1995): Primary immunodeficiencies diseases. Clin. Exp. Immunol. 99 (Supl. 1): 1-24.

Riley, W. J. (1992): Autoinmune plyglandular syndrome. Hora Res, 38: 9-15.

Schatz, D. A. and W. E.Winter (2002): Autoimmune polyglandular syndrome II. Clinical syndrome and treatment. Endocrinol. Metab. Clin. N. Am. 31: 339-352.

Sutes, D. P. y A. I. Terr (1993): Inmunología básica y clínica. Manual Moderno 7a. ed, México, 554-555.

Suzuki, C., Y. Hirai, K. Terui, A. Kohsaka, T. Akagi and T. Suda (2004): Slowly progressive type 1 diabetes mellitus associated with vitiligo vulgaris, chronic thyroiditis, and pernicious anemia. Intern. Med. 43: 1183-1185,

Ten, S., M. New and N. MacLaren (2001): Clinical review 130: Addison's disease. J. Clin. Endocrinol. Metab. 86: 2909-2922.

Terence, D. L. and J. E. Morley (1984): Polyglandular autoimmune syndromes. Am. J. Med. 77: 107-116.

Todd, J. A., J. I. Bell and H. O. McDevitt (1987): HLA-DQ beta gene contributes to susceptibility and resistance to insulin-dependent diabetes mellitus. Nature 329: 599-604.

Torío Durantez, J. y M. C. Fuertes Goñi (2007): Razonamiento clínico. En: Tratado de medicina de familia y comunitaria. Barcelona: SEMFYC, pp. 113-131.

Tsang, C. C., G. T. Ko, K. K. Wong, H. S. Chang and A. W. Yu (2006): Autoimmune poliendocrinopathy type II in a chinese patient. Hong Kong Med. J. 12 (5): 385-387.

Tuomi, T., P. Björses and A. Falorni. (1996): Antibodies to glutamic acid decarboxylase and insulin-dependent diabetes in patients with autoimmune polyendocrine síndrome type I. J. Clin. Endocrinol. Metab. 81: 1488-1494.

Volpe, R. (1977): The role of autoinmunity in hipoendrocrine and hiperendocrine function with special emphasis on autoimune thyroid disease. Ann. Intern. Med. 87: 86-99.

Wehbe, E. and M. E. Grant (2008): Severe hyponatremia and Schmidt's syndrome. Clin. Exp. Nephrol. 12(3): 211-214.

Whitaker, J., B. H. Landing, V. M. Esselborn and R. R.Williams (1956): The syndrome of familial juvenile hypoadrenocorticism, hypoparathyroidism and superficial moniliasis. J. Endocrinol. 16: 1374-1387.

Wilson, P. W., C. E. Buckley, G. Eisenbarth (1981): Disordered inmune function in patients with polyglandular failure. J. Clin. Endocrínol. Metab. 52: 284-287.

Yamaguchi, Y., N. Chikuba, Y. Ueda *et al.* (1991): Islet cell antibodies in patients with autoimmune thyroid disease. Diabetes, 40: 319-22.

Capítulo 7

Diagnóstico diferencial de las artritis en la infancia

Dra. Melba Méndez Méndez

En las articulaciones se pueden observar los signos clásicos de la inflamación articular: dolor, tumefacción, calor y rubor.

El término derrame es empleado para definir el aumento de la cantidad de líquido sinovial que normalmente está presente en la articulación.

Se considera tumefacción articular al aumento de volumen de una articulación a expensas de sus partes blandas, como membrana sinovial, cápsula y ligamentos periarticulares. Debe diferenciarse de la deformación, donde el aumento de volumen es a expensas de los componentes óseos articulares. Es difícil de constatar en articulaciones profundas como caderas y hombros.

El rubor puede variar desde un tinte rosado hasta color rojo violáceo e incluso estar ausente, sin que ello niegue la presencia de un proceso inflamatorio en la articulación.

El calor de la piel que recubre una articulación debe ser detectado con el dorso de los dedos de las manos.

La artritis puede ser aguda o crónica: en la primera, los signos inflamatorios se expresan con gran intensidad y predomina el derrame; en la segunda, la tumefacción es generalmente secundaria a la proliferación sinovial.

Según el patrón de presentación, la artritis puede ser:
- Monoarticular.
- Oligoarticular: compromiso articular de menos de cinco articulaciones.
- Poliarticular: inflamación de cinco o más articulaciones.
- Sistémica: cuando está asociada a elementos de afectación sistémica, como fiebre, visceromegalia, adenopatías, anemia, y alteración de reactantes de fase aguda, entre otros.

Frente a una monoartritis aguda deben tenerse en cuenta las posibilidades diagnósticas siguientes:
- Infecciosas.
- Traumáticas.
- Por cuerpo extraño.
- Discrasias sanguíneas y enfermedades hematológicas.
- Trastornos mecánicos de la articulación.
- Artritis idiopátia juvenil.
- Artritis reactiva.

De tratarse de una monoartritis crónica deben excluirse:
- Infecciones crónicas.
- Tumores de la sinovial.
- Sinovitis vellonodular.
- Enfermedades hematológicas.
- Cuerpo extraño.
  - Necrosis ósea avascular.
  - Enfermedad de Lyme.
  - Artritis idiopática juvenil.
  - Espondiloartropatía juvenil .

Si los patrones de presentación de la artritis son oligoarticulares o poliarticulares se valorarán las entidades siguientes:
- Infecciones: bacterianas, virales, endocarditis bacteriana subaguda.
- Enfermedades del tejido conectivo:
  - Lupus eritematoso sistémico.
  - Artritis idiopática juvenil.
  - Espondiloartropatía juvenil (artritis reactivas y otras).
  - Fiebre reumática.
  - Dermatomiositis juvenil.
  - Esclerosis sistémica progresiva.
  - Vasculitis.
- Tumorales: leucemias, linfomas, neuroblastoma, linfosarcoma, otros tumores.
- Otras, tales como: hemofilia, sicklemia, enfermedades metabólicas.

Si la inflamación articular, independientemente del patrón de presentación, se asocia a manifestaciones sistémicas deben ser descartadas:
- Infecciones.
- Enfermedades reumáticas.
  - Artritis idiopática juvenil .
  - Lupus eritematoso sistémico.
  - Dermatomiositis juvenil.
  - Vasculitis.
- Procesos linfoproliferativos y otras neoplasias ocultas.

Artritis idiopática juvenil

Patrones monoarticular, oligoarticular o poliarticular, o formas sistémicas

De forma general se caracterizan por:
- Rigidez matinal, entumecimiento tras la inactividad, dolor nocturno, fatiga, febrícula, síntomas generales, retardo en el crecimiento, regresión psicológica.
- En la AIJ oligoarticular están presentes la tumefacción articular, el derrame, hay calor, dolor de poca intensidad y no hay rubor.
- Tienen anticuerpos antinucleares (ANA) alrededor de 40 a 75% de los casos.
- Uveitis crónica frecuente.
- No se acompaña de fiebre ni síntomas generales.
- Las formas poliarticulares se clasifican en seropositivas o seronegativas si el factor reumatoide está presente o no. Se caracterizan por un inicio insidioso

o agudo, generalmente la artritis es simétrica afectando grandes y pequeñas articulaciones, que estarán tumefactas, calientes, dolorosas o no y sin rubor

- Puede haber tenosinovitis y miositis asociadas, así como manifestaciones generales.
- La uveítis es menos frecuente que en las formas oligoarticulares.
- Los cambios radiológicos suelen ser tempranos, sobretodo en los seropositivos.
- En la AIJ sistémica, además del cuadro monoarticular, oligoarticular o poliarticular, similar a lo ya descrito, estarán presentes la fiebre mantenida , no menos de 15 días, en agujas, con al menos dos picos diarios; un rash asalmonado, no fijo; hepato-esplenomegalia; adenopatías; serositis, leucocitosis con neutrofilia; reactantes de fase aguda alterados.

Espondiloartropatías

- Patrón monoarticular, oligoarticular o poliarticular es asimétrico de preferencia por miembros inferiores.
- Es frecuente la inflamación en el sitio de inserciones de ligamentos, tendones o cápsula articular (entesitis) y el dolor de tipo inflamatorio del esqueleto axial.
- La presencia del marcador genético HLA B27 es variable.
- Puede cursar o debutar con uveítis unilateral y presentar manifestaciones mucocutáneas, digestivas, genitourinarias, entre otras.

El LES suele presentar artralgias o artritis, o ambas, desde el inicio de la enfermedad o en algún momento de su evolución:

- Afecta pequeñas y grandes articulaciones, pudiendo ser la única manifestación por periodo variable de tiempo.
- El patrón es oligoarticular o poliarticular simétrico, migratriz, con un curso crónico o recurrente, lo que facilita que se planteen diagnósticos erróneos.
- En general es una artritis no erosiva ni invalidante.

Artritis infecciosas

Artritis bacteriana

- Antecedente de trauma, infección o cirugía.
- Cuadro monoarticular generalmente.
- Inicio agudo. Gran tumefacción.
- Muy dolorosa. Caliente. Rubor.
- Limitación importante (pseudoparálisis) con espasmo muscular.
- Fiebre no siempre presente.
- Aspecto tóxico en ocasiones.
- Líquido sinovial característico.
- Reactantes de fase aguda alterados.

Artritis tuberculosa (TB)

- Suele afectar una articulación (tobillo, cadera, rodilla, columna).
- El dolor se inicia semanas o meses antes del resto de los signos inflamatorios.
- Tumefacción importante. No rubor.
- Espasmo muscular adyacente y adenopatías vecinas.
- Antecedentes familiares o personal de TB.

Artritis fúngicas

- Instalación lenta: histoplasma.
- Patrón inflamatorio mono o poliarticular: *blastomyces*.
- Curso crónico generalmente: *cryptococcus*.
- A veces migratorio: *aspergillus*.
- Suele producir osteomielitis: cándida.
- Asociadas a enfermedades pulmonares o traumatismos.
- Puede producirse en pacientes inmunocomprometidos o no.

Artritis virales

- El cuadro inflamatorio articular puede ser poliarticular simétrico u oligoarticular, a nivel de metacarpofalángicas, interfalángicas, rodillas, muñecas.
- Es una artritis autolimitada, no destructiva, que precede, concomita o se presenta después de síntomas de la virosis.
- Suelen tener buena respuesta a los antinflamatorios no esteroideos (AINE).
- Los virus que con frecuencia cursan con artritis son los virus de la hepatitis B y C, rubéola, varicela. El parvovirus B19 puede producir una monoartritis crónica.
- El diagnóstico se establece con las características del exantema, el leucograma y los estudios serológicos correspondientes

Artritis reactivas

- Precedidas de una infección gastrointestinal, genitourinaria o respiratoria alta, dos a cuatro semanas antes del inicio de la artritis.
- El comienzo es brusco, con un patrón monoarticular u oligoarticular, a veces poliarticular asimétrico.
- Afectan, de preferencia, a las articulaciones de los miembros inferiores, que estarán tumefactas, calientes, muy dolorosas, con rubor y grado variable de limitación.
- Suelen estar asociadas a entesitis, dolor del esqueleto axial, uveítis, uretritis y otras manifestaciones mucocutáneas, digestivas, etcétera.
- Hasta 80% de los casos tiene positividad para el HLA B-27.

Leucemias

- Alrededor de 40% de los pacientes puede tener artritis en el debut o en cualquier momento de su evolución.
- Sigue un patrón monoarticular, oligoarticular o poliarticular simétrico.
- Afecta a grandes articulaciones y al esqueleto axial por tiempo variable.
- Se acompaña de dolores óseos y rigidez matinal.
- Manifestaciones constitucionales y otras secundarias a infiltración leucémica.

Linfoma

- En los linfomas es más rara la artritis y los dolores óseos.
- El patrón de inflamación articular es monoarticular o poliarticular seronegativo.
- Generalmente están presentes síntomas constitucionales y otras manifestaciones que caracterizan a estos tumores.

Hemofilia

- En este tipo de trastorno se producen episodios repetidos de dolor y tumefacción articular secundarias al sangrado articular.
- En los casos agudos, la articulación está muy caliente, con un derrame a tensión, dolorosa, limitada y en flexo y mejora con el remplazo del factor deficitario.
- Las articulaciones que han sufrido de sangramiento recurrente, están crónicamente inflamadas, indoloras, con calor ligero, produciéndose una poliartritis deformante.

Sicklemia

- Predominan los dolores óseos sobre la artritis.
- En el lactante puede debutar con el síndrome mano- pie: tumefacción muy dolorosa y simétrica de manos y pies.
- La osteomielitis es frecuente en estos pacientes.

Inmunodeficiencias

- Déficit de C2, C3, C1q:
  - Puede cursar con artralgias y artritis, asociadas a manifestaciones de LES, vasculitis, Síndrome de Sjögren, alteraciones renales, entre otras.
- Déficit de subclases de Ig G y de Ig A:
  - En estos casos existe el antecedente de infecciones frecuentes, asociada a artritis, LES, DM, Tiroiditis.

Enfermedades metabólicas

- En ocasiones tienen dolores óseos o articulares, o ambos, secundarios a la acumulación de sustancias en la membrana sinovial y a fenómenos isquémicos.
- Existe un engrosamiento articular sin sinovitis, acompañado de contracturas y rigidez articular.
- El fenotipo puede ser característico o no.

Bibliografía

Dieppe P, Klippel J. H., (1995): Rheumatology .Copyright Optimedia Ltd.

Lombas García M.,Castell Pérez C., Moreno Mejías A., Mateo Suárez., Giral Casielles R. (1979): Diagnóstico Diferencial de las Enfermedades Reumáticas. Ciudad de La Habana. Editorial Científico Técnica: 151-167, 267-320.

Muñoz Hoyos A., Raya Álvarez E. (2004): Reumatología Infantil, Formación Continuada en Pediatría; vol. 8, Alcalá la Real, Formación Alcalá: 39-69, 159-186.

Ruddy S., Harris E.D., Sledge C. B. (2003): Kelley's Reumatología, tomo 1, Madrid, MARBÁN LIBROS, S.L.: 367-388.

Capítulo 8

Infecciones y enfermedades autoinmunes

Dra. Yarmila García Cristiá

Lupus eritematoso sistémico e infecciones

Las infecciones son una de las principales causas de morbilidad y mortalidad en el lupus eritematoso sistémico (LES); su gravedad y pronóstico dependen de varios factores.

Las infecciones intercurrentes son las principales causas de morbilidad y mortalidad en los pacientes con LES, estas ocurren tanto al inicio de la enfermedad como en las etapas tardías, y son motivo de hospitalización y causa directa de muerte de los pacientes. Las infecciones asociadas son causa de muerte, sobre todo en los primeros 5 años, y estas causas varían después de los 5 años de evolución de la enfermedad con predominio de las complicaciones vasculares. Las tasas de morbimortalidad por infección no han disminuido en los últimos 30 años. Concurren a determinar este aumento intrínseco del riesgo de infección la carga genética del paciente, los trastornos derivados de la propia enfermedad y las drogas utilizadas en su tratamiento.

Otro problema adicional en los pacientes con LES es la distinción entre una infección aguda y la exacerbación de la enfermedad, lo cual constituye un desafío diagnóstico y terapéutico para el médico, dado que ambas pueden coexistir.

Factores de riesgo para desarrollar una infección

Características clínicas del paciente

Estudios prospectivos realizados por Gladman y colaboradores en *University of Toronto Lupus Clinic* (*n* = 363) y con un seguimiento de 5 años, analizaron la frecuencia de infección en pacientes con LES y los factores de riesgo asociados. De ellos, 93 (25.6%) tuvieron 148 episodios documentados de infección; en tres de estos episodios hubo más de un órgano comprometido. Se asoció con mayor riesgo de infección la enfermedad renal activa, compromiso del sistema nervioso central (SNC), exacerbaciones severas, presencia de anemia y de alteraciones en la función pulmonar o cardíaca.

Infección previa

Un estudio realizado en el Hospital Clínico de la Universidad Católica de Chile, describe que hasta 50% de los pacientes con infecciones pueden presentar otros episodios de estas, alcanzando entre dos y nueve episodios por paciente Este incremento marcado de la frecuencia de las infecciones no sería extensible a todos los pacientes con enfermedades del tejido conectivo; así por ejemplo, se describe que los pacientes con artritis reumatoide tienen menor susceptibilidad a infecciones en comparación con los individuos con LES.

Asplenia funcional

Los pacientes con LES tienen un defecto en la remoción de los complejos inmunes circulantes por el bazo, lo que determina una mayor susceptibilidad a sufrir infecciones severas, especialmente por bacterias capsuladas. Uno de los mecanismos propuestos para explicar este trastorno, sería el bloqueo transitorio del sistema retículo-endotelial, que alteraría el aclaramiento de los complejos inmunes.

Enfermedad renal

Estudios han reportado que los pacientes lúpicos con síndrome nefrótico o falla renal asociada, presentan una disminución de la inmunidad y alta prevalencia de infecciones. La disminución de la albúmina plasmática y el aumento de la creatinina sérica, constituirían factores de riesgo independientes de infección. Además, los pacientes con LES y falla renal en terapia con diálisis presentan *per se* una disminución de los mecanismos de defensa contra patógenos.

Factores genéticos

Alteraciones del sistema complemento

La asociación entre el LES y genes defectuosos del complemento se ha visto no solo en relación a infecciones, sino también en la patogénesis misma de la enfermedad. Se estima que aproximadamente 90% de los individuos con déficit de Clq y Clr/Cls desarollarán LES. También se ha descrito que la deleción del gen C4A en los caucásicos con haplotipo HLA Al, B8 y DR3, está fuertemente asociada a lupus. Adicionalmente, 30% de los pacientes desarrollan autoanticuerpos contra Clq, reduciendo la capacidad de opsonización y contribuyendo así a la inmunosupresión. También el déficit de otros componentes, como el C3, C5-C9, se relacionan con alta frecuencia de infecciones recurrentes, especialmente la enfermedad meningocócica. En las personas con déficit de complemento, el cuadro clínico de LES se asocia a inicio de los síntomas a edad temprana, aumento de la severidad, compromiso del SNC y mayor frecuencia de glomerulonefritis.

Déficit de lectina ligando de manosa

Se trata de una proteína sérica que se une a la manosa de la pared bacteriana, lo que permite la activación del sistema del complemento. Algunos estudios han demostrado que los pacientes con LES y deficiencia homocigota de esta proteína tienen cuatro veces más incidencia de infecciones graves, que requieren hospitalización. Además, esta alteración se asociaría con un riesgo aumentado de exacerbaciones de la enfermedad.

Alteración del receptor Fcy Rila

En los adultos, la respuesta inmune a antígenos polisacáridos bacterianos es predominantemente de tipo IgG 2. Esta inmunoglobulina es importante para la opsonización del microorganismo. La presencia del alelo R131 del receptor Fcy Rila (con baja afinidad a IgG 2) se asocia a un aumento de las infecciones bacterianas, y también estaría relacionado con mayor riesgo de nefropatía en los pacientes con LES.

Microbiología

Como se ha señalado, las infecciones producidas por microrganismos comunes y oportunistas son las de mayor frecuencia. Los principales sitios de infección son: sistema respiratorio, urinario y la piel, correspondiendo aproximadamente a más de dos tercios de todas las infecciones en los pacientes con lupus.

Infecciones bacterianas

Los agentes bacterianos son la principal causa de infección en los pacientes con LES, correspondiendo a más de 80%. Los microrganismos que se aíslan con mayor frecuencia corresponden a patógenos comunes como *Staphylococcus aureus, Streptococcus pneumoniae, Streptococcus pyogenes* y *Escherichia coli*, que son responsables de más de la mitad de las infecciones bacterianas. También se ha descrito un aumento de la incidencia de infección por *Salmonella* spp en estos pacientes.

Streptococcus pneumoniae

Es un agente frecuente en los pacientes con LES, produciendo cuadros que van desde enfermedad leve a patologías invasoras, que llevan a la sepsis y muerte. El cuadro clínico suele presentarse en la mayoría de los casos con foco pulmonar, meníngeo o cutáneo. Probablemente la gravedad de este tipo de infección se debe a la asplenia funcional, hipocomplementemia, defectos en la opsonificación y alteraciones en la quimiotaxia presente en los pacientes con lupus, lo que comprometería la eliminación de bacterias capsuladas.

Salmonella spp

Al igual que en los pacientes VIH/SIDA, este tipo de infección es más frecuente en los lúpicos, lo que implica claramente un déficit inmune celular. Se presenta principalmente en los pacientes con tratamiento inmunosupresor, en los que se describe una mayor frecuencia de bacteriemia. En un estudio de 544 pacientes con LES se vio que la sepsis por Gram negativos fue la causa más común de infección severa. Además, los pacientes que presentan reinfecciones por *Salmonella* spp tienen mayor mortalidad que los que sufren una primoinfección por esta bacteria. Se ha demostrado una alta asociación entre salmonelosis no tífica y LES, especialmente en aquellos pacientes con lupus activo o en tratamiento inmunosupresor. La asociación de infección por *Listeria monocytogenes* y lupus también es poco frecuente y ha sido descrita en pacientes con y sin tratamiento inmunosupresor. La mayor susceptibilidad a este patógeno se explicaría por el defecto en los linfocitos T y en la capacidad de opsonización de estos pacientes. La listeremia es una enfermedad con manifestaciones muy diversas dentro de las cuales las más frecuentes son la sepsis primaria y la meningoencefalitis.

Mycobacterium tuberculosis

La función del *Mycobacterium tuberculosis* (TBC) en pacientes con lupus tiene especial importancia en las regiones endémicas, describiéndose una frecuencia de 5%, pudiendo ascender hasta 30% en las regiones de mayor prevalencia. Al igual que la población general, la tuberculosis pulmonar es la localización más frecuente en los pacientes con LES; el compromiso extrapulmonar se presenta en 25 a 30% de los casos y afecta principalmente al tejido óseo, articulaciones, riñones y tejidos blandos. Los pacientes en tratamiento con altas dosis de glucocorticoides son más susceptibles a desarrollar TBC. Se ha descrito que también pueden sufrir infecciones por micobacterias atípicas como *Mycobacterium avium intracellulare, Mycobacterium chelonae y Mycobacterium kansasii.* Cabe destacar la dificultad e importancia que representa la infección tuberculosa a nivel meníngeo, dado que puede interpretarse como compromiso lúpico sobre el SNC.

Infecciones virales

Los pacientes con LES presentan un aumento en la incidencia de infecciones por agentes virales, dentro de los cuales se destacan los que se relacionan a continuación.

Virus varicela zóster (WZ)

Es el agente viral más común en estos pacientes, alcanzando una frecuencia aproximada de 40%. En 11% de los casos se presenta como infección diseminada, que se observa especialmente en los que reciben terapia inmunosupresora con ciclofosfamida o altas dosis de glucocorticoides.

Citomegalovirus (CMV)

No es una infección frecuente en los pacientes lúpicos y su aparición está asociada al uso de drogas inmunosupresoras. Dentro de las manifestaciones clínicas de este virus se encuentran la colitis, pancreatitis y el síndrome hematofagocítico. El CMV en estos pacientes presenta un desafío diagnóstico ya que la presentación clínica de la infección comparte rasgos con la exacerbación del lupus, el que a su vez, puede ser gatillado por el CMV modificando el curso de la enfermedad.

Virus Epstein-Barr (VEB)

Evidencias recientes sugieren que el VEB puede contribuir con la patogénesis o etiología del LES; dentro de estas se encuentra la detección de genoma del VEB en los pacientes con lupus. Además, se ha observado que estos pacientes poseen títulos elevados de VEB, lo que sugiere una regulación alterada de la infección. El elevado número de células B infectadas por el VEB en los pacientes con LES contribuiría a la mayor producción de autoanticuerpos en esta enfermedad.

Parvovirus B19

Las infecciones por parvovirus B19 en pacientes con LES podrían ser causadas por un déficit de anticuerpos anti-B19, por el estado de inmunosupresión del huésped o por el uso de inmunosupresores. Las infecciones por este virus son poco frecuentes y su asociación con el inicio del LES es anecdótica.

Virus de inmunodeficiencia humana (VIH)

Un estudio publicado por Scherl y colaboradores en lupus sugiere un posible papel protector de los autoanticuerpos contra VIH en los pacientes con LES. Además, se han reportado casos de remisión del lupus después de la infección por virus VIH.

Infecciones oportunistas

La incidencia de infecciones oportunistas en pacientes con lupus ha aumentado, especialmente por las terapias inmunosupresoras. Además, la mortalidad debida a estos agentes ha experimentado un alza, lo cual se atribuye a la dificultad diagnóstica y a que estas infecciones pueden simular los síntomas o signos de las exacerbaciones de la enfermedad.

Dentro de las infecciones oportunistas hay que considerar hongos, siendo el agente más frecuente *Candida* spp, que puede producir compromiso de la faringe, esófago, tracto urinario y tejidos blandos. *Pneumocystis jirovecii* se presenta clínicamente como neumonía en pacientes que están recibiendo potentes terapias inmunosupresoras. Otros hongos asociados, menos frecuentes, son: *Cryptococcus neoformans* (meningitis) y *Aspergillus fumigatus* (infección pulmonar). La toxoplasmosis también se ha descrito en estos pacientes, siendo la seropositividad para *Toxoplasma gondii* más frecuente en los pacientes con LES que en individuos controles. Esta enfermedad puede ocurrir incluso en pacientes con lupus inactivo o en tratamiento con bajas dosis de corticoides.

La infección por *Nocardia asteroides* en LES es extraordinariamente infrecuente, de mal pronóstico (35% de mortalidad) y siempre está asociada a terapia esteroidal e inmunosupresión. Las localizaciones más frecuentes son pulmón (81%) y SNC (13%).

Diferencias entre infección aguda y exacerbación de la enfermedad

Un problema frecuente en los pacientes con LES es la distinción entre una infección aguda y exacerbación de la enfermedad. En primera instancia es muy importante excluir meticulosamente las infecciones ya que la terapia inmunosupresora utilizada para tratar las exacerbaciones, puede generar resultados catastróficos en los pacientes infectados.

La infección aguda y exacerbación pueden compartir muchos síntomas. La fiebre, compromiso del estado general, linfadenopatía o esplenomegalia son características tanto de ciertas infecciones como de la exacerbación del lupus. La presencia de leucopenia generalmente se relaciona a LES activo, aunque algunos virus también pueden producirla. El hallazgo de leucocitosis generalmente sugiere infección. Se ha planteado que la proteína C-reactiva (PCR) podría ser de utilidad en la diferenciación entre crisis y exacerbación. Suh y colaboradores demostraron que la PCR era mayor en los pacientes con LES e infección que en los controles. Además, los niveles de PCR sobre 50 mg/dL fueron observados solo en pacientes con infección. Sin embargo, se han descrito algunos casos en la literatura en que los valores de PCR no se verían alterados en los pacientes lúpicos con infección, y también casos no infectados con enfermedad activa y PCR alta.

Se ha investigado la procalcitonina como medio para diferenciar entre exacerbación de la enfermedad e infección. Brunkhorst y cols. describen que la procalcitonina podría detectar infección sistémica en pacientes con trastornos autoinmunes con una sensibilidad de 100% y especificidad de 84%. Sin embargo, otros estudios mencionan que solo sería útil para diferenciar entre reactivación de la enfermedad e infección bacteriana, puesto que si la etiología fuera viral, no habría incremento en este marcado.

Profilaxis de enfermedades infecciosas

La *British Society of Rheumatology* (BSR) propone estrategias para disminuir la morbimortalidad de estos pacientes.

Profilaxis antimicrobiana

La profilaxis será útil solo en aquellos pacientes manejados con altas dosis de inmunosupresores. En Chile no existe un plan de profilaxis a nivel nacional para los pacientes con lupus. Estudios internacionales sugieren realizar profilaxis en las siguientes situaciones:

Tuberculosis

Existe un riesgo elevado de reactivación de TBC latente en pacientes que reciben terapia inmunosupresora, especialmente si estos viven en zonas de alta endemia de infección tuberculosa. En un estudio en India, de 97 pacientes con LES en tratamiento corticoesteroidal, se utilizó quimioprofilaxis con isoniazida 300 mg/día, más piridoxina 10 mg/día, durante un año. La frecuencia de TBC activa se redujo desde 11 hasta 2%.

La Sociedad Torácica Americana recomienda iniciar terapia para TBC latente en personas inmunosuprimidas (como >15 mg/día de prednisona por más de un mes) con PPD >5 mm.

Se han utilizado varias drogas antituberculosas, siendo la isoniazida el fármaco de elección.

Endocarditis

Según el nuevo consenso de la revista de la *American Heart Association* (AHA) no estaría indicada la profilaxis en estos pacientes ni para procedimientos dentales, respiratorios, gastrointestinales ni genitourinarios.

Pneumocystis jirovecii

Se debería realizar profilaxis para este patógeno en todos los pacientes en tratamiento con ciclofosfamida y corticoides. Las drogas utilizadas son principalmente el cotrimoxazol (trimetoprín-sulfametoxazol) tres veces a la semana o la pentamidina inhalada una vez al mes. Debido a que 30% de los pacientes lúpicos presentan alergia a las sulfas, la pentamidina podría considerarse como droga de elección para los pacientes con enfermedad activa, pero debido a su alto costo y escasa disponibilidad en nuestro país, es poco utilizada.

Vacunación

Vacuna del tétano y difteria

Al igual que población sana, deben recibir un refuerzo cada 10 años. No se describen reacciones adversas a la vacuna, pero sí una menor respuesta inmunológica en los pacientes que reciben la vacuna y están cursando con LES activo.

Vacuna pneumocócica

Se recomienda una dosis de la vacuna 23 valente (Pneumo23®), con un refuerzo cada 5 años, debido a la asplenia funcional en los pacientes con lupus, que los predispone a infecciones invasoras por neumococo.

Vacuna influenza

Es segura para los pacientes lúpicos. Se recomienda a todos los pacientes una vez al año en la forma de vacuna trivalente inactivada.

Vacuna de la hepatitis B

La administración de esta en pacientes con LES resulta controversial, ya que ha sido cuestionada por la aparición de lupus en pacientes sanos postvacunación, y también la aparición de exacerbaciones graves en pacientes con LES, que se encontraban con una remisión prolongada de la enfermedad. Sin embargo, algunos trabajos posteriores refutan esta relación causal entre vacunación y exacerbación de la enfermedad.

Vacunas con virus vivos

No están indicadas en los pacientes con lupus, ya que podrían producir exacerbación de la enfermedad.

En conclusión, las infecciones continúan siendo una causa principal de morbimortalidad en pacientes con lupus eritematoso sistémico en todo el mundo, esencialmente debido a alteraciones en la inmunidad humoral y celular. Además, estas pueden imitar las exacerbaciones tópicas o coexistir con ellas, lo que puede retrasar el diagnóstico o empeorar la patología infecciosa, por el uso de tratamiento inmunosupresor.

Por esto es fundamental que el médico conozca las infecciones que se presentan con mayor frecuencia en los pacientes con lupus, para así lograr su prevención, diagnóstico y tratamiento oportuno, lo que tendría un impacto significativo en la sobrevida en estos pacientes.

Para disminuir este riesgo se recomienda considerar inicio de profilaxis antituberculosa en pacientes inmunosuprimidos (uso de corticoides en dosis alta o residentes en zonas endémicas); anti *Pneumocystis jirovecii* en aquellos en tratamiento con ciclofosfamida o corticoides; vacuna pneumocócica 23 valente con refuerzo cada 5 años, vacuna influenza trivalente inactivada una vez al año y refuerzo de vacuna del tétano y difteria cada 10 años.

Conducta a seguir anta la sospecha de una infección

- Hemocultivos para bacterias.
- Serología para virus.
- Hemocultivos para hongos.
- Urocultivos.
- Cultivo de secreciones.
- Medidas generales.

Tratamiento empírico

Cuando se sospecha la infección en estos pacientes se deben los pasos que se relacionan a continuación.

- Tomar muestras de cultivos (hemocultivos, urocultivos, cultivo de secreciones y exudados, entre otros).
- Nutrición adecuada.
- Estado de hidratación y evaluar necesidad de aporte de volumen.
- Uso de antibióticos: cefalosporina de tercera generación más aminoglucócidos.

Una vez obtenidos los resultados de los microorganismos implicados se impondrá el tratamiento adecuado, según antibiograma.

Esclerodermia e infecciones

Esclerosis sistémica es una enfermedad poco frecuente. La prevalencia es más en mujeres que en hombres. La tasa de mortalidad se piensa que es mayor en los hombres y en afroamericanos que en otros.

La inflamación desempeña un papel importante en la patogénesis de la aterosclerosis y de la esclerodermia, aumentando la posibilidad de agentes infecciosos como mediadores en este proceso. Un vínculo entre la enfermedad aterosclerótica típica macrovascular y la esclerodermia se ha informado, pero sigue siendo frágil. Sin embargo, los factores particulares, ya sea de acogida o agente infeccioso específico, puede predisponer a los pacientes con esclerodermia a la participación de los pequeños vasos.

La causa es desconocida, pero generalmente se piensa que es una combinación de factores que requieren un disparador externo que actúa sobre un huésped genéticamente predispuesto. Dado este estado incompleto del conocimiento, la demostración de una infección persistente de bacterias en los sitios ha sido objetivo clave en al menos un subgrupo de pacientes que pueden proporcionar información útil acerca de los mecanismos posibles patógenos y un enfoque de tratamiento potencialmente útil. En estudios realizados se ha demostrado la posibilidad de que en algunos pacientes con esclerosis sistémica, la infección persistente de bacterias implica lesión endoteliales microvasculares, lo que lleva a la microvasculopatía obliterante típica de la enfermedad.

Inusuales bacterias ácido-alcohol resistentes en la esclerodermia se descubrieron por primera vez en 1947 por Virginia Wuerthele-Caspe Livingston.

En algunos pacientes, la pseudobstrucción del intestino delgado se convierte en la principal infección persistente de bacterias que implica las alteraciones dérmicas de las células endoteliales microvasculares de la lesión endotelial, lo que lleva a la microvasculopatía obliterante típica de la enfermedad. Alternativamente, en algunos pacientes una infección persistente bacteriana implica activación de los fibroblastos dérmicos u otras células que se encuentran en la piel esclerodermia, dando como resultado las características de esta enfermedad fibrosante. En estudios realizados se han encontrado en el ser humano patógenos bacterianos, como *Chlamydia trachomati* y *C. pneumoniae*, puesto que son muy frecuentes en la mayoría de las poblaciones estudiadas y se sabe que sufren infección persistente en los seres humanos.

Otros estudios han demostrado la presencia de bacterias pleomórficas en la esclerodermia así como la presencia de micoplasma.

Tratar al paciente con un antibiótico de amplio espectro, y un plan para tratarlo con más de un antibiótico en secuencia (por ejemplo, en primer lugar la ciprofloxacina, a continuación, metronidazol, a continuación, la doxiciclina, a continuación, amoxicilina, deberá repetirse el ciclo con los antibióticos que fueron eficaces (aliviar los síntomas) por 10 a 14 días, la rifaximina puede ser añadida a la lista de los antibióticos.

Los criterios de valoración son la disminución del número de deposiciones por día y menos hinchazón abdominal y distensión. Si el paciente mejora con antibióticos, usted tiene el diagnóstico. Una vez que el paciente ha sido tratado con los cuatro o cinco antibióticos, usted sabrá cuáles funcionan y cuáles no. El paciente se puede dar un calendario de rotación para tomar los antibióticos eficaces y, si es necesario, sobre una base regular. Los pacientes que no mejoran con este enfoque deberían ser referidos para una evaluación posterior a un gastroenterólogo con experiencia en el cuidado de pacientes con esclerosis sistémica.

Diferentes estudios han planteado que el microbio en la esclerodermia estaba estrechamente relacionado con la micobacteria que causa la tuberculosis, y subrayó que la mancha de ácido-rápida fue la clave para identificar estos microbios en el tejido y en cultivos de laboratorio.

Las tetraciclinas son seguras y eficaces, e inhiben la síntesis de proteína bacteriana, y tienen acciones antinflamatorias. La minociclina recientemente se ha demostrado útil en la disminución de la calcificación en la esclerodermia. Sin embargo, el tratamiento antibiótico prolongado es necesario.

Dermatomiositis e infecciones

La ocurrencia de las infecciones oportunistas no es rara durante el tratamiento de enfermedades del tejido conectivo, incluyendo dermatomiositis debido a la inmunosupresión del paciente. La dermatomiositis (DM) es una enfermedad sistémica autoinmune caracterizada por alteraciones cutáneas típicas y miosotis. Se asocia con una elevada morbilidad y mortalidad relacionadas con la debilidad muscular y el deterioro pulmonar, así como las infecciones oportunistas. En una serie grande de pacientes con DM, la mayoría de las infecciones oportunistas son causadas por hongos, hay solo un número limitado de informes sobre las infecciones causadas por virus, como el citomegalovirus (CMV). A la luz del mal pronóstico de la infección por CMV cuando se trata de pacientes inmunocomprometidos, debe comenzarse con prontitud la terapia antiviral.

Las infecciones oportunistas por CMV, por lo general, demuestran la colitis, retinitis, y neumonitis, sin síntomas específicos al CMV. Así, a veces es difícil determinar si estas manifestaciones clínicas son debidas a DM o debido a una infección concomitante. El diagnóstico definitivo de infección por CMV se basa en la identificación histológica de CMV. Recientemente, la introducción de técnicas moleculares basadas en pruebas diagnósticas, como la reacción en cadena de la polimerasa (PCR) y la tinción inmunohistoquímica específica para CMV pp65 antígeno, han hecho posible la intervención temprana en el curso de la infección por CMV. La PCR es un ensayo sensible y específico para detectar el ADN de CMV. Sobre todo, PCR en tiempo real ha proporcionado resultados con rapidez, y la capacidad para la producción de los niveles cuantitativos de ADN de CMV que son útiles para predecir la enfermedad y observar la respuesta al tratamiento antiviral. El ensayo de antigenemia pp65 frente a antígeno, la proteína de CMV-específica, detecta CMV en leucocitos polimorfonucleares, que se difunde a partir de los órganos invadidos. Aunque el umbral clínicamente relevantes para el número de leucocitos polimorfonucleares infectadas difiere entre las poblaciones de pacientes, en general la presencia de más de 10 células positivas por 2×10^5 células ha sido sugerido como una indicación para CMV terapia.

Los exámenes de laboratorio pueden mostrar aumento de los marcadores de la inflamación (leucocitosis, proteína C reactiva y eritrosedimentación elevadas).

Varios medicamentos como ganciclovir, valganciclovir y foscarnet están ahora disponibles para el tratamiento del CMV. Sin embargo, se deben utilizar con precaución debido a los efectos secundarios que incluyen la mielosupresión e insuficiencia renal. Aunque la medicación antiviral profiláctica puede reducir el riesgo de infección por CMV en receptores de trasplantes de órganos sólidos, su eficacia no ha sido establecida para otros huéspedes inmunocomprometidos. Es imprescindible para evaluar cuidadosamente los beneficios de la terapia profiláctica y sus efectos adversos en los pacientes con DM que se presentan con síntomas sospechosos, especialmente durante la terapia con inmunosupresores.

Bibliografía

Airio, A., H. Kautiainen, M. Hakala (2006): Prognosis and mortality of polymyositis and dermatomyositis patients. *Clin Rheumatol*, 25: 234-239.

Abu-Shakra, M., P. Lee (1995): Mortality in systemic sclerosis: a comparison with the general population. J Rheumatol, 22(11): 2100-2102.

Brulhart, L., J. M. Waldburger, C. Gabay (2006): Rituximab in the treatment of antisynthetase syndrome. *Ann Rheum Dis*; 65: 974-5.

Cantwell, A. R. (1980): Forma histológico se asemeja a grandes masas en la esclerodermia y pseudoscleroderma. Am J Dermatopathol, 2: 273-276.

Cantwell, A. R. Jr. (1982): Las observaciones histológicas de las formas cocoides sugieren la presencia de células de la pared bacterias deficientes en el lupus eritematoso cutáneo y sistémico. Intl J Dermatol, 21: 526-537.

_____ (1984): Las observaciones histológicas de pleomórfico, variablemente ácido-alcohol resistentes de bacterias en la esclerodermia, morfea y liquen escleroatrófico. Intl J Dermatol, 23: 45-52.

_____ (1984): Pleomórfico, variablemente las bacterias ácido-alcohol resistentes en un paciente adulto con inhabilitación morfea pansclerotic. Arch Dermatol, 120: 656-661.

_____ (1990): *El microbio del cáncer: el asesino oculto en el cáncer, el SIDA y otras enfermedades autoinmunes.* Los Angeles: Aries Rising Press.

_____ (2005): *Cuatro Mujeres Contra el Cáncer: Las bacterias, el cáncer y el Origen de la Vida.* Los Angeles: Aries Rising Press.

Cantwell, A. R. Jr. y J. R. Wilson (1966): Esclerodermia con ulceración secundaria a micobacterias atípicas. Arch Dermatol, 94: 663-664.

Cantwell, A. R. Jr., E. Craggs y J. W. Wilson (1968): Las bacterias ácido-alcohol resistentes como una posible causa de la esclerodermia. Dermatologica, 136: 141-150 (Basilea).

Cantwell, A. R. Jr. y D. W. Kelso (1971): Las bacterias ácido-alcohol resistentes en la esclerodermia y morfea. Arch Dermatol, 104: 21-25.

_____ (1980): Hallazgos de la autopsia de las bacterias no-ácido-alcohol resistentes de la esclerodermia. Dermatologica, 160: 90-99 (Basilea).

Cantwell, A. R. Jr., L. Rowe y D. W. Kelso (1980): Esclerodermia nodular y pleomórficas bacterias ácido-rápidos. Arch Dermatol, 116: 1283-1290.

Cantwell, A. R. Jr. y J. K. Cove (1984): Las bacterias ácido-alcohol resistentes en un caso de necropsia de lupus eritematoso con infarto agudo de miocardio. Cutis, 33: 560-567.

Clark, H. W., M. R. Coker-Vann , J. S. Bailey y T. M. Brown (1988): La detección de antígenos de micoplasmas en los complejos inmunes de los fluidos de la artritis reumatoide sinovial. Ann Allergy, 60 (5): 394-398.

Cragg, M. S., C. A. Walshe, A. O. Ivanov and M. J. Glennie (2005): The biology of CD 20 and its potential as a target for mAb therapy. *Curr Dir Autoimmun*, 8: 140-174.

Cordier, J. F. (2006): Cryptogenic organising pneumonia *Eur Respir J*, 28: 422-446.

Cottin, V., F. Thivolet-Béiui, M. Reynaud-Gaubert, J. Cadranel, P. Delaval *et al.* (2003): Interstitial lung disease in amyopathic dermatomyositis, dermatomyositis and polymyositis. *Eur Respir J*, 22: 245-250.

Delmotte, N., L. van der Meiren (1953): Recherches et bacteriologiques histologique concernant la sclerodermie. Dermatológica., 107: 177-182 (Basilea).

Dickey, B. F., A. R. Myers (1984): Pulmonary disease in polymyositis/dermatomyositis. Semin Arthritis Rheum, 14: 60-76.

Douglas, W. W., H. D. Tazelaar, T. E. Hartman, R. P. Hartman, P. A Decker *et al.* (2001): Polymyositis-dermatomyositis-associated interstitial lung disease. *Am J Respir Crit Care Med*, 164: 1182-1185.

Edworthy, S. M. (2000): Clinical manifestations of systemic lupus erythematosus. In: S. Rubby, E. D. Harris, C. B. Sledge, W. N. Kelley, Kelley's textbook of rheumatology. 6 th ed. Philadelphia: Saunders, pp. 1105-1119.

Enberg, G. M., C. H. Kahn, F. Goity, S. Villalon, R. Zamorano, E. Figueroa (2009): Infecciones en pacientes con lupus eritematoso sistémico. Rev Med Chile; 137(10): 1367-1374.

Epler, G. R., T. V. Colby, T. C. McLoud, C. B. Carrington, E. A. Gaensler (1985): Bronchiolitis obliterans organizing pneumonia. *N Engl J Med*; 312: 152-158.

Fessler, B. J. (2002): Infectious diseases in systemic lupus erytliematosus: risk factors, management and prophylaxis. Best Pract Res Clin Rheumatol, 16: 181-191.

Ganger, P., C. Lange (2002): *Solving the Problem of Arthritis: An Antibiotic Treatment Handbook for Patients and Doctors* . Delaware, OH: GOM Publishing Company.

Genovese, M. C., E. F. Chakravarty, D. L. Boyle, Z. Tutuncu, C. M. Thorburn *et al.* (2005): A randomized, blinded, parallel group, placebo controlled pilot study evaluating the effect of PVAC treatment in patients with diffuse systemic sclerosis. J Rheumatol, 32(12): 2345-2350.

Ginzler, E. M., I. Moldovan (2005): Systemic Lupus Erythematosus. Trials: Successes and Issues. J Rheumatol, 32(4): 616-621.

Gladman, D. D., F. Hussain, D. Ibez, M. B. Urowitz (2002): The nature and outcome of infection in systemic lupus erytliematosus. Lupus, 11: 234-239.

Gottenberg, J., L. Guillevin, O. Lambotte, B. Combe, Y. Allanore *et al.* (2005): Tolerance and short term efficacy of rituximab in 43 patients with systemic autoimmune diseases. *Ann Rheum Dis*, 64: 913-920.

Greenspun, B. (2004): Systemic Lupus Erythematosus. En: Dubois' Lupus Erythemathosus. 6th Ed. Philadelphia: Williams and Wilkins, pp. 855-860.

Haier, J., M. Nasralla, A. R. Franco, G. L. Nicolson (1999): La detección de infecciones por micoplasma en la sangre de los pacientes con artritis reumatoide. Reumatología (Oxford), 38 (6): 504-509.

Horowitz, S., B. Evinson, A. Barrenador, J. Horowitz (2000): Mycoplasma fermentans en la artritis reumatoide y otras artritis inflamatorias. J Rheumatol, 27 (12): 2747-2753.

Imasaki, T., A. Yoshii, S. Tanaka, T. Ogura, A. Ishikawa and T. Takahashi (1996): Polymyositis and Sjögren's Syndrome associated with bronchiolitis obliterans organizing pneumonia *Intern Med*, 35: 231-235.

Kang, I. and S. H. Park (2003): Infectious complications in systemic lupus erythematosus after immunosuppressive therapies. Curr Opin Rheumatol, 15: 528-534.

Kang, E. H., E. B. Lee, K. C. Shin, C. H. Im, D. H. Chung, *et al.* (2005): Interstitial lung disease in patients with polymyositis, dermatomyositis and amyopathic dermatomyositis. *Rheumatology*; 44: 1282-1286.

Kavanaugh, A., R. Tomar, J. Reveille, D. H. Solomon and H. A. Homburger (2000): Guidelines for clinical use of the antinuclear antibody test for specific autoantibodies to nuclear antigens. American College of Pathologists. Arch Pathol Lab Med, 124: 71-81.

King, T. E. Jr. (2005): Clinical advances in the diagnosis and therapy of the interstitial lung diseases. *Am J Respir Crit Care Med* 172: 268-279.

Le, C. H., A. Morales y D. Trentham (1998): Minociclina en principios de la esclerodermia difusa. The Lancet, 352: 1755-1756.

Levine, T. D. (2005): Rituximab in the treatment of dermatomyositis: an open-label pilot study. Arthritis Rheum, 52: 601-607.

Livingston, V. W. y A. M. de Livingston (1972): Demostración de cryptocides progenitoras en la sangre en pacientes con colágeno y enfermedades neoplásicas. Trans NY Acad Sci, 34 (5): 433-453.

Livingston, V. W. y E. J. Alejandro (1970): Un tipo específico de organismo, cultivados a partir de tumores malignos: clasificación de la bacteriología y la propuesta. Ann NY Acad Sci, 174 (2): 636-654.

Massardo, L., M. E. Martínez, M. Baro, F. Figueroa, S. Rivero y S. Jacobelli (1991): Infecciones en lupus eritematoso generalizado. Rev. Med. Chile, 119: 1115-1122.

Marie, I., E. Hachulla, P. Y. Hatron, M. F. Hellot, H. Levesque, B. Devulder *et al.* (2001): Polymyositis and dermatomyositis: short term and longterm outcome, and predictive factors of prognosis. *J Rheumatol*, 28: 2230-2237.

Marie, I., P. Y. Hatron, E. Hachulla, B. Wallaert, U. Michon-Pasturel and B. Devulder (1998): Pulmonary involvement in polymyositis and in dermatomyositis. *J Rheumatol*, 25: 1336-1343.

Marie, I., E. Hachulla, P. Chérin, S. Dominique, P. Y Hatron *et al.* (2002): Interstitial lung disease in polymyositis and dermatomyositis. *Arthritis Rheum* 47: 614-622.

Mok, C. C., L. Y. Ho and C. H. To (2007): Rituximab for refractory polymyositis: an open-label prospective study. *J Rheumatol*; 34: 1864-1868.

O'Dell, J. R., K. W. Blakely, J. A. Mallek, P. J. Eckhoff, R. D. Leff *et al.* (2001): Treatment of early seropositive rheumatoid arthritis: a two-year, double-blind comparison of minocycline and hydroxychloroquine. Arthritis Rheum, 44: 2235-2241.

O'Dell, J. R., J. R. Elliott, J. A. Mallek, T. R. Mikuls C. A. Weaver *et al.* (2006): Treatment of early seropositive rheumatoid arthritis: doxycycline plus methotrexate versus methotrexate alone. Arthritis Rheum, 54(2): 621-627.

Robertson, L. P., R. W. Marshall y P. Hickling (2003): El tratamiento de la calcinosis cutánea en la esclerosis sistémica limitada, con minociclina. Ann Rheum Dis, 62 (3): 267-269.

Scammell, H. (1998): Esclerodermia: *La terapia probada que puede salvar su vida.* Nueva York: M Evans y Co, Inc.

Sapadin, A. N. y R. Fleischmajer (2006): Tetraciclinas: las propiedades antibióticas y sus implicaciones clínicas. J Am Acad Dermatol, 54 (2): 258-265.

Schaeverbeke, T., H. Renaudin, M. Clerc, L. Lequen, J. P. Vernhes *et al.* (1997): Systematic detection of mycoplasmas by culture and polymerase chain reaction (PCR) procedures in 209 synovial fluid samples. Br J Rheumatol, 36(3): 310-314.

Tazelaar, H. D., R. W. Viggiano, J. Pickersgill and T. V. Colby (1990): Interstitial lung disease in polymyositis and dermatomyositis. Clinical features and prognosis as correlated with histologic findings. *Am Rev Respir Dis*, 141: 727-733.

Wuerthele-Caspe (Livingston) V. (1947): La esclerodermia tratados con PROMIN, con el informe de un caso. J Med Soc Nueva Jersey, 44: 52-53.

Wuerthele-Caspe (Livingston) V., E. Brodkin y C. Mermod (1947): Etiología de la esclerodermia. Informe clínico preliminar. J Med Sci N J, 44:256-259.

Wuerthele-Caspe (Livingston) V., E. J. Alexander y J. A. Anderson (1950): Propiedades culturales y patogenicidad de ciertos microorganismos obtenidos a partir de diversas enfermedades proliferativas y neoplásicas. Amer J Med Sci, 220: 638-648.

Ytterberg, S. R. (2006): Treatment of refractory polymyositis and dermatomyositis. *Curr Rheumatol Rep*, 8: 167-173.

Zonana-Nacach, A., A. Camargo-Coronel, P. Yïez, L. Sánchez, F. J. Jimenez-Balderas and A. Fraga (2001): Infections in outpatients with systemic lupus erytliematosus: a prospective study. Lupus, 10: 505-510.

Capítulo 9

Síndrome de activación macrofágica

DRA. MELBA MÉNDEZ MÉNDEZ

Los síndromes hemofagocíticos (SH) constituyen una entidad clínico-patológica caracterizada por la proliferación no maligna e incontrolada de macrófagos y linfocitos T, con prominente hemofagocitosis en médula ósea y otros sistemas reticuloendoteliales, que cursan con una hiperproducción de citocinas, que son las causantes de los principales signos biológicos y clínicos expresados en este síndrome, del daño tisular e incluso de la muerte.

El síndrome de activación macrofágica (SAM) es una forma de linfohistiocitosis hemofagocítica secundaria, relacionada con enfermedades autoinmunes y caracterizada por citopenias, disfunción de órganos y coagulopatía, asociadas a una inadecuada activación de macrófagos. Sin embargo, el término SAM es indistintamente usado por otros autores para identificar cualquier tipo de linfohistiocitosis hemofagocítica, ya sea primaria o secundaria. El SAM asociado a la artritis idiopática juvenil (AIJ) ha sido identificado también como síndrome reactivo hemofagocítico o coagulación intravascular diseminada con fallo hepático. Se considera que el SAM es similar a una serie de desórdenes que tienen un carácter autosómico recesivo, que se agrupan bajo el nombre de linfohistiocitosis hemofagocítica familiar, relacionados con varios defectos genéticos que alteran la vía citolítica.

El SAM es considerado una rara y potencialmente mortal complicación de las enfermedades reumáticas de la infancia, en particular de la artritis idiopática juvenil sistémica (AIJS). Su comienzo es agudo y generalmente muy dramático, que semeja una exacerbación de la enfermedad subyacente o una infección severa, lo que dificulta su diagnóstico y requiere de un alto índice de sospecha.

Los datos epidemiológicos del SAM en enfermedades autoinmunes no están bien establecidos. Este síndrome es infradiagnosticado, generalmente por desconocimiento. Ha sido muy estudiado en la AIJS y se estima que alrededor de 7 a 13% de estos pacientes puede desarrollar dicha complicación. Sin embargo, si se considera la evidencia subclínica, este porcentaje puede ser mayor, elevándose hasta 50% en los casos de AIJS. Puede ocurrir igualmente en adultos jóvenes que debutaron en la infancia con AIJ y es raro que se presente en la enfermedad de Still del adulto. El periodo de tiempo entre el inicio de la enfermedad autoinmune y el desarrollo del SAM es variable, entre uno y 12 años, con una media de ocho.

Apuntes históricos

Las primeras descripciones de eritrofagocitosis por los macrófagos reticulares fueron reportadas en los años treintas del siglo xx. Hacia 1970 se asocia el síndrome hemofagocítico a enfermedades reumáticas. Entre los años 1980 y 1990 se describen los primeros niños con artritis reumatoide sistémica complicados con este síndrome. El término de síndrome de activación macrofágica es usado por primera vez en 1985. En 1999 se describe la mutación del gen de la perforina. En el 2004 son revisados e incluidos nuevos elementos en los criterios diagnósticos de la linfohistiocitosis hemofagocítica. Más recientemente, el grupo de Ravelli propone criterios de SAM complicando a la AIJS.

Los síndromes hemofagocíticos se han clasificado en dos grupos:

1. Primarios o genéticos.
2. Secundarios.

Las formas primarias suelen debutar en el primer año de vida y están asociadas a mutaciones genéticas, destacando entre otras las asociadas a la linfohistiocitosis familiar [MUNC13-4 (17q-25) y STX 11(6q 24)] y la mutación del gen de la perforina. En este grupo de SH son incluidos, además, los síndromes de inmunodeficiencias primarias monogénicas (por ejemplo, Enfermedad de Chediak Higashi) y los síndromes febriles periódicos (por ejemplo, síndrome CINCA, síndrome de hiper Ig D).

Los SH secundarios están relacionados con:

1. Infecciones: constituyen alrededor de 50 a 60% de todas las formas secundarias de las linfohistiocitosis hemofagocíticas, dentro de ellas aproximadamente 50% corresponde a las infecciones virales, destacando el virus de Epstein Barr, además el citomegalovirus y herpes virus, por lo que a esta forma también se le reconoce como *virus-associated haemophagocytic syndrome* o VAHS.
   Otras infecciones responsables del desarrollo de este síndrome son las bacterianas, algunos parásitos y hongos.
2. Neoplasias: como las leucemias y linfomas.
3. Drogas: en ellas cabe mencionar la aspirina y otros AINE, methotrexate, sales de oro, sulfasalazina, drogas biológicas como los anti-TNF, vancomicina.
4. Enfermedades autoinmunes: destaca la AIJ (más frecuente en la forma sistémica, pero también en los subtipos poliarticular y artritis con entesitis), el lupus eritematoso sistémico, dermatomiositis juvenil, enfermedades inflamatorias intestinales, Enfermedad de Kawasaki, etcétera.

Criterios diagnósticos para las linfohistiocitosis hemofagocíticas

En 1994, la *Histiocyte Society* establece los criterios para las linfohistiocitosis hemofagocíticas (LHH) primarias y secundarias. En 2004, estos son revisados y ampliados con el objetivo de obtener un diagnóstico temprano de niños con LHH.

El protocolo de 1994 no incluía la dosificación de ferritina, del CD25 soluble, ni de la citotoxicidad por células naturales asesinas (*natural killer*), como criterios diagnósticos.

Criterios

1. Historia familiar o defecto genético conocido.
2. Criterios clínicos y de laboratorio, con al menos cinco de ocho de los siguientes:
   a) Fiebre.

b) Esplenomegalia.

c) Citopenias de al menos 2 líneas celulares.
- Hemoglobina <9.0 g/L o <10 g/L en recién nacido.
- Leucocitos <1 000.
- Plaquetas <100 000.

d) Hipertrigliceridemia >265 mg/dL o hipofrinogenemia <1.5 g/L.

e) Hiperferritinemia >500 µg/L.

f) Aumento del receptor soluble (CD25) para la interleukina (IL) 2 >2 400U/mL.

g) Citotoxicidad para las células naturales asesinas, disminuida o ausente.

h) Hemofagocitosis demostrada en médula ósea, líquido céfaloraquídeo (LCR), bazo o ganglios linfáticos. No es imprescindible su presencia, siempre que se cumplan los otros criterios clínicos.

Apoyan el diagnóstico otros datos, como la presencia de sintomatología neurológica con un LCR con moderada pleocitosis o hiperproteinorraquia, elevación de las aminotransferasas e hiperbilirrubinemia y LDH >1 000 U/L.

Teniendo en cuenta que la AIJS es la enfermedad reumatológica más frecuentemente asociada al SAM en el paciente pediátrico, Ravelli y colaboradores elaboraron los criterios clínicos y humorales para el SAM complicando a esta entidad. Estos están aún pendientes por validar. Definieron, además, otros elementos que no constituyen criterios, pero que sí son valiosos a la hora de definición de diagnóstico de SAM relacionado con AIJS, al ser de fácil obtención en las diferentes instituciones. Sin embargo, ninguno de estos criterios es aplicable al SAM secundario a otras enfermedades autoinmunes.

Criterios diagnósticos para el síndrome de activación macrofágica complicando a la artritis idiopática juvenil sistémica

Deben ser cumplidos al menos dos criterios.

Criterios clínicos

1. Disfunción del sistema nervioso central (SNC): irritabilidad, cefalea, letargia, desorientación, convulsiones, coma.
2. Hemorragias: presencia de equimosis, púrpura, sangramiento de mucosas.
3. Hepatomegalia: mayor que 3 cm debajo del reborde costal.

Criterios de laboratorio

1. Disminución relativa del conteo de plaquetas: menor o igual que 262 000.
2. Disminución del recuento de leucocitos: menor o igual que 4 000.
3. Aumento de valores de las transaminansas: TGP mayor que 59 UL.
4. Hipofrinogenemia menor o igual que 250 mg/dL.

Alteraciones de laboratorio que no constituyen criterios diagnósticos de SAM asociado a AIJS

1. Eritrosedimentación menor que 50 mm/h.
2. Valores de TGO mayor que 40 UL.

3. Bilirrubina mayor que 1.2 mg/dL.
4. Valor de LDH mayor o igual que 900 UL.
5. Hipolbuminemia de menor o igual que 2.5 g/L.
6. Sodio sérico menor o igual que 130 mEq/L.

Patogenia

La mayoría de las hipótesis acerca de los mecanismos patogénicos subyacentes del SAM se basan en los resultados de los diferentes estudios de las linfohistiocitosis hemofagocíticas primarias. En estas, la proliferación incontrolada de células T y macrófagos está asociada con la disminución de la actividad de las células NK y de los linfocitos T citotóxicos, secundario a mutaciones del gen de la perforina (PRF1).

En los casos de SAM asociados a AIJS se ha demostrado que comparten elementos patogénicos con las formas familiares de LHH, como la alteración de las células Natural Killer y linfocitos T CD8+, el ambiente de citocinas y más recientemente la disminución de los niveles de perforina en las Natural Killer, lo cual está relacionado con polimorfismos heterocigóticos de los genes de la perforina demostrados en los pacientes con AIJS que han presentado SAM. Esto no sucede en otras formas de AIJ, por lo que la disminución de la función de las NK asociada a valores anormales de expresión de perforina puede ser un dato que diferencie a pacientes con AIJS de aquellos afectados por otras formas de AIJ, lo cual explicaría la mayor incidencia del SAM en la forma sistémica de la enfermedad.

Todo esto conlleva una incapacidad en la eliminación de los antígenos, estimulación sostenida del sistema inmune por el complejo antígeno-anticuerpo, lo que provocaría la característica hiperproducción de citoquinas y una activación mantenida de los macrófagos que infiltrarán múltiples tejidos. Entre las citocinas destacan el TNF alfa; interleucinas 6, 8, 10, 12,18; el interferón (INF) gamma y la proteína macrofágica inflamatoria 1 alfa. Esta hiperproducción de citocinas es la responsable de las manifestaciones inflamatorias que caracterizan a este síndrome y que se expresan fundamentalmente en hígado, cerebro y elementos sanguíneos.

Por otra parte son liberadas proteasas que activan el plasminógeno, la formación de plasmina, la degradación de fibrina y el desarrollo de una coagulación intravascular diseminada (CID).

Histopatología

Las primeras descripciones por microscopía óptica (MO) de eritrofagocitosis por los macrófagos reticulares en los síndromes hemofagocíticos fueron reportados alrededor del año 1939.

A nivel de médula ósea, LCR, hígado, bazo, ganglios linfáticos e incluso en tejido pulmonar, pueden encontrarse numerosos histiocitos activos y bien diferenciados, fagocitando elementos hemopoyéticos, hasta en un 82% de los casos. Este fenómeno, especialmente en las formas primarias de SH y sobre todo en etapas iniciales puede no ser identificado.

Diagnóstico

El reconocimiento temprano de un SAM en un paciente con enfermedad reumática requiere de un elevado índice de sospecha y deben considerarse algunos aspectos:

1. Que las manifestaciones clínicas y analíticas de este desorden pueden ser similares a las de la enfermedad subyacente o superponerse, por ejemplo, en la fase activa de la AIJS es característica la elevación de la ferritina y la anemia, además de la fiebre y organomegalia, sin otros elementos de SAM o en el LES la presencia de citopenias, fiebre, afectación del SNC, sin constituir esto un SAM complicando al LES.

2. El SAM puede semejar una infección sobreaguda, que es además una complicación frecuente en este tipo de paciente. Esta situación obliga a dos interrogantes:

   a) ¿Se trata de una infección complicada con un SAM?

   b) ¿Es un SAM o una infección?

3. Además, deben tenerse en cuenta aquellos factores predisponentes o potencialmente desencadenantes de un SAM en niños con enfermedad reumática, como son los medicamentos que se emplean en el tratamiento de su enfermedad y que pueden convertirse en un momento dado precipitantes de esta complicación.

4. La coagulopatía presente en el SAM puede deberse a otras entidades, siendo necesario la confirmación del fenómeno hemofagocítico, obteniendo muestras de tejido (médula ósea, ganglios, LCR, etc.)

Por todo lo anterior, el SAM debe ser incluido en el diagnóstico diferencial de todo paciente con enfermedad reumatológica cuando se produce un cambio del estado clínico basal del paciente y/o aparecen alteraciones humorales sugestivas de proceso hemofagocítico.

En la serie de Ravelli y colaboradores, la fiebre fue el síntoma más frecuente, pero el menos específico. En relación a esta manifestación es importante el cambio de patrón de la fiebre, de uno a dos picos al día ,característico de la enfermedad, a una fiebre persistente como suele verse en el SAM. En esta serie destacaron, además, la hepatomegalia en 60% de los casos, las adenopatías, el rash cutáneo, las diátesis hemorrágicas, la esplenomegalia y la afectación del SNC. En la serie de Stephan 50% de los niños tuvo compromiso pulmonar, 42% disfunción cardiaca y 16% alteraciones renales.

A pesar de todos los elementos clínicos y humorales antes mencionados, que constituyen criterios diagnósticos de los síndromes hemofagocíticos y los propuestos para el SAM asociado a la AIJS, el diagnóstico de cualquiera de ellos es complicado y como se citó anteriormente, requiere de un alto índice de sospecha. Determinadas investigaciones incluidas en dichos criterios son difíciles de realizar de forma rutinaria, ya sea por la ausencia de recursos o por la demora de los resultados, por ejemplo: los exámenes genéticos y la determinación de los valores del CD25. Además, otros elementos diagnósticos de las LHH no son específicos o únicos de ellas, ejemplo los macrófagos CD163+ en médula ósea. Por último, una espera de resultados en un SAM puede ser catastrófico y los pacientes requerirán tratamiento antes de que se tengan todos los criterios planteados si la sospecha es elevada. Aquí cabe mencionar que un descenso progresivo y persistente de la cifra de eritrosedimentación a pesar del empeoramiento de la actividad inflamatoria debe ser considerado una señal que distingue el inicio de un SAM. De igual forma sucede con los valores de leucocitos y plaquetas; un descenso de ellos en franca actividad de la enfermedad reumática, aun sin estar en rango de leucopenia o trombopenia, no pueden ser interpretados de irrelevantes y sí constituir signos de alerta que ayuden a realizar un diagnóstico precoz.

Si se establece una comparación entre una crisis o fase de actividad de la AIJS y un SAM establecido, serán evidentes las diferencias entre ambas, a pesar de ser prácticamente indistinguibles desde el punto de vista clínico (**Tabla 9.1**).

Tabla 9.1. Diferencias entre AIJS y SAM.

	AIJS	SAM
Fiebre	En picos 1-2/d	Persistente
Exantema	Macular	Petequial
Leucocitos	80 % de los casos muy elevados	Disminuidos
Plaquetas	70 % de los casos elevadas	Disminuidas
Parámetros hepáticos (ALT/AST)	Habitualmente normales	Alterados
Eritrosedimentación	Elevada	Disminuida o tendencia al descenso progresivo
Bilirrubina	Normal	Elevada
Tiempo de protrombina	Normal	Aumentado
Fibrinógeno	Aumentado	Disminuido

Tratamiento

Tiene como objetivo suprimir la excesiva respuesta inflamatoria característica de este síndrome y que pone en peligro la vida del paciente.

Su manejo necesitará del apoyo de un grupo de especialistas, entre los que destacan intensivistas, infectólogos, reumatólogos, hematólogos e inmunólogos.

En la literatura médica se encuentran reportes de pequeñas series que utilizan diferentes esquemas terapéuticos, resaltando el uso de algunas drogas que pueden ser a su vez precipitantes del síndrome hemofagocítico. Otros autores defienden la postura de que la función de las terapias supuestamente asociadas al desarrollo de un SAM ha sido sobrestimada y que realmente este fenómeno está más relacionado con la enfermedad inflamatoria subyacente insuficientemente controlada.

En el año 2002 se reporta una mayor sobrevida en transplantados con células madres (*stem cell*) siguiendo el protocolo para las linfohistiocitosis hemofagocíticas. Bajo esta experiencia se elabora una amplia guía de diagnóstico y manejo en niños menores 18 años con HLH, ya sea primaria o secundaria. Estas medidas son agresivas e incluyen el uso de antifúngicos, sulfaprín profiláctico, gammglobulinas endovenosas, profilaxis de úlcera péptica y tratamiento antiviral si se sospecha infección por virus.

El esquema básicamente es de ocho semanas, se intensificará en la segunda semana si se produce reactivación del proceso. Si la respuesta clínico humoral es adecuada se sugiere un seguimiento estrecho.

Para el SAM asociado a enfermedades reumáticas, particularmente, este protocolo no sería de obligatorio cumplimiento, por ejemplo, el manejo del SAM asociado a la AIJS sería suficiente con altas dosis de esteroides.

Un grupo multinacional formado por diferentes especialistas de Suiza, Canadá y Francia aboga por:

1. Inicio de altas dosis de esteroides.
2. Eliminación de los desencadenantes probables.
3. Control de la infección.

En los casos refractarios a las medidas antes señaladas se debe pasar a otra fase que incluiría:

1. Uso de inmunoglobulinas.
2. Ciclosporina A/Etopóside.

Si a pesar de la aplicación de las orientaciones anteriores progresa el estado inflamatorio debe procederse a:

1. Plasmaférseis.
2. Globulina anti-timocito.
3. Esplenectomía.
4. Transplante de células madres.

De forma práctica y general deben ser consideradas:

1. Todos los AINE, drogas modificadoras de la enfermedad o los inmunosupresores deben ser retirados.
2. Los esteroides son la droga de elección, particularmente los pulsos de metilprednisolona a 30 mg/kg/dosis, hasta 1 g/dosis, entre tres y 10 pulsos.
3. En aquellos no respondedores al esteroides, la ciclosporina A es la segunda droga de elección a 2.5 mg/kg/día.
4. Para casos refractarios:
   a) Inmunoglobulinas.
   b) Ciclofosfamida.
   c) Etanercept.
   d) Plasmaféresis.

En la **tabla 9.2** se ofrece el protocolo HLH de 2004 para el tratamiento de las linfohistiocitosis familiares o secundarias en niños menores de 18 años.

El LCR debe ser evaluado al momento del diagnóstico y después de 14 días. Si hay empeoramiento neurológico o LCR alterado a la semana dos del tratamiento, la terapia intratecal debe ser administrada semanalmente.

Evolución y pronóstico

El SAM tiene una elevada mortalidad. Un temprano reconocimiento de los elementos clínicos y humorales que lo caracterizan y su diferenciación de aquellos presentes durante el periodo de exacerbación de la enfermedad de base, permitiría la aplicación rápida de un tratamiento adecuado y por tanto mejorar el pronóstico.

Antes de los protocolos de HLH de1994 y de HLH de 2004, la supervivencia para las formas primarias era muy baja (5%).

Tabla 9.2. Protocolo HLH de 2004.

Terapia sistémica	Dexametasona	Etopósido	Ciclosporina A
Semana 1	10 mg/m²/día	150 mg/m² EV 2 veces/semana	3 mg/kg/día hasta 200 mg/L
Semana 2	10 mg/m²/día	150 mg/m² EV 2 veces/semana	3 mg/kg/día hasta 200 mg/L
Semana 3	5 mg/m²/día	150 mg/m² EV 1 vez/semana	3 mg/kg/día hasta 200 mg/L
Semana 4	5 mg/m²/día	150 mg/m² EV 1 vez/semana	3 mg/kg/día hasta 200 mg/L
Semana 5	2.5 mg/m²/día	150 mg/m² EV 1 vez/semana	3 mg/kg/día hasta 200 mg/L
Semana 6	2.5 mg/m2/día	150 mg/m² EV 1 vez/semana	3 mg/kg/día hasta 200 mg/L
Semana 7	1.25 mg/m2/día	150 mg/m² EV 1 vez/semana	3 mg/kg/día hasta 200 mg/L
Semana 8	Disminuir y descontinuar	150 mg/m² EV 1 vez/semana	3 mg/kg/día hasta 200 mg/L
Terapia intratecal	Menores de 1 año de edad	Entre 1 y 2 años de edad	2 a 3 años de edad
Methotrexate	6 mg	8 mg	10 mg
Prednisolona	4 mg	6 mg	8 mg

Para los niños con SAM complicando a la AIJ se ha reportado una evolución fatal de hasta 30% de los casos, relacionado fundamentalmente con fallo hepático agudo y diátesis hemorrágica.

Se han notificado recaídas en un porcentaje variable según las series, observándose que 4% de los casos puede presentar esta complicación en dos ocasiones y alrededor de 13% hasta tres cuadros compatibles con SAM.

El SAM asociado al lupus eritematoso juvenil tiene igualmente una elevada mortalidad, siendo más frecuente el fallo multiorgánico que en el SAM asociado a la AIJS, destacando la afectación de corazón, pulmón y riñón.

Bibliografía

Benito González, M., A. J. Roa y N. Schmidt (2005): Síndrome de activación macrofágica en pediatría: a propósito de cuatro casos. Rev Chil Pediatr, 76 (2); 183-192.

Behrens, E. M., T. Beukelman y M. Paessler (2007): Occult macrophage activation syndrome in patients with systemic juvenile idiopathic arthritis. J Rheumatol May, 34(5): 1133-1138.

Castillo, L. y J. Carcillo (2009): Secondary hemophagocytic Lymphohistiocytosis and severe sepsis/systemic inflammatory response syndrome/multiorgan dysfunction syndrome/macrophage activation syndrome share common intermediate phenotypes on a spectrum of inflammacion Pediatr Crit Care Med,10(3): 387-392.

Clement, R., H. Jouan, F. Le Gall, O. Rodat (2006): Macrophage activation syndrome: an autopsy case of sudden death. J Clin Forensic Med, 13 (6-8): 356-360.

Dapena Díaz, J. L., C. Díaz de Heredia y P. Bastida Vila (2009): Síndrome hemofagocítico: expresión de diversas entidades nosológicas. An Pediatr (Barc), 71(2): 110-116.

Davi, S., A. Consolaro, D. Guseinova, A. Pistorio, N. Ruperto, A. Martini *et al.* (2011): An international consensus survey of diagnostic criteria for macrophage activation síndrome in systemic juvenile idiopathic arthritis. MAS Study Group. J Rheumatol, 38(4): 764-768.

Deane, S., C. Selmi, S. S. Teuber and M. E. Gershwin (2010): MacrophageActivation Syndrome in Autoinmune Disease. Int Arch Allergy Immunol, 153: 109-120.

García-Consuegra, J., R. Merino y J. de Inocencio Arocena (2008): Síndrome de activación macrofágica y artritis idiopática juvenil. Resultados de un estudio multicéntrico y Grupo de estudio del Síndrome de Activación Macrofágica y Artritis Idiopática Juvenil, de la Sociedad Española de Reumatología Pediátrica. An Pediatric (Barc), 68(2): 110-116.

Grom, A. A.and E. D. Mellins (2010): Macrophage activation syndrome: advances towards understanding pathogenesis. Curr Opin Rheumatol, 22(5): 561-566

Iglesias Jiménez, E., M. S. Camacho Lovillo, M. J. Lirola Cruz, D. Falcón Neyra and O. Neth (2010): Síndrome de activación macrofágica como debut de probable artritis idiopática juvenil sistémica, An Pediatr (Barc) 72: 230-231.

Sawhney, S., P. Woo and K. J. Murray (2001): Macrophage activation síndrome: a potentially fatal complication of rheumatic disorders.Arch Dis Child, 185: 421-426.

Silva, C. A., C. M. Silva and T. C. Robazzi (2004): Macrophage activation syndrome associated with systemic juvenile idiopathic arthritis. J Pediatric (Rio J), 80(6): 517-522.

Tristano, A. G. (2008): Macrophage activation syndrome: a frequent but under-diagnosed complication associated with rheumatic diseases. Med Sci Monit, 14(3): RA 27-36.

Rouphael, N. G., N. J. Talati, C. Vaughan, K. Cunninghm, R. Moreira, *et al.* (2007): Infections associated with haemophagocytic syndrome. Lancet Infect Dis, 7(12): 814-822.

Pringe, A., L. Trail, N. Ruperto, A. Buoncompagni, A. Loy, *et al.* (2007): Macrophage activation syndrome in juvenile systemic lupus erythematosus: an under-recognized complication? Lupus,16: 587-593.

Vastert, S. J., R. van Wijk, L. E. D´Urbano, K. M. de Vooght, de Jager *et al.* (2010): Mutations in the perforin gene can be linked to macrophage activation síndrome in patients with systemic onset juvenile idiopathic arthritis. Rheumatology (Oxford), 49(3): 441-449.

Capítulo 10

Coxalgia en el niño

Dra. Ziannah M. Almanza Liranza, Dr. José Antonio Rodríguez Triana Orve

La cadera es una articulación del miembro inferior formada por el acetábulo del hueso coxal y la cabeza del fémur, a través de la cual se trasmite el peso del cuerpo hacia los miembros inferiores. La articulación de la cadera está diseñada para permitir prácticamente cualquier movimiento en los distintos planos del espacio, y es debido a esta gran movilidad que la coxalgia (dolor de la cadera) pueda ser muy limitante.

Se denomina coxalgia al dolor referido a la articulación de la cadera, y coxalgia con claudicación a la cojera dolorosa producida por el acto de andar cuando alguna enfermedad afecta directa o indirectamente a la articulación coxofemoral.

Principales causas del dolor de cadera en la infancia

1. Inflamatorias:
   a) Sinovitis transitoria.
   b) Artritis séptica.
   c) Osteomielitis.
   d) Coxitis brucelar.
   e) Coxitis tuberculosa.
   f) Artritis idiopática juvenil
   g) Espondiloartropatía.
2. Del desarrollo:
   a) Enfermedad de Perthes.
   b) Epifisiólisis de la cabeza femoral.
   c) Displasia de cadera.
   d) Displasias epifisiarias.
3. Traumatismos.
4. Origen incierto:
   a) Condrolisis idiopática.
   b) Osteoporosis idiopática.
   c) Protrusión acetabular.
   d) Osteoartrosis.
5. Tumores y enfermedades hematológicas:
   a) Tumor benigno.
   b) Tumor maligno.
   c) Leucemia.
   d) Diástesis hemorrágica.
6. Origen extrarticular:
   a) Patología de columna.
   b) Patología abdominal.
   c) Sindrome no orgánico.

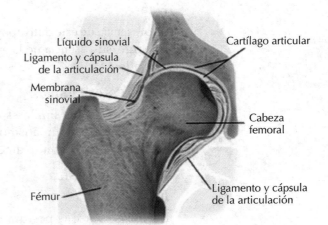

Fig. 10.1. Articulación de la cadera.

Dolor

El análisis del dolor de cadera se basa en su localización. Un dolor lateral puede ser irradiado del segmento lumbar o de las sacroilíacas. Más frecuentemente se trata de un síndrome trocantérico.

El dolor coxofemoral generalmente es inguinofemoral, aunque puede haber proyección secundaria al trocánter, el glúteo y la rodilla. El horario es importante. Las articulaciones de carga duelen más con la deambulación; si el dolor y la dificultad para la marcha son más intensos cuando se inicia esta después del reposo y a continuación mejora y se alivia, es un dato a favor del origen inflamatorio. En el caso de las infecciones agudas, como son las artritis bacterianas, el dolor es constante y se intensifica con la marcha, que frecuentemente es imposible.

En las alteraciones mecánicas, que en el niño estarían representadas por las que aparecen en los grupos 2, 3 y 4, enumerados con anterioridad, el dolor se intensifica a lo largo de la actividad física. En algunas afecciones como en la Enfermedad de Perthes, el dolor es mínimo o inexistente, siendo la cojera lo que lleva al niño a consulta. Otras entidades, como el osteoma osteoide, tienen unas características precisas, como la aparición nocturna del dolor y la mejoría franca con el ácido acetilsalicílico. Las leucemias y los tumores suelen provocar dolores erráticos e imprecisos.

Duración e intensidad del dolor

Los procesos inflamatorios o infecciosos crónicos dan lugar a dolores moderados y de larga duración. Las infecciones agudas y la sinovitis transitoria de cadera producen un dolor más intenso y limitante, por lo que el niño es llevado a las horas o pocos días de evolución.

Cojera

Prácticamente siempre una afectación de la cadera da limitación a la marcha en el niño mayor y al apoyo del miembro afectado en el niño pequeño. Es importante señalar que estos síntomas pueden ser debidos a afectación a otro nivel y pasar desapercibidos a los padres, como ocurre con la artritis de tobillos, rodillas, lesiones óseas en miembros inferiores o patología de columna. Una cojera con exploración física no relevantes no siempre es una enfermedad de la cadera y exige un examen exhaustivo del aparato locomotor del paciente

Fiebre

La presencia de este dato apoya la etiología infecciosa inflamatoria del proceso. Sin embargo, su ausencia no la excluye. También puede haber fiebre por otro proceso asociado.

Otros datos clínicos

Episodios previos similares, datos epidemiológico (ingesta de leche sin hervir), antecedentes de traumatismos o infecciones, alteraciones gastrointestinales y otros pueden orientar definitivamente el diagnóstico.

Exploración física
Inspección

Debe observarse la postura que el niño adopta en la mesa de exploración. Una inflamación aguda suele expresarse con semiflexión, rotación externa y abducción del miembro afectado. El examen de la piel buscando zonas inflamatorias superficiales, no debe olvidarse.

Palpación

Se realizará comenzando por el lado contra lateral y por la zona más alejada del dolor. Primero se hace una palpación superficial y después, más profunda, para descartar dolor óseo.

Movilidad activa y pasiva

De nuevo deben explorarse antes los pies y las rodillas para ir tranquilizando al paciente y descartar otra patología. Una vez en la cadera, los movimientos a realizar son la flexoextensión, abducción, aducción y rotaciones, estas últimas con el miembro tanto en extensión como en flexión. Se flexiona el muslo (con la rodilla flexionada) en dirección al pecho, al mismo tiempo que se detiene la rodilla contra lateral, contra la mesa de examen. Se regresa el muslo a 90 grados y, usando la rodilla como pivote, se desvía la pierna hacia fuera (rotación interna) y hacia adentro (rotación externa).Se exploran otros movimientos como la abducción, la aducción y la hiperextensión, que requiere que el paciente esté acostado sobre el lado contra lateral.

Exploración de la marcha

Se hará siempre que sea posible, si el dolor lo permite y el paciente tiene edad para esfectuarla. Debe realizarse en un espacio físico de longitud suficiente, observando al niño mientras camina por delante y por detrás. En ocasiones es conveniente pedirle que corra, dado que algunas alteraciones se aprecian mejor con la carrera. Si el paciente no tiene edad para caminar, debe observarse la capacidad para ponerse de pie o apoyarse en el suelo.

Estática

Hay que evaluar una posible dismetría de longitud y grosor de los miembros inferiores, en decúbito y de pie, axial como el alineamiento de las crestas iliacas y de la columna vertebral en posición erecta y en flexión lumbar.

Exploración general completa y del resto del aparato locomotor.

La presencia de exantema, soplo cardiaco, visceromegalia, o la inflamación de otra articulación puede ser la clave del diagnóstico.

Dolor de caderas en el niño

- A cualquier edad: artritis séptica.
- De 2 a 10 años: sinovitis transitoria.
- De 5 a 10 años: Enfermedad de Legg Perthes.
- De 10 a 16 años: deslizamiento epifisario.

En presencia de un niño de cualquier edad con coxalgia o claudicación, o ambas, para llegar al diagnóstico definitivo se debe pensar en:
1. Patología que compromete la cadera.
2. Que se trata de un dolor referido, cuyo origen puede estar a distancia, como por ejemplo, en la columna, articulación sacroilíacas, partes blandas.

3. Secundario a un sobresfuerzo o traumatismo, o ambos, de cualquier segmento de las extremidades inferiores.

Artritis séptica de cadera

La artritis séptica de cadera es una patología que representa una urgencia terapéutica que precisa de una alta sospecha, su demora en el tratamiento ocasiona graves secuelas. La afectación de la articulación de la cadera por estos gérmenes infecciosos puede llevar a una destrucción de la articulación y, por tanto, a un problema invalidante si no se toman las medidas adecuadas a tiempo.

Etiología

El germen causal más frecuente es el estafilococo, 70 a 80%, en segunda frecuencia están el estreptococo y gonococo. Los gérmenes Gram negativos son menos frecuentes (*Escherichia Coli, Pseudomonas, Proteus, Hemophilus influenza, Serratia*).

Patogenia

Los gérmenes llegan a la articulación por una de las vías siguientes:
- Vía hematógena, que es la más frecuente.
- Vía directa, a través de una herida penetrante a la articulación, por una inyección articular infectada o infección quirúrgica.
- Por contigüidad, debido a la extensión de un foco osteomielítico, hacia la cavidad articular.

Clínica

Generalmente se trata de un niño o adolescente. El cuadro es de comienzo agudo, se instala en horas o pocos días, con síndrome febril: temperatura alta, escalofríos, postración e inapetencia. Se acompaña de compromiso articular con dolor espontáneo, especialmente intenso al movilizar la articulación, aumento de volumen, enrojecimiento cutáneo, aumento de calor local, impotencia funcional y posición antiálgica. Puede haber una puerta de entrada, como una infección cutánea (forúnculo, ántrax, impétigo, sarna infectada) o evolucionar en el curso de una enfermedad infecciosa (septicemia, neumonía estafilocócica u otra, amigdalitis aguda, etc.).

En los lactantes, las manifestaciones generales pueden preceder al cuadro articular local y, por lo tanto, frente a un cuadro infeccioso en un niño debe pensarse, entre otras causas, en una artritis séptica y habrá que buscar la articulación comprometida.

Diagnóstico

El diagnóstico se confirma con la punción articular al obtener líquido articular turbio o purulento. Debe estudiarse sus características físico-químicas y la presencia de gérmenes mediante tinción directa de Gram, cultivo y antibiograma, en una artritis séptica, es cremoso o grisáceo. El examen celular del líquido es de gran utilidad. Contiene normalmente alrededor de 100 leucocitos por milímetro cúbico. En las artritis sépticas sobre 100 000 por milímetro cúbico con predominio polimorfonucleares.

El estudio bacteriológico es indispensable y confirmará la etiología, individualizando el germen causal. El estudio directo mediante una tinción de Gram permitirá individualizar rápidamente la morfología del germen sin esperar el cultivo y será de gran utilidad en aquellos casos en que los cultivos puedan estar inhibidos por el uso de antibióticos previos.

Radiología

El estudio radiológico como método diagnóstico precoz en las artritis sépticas es secundario, ya que los signos radiológicos de compromiso articular son tardíos y no ayudan frente al cuadro agudo, apareciendo después de los 10 a 15 días. La radiografía permite conocer la condición previa de la articulación, pesquisar la posibilidad de otros diagnósticos y valorar después la evolución de la enfermedad.

Tratamiento

El tratamiento de las artritis piógenas debe ser considerado como de urgencia. Incluye: tratamiento antibiótico, drenaje del exudado purulento, inmovilización de la articulación afectada, reposo y rehabilitación.

El tratamiento antibiótico se indicará de acuerdo al germen causal; el cuadro clínico y el estudio bacteriológico con Gram, cultivo y antibiograma determinarán el germen y el antibiótico adecuado.

El drenaje del exudado puede ser realizado mediante artrotomía, por punciones articulares aspirativas repetidas o por artroscopia. En las artritis sépticas de cadera, donde la destrucción de la articulación es inminente por el daño cartilaginoso y necrosis de la cabeza femoral por daño vascular, la artrotomía es obligatoria y urgente.

Sinovitis transitoria de cadera

Es la causa más frecuente de cojera en el niño. Consiste en una afección inflamatoria de la articulación de la cadera, presenta una etiopatogenia muy dudosa y a su diagnóstico se llega en ocasiones por exclusión. Suele ocurrir una o dos semanas después de un proceso infeccioso de vías respiratorias superiores.

Clínica

Afecta principalmente a niños más que a niñas, por debajo de 10 años (sobre todo entre los 3 y los 6 años). Se caracteriza porque bruscamente comienzan con cojera y dolor referido a nivel de la cadera, ingle, parte anterior del muslo e incluso rodilla; el niño suele poder andar, pero la marcha es dolorosa. No existe fiebre, si acaso febrícula. Al explorar al niño es frecuente encontrar cierta limitación en todos los posibles movimientos de esa cadera, especialmente en el de separación y rotación interna de esta.

Diagnóstico

Sí se realiza una analítica sanguínea, esta suele ser normal, a veces con discreta elevación de la velocidad de sedimentación globular. La radiografía también es normal o muestra ocasionalmente un aumento del espacio articular. En la ecografía puede verse cierto grado de derrame articular.

Tratamiento

Consiste, fundamentalmente, en reposo y antinflamatorios no esteroideos para aliviar los síntomas. El reposo debe realizarse durante una semana. En algunos casos infrecuentes, puede ser necesaria la tracción sobre la pierna para liberar de carga la articulación afecta. Los antinflamatorios se deben administrar mientras el dolor sea intenso, habitualmente no más de dos o tres días. Si el cuadro persiste más de 10 días, se debe replantear el diagnóstico.

El proceso tiende a ser autolimitado y sin secuelas.

Displasia congénita de caderas

Aproximadamente 1% de los recién nacidos de piel blanca presenta displasia de cadera, y de luxación de cadera 0.1%, siendo menor esta incidencia en los niños de piel negra. Es más frecuente en el sexo femenino, siendo el lado izquierdo el que se afecta con más frecuencia (60%).

Factores predisponentes

Muchas son las teorías que intentan clarificar las causas, unas se inclinan por lo mecánico, debido a una posición anómala del feto en su vida intrauterina. Otras teorías hablan de laxitud ligamentosa o de una displasia inicial de cierta zona de la cadera (acetábulo); que sería la primera expresión de la luxación de cadera. Es común que el recién nacido tenga cierta inestabilidad en la región de las caderas que en muchos casos se resuelve en los primeros días de manera espontánea.

Diagnóstico

El pediatra realizará determinadas maniobras con las piernas y caderas del niño denominadas maniobras de Ortholani y Barlow; valorará la longitud de los miembros inferiores del niño y comparará la forma de estos, asocia los antecedentes (nacimiento de nalgas, sexo del bebé, antecedentes familiares, etc.) llegando al diagnóstico clínico de displasia de caderas.

Asociado al examen físico y según los hallazgos clínicos, el pediatra puede solicitar estudios de imágenes, la ecografía de caderas es un excelente método diagnóstico en los primeros meses de vida.

Una radiografía normal tomada antes de los cuatro meses de vida no descarta la existencia de esta patología. A partir de los cuatro meses de edad, la radiografía de frente de ambas caderas permite el diagnóstico.

En la radiografía se busca el desplazamiento de la parte superior del hueso femoral hacia arriba y afuera, con respecto a la posición normal.

Para la valoración de la posición adecuada o no del hueso femoral, el médico realiza una serie de mediciones por medio del trazado de algunas líneas:

1. Línea de Shenton: formada por el arco del borde inferior de la rama iliopubiana y el arco interno de la metáfisis femoral proximal. Esta línea se rompe cuando la cadera está luxada o subluxada.
2. Línea de Hilgenreiner: pasa a través de ambos cartílagos trirradiado.
3. Línea de Perkins: perpendicular al borde externo del acetábulo.

Del cruce de estas dos últimas líneas surgen cuatro cuadrantes.

En la cadera normal, el núcleo debe hallarse en el cuadrante ínfero-interno.

En las caderas luxadas, el núcleo se desplaza al cuadrante súpero-externo, como se observa en las **figuras 10.2** y **10.3**.

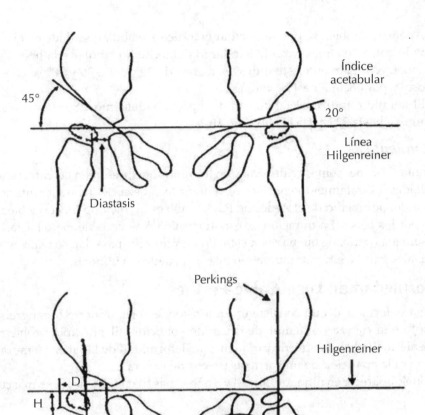

Fig. 10.2. Índice acetabular.

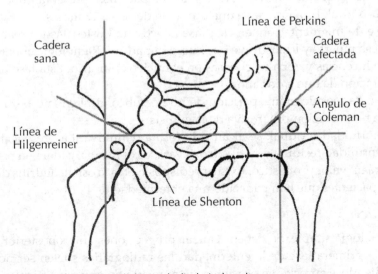

Fig. 10.3. Líneas para la valoración radiológica de displasia de cadera.

Además, también se puede calcular el índice acetabular; se mide en el ángulo formado entre una línea trazada a lo largo del techo acetabular y la línea de Hilgenreiner. Normalmente este índice es menor de 30°; entre 30 y 40° se considera dudoso, y por encima de 40° patológico.

El ángulo o índice acetabular mide, aproximadamente, 28° al nacimiento y disminuye hasta 22° hacia el año (**Fig. 10.2**).

Tratamiento

Durante el primer semestre de vida y en los niños que presenten las características detalladas, el tratamiento consiste en reducir la cabeza del fémur al interior del acetábulo, por medio de el Arnés de Pavlik, que es un método inocuo y bien tolerado por los bebés. La duración de este tratamiento es variable, pero bastan unas seis semanas para una buena respuesta. En los niños de más edad se realizan yesos especiales y hasta cirugía traumatológica si el cuadro lo impone.

Enfermedad de Legg-Calvé-Perthes

Es una enfermedad que consiste en una osteonecrosis (muerte o gangrena del hueso) de la cabeza del fémur de causa desconocida. El principal problema de esta enfermedad es que puede producir una deformidad de la cabeza femoral que favorezca la aparición de una artrosis precoz de cadera.

Suele aparecer en niños de entre 4 y 8 años, más frecuente en el sexo masculino.

Clínica

El síntoma más frecuente suele ser una cojera, que será mayor cuanto más tiempo use la articulación, acompañado de dolor leve-moderado (por este motivo antes de consultar el niño lleva uno o dos meses con la cojera) y disminución de la movilidad, sobre todo separación y rotación interna.

La enfermedad de Perthes se desarrolla en cinco fases:

1. Fase inicial o de sinovitis: se trata de una fase de normalidad radiológica u osteopenia. Es una fase de corta duración (semanas).
2. Fase de necrosis, colapso o densificación: presentan un núcleo de crecimiento más pequeño y denso. Un 33% de los pacientes presentan una fractura subcondral. Esta fase tiene una duración de seis a 12 meses.
3. Fase de fragmentación: en esta fase la actividad osteoclástica reabsorbe el hueso muerto y lo sustituye por hueso inmaduro. Radiológicamente aparecen lucencias y zonas esclerosas en el núcleo epifisario. Esta fase tiene una duración de uno a dos años.
4. Fase de reosificación: aparición de hueso subcondral en la cabeza femoral con regeneración progresiva de la epífisis.
5. Deformidad residual: se alcanza la forma definitiva. La presencia de una deformidad residual y su tipo (coxa vara, coxa magna, cadera en bisagra…) dará un valor pronóstico. Existe predisposición a la osteocondritis disecante en pacientes que han padecido una enfermedad de Perthes.

Diagnóstico

- Radiología simple. Se deben realizar proyecciones anteroposterior y axial. En la primera fase de la enfermedad las radiografías suelen ser normales, pudiéndose apreciar en ocasiones un aumento del espacio articular.

- RMN. Es muy útil para el diagnóstico precoz. Sirve para detectar zonas de necrosis y valorar la superficie articular. Las imágenes en T2 tienen una resolución similar a la artrografía pero sin utilidad como estudio dinámico. Cuenta con el inconveniente de que dependiendo de la edad del paciente puede ser necesario someter al paciente a una anestesia general.
- Gammagrafía. Detecta áreas de hipocaptación en fases iniciales de la enfermedad. En fases posteriores es menos específico y difícil de cuantificar la extensión de la lesión.
- Artrografía. Permite realizar un estudio dinámico preoperatorio de la cadera, valorando cobertura de la cabeza y presencia de deformidad en bisagra.
- Ecografía. Permite identificar un aumento del espacio articular, distinguiendo el derrame de la hipertrofia sinovial. Esto puede permitir distinguir la enfermedad de Perthes en estadios incipientes de la sinovitis transitoria de cadera.

Tratamiento

Según la severidad del cuadro se debe realizar:
1. Observación: cuando se incluyan dentro del grupo de buen pronóstico (menos de seis años, no obesidad, sexo masculino y poca afectación en la radiografía).
2. Tratamiento: si se incluye en el grupo de mal pronóstico. Se puede intentar mediante:
   a) Ortesis (dispositivos ortopédicos).
   b) Cirugía.

Epifisiolisis cabeza femoral

Se trata de la alteración más frecuente de la cadera en la adolescencia. Consiste en el desplazamiento de la cabeza del fémur (epífisis) en relación al cuello de este, a través del cartílago de crecimiento. Suele producirse durante el "estirón", es decir, en la fase de crecimiento de la adolescencia. Es una urgencia ortopédica.

Factores predisponentes

Sexo masculino, obesidad, práctica de deportes, color de la piel negro. Un número pequeño de pacientes que desarrollan epifisiolisis de la cabeza femoral desarrollan alguna enfermedad endocrina, sobre todo hipotiroidismo y déficit de hormona del crecimiento. Afecta más a la cadera izquierda.

Síntomas

Lo más frecuente es dolor de poca intensidad, que puede llevar meses, en la parte proximal del muslo que empeora con la actividad, y que a veces se irradia hacia la parte distal del muslo pudiendo confundirse con un dolor en la rodilla. Los cuidadores del niño pueden notar que camina con los pies hacia fuera.

La exploración demuestra pérdida de la rotación interna de la cadera (signo más sensible) sobre todo con la cadera flexionada, siendo el único trastorno pediátrico de la cadera en que se observa esta limitación. También se puede observar disminución de la extensión y separación de la cadera, aunque menores. Acortamiento del miembro inferior afecto, mayor cuanto más importante es la enfermedad.

Tratamiento

El tratamiento de esta enfermedad es quirúrgico realizándose distintas técnicas según lo avanzado de la enfermedad. La cirugía más frecuente consiste en introducir un tornillo en la cabeza del fémur a través del cuello para evitar que se produzca más desplazamiento. Pero si la enfermedad está avanzada se realiza una cirugía que se llama osteotomía de realineación.

Tumores

Debemos considerarlos como causa importante de claudicación de la marcha, siendo posible encontrar lesiones benignas o malignas alrededor de la cadera como por ejemplo el osteoma osteoide, tumor benigno que da un dolor de patrón nocturno que remite habitualmente con aspirina. Radiológicamente existe un hueso reactivo con nidos hipoecogénicos. Es posible encontrar otros tumores benignos que afecten la cadera (o algún otro segmento óseo) en la niñez, como por ejemplo, el condroblastoma, tumor benigno poco común, epifisiario, único, que aparece en la segunda década de la vida, más frecuente en hombres y que por contigüidad da limitación de movilidad articular, derrame articular y dolor con conservación del estado general.

Existen lesiones pseudotumorales como los quistes óseos, que por sí solos o al fracturarse producen la sintomatología referida a la cadera.

También es factible que neoplasias de manifestación sistémica como la leucemia, el cáncer más frecuente en niños, pueda debutar con artralgia de cadera. El dolor es consecuencia de la distensión de las cavidades medulares por la proliferación masiva de tejido hemopoyético. Radiológicamente pueden existir zonas radiolúcidas transversales y angostas en metáfisis por la destrucción de trabéculas óseas por la proliferación de tejido tumoral o por disminución de hueso encondral, asociado a osteopenia generalizada y eventuales fracturas en hueso patológico. El diagnóstico definitivo es a través del estudio de médula ósea.

Bibliografía

Chawla, A., M. Singrakhia, M. Saheshwari, N. Modi and H. Parmar (2006): Intraosseous haemangioma of the proximal femur. Imaging finding. Br. J. Radiol. 79: 944-946.

Cherian, S. F., A. Laorr, K. J. Saleh, M. A .Kuskowski and R. F. Bailey (2003): Quantifying the extend of femoral head involvement in osteonecrosis. J. Bone Joint Surg. Am. 85(2): 309-315.

Doris, A. S., R. Guarniero, R. M. Godoy, C. Buchpiguel and M. Modena (2002): Contrast enhanced power Doppler imaging: comparisons with scintigraphic phases of revascularization of the femoral head in Legg-Calve-Pérthes Disease. J. Pediatr. Orthop. 22(4): 471-478.

García-Consuegra, J. (1999): Coxalgia en el niño en: Manual Práctico de Reumatología Pediátrica Dr. Enrique Gonzalez Pascual, Laboratorios Meranini S.A. Capítulo XXIX: 15-723.

Gigante, C., P. Frizzero and S. Torra (2002): Prognostic valve of Catterall and Herring classification in Legg-Calve-Pérthes Disease: follow up to skeletal maturity of 32 patients. J Pediatr Orthop, 22(3): 345-349.

Guille, J. T., G. E. Lipton, A. Tsirikos and J. R. Bowen (2002): Bilateral Legg-Calve-Pérthes Disease: presentation and outcome. J. Pediatr. Orthop. 22(4): 458-463.

Guo, W., S. Tang and D. S. Lix (2006): Resection and reconstruction for tumors of iliac bone. Zhonghua Wai Ke Za Zbi, 15: 44.

Herring, J. A. (2003): Perthes Disease: natural history, results of treatment, and controversies. En: R. B. Bourne, Controversies in hip surgery. Oxford: Oxford University Press: 21-30.

Lappin, K., D. Kealey and A. Losgrove (2002): Herring Classification: how useful is the initial radiograph? J. Pediatr. Orthop. 2(4): 479-482.

Menéndez, L.R., E. R. Ahmann and K. C-Gotha (2006): Endoprosthetic reconstruction for neoplasm's of the proximal femur. Clin. Orthop. Relate Res. 450: 46-51.

Millis, M. B. and M. S. Kocher (2002): Hip, pelvis, and femur: Pediatric aspects. En: K. J. Koval. Orthopedics Knowledge Update 7. Am. Acad. Orthop. Surg. 391-392.

Orlic, D., M. Smerdeli, R. Kolundzic and M. Bergovec (2006): Lower limb salvage surgery: modular endoprosthesis in bone tumor treatment. Int. Orthop. 8.

Sokolovski, V. A., V. P. Voloshin, M. D. Aliev and V. S. Zubikow (2006): Total hip replacement for proximal femoral tumors: our midterm results. Int. Orthop. 12.

Staheli, L. T. (2001): Practice of Pediatric Orthopaedics. Philadelphia: Lippincott Williams Wilkins; pp. 134.

Capítulo 11

Dorsalgias en el niño

Dra. Ziannah M. Almanza Liranza, Dr. José Antonio Rodríguez Triana Orve

Columna vertebral

Es un tallo longitudinal óseo, flexible, situado en la parte media y posterior del tronco, se extiende desde la base del cráneo, a la cual sostiene, hasta la pelvis, que la soporta. Contiene y protege la medula espinal. Se articula con el cráneo, las costillas y los huesos de la cadera, constituyendo el punto de inserción de algunos músculos de la espalda, consta de siete vértebras cervicales, doce vértebras dorsales, cinco vértebras lumbares, cinco vértebras sacras y de tres a cinco vértebras coccígeas.

Postura

Es la posición del cuerpo con respecto al espacio circundante y el tiempo y la fuerza constante de la gravedad que determina el mantenimiento coordinado por diversos músculos que movilizan las extremidades por mecanismos propioceptivos y de equilibrio. La postura no es siempre estática, es dinámica.

Mala postura o defecto de postura

Es una relación deficiente entre las diferentes partes del cuerpo, que produce aumento de la tensión y fatiga en las estructuras de sostén y en la cual hay desajuste del cuerpo sobre la base de sustentación. Es preciso determinar si dicha postura se debe solo al hábito o es consecuencia de una deformidad esquelética subyacente.

Deformaciones de la columna

La columna vertebral puede presentar curvas de deformación adquiridas de tres tipos: cifosis, lordosis y escoliosis.

Escoliosis

La escoliosis es una deformidad complicada caracterizada por una curvatura lateral y una rotación vertebral. A medida que la enfermedad progresa, las vértebras y las apófisis espinosas en el área de la curva mayor rotan hacia la concavidad de la curva (**Fig. 11.1**).

Las vértebras en rotación empujan las costillas en el lado convexo de la curva posteriormente y provocan que las costillas se amontonen juntas en el lado cóncavo. En los casos más avanzados, la caja torácica entera toma una forma

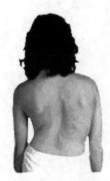
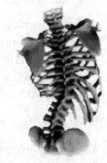

Fig. 11.1. Escoliosis.

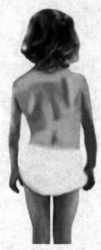

Fig. 11.2. Cifoescoliosis.

ovoide provocando que las costillas en el lado cóncavo protruyan anteriormente, mientras que las costillas en el lado opuesto estén deprimidas. La escoliosis se asocia también con frecuencia con cifosis (joroba) y lordosis (espalda oscilante) (**Fig. 11.2**).

Además de la rotación, la escoliosis también provoca otras alteraciones patológicas en las vértebras y las estructuras relacionadas en el área de la curva. Los espacios discales se vuelven más estrechos en el lado cóncavo de la curva y más anchos en el lado convexo. Las vértebras también se acuñan y son más gruesas en el lado convexo. En el lado cóncavo de la curva, los pedículos y las láminas son más cortos y finos y el canal vertebral raquídeo más estrecho (**Fig. 11.3**).

Los cambios estructurales descritos son más frecuentes en las formas idiopáticas de escoliosis; la patología puede variar algo en las formas paralítica y congénita. Generalmente, en la curva paralítica, que está causada por un desequilibrio muscular grave (ejemplo, en la poliornielitis), las costillas adoptan una posición casi vertical en el lado convexo (**Fig. 11.4**).

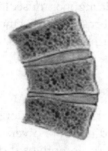

Fig. 11.3. Alteración de los espacios discales.

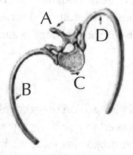

Fig. 11.4. A, apófisis espinosa desviada hacia el lado cóncavo; B, la costilla es presionada lateralmente y anteriormente; C, el cuerpo vertebral está distorsionado hacia el lado convexo; D, la costilla es empujada posteriormente y la caja torácica es más estrecha.

Tipos de escoliosis

1. No estructurada: también llamada actitud escoliótica y escoliosis funcional.
   a) Postural: se corrige cuando el niño se acuesta.
   b) Compensatoria: causada por discrepancia en longitud de las piernas, no hay rotación de las vertebras.
   c) Ciática: aparece como resultado de intentar evitar el dolor del nervio ciático irritado (actitud antiálgica).
   d) Inflamatorio: apendicitis.
   e) Histérica: muy rara y tiene un componente psicológico subyacente.

2. Estructurada: son progresivas, aumentan a gran velocidad, son aquellas en la que la columna ha sufrido alteraciones anatómicas en alguno de su conjunto, de carácter definitivo o no corregible voluntariamente por el paciente. Implica curvatura lateral y rotación axial de los cuerpos vertebrales, provocando que en función del grado de rotación puedan ser leves o severas.

Clasificación topográfica de la escoliosis

1. Dorsal: abarca las vertebras torácicas y suele ser de convexidad derecha.
2. Lumbar: incluye las vertebras lumbares.

3. Dorsolumbar: puede ser una sola curva, implicando vértebras de ambas regiones, o bien son primitivas y pueden originar dos curvas periféricas secundarias.
4. Cervicodorsal: son raras.

Las causas incluyen enfermedades neuromusculares, (parálisis cerebral, poliomielitis o distrofia muscular), defectos de nacimiento (hemivértebra), traumatismo, procesos inflamatorios, tumores (neurofibromatosis), factores metabólicos, desórdenes del tejido conectivo y enfermedades reumáticas. En muchos casos, las causas son idiopáticas.

Tipos de escoliosis estructurales según la etiología

1. Idiopática: etiología desconocida.
2. Infantil: evoluciona durante los primeros tres años de la vida.
3. Neuromuscular: asociada a una amplia variedad de enfermedades neurológicas o musculares incluyendo parálisis cerebral, tumores de la medula espinal, mielomeningocele (paralítico), y atrofia muscular espinal.
4. Miopática: asociada con ciertas distrofias musculares.
5. Congénita: anomalía congénitas del desarrollo vertebral tales como defecto de la formación o de la segmentación.

Historia clínica

La historia completa incluye edad de la menarquía, desarrollo de características sexuales secundarias, y patrones de crecimiento recientes. Antecedentes familiares de escoliosis o de otras afecciones músculo-esqueléticas que se pueden asociar a deformidad de la columna (neurofibromatosis o el Síndrome de Marfán). Retrasos del desarrollo o trastornos de la marcha pueden reflejar signos tempranos de enfermedad neuromuscular asociada a escoliosis. El inicio del dolor de espalda y las características del dolor de espalda, también son importantes para la anamnesis.

Examen físico

El recién nacido puede mostrar signos de disrafismo espinal (senos cutáneos, vello en la línea media, u otras lesiones cutáneas).

El examen de los niños mayores comienza con una inspección general de la parte posterior en bipedestación. Se observan las asimetrías a lo largo del contorno de la parte posterior: elevación de un hombro, prominencia de un omóplato, desigualdad en el talle, o una gibosidad de las costillas. Las asimetrías del tronco, causadas a menudo por deformidades congénitas, se pueden detectar en los primeros años de la vida. Los niveles de los hombros se miden desde el suelo hasta las articulaciones acromioclaviculares. La diferencia entre la altura del hombro alto y la del hombro bajo se mide en centímetros. También se comparan los niveles de las espinas iliacas anterosuperiores o posterosuperiores y la diferencia se anota en centímetros. La cabeza debe estar alineada con el sacro, y cualquier desviación de la línea media puede reflejar una deformidad de la columna. Se puede detectar una deformidad dejando caer una plomada desde la apófisis espinosa de C7 a la hendidura glútea. Se anota en centímetros la desviación de la plomada de la hendidura glútea. La parte anterior del tórax también se explora para detectar cualquier posible deformidad, el *pectus excavatum*, o el *pectus carinatum*. Viendo al paciente de lado, la curva sagital puede ser observada entre el occipital y el sacro. La lordosis cervical normal, la cifosis torácica y la lordosis lumbar mantienen generalmente un equilibrio adecuado de la cabeza y tronco sobre la cintura pélvica. La gama del movimiento es determinada viendo la columna en flexión, extensión y latero-flexión. A menudo es necesario latero-flexión pasivo para visualizar la cantidad máxima de flexibilidad de una curva.

Cuando hay dolor, es importante observar la localización exacta estando de pie, sentado y en decúbito prono. Debe observarse la restricción de los movimientos de la columna. Es importante para la valoración clínica la determinación del grado de madurez esquelética: estado epifisario en las radiografías de la muñeca, grado de Risser, estadios de Tanner, la altura sentado y de pie, y edad de la menarquía. Si el estadio de Tanner o la edad de la menarquía no se corresponden con el grado de Risser, la progresión de la curva puede proceder en una proporción diferente. La medición de la altura de los pacientes en sedestación y en bipedestación se debe tomar cada tres a cuatro meses. Esto ayuda a determinar el inicio de los brotes del crecimiento del adolescente y del potencial rápido de progresión de la curva de la columna. Las variaciones en la altura en posición de sentado, pueden ser menos que los cambios en posición de bipedestación, y da una valoración mejor de las tasas de crecimiento del tronco. Las manchas café con leche (>5 en número) y los nódulos subcutáneos de la piel se asocian a neurofibromatosis. En pacientes con parálisis o deformidades severas, se evalúan aplicando una tracción al individuo.

Tradicionalmente, la prueba de flexión ventral de Adam con un nivel o escoliómetro (un dispositivo de nivel específicamente diseñado para la graduación del ángulo de rotación del tronco, que representa uno de los componentes de la deformidad escoliótica clínica) era utilizada como prueba de investigación para la escoliosis. Sin embargo, es difícil de estandarizar las medidas obtenidas de la prueba de flexión ventral de Adam, y deben ser obtenidas solamente cuando haya que tomar decisiones en cuanto al manejo de estos pacientes o para tranquilizar al paciente y a la familia.

Exploración radiográfica

El seguimiento radiográfico se hace cada seis a nueve meses y se termina cuando se cierran los cartílagos de crecimiento. No obstante, en las escoliosis grandes la curva puede progresar 1° por año en adultos. Las curvas menores de 30°, generalmente no progresan después del cierre del cartílago de crecimiento. El estudio radiográfico de una escoliosis comienza con unas radiografías del raquis completo, en el plano anteroposterior y lateral. Para la medición de los grados de la curva se utiliza el método de Cobb (**Fig. 11.5**).

Otro parámetro a observar es la localización de la curva, dorsal lumbar o combinadas. Una vez medido el ángulo de la curva y la localización, se debe medir el grado de rotación en la vértebra apical de la curva observando la relación del pedículo con la línea media.

Finalmente se deben hacer radiografías en proyección anteroposterior, con el paciente inclinándose en el sentido contrario a la curva, para ver el porcentaje de corrección voluntario que logra este por sí mismo, sin ayuda externa.

Otras proyecciones:

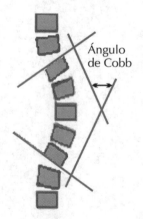

Fig. 11.5. Medición del ángulo de Cobb.

Ángulo de Cobb

1. Acostado AP y lateral, con ello se elimina el factor gravedad.
2. Sentado AP, para evitar la influencia de la posible dismetría de las extremidades inferiores en las curvas vertebrales.

Este estudio radiológico permite:
1. Establecer patrón de curva.
2. Medir las curvas en grados por el método de Cobb.
3. Evaluar la flexibilidad de curva medido en porcentaje.
4. Evaluar rotación de los cuerpos vertebrales.
5. Saber maduración ósea a través del signo de Risser.

Tratamiento

El objetivo de cualquier tipo de escoliosis es la prevención de la progresión de la magnitud de la curva y la preservación de la función pulmonar y cardiaca. El manejo de la escoliosis congénita consiste en radiografías para determinarse si la deformidad está empeorando. Si el empeoramiento es de 5° a 10°, o más, está indicada la fusión quirúrgica sin importar la edad del niño. Hay controversia en cuanto a las indicaciones del corsé. Las tendencias en los últimos 20 años es que solo hay que usar corsé en las curvas más significativas (20° a 50°).

La cirugía, colocación de barras, e injertos de hueso pueden ser necesarios para conseguir una corrección parcial o completa en adolescentes con grados de curvas >45. El tratamiento de las escoliosis neuromusculares se dirige a preservar la función pulmonar y a permitir sentarse verticalmente. Hay discusión si la estabilización quirúrgica de la deformidad mejora la función pulmonar. La cirugía puede no ser recomendada si la esperanza de vida del niño es menos de dos años.

El tratamiento quirúrgico de la escoliosis paralítica consiste en corregir la deformidad cuando la curva excede de 40°. Si una curva progresa rápidamente, la cirugía se debe intentar para evitar el desarrollo de una siringomielia postraumática. La siringomielia postraumática es complicación relativamente rara, pero potencialmente devastadora. Si no se trata puede dar lugar a la pérdida de función, dolor crónico, paro respiratorio, o muerte. El tratamiento de la escoliosis secundaria a la neurofibromatosis consiste en la intervención quirúrgica agresiva temprana.

Escoliosis idiopática

Representa la forma mas frecuente de escoliosis. Puede pasar clínicamente desapercibida o provocar una deformidad muy severa. Las curvas menores de 10° deben considerarse como normales e intranscendentes. Las curvas mayores y progresivas tienen una prevalencia en mujeres. Es una enfermedad típicamente evolutiva, cuyo patrón de evolución no sigue una norma fija, siendo lo único estable la progresión de la enfermedad coincidiendo con el fin del crecimiento del sujeto. Hay un patrón de herencia dominante o de gen múltiple.

Etiología

Se han propuesto múltiples alteraciones en los diferentes tejidos como la causa básica de la escoliosis. Se han encontrado anomalías en el esqueleto axial, en los tejidos neuromusculares, en el colágeno, en el crecimiento y en las hormonas. Sin embargo, no se ha encontrado una causa única, por el contrario la teoría etiológica aceptada es la multifactorial. Se debe referir a la escoliosis como el resultado de muchos diferentes factores que pueden cambiar en número o grado de severidad de un niño escoliótico a otro.

Los únicos factores que desempeñan una función probada en el desarrollo de la escoliosis son los genéticos. Parece ser que existe relación con el desequilibrio en el sistema ocular o laberíntico. La lordosis del ápex de una escoliosis es el primer cambio que se puede apreciar en un niño que tiene una columna recta y progresa a una escoliosis.

Hay asociada una gran prevalencia de malformación de Arnold-Chiari y siringomielia.

Clasificación

1. Tradicional:
   a) Escoliosis idiopática infantil: 0 a 3 años de edad, pueden resolverse espontáneamente.
   b) Escoliosis idiopática juvenil: 4 a 9 años de edad, coincidiendo con un brote de crecimiento. Es la más grave, ya que debido a su naturaleza evolutiva, tiene mucho tiempo por delante hasta la detención del crecimiento. Puede causar grandes deformidades.
   c) Escoliosis idiopática del adolescente: desde los 10 años de edad hasta la madurez esquelética. En orden de frecuencia su topografía es: dorso-lumbar (T8-L2), dorsal (T3-T8), lumbar (L1-L5); suele ser de convexidad izquierda y presentarse en adolescentes mayores.
2. Según el inicio de la deformidad:
   a) Inicio precoz: inicio antes de los 5 años de edad. Puede significar una enfermedad muy grave.
   b) Inicio tardío: inicio después de los 5 años de edad. Por lo general solo representará un problema estético.

Escoliosis congénita

El pronóstico de progresión depende del tipo de la deformidad, de la localización y de la edad del paciente en el momento del comienzo.

Un bloque vertebral no suele cursar con una deformidad progresiva.

Las hemivértebras pueden tener los discos abiertos a ambos lados, y entonces se llaman vértebras segmentadas. Las que tienen un disco abierto se llaman semi-segmentadas. La existencia de un disco abierto conlleva una placa de crecimiento, lo que puede predecir el progreso de la curva. Las barras unilaterales no segmentadas son causa frecuente de deformidad congénita progresiva, la cual debe ser tratada con artrodesis.

La RMN es de utilidad como método diagnóstico en todos los pacientes que van a ser tratados quirúrgicamente y en todas las deformidades de columna que presenten dolor, alteraciones neurológicas o lesiones cutáneas con vello.

El tratamiento quirúrgico depende de la severidad de la escoliosis y de la edad del paciente. Cuando se trata de una escoliosis congénita progresiva se recomienda artrodesis posterior tanto en el lado de la convexidad como de la concavidad, tan pronto como se pueda. En los casos en que hay una lordosis asociada se recomienda artrodesis anterior y posterior.

Cifosis

Es una desviación de la columna en el plano sagital fuera de sus límites; es el aumento patológico de la curvatura dorso lumbar mayor de 45° según el método de Cobb que conduce a una prominencia vertebral posterior de las últimas vértebras dorsales.

Epidemiología

La cifosis postural es más común en las niñas adolescentes que en los varones, no es una condición directamente patológica, pero parece formar parte de la postura adolescente. La Enfermedad de Scheuermann se presenta con más frecuencia en el sexo masculino y en las edades comprendidas entre los 13 y 17 años, es una de las afecciones más frecuentes de la columna en los jóvenes, se conoce también como cifosis juvenil u osteocondritis vertebral del adolescente.

Etiopatogenia

La cifosis puede ser congénita por defecto de segmentación y de formación (barra congénita o vértebra en bloque, hemivértebra o vértebra en cuña), mielomeningocele o adquirida, como son:

1. Problemas del metabolismo.
2. Trastornos neuromusculares.
3. Osteogénesis imperfecta.
4. Espina bífida.
5. Enfermedad de Scheuermann.
6. Posturales .
7. Postraumáticas.
8. Tumorales.
9. Sépticas.
10. Espondilólisis anquilopoyética.
11. Seniles.

Cuadro clínico

A continuación se enumeran los síntomas más comunes de la cifosis. Sin embargo, cada individuo puede experimentarlo de una forma diferente. Los síntomas pueden incluir:

1. Diferencia en la altura de los hombros.
2. La cabeza está inclinada hacia delante en relación con el resto del cuerpo.
3. Diferencia en la altura o la posición de la escápula cuando el paciente se inclina hacia delante, la altura de la parte superior de la espalda es más alta de lo normal.
4. Tensión de los músculos isquiotibiales (cara posterior del muslo).

La cifosis congénita por defecto de segmentación rara vez lleva a un defecto neurológico, mientras que las producidas por un defecto de formación generalmente conducen a la paraplejia.

En la cifosis por Enfermedad de Scheuermann se observa una larga cifosis arqueada y fija con un ápice generalmente a nivel de la dorsal 12, que se desarrolla durante la adolescencia y se acompaña por un período de dolor moderadamente intenso. La cifosis puede estar asociada a escoliosis.

Esta enfermedad se puede dividir en tres períodos: el primero, caracterizado por la presencia de una actitud cifótica sin afectación de la movilidad vertebral ni presencia de alteraciones óseas vertebrales; el segundo ya presenta rigidez del segmento raquídeo afectado y una radiología florida que hace sencillo el diagnóstico y el tercero, que suele afectar a pacientes mayores de 18 años y se caracteriza por sus secuelas dolorosas.

En la cifosis postural se adoptan extrañas actitudes en la posición de sentado, las niñas presentan un caminar cabizbajo de dorso redondo, el desarrollo de los senos hace que las niñas sean tímidas en ocasiones.

Diagnóstico

Se basa en el exámen físico, la imagenología y la historia clínica completa. Para esto se realizan rayos X de columna vertebral total en vista anteroposterior (AP) y lateral, de pie y descalzo, con el objetivo de realizar las mediciones, detectar cualquier malformación o escoliosis asociadas. En la cifosis congénita se constatan las deformidades de la columna como: hemivértebra, vértebra hendida, vértebra en bloque, etcétera.

En la cifosis postural se constata una deformidad mayor de 45° en las radiografías sin alteraciones del cuerpo vertebral que a diferencia de la Enfermedad de Scheuermann se observa en la imagen acuñamiento anterior del cuerpo vertebral, nódulos de Schmörl (penetraciones intraesponjosas por protrusión del disco intervertebral que se presentan en etapas más avanzadas de la enfermedad), irregularidades del platillo, desaparición de los surcos vasculares anteriores que son sustituidos por una zona lineal de densidad aumentada. Además de los rayos X simples se pueden utilizar otras pruebas, como la RMN y la TAC.

Pronóstico de la enfermedad

La cifosis congénita constituye una de las entidades más difíciles de tratar por cualquier especialidad, ya que presenta consecuencias estéticas y funcionales que pueden llevar a trastornos psíquicos y cardiorrespiratorios importantes, por tanto el pronóstico para estos pacientes es reservado. La cifosis postural tratada desde el comienzo de los síntomas no presenta mayores dificultades y la evolución de los pacientes es satisfactoria.

Tratamiento

Es diferente para cada paciente y depende de su edad, el grado de curvatura y el tiempo restante de desarrollo de su estructura ósea. La cifosis requerirá exámenes frecuentes para que el médico controle la curvatura a medida el paciente crece y se desarrolla. La detección temprana es importante. Si no se trata, la cifosis puede provocar trastornos en la función pulmonar. En la cifosis juvenil son rasgos desfavorables la existencia de cuñas anteriores mayores de 10°, el inicio tardío del tratamiento con edades óseas que rebasen el examen de Risser 2/3, la rigidez vertebral y la persistencia de los canales vertebrales anteriores.

El objetivo del tratamiento es detener la evolución de la curva y prevenir deformidades. Según la Sociedad de Investigación de la Escoliosis, el tratamiento puede incluir:

1. Observación y exámenes periódicos: implica la observación y los exámenes periódicos de las curvas que miden menos de 60° en la radiografía. La progresión de la curvatura depende del crecimiento esquelético, es decir, de la madurez alcanzada por el esqueleto del niño. La progresión de la curva se demora o se detiene una vez que el niño llega a la pubertad.
2. Aparatos ortopédicos: se utilizan cuando se determina mediante una radiografía que la curva mide entre 60° y 80°, y el crecimiento esquelético continúa.
3. Cirugía: en casos aislados se recomiende la cirugía cuando se observa una curva mayor de 60° en la radiografía y el aparato ortopédico no es efectivo para desacelerar la progresión de la curvatura, con una madurez esquelética menor que dos en la escala de Risser preferentemente.

Los corsés y otras técnicas no quirúrgicas tienen un campo de aplicación muy limitado en el manejo de la cifosis congénita. Antes de que se desarrolle una cifosis significativa, la fusión espinal puede hacerse muchas veces por un abordaje posterior. En los niños con déficit neurológico secundario a una cifosis congénita o secundaria y una deformidad fija, la descompresión del canal espinal es esencial. Si la cifosis o la cifoescoliosis son flexibles, una tracción gradual puede mejorar la función neurológica, pero la tracción de una cifosis rígida está contraindicada. La cifosis postural resuelve con ejercicios correctores y corset espinal de Taylor correctores de cifosis.

Lordosis

La palabra proviene del griego que significa curva. La lordosis es una curva sagital del raquis de convexidad anterior. La hiperlordosis o lordosis patológica es la acentuación patológica de la curvatura normal fisiológica. Puede presentarse con un cuadro doloroso o no, localizado generalmente en la región lumbar (**Fig. 11.6**).

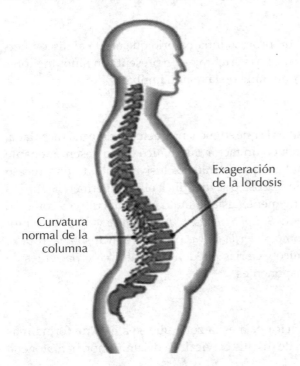

Fig. 11.6. Curvatura normal y exageración de lordosis de columna lumbar.

Causas

1. Congénita: la curva se presenta anormal desde el nacimiento.
2. Postural: vicios posturales mantenidos en el tiempo.
3. Postquirúrgica y traumática.

Afección neuromuscular y neurológica

Deficiente equilibrio pélvico que se ve favorecido en condiciones tales como: flaccidez de la musculatura abdominal, acortamiento de los músculos isquiotibiales, embarazo, uso de tacones altos.

Entre las causas más frecuentes encontramos a las de tipo postural y a aquellas debidas a un deficiente equilibrio pélvico. De estas últimas, dos son las causas principales que pueden inducir a una actitud postural en hiperlordosis: la anteversión pélvica y la antepulsión de la pelvis.

Síntomas

Antiguamente se creía que la hiperlordosis causaba siempre dolor de espalda. Realmente no es así. Solo algunas personas sufren de dolores de espalda producto de contracturas por el desbalance muscular existente en este trastorno postural.

Otra característica es el aspecto postural, evidente muchas veces a simple vista, la zona baja de la espalda se aprecia hundida por el aumento de la curvatura. En presencia de un desequilibrio pélvico, cuando existe una hiperlordosis asociada a anteversión pélvica, el macizo glúteo es prominente y el vientre queda recogido. Cuando el problema está asociado a una antepulsión de la pelvis, los glúteos pueden quedar más o menos borrados y el vientre se proyecta tenso hacia delante. Pueden observarse síntomas como dolor, limitación funcional, hormigueos y dolores irradiados a las extremidades.

Discitis

La discitis o espondilodiscitis es un proceso inflamatorio que afecta al disco intervertebral y a la superficie de los cuerpos vertebrales. Se presenta en niños menores de seis años con afectación predominante de la región lumbar.

Etiología

La etiología infecciosa de la discitis es la que se encuentra actualmente más aceptada, aunque existen autores que proponen un factor traumático como desencadenante del cuadro, incluso la posibilidad de que se trate exclusivamente de un proceso inflamatorio. En más de 50% de los casos no se identifica ningún germen. S. Aureus es el microrganismo más frecuentemente aislado tanto en hemocultivos como en los aspirados del disco, seguido de S. Epidermidis, S. pneumoniae y otros estreptococos, bacilos gram negativos como Kingella kingae o E. Coli e incluso anaerobios. Las infecciones por candida o micobacterias pueden presentarse en pacientes de mayor edad o con factores predisponentes.

Patogenia

Aunque la columna L4-L5 o torácica baja es la zona que se afecta de forma más frecuente, existen casos descritos de discitis cervical. La diseminación hematógena desde un foco infeccioso primario: infecciones respiratorias, otitis media aguda, infecciones de las vías urinarias, es la principal vía de afectación discal, siendo excepcional la diseminación desde una zona contigua o en el contexto de una cirugía. La presencia de vasos en la superficie cartilaginosa de los cuerpos vertebrales y en el anillo fibroso durante la infancia, que posteriormente involucionan en la edad adulta, explica la diferencia de incidencia que existe entre los niños y los adultos.

Clínica

- Suelen presentar fiebre de bajo grado o ausencia de fiebre, con buen estado general.
- Las manifestaciones clínicas varían con la edad y se presentan de forma progresiva.
- Menores de tres años: irritabilidad, rechazo de la marcha y del gateo, suele ser el primer síntoma, dolor con la bipedestación y la sedestación. Puede presentarse en forma de cojera.
- Mayores de tres años: dolor lumbar, en caderas o con la deambulación. El decúbito supino es la única postura que alivia parcialmente el dolor. Cuando la lesión se localiza en T8-L1, la presentación clínica puede simular un cuadro gastrointestinal y cursar con síntomas abdominales: dolor, nauseas, anorexia, especialmente si existe osteomielitis acompañante.
- Debe tenerse presente que en la mayoría de los casos el diagnóstico se realiza semanas después del inicio de los síntomas y con frecuencia refieren como único antecedente una infección respiratoria previa.

Diagnóstico

1. Anamnesis y exploración física: en la exploración física de los niños pequeños destaca el rechazo de la bipedestación o de la marcha y la irritabilidad con flexión de las caderas, aunque en menor grado que en la artritis séptica, o con la palpación de la región lumbar. Puede presentarse una contractura de los músculos paraespinosos y una disminución de la lordosis lumbar.
Algunos niños al realizar la maniobra de Gower, utilizan las manos para alcanzar la bipedestación. Los niños de mayor edad localizan el dolor en la zona lumbar. La rigidez y la limitación de los movimientos lumbares son características de este cuadro. Aunque no es habitual la presencia de afectación neurológica: alteración de tono, de los reflejos osteotendinosos o debilidad muscular su existencia no descarta la Discitis y es indicación de realización de prueba de imagen.
2. Pruebas de laboratorio:
   a) Leucograma: leucocitos normales o leucocitosis ligera.
   b) VSG: mayor que 30 mm/h.
   c) PCR: elevada en 50% de los casos y es útil para monitorizar el tratamiento.
   d) Hemocultivos: tienen un bajo rendimiento.
   e) Prueba de la tuberculina (PPD) a todo paciente con sospecha de discitis.
   f) Rayos X de columna lumbosacra.
3. Aspiración con aguja guiada: dada la morbilidad de esta técnica y el bajo rendimiento de los cultivos en niños debe reservarse para los casos que no mejoren con el tratamiento antibiótico empírico o en aquellos pacientes con

afectación extensa del cuerpo vertebral. Se debe realizar cultivo para bacterias, micobacterias y hongos.

4. Estudios de imagen:
   a) Rayos X lateral de columna: los hallazgos más significativos son:
      • Inicio: pérdida de la lordosis.
      • Una semana de evolución: estrechamiento del espacio intervertebral.
      • Tres a cuatro semanas: erosión de superficie vertebral con irregularidad del espacio intervertebral.
      • Más de tres meses: cambios escleróticos de la superficie vertebral, pudiendo aparecer fusiones vertebrales.
   b) Gammagrafía con tecnecio 99: aumento de la captación en el segmento afecto. Útil para localizar la zona afectada en niños pequeños.
   c) TAC: estrechamiento del espacio y afectación de los cuerpos vertebrales.
   d) RMN: es más sensible que la gammagrafía y la TAC para el diagnóstico de discitis, siendo la técnica de elección; es especialmente útil para detectar abscesos paravertebrales, absceso epidurales o protrusión discal y afectación vertebral extensa. Se debe realizar siempre que exista deformidad espinal, si existe sospecha clínica de discitis sin alteraciones en la radiología o en el TAC, ante la falta de respuesta a los tres días de tratamiento antibiótico intravenoso y cuando se presenten alteraciones neurológicas.

Diagnóstico diferencial

1. Procesos infecciosos:
   a) Osteomielitis vertebral o de pelvis.
   b) Artritis séptica de caderas.
   c) Absceso del psoas o de las estructuras pélvicas.
   d) Abscesos epidurales.
   e) Tuberculosis vertebral.
   f) Brucelosis.
2. Traumatológicos e inflamatorios:
   a) Fracturas y hernias discales.
   b) Enfermedad de Scheuermann.
   c) Espondilitis anquilosante.
   d) Necrosis avascular del cuerpo vertebral.
3. Tumorales:
   a) Osteoma osteoide.
   b) Osteoblastoma.
   c) Metástasis vertebrales.
4. Espóndilolistesis.

Tratamiento de la discitis

Se basa en la antibioticoterapia con cobertura antiestafilocócica, que inicialmente se realizará de forma IV (una a dos semanas), con paso a vía oral en cuanto se produzca mejoría tanto clínica (desaparición del dolor y de la fiebre) como analítica, con descenso de VSG y PCR. Esta última desciende más rápido que la VSG, por lo que puede ayudar a monitorizar el tratamiento y valorar la vía oral. El tratamiento por vía oral debe prolongarse hasta la resolución completa del cuadro, con normalización de la VSG y la PCR (cuatro semanas). Se deben asociar antinflamatorios no esteroideos y realizar reposo en cama desde el inicio del diagnóstico. Algunos autores proponen realizar inmovilización con corsé. Habitualmente presentan buena respuesta al reposo y a la inmovilización, por lo que en ausencia de mejoría se debe replantear el diagnóstico. La cirugía se reserva para aquellos casos que no mejoren con el tratamiento médico o para las complicaciones, como los abscesos, las osteomielitis extensas y las lesiones neurológicas.

Pilares del tratamiento

- Cloxacilina 150 a 200 mg /kg/día cada 6 h vía IV.
- Cefazolina 100 mg/kg/día cada 8 h vía IV o IM.
- Cefuroxima 150 mg//kg/día o 60 a 90 mg/kg/día cada 8 h vía oral.
- Cefadroxilo 60 mg/kg/día, vía oral cada 12 h.
- Cefalexina 100 a 150 mg/kg/día vía oral cada 6 h.

Pronóstico

La mayoría de los niños con discitis presentan alteraciones persistentes de la radiología como estrechamiento del espacio intervertebral, cambios escleróticos de las superficies vertebrales e incluso fusiones vertebrales. A pesar de este hecho, mas de 80% no tienen síntomas a largo plazo, aunque 20% restante pueden cursar con dolor lumbar crónico, escoliosis persistente o limitaciones en los movimientos vertebrales.

Espondilolistesis

Herbíniaux, obstetra belga, describió en 1782 una distocia del parto por aumento de volumen del promontorio lumbosacro, que correspondía a espondilolistesis L5 S1. Kilian, en 1854, acuñó el término espondilolistesis, que significa deslizamiento de un cuerpo vertebral. Wiltse, Neumann y Mac Nab han propuesto una clasificación para las espóndilolistesis, que es aceptada en la actualidad, la cual las divide en cinco tipos.

1. Displásicas: el deslizamiento se debe a alteraciones de la primera vértebra sacra y del arco posterior de la quinta lumbar.
   En la radiografía se observa además, espina bífida de S1 y ocasionalmente de L5. Deformidad de la cara superior del cuerpo del sacro, displasia de las apófisis articulares y no se observa lisis del istmo, sino adelgazamiento y alargamiento de el. Son las más frecuentes en los niños y adolescentes. Predomina en el sexo femenino y puede producir compresión radicular cuando el deslizamiento sobrepasa 25%.
2. Ístmicas: la alteración se produce a nivel de la *pars articularis*. Se observa una zona radiolúcida que va desde una pequeña línea hasta un gran espacio no osificado. Pero también existen listesis en que hay una elongación del istmo sin lisis ni otra alteración de tipo displásico.
   La causa íntima de la espondilolistesis ístmica es desconocida. Se pueden distinguir tres tipos:
   a) Fractura por fatiga de la *pars articularis*.
   b) Elongación de la *pars* sin lisis.
   c) Fractura aguda de la *pars articularis*.

El tipo ístmico es el más común entre los cinco y 50 años de edad. La incidencia en la raza blanca fluctúa alrededor de 5%. Los esquimales presentan frecuencia de 50%. En los gimnastas la frecuencia llega a 20 o 25%.

3. Degenerativas: naturalmente este tipo de espondilo-listesis se ve en adultos.
4. Traumáticas: se debe a traumatismos graves (caída de altura). Afecta principalmente el arco neural de L4-L5, y se ve más frecuentemente en adultos jóvenes (accidentes deportivos y del trabajo).
5. Patológicas: se agregan a afecciones generalizadas del esqueleto, enfermedad de Paget, Mal de Pott, metástasis ósea, sífilis, artrogriposis.

Actualmente se usa más el método de Marique-Taillard y Bradford, que mide en porcentaje el grado de desplazamiento:
- De 0 a 25% corresponde a grado 1.
- De 26 a 50% corresponde a grado 2.
- De 51 a 75% corresponde a grado 3.
- De 76 a 100% corresponde a grado 4.

Grado 5: Si el cuerpo se desliza completamente y pierde contacto con el cuerpo debajo de el. Es conocido como espondiloptosis.

Los síntomas de la espondilolistesis pueden incluir los siguientes:
- Dolor, especialmente después de hacer ejercicio, en la espalda baja, los muslos o las piernas, o ambos, que irradia hacia los glúteos o hacia las piernas (ciática), o hacia ambos.
- Espasmos musculares.
- Debilidad de las piernas.
- Alteraciones sensitivas y motoras.
- Alteraciones del reflejo aquiliano.
- Claudicación intermitente de origen neurológico.
- Marcha *sui generis*.
- Contractura de músculos isquiotibiales.
- Xifosis sacra.
- Prolongación de la lordosis lumbar hacia la región torácica.

El dolor es el síntoma más frecuente y relevante como motivo de consulta; no obstante, 50% de las espóndilolistesis cursan en forma asintomática, pudiendo incluso haber deslizamiento hasta la ptosis de L5 por delante de S1, sin haber presentado dolor. En el niño y el adolescente, el dolor lumbar, la ciatalgia y la lumbociatalgia son infrecuentes. Por ello, cuando existe este tipo de dolor, es obligatorio tomar una radiografía lumbosacra anteroposterior y lateral de pie, que descarte o confirme la presencia de espóndilolistesis.

Ciatalgia

Se produce por compresión y tracción de las raíces L5 a nivel foraminal y sacra en el borde posterior de S1, especialmente en las espondilolistesis de tipo displásico, en que el arco de la vértebra desliza hacia adelante junto con el cuerpo vertebral. En estos casos, con 25% de deslizamiento se puede producir compresión radicular. La ciatalgia de las espondilolistesis de tipo ístmica (lisis) se explica por la compresión que sufre la raíz por la reacción fibrosa, en la zona de la lisis de la *pars articularis* (**Figs. 11.7** y **11.8**).

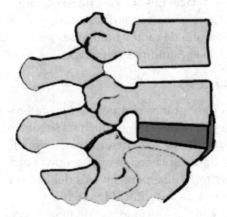
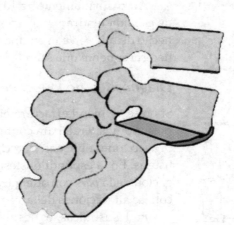

Fig. 11.7. Columna lumbar normal.   **Fig. 11.8.** Espondilolistesis lumbar.

Lumbociatalgia

Se produce por un mecanismo combinado de inestabilidad de columna y compresión o inflamación radicular. En relación a las alteraciones sensitivas y motoras se observa mucho más en el adulto que en el niño y adolescente. Principalmente se observa hipostesia en territorio L5 y S1 uni o bilateral. Las alteraciones motoras aisladas son menos frecuentes, pero también se observan correspondiendo a las raíces L5 y S1. La alteración del reflejo aquiliano es frecuente de observar, pudiendo estar disminuido o ausente. Puede estar comprometido unilateralmente o bilateralmente.

Claudicación intermitente

Se ve más frecuentemente en las espondilolistesis de tipo degenerativo, pero también en las ístmicas o displásicas, cuando estas se asocian a hernia del núcleo pulposo. La estabilización y descompresión soluciona el problema de canal estrecho segmentario que estaba provocando la espondilolistesis.

Marcha *sui generis*

La contractura de los músculos isquiotibiales por el deslizamiento vertebral, produce alteración de la postura. Se observa que la lordosis lumbar se prolonga hacia la región torácica a medida que aumenta la listesis. Se puede, incluso, palpar un escalón a nivel L5 en las espondilolistesis de tipo ístmica. El espasmo muscular se hace más evidente a nivel lumbar. La pelvis gira hacia atrás y el sacro se hace cifótico. En la región abdominal, dependiendo de la magnitud de la listesis, el espacio entre el reborde costal y la cresta ilíaca disminuye, el abdomen se hace prominente, apareciendo una depresión que lo cruza transversalmente, inmediatamente sobre el ombligo.

La espondilolistesis ístmica puede cursar durante años asintomática. Cuando se presenta, los síntomas pueden incluir dolor lumbar con irradiación a la nalga, hormigueo, debilidad o irradiación del dolor a miembros inferiores (lo que se conoce como ciática). Estos síntomas normalmente se agravan al estar de pie, y mejoran con el reposo en la cama.

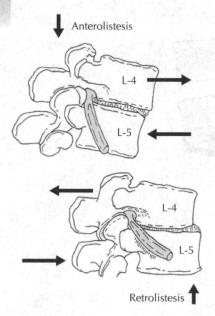

Fig. 11.9. Comprensión radicular en la espondilolistesis.

Aproximadamente 5 a 10% de los pacientes que consultan por dolor de espalda tendrán una espondilolisis o una espondilolistesis, pero el hecho de que se vean en una radiografía de raquis lumbar no significa necesariamente que sean la causa de los síntomas (**Fig. 11.9**).

Diagnóstico de la espondilolistesis

Si no se ve bien la fractura en las radiografías simples de pie, anteroposterior y lateral, para confirmar el tipo de espondilolistesis se toman proyecciones oblicuas, derecha o izquierda, para determinar el tipo de listesis. En la espóndilolistesis de tipo displásico se observa una elongación de la *pars* con adelgazamiento de ella, pero sin lisis del istmo y con las alteraciones del arco posterior ya descritas (**Fig. 11.10**).

En las ístmicas, el desplazamiento se asocia a lisis de la *pars*, con interrupción a nivel del cuerpo del "Perrito de la Chapelle". En las degenerativas no hay lisis, sino una deformidad de la unidad L4-L5 o L5-S1 con crecimiento exofítico de las articulares y del cuerpo vertebral. En la proyección frontal, se observa frecuentemente una disminución de altura del cuerpo de L5 y adelgazamiento de su arco posterior.

La listesis del cuerpo de L5 sobre el sacro produce en la proyección anteroposterior una imagen de copa de champagne o de "Gorro de Napoleón". Estos signos deben hacer sospechar una listesis y obligan a completar el estudio radiográfico se indica la TAC (**Fig. 11.11**). La RM puede mostrar los tejidos blandos, incluyendo los discos y los nervios, y su relación con la fractura del istmo y el grado de desplazamiento de una vértebra sobre la inferior. También mostrará si cualquiera de los discos cercanos está degenerado.

Tratamiento

La espóndilolistesis es diferente en niños y adolescentes, que en adultos. Es útil poner el límite coincidiendo con el fin del crecimiento. Los tratamientos conservadores son: reposo relativo, medicación antinflamatoria (oralmente o inyectable),

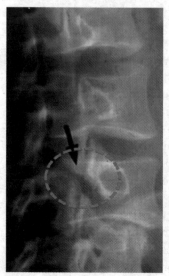

Fig. 11.10. Espondilolisis lumbar.

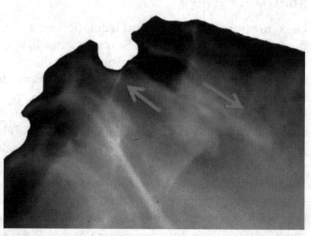

Fig. 11.11. Espondilolistesis lumbar en imagen RX simple en proyección lateral.

analgésicos para controlar el dolor y fisioterapia para fortalecer los músculos de la columna vertebral.

Tratamiento en niños y adolescentes

El dolor y la magnitud de la listesis son fundamentales para decidir la conducta a seguir:

- Asintomáticos y menor de 25% de deslizamiento, se indica vida normal y radiografías periódicas de control cada seis u ocho meses.
- Asintomáticos y de 25 a 50% de deslizamiento, se indica eliminar ejercicio violento, y gimnasia. Control radiográfico cada seis u ocho meses.
- Sintomático y menor de 25% de deslizamiento se indica kinesiterapia, eliminar ejercicios violentos y deportes de contacto físico (rugby, fútbol, kárate, etc.). Radiografías cada seis u ocho meses.
- Sintomático y de 25 a 50% de deslizamiento, se indica tratamiento kinésico, suspender educación física por períodos largos de seis a 12 meses. Radiografías cada seis u ocho meses y control del deslizamiento.
- Sobre 50% de deslizamiento se indica tratamiento quirúrgico. Artrodesis posterolateral más inmovilización con yeso, que va de la línea mamilar hasta el muslo, unibilateral o bilateral por seis meses.
- En las listesis mayores de 75% se practica reducción previa, más artrodesis posterolateral y yeso por seis meses.

Tratamiento medicamentoso

Los analgésicos incluyen la aspirina, el ibuprofeno, el naproxeno. Si los analgésicos no esteroideos no controlan el dolor, puede ser necesario tomar narcóticos (como la codeína) durante un corto periodo de tiempo. Los corticoides (oralmente o inyectables) a veces se prescriben para el dolor lumbar y de miembro inferior severo debido a su potente efecto antinflamatorio. Pueden inyectarse en el espacio epidural (alrededor de los nervios que salen de la médula espinal) o en las carillas articulares o facetas. Todo ello se suele llevar a cabo como parte del tratamiento con fisioterapia y rehabilitación.

Tratamiento conservador

Incluye los masajes, el calor o el frío local, los ultrasonidos, la estimulación eléctrica transcutánea. Al principio, la fisioterapia puede consistir en estiramientos pasivos o cambios posturales para reducir el dolor de la región lumbar o los síntomas del miembro inferior. Cuando amaine el dolor, pueden practicarse ejercicios aeróbicos (tales como andar en bicicleta estática o nadar) combinado con ejercicios de estiramiento para mejorar la flexibilidad y la fuerza de los músculos de la zona afecta. El potenciar los músculos abdominales y de la columna vertebral ayudará a que se estabilice la columna vertebral.

Tratamiento quirúrgico

Está reservado para aquellos pacientes cuyas molestias no pueden controlarse con el tratamiento conservador. El dolor puede deberse a un nervio pinzado, al desplazamiento de la vértebra fracturada e inestable, o a los discos cercanos. Si un nervio está comprimido por el desplazamiento de las vértebras, la cirugía puede ser necesaria para reabrir un "túnel", o espacio, para el nervio. Además, habrá que fusionar las vértebras para estabilizar la zona y evitar futuros problemas. También se colocan injertos de hueso para que se fusionen las vértebras. El abordaje quirúrgico suele hacerse por detrás, pero a veces puede ser necesario complementar con un abordaje anterior. La probabilidad de éxito de la cirugía de la espóndilolistesis está por encima de 75%. Tras la intervención se requiere de un lumbostato (faja) durante unos seis a 12 meses. Puede ser aconsejable un programa de rehabilitación posquirúrgico (**Figs. 11.12**, **11.13** y **11.14**).

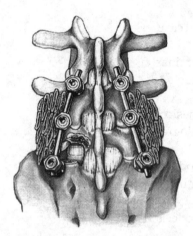

Fig. 11.12. Artrodesis posterolateral con tornillos y barras en espondilolistesis (en rosa el injerto óseo).

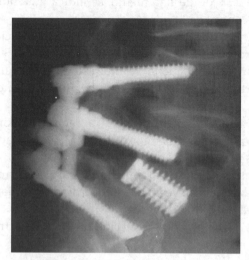

Fig. 11.13. Artrodesis posterolateral e intersomática.

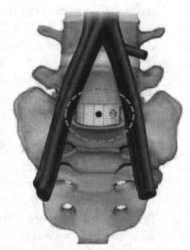

Fig. 11.14. Artrodesis intersomática vía retroperitonea.

Espondilolisis

La espondilolisis se define como un defecto en la *pars interarticularis* del arco vertebral, que deriva en una fractura. Suelen producirse generalmente a nivel de la articulación lumbosacra (L5-S1), seguida de L4 y, rara vez, en otras localizaciones. El porcentaje de afectación suele ser de 71 a 95% en L5 y entre 5 y 15% en L4. Aunque la mayoría de los casos de espondilolisis afecta a ambos pedículos vertebrales (bilateral), 21,84% de las lesiones son unilaterales. Cuando la espondilolisis existe en ambos lados (izquierdo y derecho), la vértebra se puede deslizar hacia delante o hacia atrás, apareciendo una espondilolistesis. No parece ser congénita, ya que en recién nacidos nunca se encuentra. De todos modos, la lisis como displasia, es decir, el trastorno de la osificación del arco vertebral, parece estar influenciado por factores genéticos o hereditarios. A diferencia de otras fracturas por fatiga, habitualmente no se produce la consolidación ósea, salvo en casos de excepción, en los que se desarrolla un istmo alargado. Su mayor incidencia se encuentra entre los cinco y seis años. Puesto que en estas edades el arco vertebral no está completamente osificado, es posible que la lesión espinal aparezca ante la participación en actividades deportivas muy exigentes para el raquis. En la mayoría de los casos en los que la espondilolisis afecta la L4 existe una sacralización de L5.

Causas de la espondilolisis

La espondilolisis puede ser provocada por:

- Defecto congénito en la columna (que aparece generalmente unos años después del nacimiento).

- Traumatismo agudo en la espalda.
- Hiperextensión crónica (curvatura hacia atrás) con curvatura lateral de la espalda (común en ciertos deportes y actividades) o sin esta curvatura.
- Tensión del tendón de la corva o falta de equilibrio de los músculos.
- Condiciones degenerativas de la columna.
- Parálisis cerebral: menos común.

Síntomas

- Dolor en la espalda baja.
- Espasmos en la espalda y en los músculos del tendón de la corva.
- Dolor que se irradia a las piernas.
- Asintomático.

Tratamiento

En los casos en los que la espondilolisis se debe a un defecto de formación del hueso y no hay espondilolistesis asociada, no hay que hacer nada. En estos casos, la espondilolistesis no es una enfermedad, sino solo un hallazgo casual.

En los casos en los que la espondilolisis se debe a una rotura del hueso, por fractura o traumatismos repetidos, es conveniente reducir o suspender los esfuerzos hasta que se recupere, incluyendo los entrenamientos intensos en el caso de los deportistas.

El corsé puede indicarse en los pacientes en los que la espondilolisis se debe a la rotura del hueso y no a su falta de formación, el dolor persiste a pesar de la reducción de la actividad y el tratamiento. En estos casos, es necesario tomar medidas para evitar la atrofia muscular y retirar el corsé progresivamente, tan pronto como sea posible.

La cirugía se indica solo cuando:

- El dolor se mantiene pese a los tratamientos aplicados durante nueve meses.
- Se ha comprobado que se debe a una espondilolisis por rotura del hueso y no se está resolviendo después de nueve meses.

En esos casos se indica realizar una artrodesis que afecte solo el segmento en el que está la espondilolisis, habitualmente entre la L5y S1.

Calcificación de los discos intervertebrales en la infancia

Las calcificaciones de los discos intervertebrales en la infancia descritas por primera vez por Baron en 1924 son una entidad infrecuente en la infancia, de etiología desconocida y carácter transitorio. La edad de aparición es entre los 5 y 10 años. Predomina en varones (7/5) y el número de calcificaciones es de uno a 12, con una media de 1.9 calcificaciones por paciente. En los niños las calcificaciones se dan en los núcleos pulposos, la columna cervical se afecta con mayor frecuencia, seguida de la torácica, siendo muy raros en la columna lumbar. En 30 a 40% de los casos las calcificaciones son múltiples. La etiopatogenia de la calcificación es todavía desconocida. Se barajan las posibilidades de un traumatismo, antecedente que se recoge en 30 a 40% de los casos; de un proceso infeccioso, existiendo algunos discos intervenidos en los que se aprecia la existencia de células inflamatorias y, finalmente, las de un proceso isquémico, llegando algunos autores a apuntar la teoría de una necrosis avascular del disco intervertebral y de las vértebras adyacentes que justificaría las alteraciones (geodas, pérdidas de altura y aplanamientos), que se observan frecuentemente en las vértebras próximas. Se habla de otras causas, como la hipervitaminosis D, alteraciones diversas del metabolismo calcio/fósforo y alcaptonuria. Sin embargo, actualmente la teoría sobre un proceso inflamatorio transitorio es la más aceptada, debido a la presencia de células infamatorias en aquellos discos que han sido removidos y a la reversibilidad del cuadro, en la mayoría de los casos sin ningún tratamiento.

Diagnóstico

Existen antecedentes de infección respiratoria de vías altas en 15% de los pacientes con un período de latencia de cinco a 21 días. La existencia de antecedente traumático en 30 a 40% de los casos orienta hacia una posible etiología traumática isquémica. Presentan sintomatología 83% de las calcificaciones cervicales y 24% de las torácicas. Los síntomas agudos más frecuentes son dolor espontáneo, local o referido, contractura espinal o tortícolis, frecuentemente con indicios de inflamación, calcificación visible en los estudios radiográficos, curso autolimitado, buena respuesta al tratamiento conservador. Las calcificaciones dorsolumbares, por su relativa inmovilidad, se suelen mantener asintomáticas y con escasa tendencia a la desaparición; las cervicales dan clínica más frecuentemente, generalmente de forma muy aguda, con intenso dolor cervical y contractura muscular. El inicio de la clínica suele coincidir con la fragmentación de la calcificación, que a su vez marca el inicio de su desaparición, probablemente por un proceso inflamatorio o autoinmune responsable de la reabsorción del material discal alterado. Ocasionalmente un disco calcificado se hernia, y en estos casos puede aparecer clínica neurológica. Sin embargo, el pronóstico tampoco empeora sustancialmente, y es extremadamente raro que se requiera la intervención quirúrgica. El origen de las calcificaciones discales está íntimamente relacionado con el de la hernia discal infantil y las discitis.

La elevación de parámetros inflamatorios inespecíficos (leucocitos y VSG), por lo demás transitorios, han determinado que el diagnóstico sea radiológico. En RX y TAC se observa una calcificación del disco intervertebral. Con RM se han logrado los mayores avances, debido a la detección de cambios mínimos en las vértebras contiguas y el diagnóstico precoz de herniación, con el riesgo de compromiso medular. En RM se evidencia en las diferentes secuencias una imagen de baja intensidad de señal en el disco intervertebral, que corresponde a la calcificación; 30% de los pacientes presentarían evidencias imagenológicas de protrusión. El estudio histológico de los discos ha demostrado la presencia de cambios inflamatorios, con proliferación reactiva de fibroblastos, células gigantes e histiocitos.

Brucelosis vertebral

La Brucelosis representa un problema de salud pública y requiere de un diagnóstico minucioso. Produce recaídas frecuentes aún con tratamiento adecuado. En más de 90% de los pacientes, suele manifestarse con un cuadro febril que puede comprender un breve período, pero dadas las características patogénicas la enfermedad tiende a mantenerse activa durante largo tiempo.

Cuando la infección tiene más de dos meses es capaz de afectar bazo, hígado, médula ósea, o incluso articulaciones y columna vertebral. Las formas localizadas están generalmente relacionadas con ausencia del organismo en sangre. Esta localización puede ser una manifestación clínica de brucelosis bacteriémica, por lo que debe considerarse una complicación y una manifestación crónica.

Etiología

Existen tres especies clásicas que producen la brucelosis humana: *Brucella mellitensis*, *Brucella abortus* y *Brucella suis*.

El hombre puede infectarse por:
- Ingestión: leche, quesos y derivados lácteos sin pasteurizar.
- Contacto: con animales infectados o con sus productos.
- Inhalación: trabajadores de la lana y de laboratorio clínico.
- Inoculación: veterinarios, personal de laboratorio.

Cuadro clínico

Las manifestaciones clínicas son muy polimorfas, a veces asintomáticas. El período de incubación es variable y habitualmente oscila entre una y tres semanas. Los síntomas iniciales consisten en fiebre, astenia, sudación, cefalea, artromialgia que se presentan en 90% de los casos. El compromiso óseo de esta infección se cita con una incidencia de entre 2 y 70% de acuerdo con diferentes autores y en 2 a 30% de los casos existe afectación raquídea. La columna lumbar inferior es el sitio más frecuentemente afectado. Desde el inicio puede verse lumbalgia, fiebre, malestar general, o la enfermedad puede aparecer en forma más insidiosa, con debilidad y cansancio. Pueden observarse síntomas de compresión de las raíces nerviosas o de herniación discal. La brucelosis puede permanecer activa por años como fuente de recaídas o con formación de abscesos microscópicos y puede provocar grados variables de debilidad. La forma precoz de la espondilitis por brucella está caracterizada por osteoporosis del cuerpo vertebral afectado y continúa, aproximadamente tres meses luego de la inoculación, con la erosión de la cara anterior de la placa vertebral superior a nivel de la unión vertebrodiscal en las radiografías simples. La forma focal se autolimita en la porción anterior de una placa vertebral mientras que la forma difusa puede afectar enteramente el cuerpo vertebral y extenderse hacia los discos y vértebras adyacentes y el espacio epidural. En raras ocasiones se comprometen los elementos posteriores. Como regla, no existe caseificación central ni necrosis. En general, la morfología del cuerpo vertebral se mantiene intacta. El proceso de curación ósea comienza casi de forma simultánea y con frecuencia se desborda en la forma de un osteofito anterior, "pico de loro". La brucelosis se caracteriza por una pequeña colección de aire atrapada entre el disco y la placa vertebral superior afectada. El compromiso epidural también es frecuente. En las formas avanzadas de la enfermedad la infección puede destruir enteramente el cuerpo vertebral.

Formas localizadas o complicaciones

Se presentan en un porcentaje variable entre 1 y 30% de los enfermos, siendo más frecuentes en aquellos pacientes en los que el diagnóstico y el tratamiento se retrasa. Las formas más frecuentes son:
- Osteoarticular (20 a 35%): sacroileítis, unilateral o bilateral, artritis periféricas y espondilitis.
- Genitourinarias (2 a 20%): orquiepididimitis unilateral.

- Sistema nervioso central (2 a 5%): meningitis aguda o meningoencefalitis, abscesos subdurales y epidurales, encefalitis, mielitis, trombosis de senos venosos e hidrocefalia.
- Endocarditis (menos de 2%).
- Absceso hepático (1%).
- Otras: absceso esplénico, tiroides o epidurales, neumonitis, derrame pleural, empiema, colecistitis, uveítis e infección de prótesis y marcapaso.

Diagnóstico directo

Cultivo: aislamiento y la identificación en la sangre, médula ósea u otros tejidos es el método definitivo. El de elección es el hemocultivo método automatizado de aislamiento rápido (BACTEC) cinco a siete días. Si no se cuenta con este método se cultivan en medios bifásicos que son positivos entre siete a 21 días y en ocasiones 35 días. Por ser germen de crecimiento lento es necesario especificar al laboratorio de microbiología para que el cultivo se mantenga durante seis semanas.

PCR: es extraordinariamente sensible (100%) y específica (98.5%).

Diagnóstico indirecto

Prueba de Bengala: prueba rápida de aglutinación en placa, se considera ideal como técnica para el diagnóstico inicial. Falso negativo si pocos días de evolución de la enfermedad o un curso muy prolongado.

Aglutinación de Wright, aglutinación estándar, SAT: es la más utilizada y valiosa por su sencillez, sensibilidad y especificidad. Títulos de 1:160 se consideran positivos. Debido a que los anticuerpos responsables de la seroaglutinacion son fundamentalmente de la clase IgM, lo habitual es que vayan descendiendo durante el transcurso de tres a seis meses, con o sin curación de la enfermedad.

Coombs antibrucela: detecta anticuerpos con poca o nula capacidad aglutinante, fundamentalmente IgG.

ELISA: permite cuantificar los anticuerpos específicos de las clases IgM, IgG e IgA con actividad anti-LSP de la Brucella.

Dipstick: prueba colorímetra de uso muy sencillo y rápido que identifica las IgM con una sensibilidad similar a la aglutinación de Wright, pero con la ventaja de una mayor facilidad y rapidez. Mediante una cinta de nitrocelulosa impregnada de anticuerpos monoclonales anti-IgM humana, la prueba se cuantifica en cruces.

Brucellacapt: nueva prueba de imunocaptura-aglutinación para la detección de anticuerpos totales a Brucella. Títulos de 1/320 o superiores se consideran significativos.

Pruebas diagnósticas recomendadas

- Hemograma, VSG y bioquímica básica.
- Hemocultivos
- Pruebas serológicas: Rosa de Bengala, SAT, análisis de Coombs.
- Prueba según la focalización: radiografías sacroilíacas, RMN, TAC, ecocardiograma.

Tratamiento

Los objetivos del tratamiento son:
- Acortar el período sintomático de la enfermedad.

- Evitar la aparición de secuelas o complicaciones focales.
- Disminuir las recidivas.
- Principios básicos del tratamiento.
- Diagnóstico bien fundamentado.
- Valorar existencia de enfermedad focal o de complicaciones.
- Explicar al paciente y los familiares curso previsible de la enfermedad, complicaciones potenciales, necesidad de tratamiento prolongado y la importancia de su cumplimiento.
- Selección de antimicrobianos más apropiados.
- Combinación de antibiótico y uso prolongado.
- Se debe incluir un fármaco con buena penetración intracelular.

Mayores de 8 años

1. Sin complicaciones o enfermedad focal.
   a) Pauta A: doxiciclina 100 mg/12h (4 mg/kg/día si peso menor de 50 kg, vía oral por 45 días más estreptomicina 1 g/24 h (750 mg/día en pacientes mayores de 50 años), IM, durante los 14 primeros días. Gentamicina 5 mg/kg/día si el peso es menor que 50 kg durante los siete primeros días pueden sustituir a la estreptomicina.
   b) Pauta B o clásica: incluye doxiciclina 100 mg/12 h (4 mg/kg/día si el peso es menor que 50 kg, vía oral durante 45 días más rifampicina 600-900 mg (15 mg/kg) vía oral durante 45 días. Este es mucho más cómodo, mejor tolerancia pero las recidivas son mayores (3 a 16%).
   c) Pauta C: doxiciclina (200 mg/día) durante 60 días. Es poco aceptada en la actualidad porque precisa estudio de confirmación y eficacia.
2. Con enfermedad focal.
   a) Igual que cuando no existe focalización, aunque la duración debe ser individualizada.
   b) Espondilitis: doxiciclina más estreptomicina.
   c) Pauta A: doxiciclina 100 mg/12h (4 mg/kg/día) por vía oral si peso menor de 50 kg durante 60 días más estreptomicina 1 g/24 h IM, durante los primeros 14 o 21 días.
   d) Pauta B: doxiciclina 100 mg/12h (4 mg/kg/día) por vía oral si peso menor de 50 kg durante 60 días más gentamicina (5 mg/kg/día) peso menor 50 kg durante siete o 14 días.

Menores de 8 años

a) Pauta A: rifampicina (15 mg/kg/día, con dosis máxima de 600 mg/día más cotrimoxazol 50 mg/kg/día, ambos cada 12 h, vía oral durante 45 días. Es régimen preferido.
b) Pauta B: rifampicina o cotrimoxazol durante 45 días con gentamicina durante los primeros siete días.

Recidivas

No suelen representar una resistencia a los antibióticos y casi todas responden a la misma pauta de tratamiento inicial. No obstante, el uso de monoterapia se ha seguido de resistencias en algunos casos, por lo que estos pacientes deberían tratarse con otros antibióticos si no se ha podido determinar la sensibilidad del germen.

Tuberculosis vertebral o espondilitis tuberculosa

La columna vertebral es el lugar donde aparece con más frecuencia la tuberculosis ósea (30 a 50%), y constituye el clásico Mal de Pott, causado por *Mycobacterium tuberculosis* (MTBC). Se localiza especialmente en T6-L3. Las localizaciones múltiples son poco frecuentes. Ante una lesión de disco intervertebral, se debe pensar en la posibilidad que se trate de una TBC. Siempre que se diagnostique TBC vertebral, hay que pensar que es manifestación de una enfermedad sistémica. Nunca es simultánea, sino en distintos períodos. Sin embargo, es poco frecuente la presencia de dos o más lesiones vertebrales separadas entre sí, pues aunque suelen afectarse varias vértebras siempre existe una relación de continuidad entre ellas. Es rara la afectación de vértebras cervicales o sacras, aunque no sucede así con la articulación sacroilíaca que puede originar abscesos intrapélvicos o extrapélvicos. Los sitios afectados con mayor frecuencia son las vértebras torácicas bajas y las lumbares.

Frecuencia

La afectación en cada una de las zonas del raquis es:
- Raquis lumbosacro 4%,
- Raquis cervical: 8%,
- Raquis torácico: 20%,
- Raquis toraco-lumbar: 72% (facilitado por las arterias).

Patogenia

Existe un anidamiento del bacilo de Koch que habitualmente llega vía hematógena por las arterias segmentarias (metaméricas) por un microembolismo. También puede llegar por otras vías: plexo venoso de Batson, y por contigüidad. Siempre existe como antecedente una primoinfección.

La infección asienta en un cuerpo vertebral y en un principio afecta al platillo vertebral, junto al disco intervertebral al que nunca respeta. Esta es la diferencia con las metástasis. A medida que los cuerpos vertebrales se van colapsando uno contra otro, se desarrolla una angulación aguda llamada giba. El proceso de caseificación y la formación de abscesos fríos pueden extenderse a las vértebras vecinas, o escapar hacia los tejidos blandos paravertebrales. Hay un riesgo importante de lesión medular a causa de la presión ejercida por el absceso o por el hueso desplazado cuando se produce una hipercifosis. El final de la lesión tuberculosa es la fusión de las vértebras afectadas y la forma terminal es la amiloidosis.

Clínica

Los signos y síntomas de la espondilitis tuberculosa pueden ser variables y no son veraces para el diagnóstico; generalmente sigue un curso indolente.En algunos casos la deformidad es el rasgo más dominante. En ocasiones el paciente puede presentarse con un absceso frío que se abre paso hasta la ingle por la fascia del músculo psoas, o con parestesias y debilidad muscular en las piernas. El hallazgo característico en la columna torácica es una cifosis angular. Dicha cifosis está desencadenada por el factor mecánico que supone la destrucción del soma vertebral en su parte anterior y por la acción de la gravedad sobre el foco de la lesión cuando aún no ha fusionado. En la columna lumbar en cambio, apenas es visible la angulación. La deformidad articular se debe en un principio a la postura antiálgica que adopta la articulación, buscando la máxima capacidad de la misma para contener el derrame articular. Más adelante, la deformidad se halla condicionada por la destrucción articular, apareciendo así la hipercifosis característica del Mal de Pott, muchas veces irreductible. En el niño se agrava con el crecimiento.

Los abscesos son oxifluentes, llamados en "nido de golondrina" por la imagen que da en una radiografía anteroposterior.

Los abscesos dorsales discurren entre el ligamento vertebral anterior y el periostio erosionando la parte anterior de los somas. Al ser detenidos por el diafragma se extienden lateralmente despegando el espacio retropleural.

Los abscesos lumbares siguen la vaina del músculo Psoas y llegan a ocasionar una tumoración en la región crural y los lumbosacros salen por la escotadura ciática y aparecen en la cara posterior del muslo y los cervicales forman abscesos prevertebrales.

El rubor no suele existir (absceso frío), es una gran tumefacción articular que distiende la piel y la convierte en más pálida, de ahí el nombre de "tumor blanco" que los clásicos atribuyeron a la TBC osteoarticular.

La enfermedad aparece de forma insidiosa, el paciente acusa algún dolor en la columna vertebral, en general poco intenso. En ocasiones su aparición es nocturna, sobre todo en los niños que se despiertan llorando. Junto al dolor, incluso antes de este, aparece cierta limitación de la movilidad. Es característica la afectación del estado general, en forma de astenia, anorexia, febrícula, salvo en determinados brotes, poco alta, sobre todo al atardecer, que suele alcanzar los 38 grados (fiebre vespertina), pérdida de peso. La disfagia, la ronquera y la linfadenopatía cervical son los síntomas de la TBC cervical.

Diagnóstico

Muchas veces se puede diagnosticar por la clínica.
- Hemograma completo: en formas graves aparece anemia. Cuando existen abscesos se observa leucocitosis y en los casos de fistulización con desviación a la izquierda, que también se halla si el absceso es muy grande.
- VSG: se encuentra siempre elevada. Así mismo, la VSG sigue un descenso en paralelo a la mejoría clínica y radiológica.
- Reacción de Mantoux: el hecho de ser negativo puede excluir la TBC osteoarticular, pero el ser positiva no es garantía que confirme la enfermedad.
- Examen bacteriológico: baciloscopia, cultivo y sobre todo inoculación al cobayo.
- Radiología: no se ha descrito una apariencia radiográfica patognomónica para esta patología y el diagnóstico de certeza no puede realizarse sobre la base de los estudios por imágenes. Mostrará en un comienzo los tres rasgos característicos de una osteoporosis regional que irá seguida de un pinzamiento del espacio discal y engrosamiento del ligamento vertebral anterior. Posteriormente aparecen lesiones erosivas, esclerosis marginal, en la parte central del cuerpo vertebral o en los márgenes anteriores. En ocasiones se observan abscesos paravertebrales. Al progresar la destrucción aparece el acuñamiento anterior y la cifosis angular. La evolución a la curación se efectúa por regresión de la osteoporosis, esclerosis perifocal, colapso y regeneración ósea y la fusión del espacio interdiscal.

- TC: muestran destrucción extensa a nivel de las placas vertebrales, con fragmentación, secuestros óseos, abscesos paravertebrales grandes y, frecuentemente, infección epidural. A diferencia de lo que ocurre en la espondilitis piógena, la definición cortical de las vértebras afectadas se pierde invariablemente. El cuerpo vertebral se termina destruyendo por la erosión causada por la enfermedad y por la necrosis secundaria a la obstrucción del aporte vascular al hueso. Los fragmentos óseos pueden migrar hacia estructuras circundantes, incluido el canal espinal.
- RMN: muestran típicamente la destrucción de las placas vertebrales de dos vértebras consecutivas con conservación del disco intermedio, fragmentación, pérdida de la definición cortical, compromiso de los elementos posteriores y de más de dos cuerpos vertebrales, infección epidural, osteólisis vertebral anterior, formación de fístulas y abscesos paraespinales.
- Biopsia: da buenos resultados, pero en determinados segmentos torácicos es de gran dificultad.

Tratamiento

Excepto en los casos más avanzados con destrucción ósea progresiva, el tratamiento conservador suele ser suficiente: reposo con corsé bien ajustado para tratar el dolor y el espasmo; si estos son importantes es aconsejable un periodo de hospitalización.

Tratamiento antibiótico (quimioterapia antituberculosa)

Isoniacida, rifampicina y pirazinamida durante ueve meses. En caso de ser una paciente embarazada, se sustituirá la pirazinamida por estreptomicina o etambutol.

Tratamiento quirúrgico

Va encaminado a la limpieza de todas las lesiones necróticas y evacuación de las colecciones purulentas. Está indicado en los casos siguientes:

1. Formación de un absceso que se debe drenar.
2. Notable destrucción ósea.
3. Deformidad progresiva que puede llevar a riesgo de una paraplejia inminente.
4. Si existe inestabilidad vertebral.
5. En casos de afectación dorsal amplia en niños.

Tumores vertebrales

Los tumores de la columna vertebral son procesos tanto primarios de columna como secundarios (metástasis o extensiones) de enfermedades de órganos distantes o contiguos a ella. La mayoría de los tumores que se encuentran en las estructuras óseas de la columna corresponden a metástasis ósea, a tumores que han viajado desde otras localizaciones para implantarse y crecer en las vértebras.

Clasificación

Los tumores vertebrales son crecimientos anormales de tejido nuevo llamados neoplasias. Son relativamente raros en la columna. La heterogeneidad de estos hace difícil su clasificación; se dividen en tumores benignos y malignos, según las repercusiones clínicas y terapéuticas. Los tumores óseos pueden tener su origen en el cartílago o en el tejido óseo y estos a su vez ser capaces de neoformar hueso (osteogénicos), de desarrollar tejido fibroso (fibrogénicos), o de presentarse en forma de quistes (quísticos). Aunque los tumores benignos pueden ser destructivos para el tejido óseo normal, no invaden otros tejidos. Sin embargo, los tumores malignos tienen el potencial tanto de invadir la estructura de las vértebras de la columna como de diseminarse a otros órganos.

Existen otros términos básicos que ayudan a clasificar los tumores:

- Primario: un tumor vertebral primario se origina desde las estructuras óseas de la columna.
- Secundario: los tumores vertebrales secundarios se originan en una parte del cuerpo distinta a la columna, pero después se diseminan hacia ella. Este proceso de diseminación desde un órgano hasta la columna se conoce como metástasis.

Los tumores benignos primarios pueden ser:

- Cartilaginosos: exostosis solitaria, exostosis múltiple, condroma solitario y la econdromatosis múltiple.
- Osteogénicos: osteoma osteoide.
- Fibrosos: fibroma osificante, fibroma no osificante.
- Quístico: quiste óseo esencial, quiste óseo aneurismático y granuloma eosinófilo.

Los tumores malignos:

- Sarcoma Osteogénicos.
- Sarcoma de Ewing.

Tumores benignos primarios

Exostosis cartilaginosa solitaria

Aparece raramente antes los 10 años. Se sitúa a nivel de la metáfisis de los huesos largos en forma de prominencia ósea regular de base más menos ancha, recubierta de cartílago y que crece hacia el exterior del hueso. Habitualmente se descubre por la palpación de una masa dura bajo los músculos que la recubren y con menos frecuencia por los trastornos de compresión nerviosa que provoca. La radiología es típica por su carácter exostosante, el carácter regular de sus trabéculas óseas con zonas claras entre las mismas y su base e implantación. La excéresis quirúrgica se efectuará cuando aparecen trastornos neurológicos o funcionales.

Exostosis cartilaginosas múltiples

Afección de características similares a la exostosis única, pero de localización metafisaria múltiple; se pueden afectar todos los huesos, especialmente los de las extremidades y del cinturón escapular. Es de carácter familiar hereditario y de predominio en varones. Las exostosis pueden crecer paralelamente al crecimiento del niño, deteniéndose cuando este se finaliza. Los huesos afectados experimentan un crecimiento inferior al normal por el potencial del mismo desarrollado en el crecimiento de la exostosis, por ello cuando asientan en el cúbito producen la deformidad de Madelung de la mano y en el peroné un pie supinado. Sin embargo, lo más frecuente es una afectación simétrica de las extremidades, que se traduce en una talla corta de este niño. El tratamiento quirúrgico esta en relación con las deformidades y trastornos funcionales que va produciendo el desarrollo de las exostosis. El carácter multicéntrico de la afección impide una solución global de la misma. Aunque no muy frecuente, existe riesgo de malignizacion, por lo que estos niños deben seguir un control periódico.

Encondroma solitario

Crece a partir de un esbozo cartilaginoso hacia la cavidad medular en los extremos de la diáfisis, afectando principalmente los dedos de la mano y del pie, con síntomas de dolor deformidad local o fractura. La radiografía muestra una insuflación del hueso, en cuyo interior hay algunas imágenes geódicas.El tratamiento por el riesgo de fracturas, es quirúrgico con excéresis completa de la lesión y rellenos de la cavidad con injertos óseos.

Encondromatosis múltiple (Enfermedad de Ollier)

Se caracteriza por la presencia de múltiples encondromas situados a nivel de la metáfisis de los huesos largos de las extremidades. Afecta en general un hemicuerpo o al menos hay predominio de un lado. De aparición precoz, se diagnóstica al detectar tumefacciones o por las deformidades que producen. A veces se asocia a hemangiomas y manchas cutáneas de café con leche (Síndrome de Maffucci).El tratamiento por el riesgo de fractura consiste en la excéresis de los tumores más voluminosos y en osteotomías para realinar los huesos deformados. El riesgo de malignizacion es elevado en la edad adulta.

Quiste óseo aneurismático

No es realmente un tumor verdadero. No obstante, este crecimiento anormal tiene muchas similitudes con los tumores y se le trata de manera similar. Es un crecimiento óseo solitario que contiene sangre y está revestido por una delgada pared de tejido fibroso. Los cuerpos vertebrales y los elementos posteriores usualmente están afectados. Los síntomas pueden incluir hinchazón, dolor (particularmente en la noche), y dolor al tacto. El tratamiento más común es la embolización (es decir, cancelar el flujo sanguíneo del quiste) y la extirpación quirúrgica.

Tumor de células gigantes

Tumor poco común y no agresivo. Generalmente son benignos, típicamente se presentan en los pacientes esqueléticamente maduros, y afectan al sexo femenino ligeramente más que al masculino. En la columna son más comunes en el sacro y pueden extenderse hasta afectar la columna lumbar, pueden invadir el canal medular y comprimir la médula espinal. Dependiendo de la localización y extensión del tumor, los síntomas pueden incluir hinchazón, fractura ósea, dolor articular, disfunción intestinal y vesical y otros déficit neurológicos (por ejemplo, debilidad, entumecimiento). El tratamiento más frecuente incluye embolización y extirpación quirúrgica. Es posible que se prescriba radioterapia.

Osteoblastoma

Constan de hueso mal formado y tejido fibroso. Este tipo de tumor se encuentra con mayor frecuencia en los pacientes menores de 30 años. Aproximadamente 40% se localizan en la columna. Usualmente afecta los elementos posteriores de la columna, aunque se ha encontrado que también afecta los cuerpos vertebrales y el sacro. Los síntomas dependen de la localización del tumor y pueden incluir hinchazón, dolor al tacto, dolor y déficit neurológico (debilidad, entumecimiento).La extirpación quirúrgica total del tumor es generalmente el tratamiento de elección.

Osteoma osteoide

Es un tumor óseo primario benigno que afecta a todos los grupos de edades. La causa se desconoce. Son por lo general relativamente pequeños. Es raro encontrarlos en niños menores de 5 años o en adultos mayores de 40 años. La mayoría de los pacientes tienen de 5 a 25 años y el sexo masculino es más afectado que el sexo femenino. Aunque se ha reportado en todas las partes del esqueleto, afecta a la columna en 10 a 14% de los casos.

El osteoma osteoide de la columna puede ocasionar rigidez, escoliosis y dolor intenso que se agrava en la noche. Inicialmente se afecta la postura del paciente, y con el tiempo pueden desarrollarse cambios estructurales que ocasionan una curvatura anormal de la columna hacia el lado izquierdo o derecho.

Radiológicamente existe una zona densa esclerosa, en cuyo interior aparece un nido hiperclaro, a veces difícil de visualizar si no es con planigrafía. La gammagrafía ósea muestra aumento de fijación a este nivel. El tratamiento de elección típico es, por lo general, la extirpación quirúrgica del tumor.

Tumores malignos primarios

A continuación se relacionan los diferentes tumores malignos primarios.

Cordoma

Es una neoplasia rara y de crecimiento lento que puede diseminarse. En los adultos constituyen el tumor vertebral maligno primario más común. Usualmente afectan columna lumbar y el sacro y al momento del diagnóstico, generalmente el tumor es muy grande. Puede afectar las raíces nerviosas. Los síntomas pueden incluir un inicio gradual del dolor, con un dolor que aumenta a medida que el tumor crece, entumecimiento, debilidad, estreñimiento, e incontinencia La extirpación quirúrgica es el tratamiento de elección, pero solo si se le puede realizar sin afectar las estructuras neurológicas que por lo general están muy cercanas al tumor. Es posible que también se use radioterapia.

Sarcoma de Ewing

El Sarcoma de Ewing es un tumor óseo primario altamente maligno observado con frecuencia en niños (de 10 a 20 años). Afecta más a los varones que a las niñas y es raro en adultos mayores de 30 años. El sitio más común en la columna es el sacro, seguido de las vértebras lumbares y torácicas. El tumor puede extenderse hacia los elementos vertebrales posteriores. Rara vez afecta la columna cervical. El dolor es generalmente la principal molestia de los pacientes. Con frecuencia se busca el tratamiento combinado a base de extirpación quirúrgica, radioterapia y quimioterapia.

Linfoma

El linfoma no-Hodgkin ocasionalmente afecta la columna; se desconoce su causa. El tumor puede extenderse desde el cuerpo vertebral hasta el canal medular y ocasionar compresión de la médula ósea. Los síntomas más comunes son dolor, pérdida de peso, fiebre y una masa palpable generalmente responden a la radioterapia y la quimioterapia. Puede ser necesaria la cirugía para resolver la compresión de la médula espinal o la inestabilidad de la columna.

Mieloma múltiple

Es el tumor primario más común de los huesos y la columna. Se desconoce su causa. El mieloma múltiple es raro en los niños, afecta a un pequeño porcentaje de personas menores de 45 años. La enfermedad destruye el hueso y puede afectar otros órganos como los riñones. Los tratamientos más comunes son la radioterapia y la quimioterapia. Puede requerirse cirugía para resolver la compresión de la médula espinal o la inestabilidad de la columna.

Plasmacitoma

En la columna, es un tumor óseo que comúnmente afecta las vértebras torácicas. Usualmente se desarrolla en la médula ósea y típicamente afecta a las personas jóvenes. Dado que los plasmacitomas pueden convertirse en mieloma múltiple, hay que monitorear cuidadosamente a los pacientes durante años después del diagnóstico. Este tumor puede ocasionar fracturas por compresión que afectan las raíces nerviosas y causan compresión de la médula espinal. Los síntomas dependen del nivel vertebral afectado, aunque el dolor es el síntoma predominante. Usualmente se utiliza radioterapia, a la cual se agrega cirugía en el caso de los pacientes que requieren descompresión de las estructuras nerviosas o estabilización de la columna.

Exámenes complementarios

Imagenológicos e histológicos

Radiografías simples: proporcionan imágenes de la arquitectura de la columna usando diferentes proyecciones, como la anteroposterior (AP), lateral y oblicua.

Gammagrafía ósea con tecnecio: el tecnecio es una fuente de radiación para detectar fracturas, infecciones óseas o cáncer.

Resonancia magnética: estudio de imagen altamente sensible que produce imágenes tridimensionales detalladas de los huesos y los tejidos blandos.

Tomografía computarizada con mielografía: la mielografía usa medios de contraste radiográficos inyectados dentro del líquido del canal medular para iluminar este último, la médula espinal y las raíces nerviosas. En combinación con la tomografía computarizada, sus imágenes pueden demostrar la manera en que las estructuras óseas de la columna pellizcan sus estructuras nerviosas.

Biopsia: es la mejor manera de determinar el tipo del tumor, la biopsia con aguja se toma a través de la piel (percutáneamente) usando método de imagen, como la fluoroscopía. También pueden obtenerse muestras de tumor con un procedimiento de cirugía convencional.

Tratamiento

El tratamiento de los tumores vertebrales muchas veces exige la experiencia de varios especialistas, que incluyen al cirujano de columna, el neurólogo, neurocirujano, radiólogo, el patólogo y el oncólogo.

El tipo de tratamiento usualmente depende de los síntomas y la salud del paciente, los estudios de imagen y los resultados de la biopsia. Muchos pacientes requieren una combinación de tratamientos no quirúrgicos y quirúrgicos.

Cada caso se evalúa de manera individual y después se diseña el tratamiento para satisfacer las necesidades del paciente.

Bibliografía

Aulisa, L., L. Pitta, A. G. Aulisa, G. Mastantuoni, E. Pola and A. Leone (2003): Lumbar nerve root walled by a calcified herniated mass in a young patient. Childs Nery Syst 19: 384-386.

Avellaneda, J., E. Fernández, O. Alonso, J. Rodríguez, J. A. León y J. Navarro (1988): Calcificación del disco intervertebral en el niño. An. ESP Pediatr. 29: 153-156.

Bagatur, A. E., G. Zorer and T. Centel (2001): Natural history of pediatric intervertebraldisc calcification. Arch. Orthop. Trauma Surg 121: 601-603.

Barrett, M., J. Anderson, B. Rao, D. Vaslow and D. Hoernschemeyer (2008): Multilevel pediatric cervicothoracic intervertebral disc calcifications. Am J Orthop, 37: 126-128.

Beekarun, D. D., S. Govender and M. N. Rasool (1995): A typical spinal tuberculosis in children. J. Pediatr. Orthop. 15(2): 148-151.

Beluff, G., P. Fiori and C. Sileo (2009): Intervertebral disc calcifications in children. Radiol. Med. 114 (2): 331-341.

Boachie-Adjei, O. and R. G. Squillante (1996): Tuberculosis of the spine. Orthop. Clin. North Am. 27(1): 95-103.

Boni, T., K. Min and F. Hefti (2002): Idiopathic scoliosis and Scheuermann's kyphosis. Historical and current aspects of conservative treatment. Orthopade 31(1): 11-25.

Condón Huerta, M. J. (2001): Ortopedia infantil en rehabilitación. Rev. Rehabilitación 35 (1):11-30.

Dönmez, H., M. Ertugrul, I. Türkan and R. Kemal (2008): Pediatric intervertebral disc calcification. Diag. Interv. Radiol. 14: 225-227.

Epidemiología. Sistema Único de Información, número 52, vol. 22, semana 25 al 31 de diciembre de 2005

Francis, I. M., D. K. Das, U. K. Luthra, Z. Sheikh, M. Sheik and M. Bashir (1999): Value of radiologically guided fine needle aspiration cytology (FNAC) in the diagnosis of spinal tuberculosis: a study of 29 cases. Cytopathology 10(6): 390-401.

Freeman, B. L. (2007): Scoliosis and kyphosis. In: Canale ST, Beaty JH, eds. Campbell's Operative Orthopaedics. 11th ed. Philadelphia, Pa: Mosby Elsevier: chap. 38.

Gerlach, R., M. Zimmermann, S. Kellermann, R. Lietz, A. Raabe and V. Seifert (2001): Intervertebral disc calcification in childhood. Act Neurochir (Wien), 143: 89-93.

Hinck-Kneip, C., M. Krawinkel, C. Schroeder, H. D. Oldigs and H. W. Ullrich (1995): Tuberculous Spondilitis... a forgotten differential diagnosis in backache. Dutsch Med Wochenshr 120(5): 134-138.

Jain, A. K., S. Kumar and S. M. Tuli (1999): Tuberculosis of spine (CI to D4). Spinal Cord 7(5): 3-69.

Kim, Y. J., N. Y. Otsuka, J. M. Flynn, J. E. Hall, J. B. Emans and M. T. Hresko (2001): Surgical treatment of congenital kyphosis. Spine 26(20): 2251-2257.

Knüpfer, M., K. Rieske, F. Pulzer, C. Trantakis, J. Dietrich and W. Handrick (2000): Prolaps einer verkalkten Bandscheibe als Ursache eines drohenden Querschnittssyndroms bei einem jungen Mädchen. Klin. Pädiatr. 212: 117-120.

Komar, J. C., J. James and J. W. Little (2003): Scheuermann's kyphosis following cervical spinal cord injury. J. Spinal. Cord. Med. 26(1): 92-94.

Leone, A., L. Lauro, A. Cerase and C. Colosimo (1998): Diagnostic imaging of musculoskeletal tuberculosis. Rays 23(1): 144-163.

Li-Yang, D., Y. Hua and Q. Qi-Rong (2004): The Natural history of cervical disc calcification in children. J. bone Joint Surg. Am. 86: 1467-1472.

López-Merino y A. Brucella. En: Microbios en línea. Universidad Nacional Autónoma de México. Disponible en: htp://biblioweb.dgsca.unam.mx/libros/microbios/2002.

Lukhele, M. (1996): Tuberculosis of the cervical spine. S. Afr. Med. J. 86(5): 553-556.

Mahlfeld, K., R. Kayser and H. Grabhoff (2002): Permanent thoracic myelopathy resulting from herniation of a calcified intervertebral disc in a child. J. Pediatr. Orthop. 11: 6-9.

Merino, I., L. V. Rodríguez, M. Urigüen, C. Garaizar y J. M. Prats (1998): Tortícolis en la infancia. An. Esp. Pediatr. 48: 427-428.

Moon, M. S., Y. K. Woo, K. S. Lee, K. Y. Ha, S. S. Kim and D. H. Sun (1995): Posterior instrumentation and anterior interbody fusion for Tuberculous Kyphosis of dorsal and lumbar spines. Spine 20(17): 1910-1916.

Moon M.S., K. Y. Ha, D. H. Sun, J. L. Moon, Y. W. Moon and J. H. Chung (1996): Pott's paraplegia: 67 cases. Clin. Orthop. (323): 122-128.

Mushkin, A. I. and K. N. Kovalento (1999): Neurological complications of spinal tuberculosis in children. Int. Orthop. 23(4): 210-212.

Nussbaum, E. S., G. L. Rockswold, T. A. Bergman, D. L. Erickson and E. L. Seljeskog (1995): Spinal tuberculosis: a diagnostic and management challenge. J. Neurosurg. 83(2): 243-247.

Ortega-Martínez, M., J. M. Cabezudo, I. Fernández-Portales, L. M.Gómez-Perals y D. Bernal-García (2006): Hernias discales calcificadas en la infancia. Neurocirugía 17: 333-339.

Papavero, R., F. Bissuel, M. Gruels, M. Janoyer, F. Godeau and M. Runge (1999): Spinal Tuberculosis in children: contribution of imaging to diagnostic and therapeutic management. Presse Med., 28(36): 1980-1982.

Rajeswari, R., R. Ranjani, T. Santha, K. Sriram and R. Prabhakar (1997): Late onset paraplegia. A sequela to Pott's disease. A report on imaging, prevention and management. Int. J. Tuberc. Lung. Dis. 1(5): 468-473.

Sayi, E. N. and S. M. Mlay (1995): Tuberculosis of the spine in children at Muhimbili Medical Centre, Dar es Salaam. East Afr. Med. J. 72(1):46-8.

Schaser, K. D., J. F. Stover, M. J. Kaeaeb, N. P. Haas and T. Mittlmeier (2003): Mild cervical spine trauma showing symptomatic calcified cervical disc herniation in a child: a case report. Spine 28: E93-E94.

Sonnabend, D. H., T. K. F. Taylor and G. K. Chapman (1982): Intervertebral disc calcification syndroms in children. J. Bone Joint Surg (Br) 64: 25-31.

Spiegel, D. A., H. S. Hosalkar and J. P. Dormans (2007): The spine. Nelson Textbook of Pediatrics. 18th ed. Philadelphia, Pa: Saunders Elsevier, chap. 678.

Torres-Padilla, J. C., A. López-Merino, R. M. García-Escamilla, J. N. Gutiérrez-García (2004): Seroprevalencia de anticuerpos anti-Brucella en disponentes de sangre con fines terapéuticos en tres bancos desangre del Instituto Mexicano del Seguro Social. Gac. Med. Mex. 140(4): 391-398.

Tuli, S. M. (1995): Severe Kiphotic deformity in tuberculosis of the spine. Int. Orthop. 19(5): 327-231.

Capítulo 12

Manifestaciones cutáneas de enfermedades autoinmunes en el niño

DRA. MARÍA DEL CARMEN SEIJAS SENDE

La piel constituye el mayor órgano de nuestro cuerpo, representa aproximadamente 10% de su peso total, mantiene y protege del medio externo a los órganos y sistemas del cuerpo humano, no solo mecánicamente sino que participa, además, en innumerables procesos inmunológicos. Se le atribuyen entre sus funciones: protectora, melanógena, sensorial, inmunológica, detergente, emuntoria, termorreguladora, metabólica y enzimática.

Por formar parte activa del sistema inmunológico, la piel se halla, generalmente, implicada en enfermedades autoinmunes en cuya patogenia se encuentran la predisposición genética, las hormonas, los propios mecanismos inmunológicos, virus, medicamentos, inmunocomplejos y los rayos ultravioletas A, B y C.

Los rayos ultravioletas A (UVA) (320 a 400 nm), afectan, básicamente, a dermis (su vascularización y tejido colágeno) e inducen reacciones de fotosensibilidad y deshidratación. Los rayos ultravioletas B (UVB) (290 a 320 nm), tienen acción melanogénica y eritemógena, además alteran el ADN celular, por lo que tienen acción carcinogénica (resultado de inmunosupresión y mutagénesis secundaria a la formación de dímeros de pirimidina en el ADN de queratinocitos y melanocitos). Los rayos ultravioletas C (UVC) (menos de 290 nm), que son los más absorbidos por la ozonósfera, tienen poder germicida y eritemógeno. Así, el mecanismo general de los rayos ultravioletas en las enfermedades autoinmunes se debe a que causan alteraciones en el ADN de las células de la piel; el ADN alterado puede actuar como antígeno y se desencadena una reacción antígeno-anticuerpo con los anti-ADN circulantes.

Lupus eritematoso

Proceso heterogéneo que incluye un amplio espectro de formas clínicas en las que la piel puede verse o no involucrada y cuando lo hace puede acompañarse o no de afectación visceral. Las lesiones en esta enfermedad pueden ser específicas e inespecíficas.

1. Específicas:
   a) Lupus eritematoso cutáneo crónico (LECC):
      - Localizado.
      - Generalizado.
      - Túmido.

- Verrucoso.
- Paniculitis lúpica o lupus profundo.

b) Lupus eritematoso cutáneo subagudo (LECS):
- Anular policíclico.
- Papuloescamoso o psoriasiforme.

c) Lupus eritematoso cutáneo agudo (LECA):
- Rash malar.
- Rash generalizado.

2. Inespecíficas:

a) Vasculitis leucocitoclástica de pequeños vasos.
b) Livedo reticularis.
c) Fenómeno de Raynaud.
d) Atrofia blanca.
e) Perniosis.
f) Nódulos semejantes a los nódulos reumatoideos.
g) Alopecia difusa.
h) Hiperpigmentación.
i) *Calcinosis cutis.*

Lupus eritematoso cutáneo crónico

- Lesiones cutáneas: eritema, escama, atrofia, e hiperpigmentación secundaria.
- Las lesiones empeoran con la luz solar.
- Localización: cara (**Fig. 12.1**), cuello, cuero cabelludo, V del escote, brazos, espalda, dorso y palmas de las manos, y plantas de los pies.
- Alopecia cicatricial. (**Fig. 12.2**).

Tratamiento

Protección solar. Corticoides tópicos. En algunas ocasiones antipalúdicos o retinoides por vía oral.

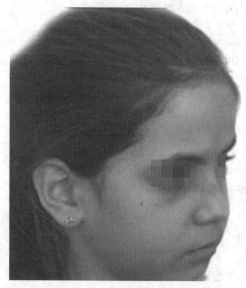

Fig. 12.1. Paciente con lupus eritematoso cutáneo crónico.

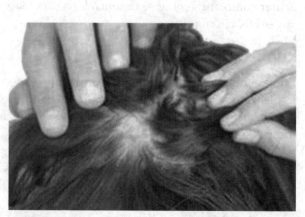

Fig. 12.2. Alopecia cicatricial en paciente con lupus eritematoso cutáneo crónico.

Paniculitis lúpica o lupus profundo

Se afecta el tejido celular subcutáneo, nódulos eritematosos profundos mal delimitados a veces dolorosos, que se caracterizan por su localización en la porción proximal de las extremidades superiores y la curación deja cicatriz en forma de depresiones (**Fig. 12.3**). La piel suprayacente puede ser normal o mostrar cambios del LECC.

Lupus eritematoso cutáneo subagudo

Extremada fotosensibilidad, carácter transitorio, no cicatricial.

Las lesiones cutáneas consisten en máculas, pápulas o lesiones urticariformes que evolucionan a la formación de placas anulares o policíclicas, con centro claro y borde eritematodescamativo y menos frecuentemente lesiones psoriasiformes.

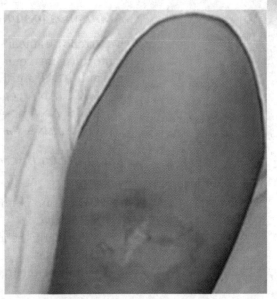

Fig. 12.3. Paniculitis lúpica.

Localización de las lesiones: zonas de exposición solar: cara, cuello, V del escote, superficies extensoras de las extremidades superiores, dorso de las manos, tercio superior de la espalda.

Las lesiones curan sin dejar cicatriz, pueden aparecer leves pigmentaciones reversibles.

Brotes recurrentes en primavera-verano.

Lupus eritematoso cutáneo agudo

De aparición aguda y evolución fugaz, cura en días o semanas sin dejar cicatriz, las lesiones cutáneas pueden constituir la primera manifestación de la enfermedad.

Lesiones cutáneas

Rash malar: eritema fijo aplanado o sobrelevado en las eminencias malares que respeta los pliegues nasogenianos.

Rash generalizado: exantema máculopapuloso generalizado.

Cualquiera de los tres tipos de lupus eritematoso puede ir acompañado de lesiones en las mucosas bucal y genital y lesiones en semimucosas, como los labios. Las lesiones son erosivas que asientan sobre áreas eritematosas.

Diagnóstico histopatológico

- Biopsia: degeneración hidrópica de la capa basal, infiltrado parcheado de linfocitos en la dermis, dispuestos alrededor de los vasos y anejos.
- Inmunofluorescencia directa. Depósito policlonal de inmunoglobulinas (IgA, IgG, IgM) y complemento en la unión dermo-epidérmica:
  - LECC: depósitos de inmunoglobulinas y complemento en 90% en piel afectada y 30% en piel sana (50% puede ser positivo).
  - LECS: depósitos de inmunoglobulinas y complemento en 50% en piel afectada y 30% en piel sana.
  - LECA: depósitos de inmunoglobulinas y complemento en 95% en piel afectada y 75% en piel sana.

Anomalías inmunológicas

Desarrollo de autoanticuerpos dirigidos frente a distintos componentes antigénicos, tanto nucleares como citoplasmáticos. Anticuerpos antinucleares (ANA), anticuerpos anti-ADN, anti-ENA, anti-RNP, anti-SM, anti-Ro, anti-LA.

LECC: ANA negativos.

LECS: ANA positivos en 60%.

LECA: ANA y anti-ADN positivos.

Diagnóstico diferencial

1. LECC:
- Erupción polimorfa solar.
- Rosácea.
- Dermatitis seborreica.
- Psoriasis.
- Infiltración linfocitaria de Jessner.

2. LECS:
- Tiña *corporis*.
- Eritema anular centrífugo.
- Dermatitis seborreica: forma petaloide.

3. LECA:
- Rash viral.
- Rash medicamentoso.

Lupus neonatal

Las madres afectadas de LE no transmiten en todos los casos la enfermedad a los niños. Se ha demostrado el paso de anticuerpos de la placenta al feto, en estos casos el niño puede desarrollar la enfermedad. El 50% de las madres sin síntomas de LE que tienen un niño afectado desarrollan posteriormente una enfermedad autoinmune.

Las lesiones cutáneas son de morfología anular semejantes a la variedad anular de LECS, marcada fotosensibilidad y localizadas en regiones periorbitarias, mejillas y frente.

Pueden padecer de bloqueo cardiaco congénito que pueden requerir la implantación de marcapasos.

Se asocia a leucopenia y trombocitopenia.

Presencia en el suero de anticuerpos IgG anti-Ro (SSA): marcadores específicos de la enfermedad que desaparece alrededor de los cinco meses.

Síndrome antifosfolipídico

Se caracteriza por trombosis venosa o arterial y anticuerpos dirigidos contra los fosfolípidos. Inicialmente se relacionó con el lupus eritematoso sistémico y posteriormente se reconoció en su forma primaria. Puede afectar a cualquier órgano o sistema. Las manifestaciones clínicas son muy variadas: hemorragia cerebral, accidente isquémico transitorio, hipertensión pulmonar, *livedo reticularis* (**Fig. 12.4**), alteraciones cardiacas, afectación renal, epilepsia,

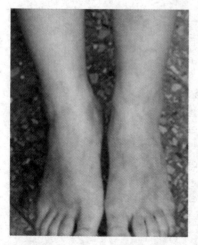

Fig. 12.4. *Livedo reticularis.*

isquemia ocular, trombocitopenia o mielopatía. La principal manifestación cutánea es la *livedo reticularis*, junto con nódulos, zonas de necrosis, úlceras recurrentes, cianosis digital distal y gangrena digital.

Esclerodermia

Endurecimiento de la piel. Grupo heterogéneo de procesos en los que la afectación cutánea puede acompañarse o no de alteraciones en múltiples órganos.

Clasificación

1. Localizada:
   a) Morfea:
      - En placas.
      - Guttata.
      - Generalizada.
      - Profunda (nodular o queloidea).
      - Panesclerótica de la infancia.
   b) Lineal.
2. Sistémica:
   a) Difusa:
      - Difusa progresiva.
      - Visceral sin afectación cutánea.
   b) Limitada:
      - Acroesclerosis.
      - Síndrome de CREST (calcinosis, Fenómeno de Raynaud, afección eso-fágica, esclerodactilia y telangiectasia).
3. Síndromes afines:
   a) Atrofodermia de Pierini-Pasini.
   b) Fasceítis eosinofílica.
   c) Síndrome de mialgia-eosinofilia (L-triptófano).
4. Inducida por fármacos:
   - Bleomicina.
   - Silicona.
   - Sílice.
   - Pesticidas.
   - Disolventes orgánicos.
   - Cloruro de polivinilo.

Esclerodermia localizada: morfea

Máculas o placas de piel indurada, color nacarado y superficie lisa y brillante, a veces rodeada de un halo violáceo (**Fig. 12.5**). En el interior de la lesión el pelo puede disminuir y la secreción sudoral disminuye.

Diagnóstico diferencial: liquen escleroatrófico extra-genital.

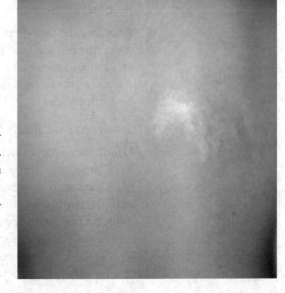

Fig. 12.5. Morfea en placa.

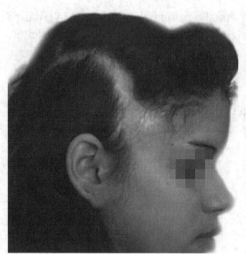

Fig. 12.6. Esclerodermia lineal parietotémporooccipital.

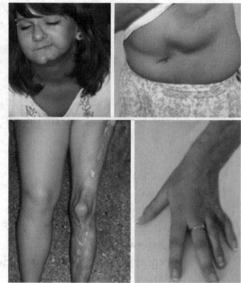

Fig. 12.7. Esclerodermia lineal generalizada (toma de un hemicuerpo).

Esclerodermia localizada: lineal

Lesiones induradas de distribución lineal que afectan preferentemente la cara, el cuero cabelludo (**Fig. 12.6**) y las extremidades (**Fig. 12.7**). Son, a menudo, profundas y desfigurantes, ya que afectan preferentemente la grasa, el músculo y a veces la estructura ósea. Cuando la lesión aparece sobre la frente se nombra esclerodermia en *Coup de sabre*.

Atrofodermia de Pierini-Pasini

Forma muy superficial de esclerodermia. Lesiones marronáceas, ligeramente deprimidas, que se extienden por el tronco, no induradas al tacto. Tienen un contorno arciforme.

Fasceítis eosinofílica

Aparición brusca de placas induradas, empedradas al tacto, inicialmente eritematosas que se localizan de forma simétrica en las cuatro extremidades. Suele verse en varones jóvenes con antecedentes de la realización de ejercicios físicos intensos. Afecta la grasa y fascias. Se relaciona con el síndrome mialgia-eosinofilia y la ingesta de L-triptófano.

Síndrome de mialgia-eosinofilia

Cuadro que aparece en pacientes tras consumo de productos que contienen triptófano.

Cambios esclerodermiformes y neurológicos.

Comienzo brusco, asociado a mialgias intensas, debilidad, fiebre, lesiones máculo-papulosas o urticarianas, con alteraciones esclerodermiformes tardías, alopecia bucales, adenopatías, dolor abdominal y alteración pulmonar con disnea.

No existe Fenómeno de Raynaud ni esclerodactilia.

Se acompaña de eosinofilia intensa con elevación de aldolasa y LDH.

La CPK y la velocidad de sedimentación globular son normales.

Esclerodermia panesclerótica de la infancia

Existe una afectación generalizada desde la dermis hasta el hueso. Es una forma rara, muy agresiva y mutilante de la morfea profunda. Se inicia antes de los diez años de edad y su curso es progresivo, provocando graves incapacidades. Las lesiones de morfea pueden ser confundidas con otros procesos como pueden ser cicatrices traumáticas, queloides, atrofodermia, granuloma anular, necrobiosis lipoídica, liquen escleroso, lipodermatoesclerosis, fibrosis postradiación.

Esclerodermia sistémica

La esclerodermia sistémica es una enfermedad autoinmune, que afecta con mayor frecuencia a mujeres de edad media. Su aparición en la infancia es muy rara. Se caracteriza por la afectación de diversos órganos y el incremento de factores antinucleares. Las manifestaciones clínicas dependen de las áreas afectadas. Suele iniciarse con manifestaciones del tipo Fenómeno de Raynaud o con un edema de los dedos y las manos, habitualmente sin

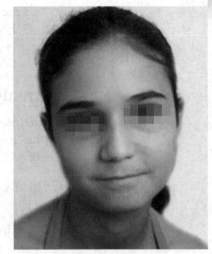

Fig. 12.8. Facies de esclerodermia sistémica.

fovea. Las lesiones cutáneas suelen preceder en años a las alteraciones sistémicas. Cuando la enfermedad progresa es típica la afectación de la cara. La piel está lisa y tensa, se pierden las arrugas de expresión, la nariz aparece afilada y los labios son delgados (**Fig. 12.8**). Frecuentemente está comprometida la apertura de la boca. La piel tiene una coloración pálida o amarillenta, pero de forma precoz se ve surcada por telangiectasias. El Fenómeno de Raynaud (**Fig. 12.9**) es un síntoma obligado, que en ocasiones precede en años al resto

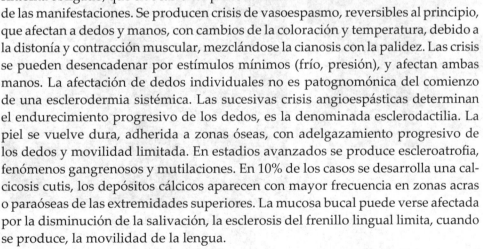

Fig. 12.9. Fenómeno de Raynaud.

de las manifestaciones. Se producen crisis de vasoespasmo, reversibles al principio, que afectan a dedos y manos, con cambios de la coloración y temperatura, debido a la distonía y contracción muscular, mezclándose la cianosis con la palidez. Las crisis se pueden desencadenar por estímulos mínimos (frío, presión), y afectan ambas manos. La afectación de dedos individuales no es patognomónica del comienzo de una esclerodermia sistémica. Las sucesivas crisis angioespásticas determinan el endurecimiento progresivo de los dedos, es la denominada esclerodactilia. La piel se vuelve dura, adherida a zonas óseas, con adelgazamiento progresivo de los dedos y movilidad limitada. En estadios avanzados se produce escleroatrofia, fenómenos gangrenosos y mutilaciones. En 10% de los casos se desarrolla una calcicosis cutis, los depósitos cálcicos aparecen con mayor frecuencia en zonas acras o paraóseas de las extremidades superiores. La mucosa bucal puede verse afectada por la disminución de la salivación, la esclerosis del frenillo lingual limita, cuando se produce, la movilidad de la lengua.

Diagnóstico histopatológico

- Dermatitis fibrosante.
- Fases iniciales:
  - Predomina la inflamación a la esclerosis.
  - Infiltrado inflamatorio de linfocitos que se disponen alrededor de los vasos y algunos anejos.
  - Puede alterar el tejido graso.

- Fase esclerótica:
  - Haces de colágeno en dermis reticular, gruesos y más eosinofílicos que en la piel normal.
  - Glándulas ecrinas atróficas.

Dermatomiositis

Dermatosis asociada a una miopatía inflamatoria.

Las lesiones cutáneas son muy características.

En 50% de los casos las lesiones cutáneas preceden a la afectación muscular.

Criterios para el diagnóstico

1. Debilidad muscular de distribución simétrica y proximal, con o sin disfagia o debilidad de los músculos respiratorios que progresa en semanas o meses.
2. Elevación sérica de las enzimas musculares.
3. Alteraciones de la electromiografía.
4. Biopsia muscular compatible con miositis (miopatía inflamatoria).
5. Lesiones cutáneas específicas:
   a) Rash en heliotropo: eritema violáceo a veces acompañado de edema que afecta de forma simétrica los párpados.
   b) Pápulas de Gottron: pápulas o placas eritematovioláceas, escamosas, sobre las que aparecen con el tiempo, áreas atróficas y telangiectasias. Se localizan en las prominencias óseas de las articulaciones, sobre todo de las manos (**Figs. 12.10** y **12.11**).

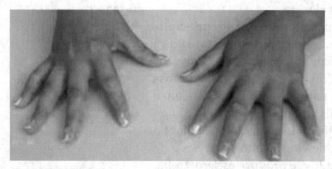

Fig. 12.10. Pápulas de Gottron.

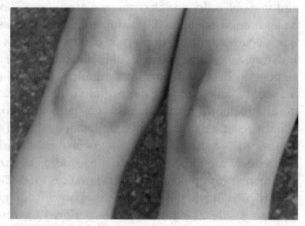

Fig. 12.11. Pápulas de Gottron. Localización no habitual.

Límites de confianza para el diagnóstico

Dermatomiositis definida: erupción cutánea típica (criterio 5) y tres de los otros cuatro criterios.

Dermatomiositis probable: erupción cutánea típica (criterio 5) y dos de los otros cuatro criterios.

Dermatomiositis posible: erupción cutánea típica (criterio 5) y uno de los otros cuatro criterios.

Enfermedad mixta del tejido conectivo

Esta entidad constituye un síndrome en el que se solapan manifestaciones del lupus eritematoso, esclerodermia, dermatomiositis y artritis crónica juvenil, en ocasiones con presentación del Fenómeno de Raynaud. El cuadro suele iniciarse con una artritis leve no erosiva, miositis y positividad del factor reumatoide. A nivel cutáneo pueden aparecer nódulos subcutáneos, calcificaciones, telangiectasias y alopecia. En ocasiones, tras años de evolución, aparecen lesiones esclerodermiformes en manos y pies. Otras veces las lesiones son similares a las de la dermatomiositis o simplemente edematosas, con tendencia a la aparición de hematomas.

Vasculitis

Grupo heterogéneo de procesos que se caracterizan por la inflamación y necrosis de los vasos sanguíneos. Puede constituir la manifestación predominante o incluso única de la enfermedad o ser un fenómeno acompañante, con repercusión clínica variable, en el contexto de otra enfermedad (por ejemplo, el lupus eritematoso).

Clasificación de vasculitis en el niño

I. Predominio de los grandes vasos.
    A. Arteritis de Takayasu.
II. Predominio de los vasos medianos.
    A. PAN niños.
    B. PAN cutánea.
    C. Enfermedad de Kawasaki.
III. Predominio de los vasos pequeños.
    A. Granulomatosas:
        1. Granulomatosis de Wegener.
        2. Síndrome de Churg-Strauss.
    B. No granulomatosa:
        1. Polangeitis microscópica.
        2. Púrpura de Shonlein-Henoch.
        3. Vasculitis leucocitoclástica cutánea.
        4. Vasculitis urticariana hipocomplementémica.
IV. Otras vasculitis.
    A. Enfermedad de Behcet.
    B. Vasculitis asociada a infecciones (incluye infecciones hepatitis B asociada PAN).
    C. Enfermedades malignas, drogas, incluye vasculitis por hipersensibilidad.
    D. Vasculitis asociada a enfermedades del tejido conectivo.
    E. Vasculitis del SNC.
    F. Síndrome de Cogan.
    G. Inclasificables.

Mecanismo etiopatogénico

1. Infección directa del vaso.
    a) Bacterias (*Neisserias*).
    b) Micobacterias (*Micobacterium tuberculosis*).
    c) Espiroquetas (*Treponema pallidum*).
    d) Hongos (*Mucormicosis*)

2. Mecanismo inmunológico.
   a) Mediado por inmunocomplejos.
      - Púrpura de Schönlein-Enoch.
      - Vasculitis por crioglobulinas.
      - Vasculitis lúpica.
      - Vasculitis reumatoide.
      - Vasculitis de la enfermedad del suero.
      - Vasculitis inducida por infección.
      - Vasculitis para neoplásicas.
      - Vasculitis inducidas por drogas (sulfonamidas).
      - Enfermedad de Behcet.
      - Eritema *elevatum diutinum*.
   b) Mediado por anticuerpos dirigidos a la pared vascular.
      - Síndrome de Goodpasture.
      - Enfermedad de Kawasaki.
   c) Asociado a autoanticuerpos frente a citoplasma de neutrófilos (ANCA) y posiblemente mediados por ANCA.
      - Granulomatosis de Wegener.
      - Poliangeítis microscópica.
      - Síndrome de Churg-Strauss.
      - Vasculitis inducida por fármacos (tiouracilo).
3. Mecanismo desconocido.
   a) Arteritis de células gigantes.
   b) Arteritis de Takayasu.
   c) Poliarteritis nudosa.

Manifestaciones clínicas

Principal signo clínico: púrpura que con frecuencia es palpable (**Figs. 12.12** y **12.13**).

En sus inicios: máculas eritematosas que evolucionan a pápulas violáceas que no desaparecen a la digitopresión.

Raros: petequias, equimosis, úlceras, pústulas, vesículoampollas hemorrágicas, etcétera.

Cuando afecta las arteriolas y arterias de la dermis y tejido celular subcutáneo (TCS): nódulos subcutáneos (calientes y dolorosos, rodeados a veces por *livedo reticularis*).

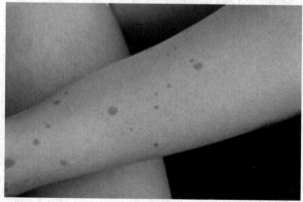

Fig. 12.12. Púrpura palpable.

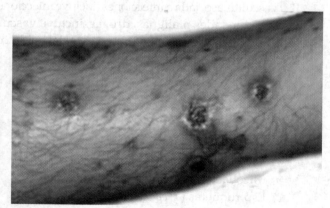

Fig. 12.13. Vasculitis.

Localización más común: extremidades inferiores (pies, tobillos) de forma simétrica, por lo general tras periodos prolongados de bipedestación, otras regiones son los muslos, glúteos y manos.

Patrones clínicos peculiares

- Vasculitis séptica. Pueden aparecer lesiones purpúricas, poco numerosas. Predominan en las porciones más acrales. En ocasiones se hayan centradas por vesículo-pústulas sugestivas de embolización cutánea de la bacteria responsable del proceso sistémico. Por ejemplo: hemorragias subungueales en astilla y nódulos de Osler, en la endocarditis bacteriana.

- Vasculitis leucocitoclásticas de las enfermedades autoinmunes (lupus eritematoso, esclerodermia, artritis reumatoidea). Lesiones purpúricas en las palmas de las manos, plantas de los pies y pulpejos de los dedos, dando lugar a lesiones eritematovioláceas, dolorosas al tacto, que en ocasiones se ulceran.

- Vasculitis sistémicas asociadas a la producción de ANCA. Lesiones papulosas, placas o pequeños nódulos purpúricos localizados en zonas acrales.

- Púrpura de Schönlein Henoch. Frecuente en niños menores de 10 años. Púrpura palpable en extremidades inferiores, glúteos, a veces, en extremidades superiores. Dolor abdominal, glomerulonefritis, y afección articular (artralgia o artritis).

- Vasculitis con nódulos. Nódulos subcutáneos, eritematosos, calientes y dolorosos, que se acompañan a veces de livedo reticularis o bien pueden ulcerarse. Pueden limitarse a la piel (poliarteritis nudosa cutánea) o ser un componente más de una vasculitis sistémica (**Fig. 12.14**).

- Eritema *elevatun diutinum*. Manifestación cutánea de vasculitis leucocitoclástica de curso crónico y de muy rara presentación. Pápulas y placas eritemato-violáceas en la superficie de extensión de las extremidades. Se ha descrito asociado a enfermedad inflamatoria intestinal, Lupus eritematoso y Artritis reumatoidea, Se ha observado en el contexto de una hiperganmaglobulinemia monoclonal y policlonal.

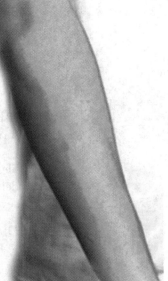

Fig. 12.14. Vasculitis con nódulos.

- Vasculitis urticarial. Manifestación de una vasculitis que ocasiona un importante incremento de la permeabilidad de los pequeños vasos de la dermis. Presencia de habones persistentes, poco pruriginosos, que dejan una lesión residual hiperpigmentada o purpúrica. Puede aparecer en pacientes con Lupus eritematoso sistémico. Puede asociarse a infección por el virus de la hepatitis B y puede ser idiomática.

Histopatología

Presencia de edema y necrosis en la célula endotelial, extravasación de hematíes. Depósito de fibrina alrededor del vaso. Infiltrado perivascular rico en polimorfonucleares junto a leucocitoclasia (fragmentación de los núcleos celulares).

Inmunofluorescencia directa

En menos de 24 h, depósitos de IgM, C3 y fibrina en la pared de los pequeños vasos de la dermis papilar. El depósito de IgA es característico de la Púrpura de Schönlein Henoch.

Artritis idiopática juvenil

Grupo de enfermedades caracterizadas por sinovitis crónica asociada a manifestaciones extraarticulares. Se describen siete formas de presentación: sistémica, oligoarticular (persistente o extendida), poliarticular factor reumatoideo negativo, poliarticular factor reumatoideo positivo, artritis psoriásica, artritis y entesitis y otras.

La forma sistémica se caracteriza por iniciarse de modo agudo con fiebre elevada de carácter intermitente, y es la que con mayor frecuencia presenta un exantema cutáneo que se compone de lesiones máculopapulosas de color rosado, en ocasiones pruriginosas localizadas en las palmas de las manos, las plantas de los pies, el tronco y la cara.

La erupción cutánea puede se el primer síntoma (25%), coincide generalmente con la elevación de la fiebre, lesiones maculosas o papulosas entre 2 y 6 mm de diámetro de color rosado a rojizo, de contornos irregulares o márgenes serpinginosos. Algunas lesiones pueden ser ligeramente elevadas edematosas de aspecto urticariano y se rodean de áreas de palidez.

La erupción es generalmente intermitente, evanescente y con frecuencia persiste durante los periodos de remisión del proceso. Las lesiones pueden agruparse formando placas grandes de 8 a 9 cm de diámetro.

Se observan nódulos subcutáneos (6 a 10% de los niños afectados) poco palpables, de varios centímetros de tamaño. La localización más típica tiene lugar cerca del olécranon y el borde cubital del antebrazo. Están relacionados con exacerbaciones severas de la enfermedad, no con el pronóstico.

Diagnóstico diferencial

- Pitiriasis rosada de Gibert.
- Psoriasis Guttata.

Artritis psoriásica

La psoriasis en una enfermedad inflamatoria crónica y recurrente, determinada por factores inmunológicos, genéticos y ambientales que afecta la piel, uñas y puede presentar compromiso articular. Debido a su naturaleza sistémica, los pacientes presentan un amplio espectro de lesiones, que varían en severidad.

Sobre la base de criterios moleculares y epidemiológicos, se pueden distinguir dos tipos de psoriasis no pustulosas:
- Tipo I: de inicio precoz y afectación cutánea importante.
- Tipo II: De inicio tardío, curso indolente y relacionada a las variantes artropáticas.

La artropatía psoriática es seronegativa y puede adoptar distintos patrones. Entre 5 y 7% de quienes padecen psoriasis vulgar presentan compromiso articular y en las formas de psoriasis severas, hasta 40%. Aunque generalmente la artritis aparece tiempo después de haberse manifestado la psoriasis, en algunos casos, la artropatía puede precederla.

Patrones clínicos

- Oligoarticular asimétrica. Es la más frecuente (70%). Afecta las articulaciones interfalángicas proximales y distales.

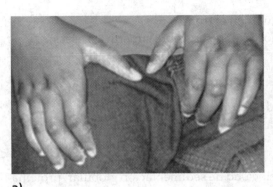
a)

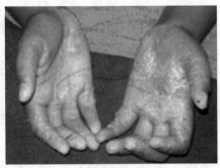
b)

Fig. 12.15. a) Artropatía psoriática; **b)** lesiones en las palmas de las manos.

- Tipo interfalángica distal. Muy característica de la psoriasis. Poco frecuente (8%)
- Poliartritis simétrica, similar a la artritis idiopática juvenil. De evolución más benigna. Con remisiones duraderas (**Figs. 12.15 a** y **b**, y **12.16**).
- Artritis mutilante. Poco frecuente (8%).
- Artropatía periférica. Asociada a sacroileítis o espondilitis, o ambas.
- Sacroileítis o espondilitis, o ambas. Anquilosante sin artropatías periféricas.

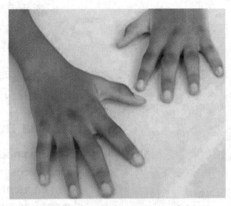

Fig. 12.16. Artropatía psoriática con afectación ungueal.

Fiebre reumática

La fiebre reumática es un proceso cada vez más escaso en los países desarrollados con una buena medicina preventiva. Los signos fundamentales son la poliartritis, carditis, corea, nódulos subcutáneos y eritema marginado. La fiebre, velocidad de sedimentación globular elevada y el aumento de la proteína C reactiva se consideran criterios específicos. Los nódulos cutáneos son una manifestación infrecuente, menor que 8%, son pequeños e indoloros, se localizan sobre las prominencias óseas o siguiendo el trayecto de los tendones, en ocasiones aparecen en el cuero cabelludo extendiéndose sobre la columna vertebral. Se encuentra entre 5 a 13% de los pacientes. Su aparición se produce en forma de brotes y puede persistir mucho después del cese del brote reumático agudo. El eritema marginado se observa con más facilidad en los pacientes de piel clara. La erupción tiene un borde serpinginoso rosado, desaparece a la vitropresión y se modifica rápidamente. La erupción afecta fundamentalmente al tronco y pasa fácilmente desapercibida.

Criterios de Jones para el diagnóstico de fiebre reumática

Criterios mayores:
1. Carditis (algunas veces acompañada de debilidad, disnea o dolor precordial).
2. Poliartritis (migratoria y delitescente, de grandes articulaciones).
3. Corea de Sydenham (sacudidas de miembros o cara, dificultad en los movimientos finos como la escritura manual).

4. Eritema marginado (rash irregular en el tronco).

5. Nódulos subcutáneos (pequeños, dolorosos, sobre superficies óseas).

Criterios menores:

A. Clínicos:

    1. Fiebre reumática o enfermedad reumática cardiaca previa.

    2. Artralgia (dolor en una o más articulaciones sin inflamación).

    3. Fiebre.

B. Laboratorio:

    1. Reactantes de fase aguda: velocidad de sedimentación globular, proteína C reactiva, leucocitosis.

    2. Intervalo P-R prolongado en el ECG.

    3. Evidencia que apoya infección por el estreptococo: elevación de anticuerpos antiestreptolisina 0, cultivo faríngeo positivo para estreptococo del grupo A, cuadro de escarlatina reciente.

La presencia de dos criterios mayores o un criterio mayor y dos criterios menores indica alta probabilidad de fiebre reumática aguda.

Eritema nodoso

El eritema nodoso es una paniculitis en la que aparecen máculas, placas y nódulos subcutáneos predominantemente situados en la zona pretibial. Aunque en general no se encuentra la causa, a menudo se descubren factores desencadenantes, casi siempre de tipo infeccioso. La aparición de las lesiones es precedida por alguno de los signos o síntomas siguientes: dolor de garganta, fiebre, malestar, artralgia y conjuntivitis. La lesión se inicia con una mácula rojiza brillante, de 1 a 5 cm de diámetro, que se eleva y torna dolorosa. Las lesiones son firmes al tacto y calientes. Durante varios días se sucede la aparición de nuevas lesiones, aunque su número no suele ser elevado. La localización típica es la pretibial, pero pueden aparecer en extremidades superiores, tronco y cabeza. Cuando involucionan, se tornan de color amarillo verdoso o marrón claro, recordando a un hematoma. A diferencia de otras lesiones nodulares, no se ulceran ni tras su desaparición dejan cicatriz.

Bibliografía

Arrasola, J. M. (1999): Un siglo a flor de piel. Anuario de la salud, la medicina y la sanidad. Madrid, España, pp. 128.

Bielsa, I. (1996): Manifestaciones cutáneas de las conectivopatías. En: Dermatología clínica. Capítulo 25. Mosby. Barcelona, España, pp. 239-251.

    : Vasculitis y paniculitis. En: Dermatología clínica. Capítulo 18. Mosby. Barcelona, España, pp. 173-185.

Castro Coto, A. (2010): Cuadro clínico de la Psoriasis. En: Consenso de México, Centroamérica y el Caribe para el tratamiento tópico de la Psoriasis.

Gatti, C. F. y D. A. Chinchilla (2006): Atlas de Psoriasis clínica en CD. Wyeth. CILAD. Buenos Aires, Argentina.

Hofer, M. and T. R. Southwood (2002): Classification of childhood arthritis. Best Pract. Res. Clin. Rheumatol. 16(3): 379-396.

Kuri, J. (1993): Fiebre reumática. En: Cardiología pediátrica. Diagnóstico y tratamiento. Editorial Médica Panamericana, México, pp. 365-375.

Ozen, S., N. Ruperto, M. J. Dillon, A. Bagga, K. Barron, *et al.* (2006): EULAR/PRES endosed consensus criteria for the clasification of childhood vasculitides. Ann. Rheum. Dis. 65: 936-941.

Rodríguez Blanco, I. y C. Peteiro García (2006): Manifestaciones cutáneas de las conectivopatías. Formas clínicas. Actitud terapéutica. Medicine, 9(48): 3143-3151.

Ruiz Carrascosa, C. (2004): Manifestaciones cutáneas de las enfermedades reumáticas en el niño. En: Reumatología infantil. Alcalá la Real (Jaén): Formación Alcalá, España.

Santamaría-Díaz, H., G. Gaytán, R. M. Quiñónez-Gálvez y M. Gómez-Gómez (2006): Fiebre reumática.¿Es aún un problema en los niños? A propósito de un caso. Revista Mexicana de Pediatría 73 (3): 127-113.

Zambrano, A. y V. López-Barrantes (1991): Conectivopatías. En: Atlas de Dermatología Pediátrica. Editorial JIMS S. A. Madrid, España, pp. 102-110.

Capítulo 13

Manifestaciones oftalmológicas en niños y adolescentes reumáticos

Dra. Elena Joa Miró

Desde hace muchas décadas se han asociado varias enfermedades reumáticas o síndromes de enfermedades reumáticas (Síndrome de Still, Síndrome de Vogt-Koyanagi-Harada, etc.) con alteraciones o manifestaciones oculares severas, que tienen en común un origen desconocido y en las que los tejidos afectados, en ambos casos, provienen del mesodermo.

Las enfermedades reumáticas suelen ocasionar en los niños y adolescentes que las padecen, diversas alteraciones en las diferentes estructuras del globo ocular. Cuando esas alteraciones no se detectan y no se tratan a tiempo, pueden conducir a la pérdida permanente de la visión del ojo afectado o de ambos ojos, en dependencia de si las lesiones son monoculares o binoculares.

En general, las alteraciones oftalmológicas en las enfermedades reumáticas suelen ser asintomáticas o cursar con escasos síntomas y signos, por lo cual se hace imprescindible la búsqueda sistemática de estas alteraciones y no esperar que nos muestren su presencia. Para lograrlo, es necesario que tan pronto se sospeche o se tenga la certeza de que el paciente pediátrico es portador de una enfermedad reumatológica se emprendan exámenes oftalmológicos exhaustivos de forma periódica, con especial atención al segmento anterior.

Es de vital importancia que el paciente sea atendido por un equipo multidisciplinario integrado por el pediatra, el reumatólogo y el oftalmólogo, quienes trabajarán de conjunto y se interrelacionarán siempre que fuere necesario, con el fin de adecuar sus tratamientos para lograr la óptima atención a los problemas que presente el paciente durante el curso de su enfermedad.

De este modo, hace ya más de cuarenta años el servicio de oftalmología cubano ha atendido a niños y adolescentes portadores o en estudio de algún tipo de enfermedad reumatológica, incluyendo artritis juvenil idiopática, lupus, Síndrome de Reiter, espóndilo artritis juvenil, artritis psoriásica juvenil, artritis reactiva , entre otras.

Las alteraciones oftalmológicas en las enfermedades reumáticas pueden aparecer en las diferentes estructuras del globo ocular y suelen agruparse en:

a) Alteraciones del segmento anterior: ojo seco, dacrioadenitis, conjuntivis, queratitis, queratopatía en banda, escleritis, uveítis anterior y catarata.

b) Alteraciones del segmento posterior y órbita: parsplanitis, uveítis posterior, vasculitis, vitritis, papilitis e inflamación de la órbita.

A continuación se describen las alteraciones oftalmológicas en niños y adolescentes, por el orden de su frecuencia y la gravedad y riesgo de perder la visión.

Alteraciones del segmento anterior

Las alteraciones del segmento anterior pueden presentarse en: iris, cuerpo ciliar, cristalino y córnea.

Las alteraciones del iris se dividen en:
a) Alteraciones no activas.
b) Alteraciones activas.

Alteraciones no activas

Las alteraciones no activas del iris son aquellas lesiones que se encuentran en la cara anterior de este, tales como: criptas atróficas, criptas con bordes rotos, pigmento iridiano acumulado y organizado sobre la cara anterior del iris, despigmentación circular del iris, eversión ligera de la cara interna del iris.

Ninguna de estas lesiones requiere tratamiento local ni sistémico, puesto que, supuestamente, no van a progresar.

Las alteraciones no activas muestran inflamaciones previas del iris que han dejado esas huellas que orientan sobre la posibilidad de procesos inflamatorios previos del iris (uveítis anterior) que curaron sin tratamiento local, como reportan, por ejemplo, Chen, Roberton y Hammerton en su trabajo.

Alteraciones activas

Las alteraciones activas son aquellas lesiones o alteraciones del segmento anterior que se hallan en desarrollo y que requieren tratamiento médico (local y sistémico) (**Fig. 13.1**). Estas lesiones pueden encontrarse en: iris y cuerpo ciliar (uveítis anterior), cristalino, córnea, esclera y conjuntiva.

Uveítis anterior

La uveítis anterior en pacientes portadores o en estudio de enfermedades reumatológicas tienen características semejantes entre ellas, sea cual sea la enfermedad reumatológica que presenten, pero son diferentes, en general, a las uveítis anteriores que tienen otra etiología de base.

La uveítis anterior en pacientes con enfermedades reumatológicas muestra, en primer lugar, fibrina. Esta puede aparecer con diferentes aspectos que van desde una a varias cuerdas blanquecinas que pudieran agruparse y tomar el aspecto de un haz; en cualquiera de los casos, esta puede comenzar tanto en el borde pupilar como en la cara externa del iris y quedar flotando en el humor acuoso; también puede atravesar la cámara anterior e ir a soldarse al otro borde de la pupila o soldarse en cualquier otra parte de la cara externa del iris.

Los pigmentos iridianos que se desprenden debido a la inflamación del iris, irán a adherirse a la cuerda o cuerdas de fibrina o a la cara anterior del cristalino y, en muy pocas ocasiones y en menor número, a la cara posterior de la córnea, generalmente cerca del ángulo camerular.

Los pigmentos iridianos que se adhieren a la cara anterior del cristalino, así como a la cara posterior de la córnea, están adheridos a una base de fibrina que se había depositado previamente, lo cual hace que los pigmentos estén inamovibles sobre esta base. Los pigmentos iridianos nunca se desprenden sino que se van desgastando cuando comienza la mejoría con el tratamiento médico y con posterioridad lo hace la base de fibrina (**Fig. 13.2**).

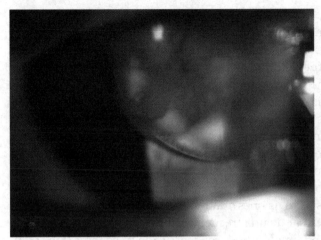

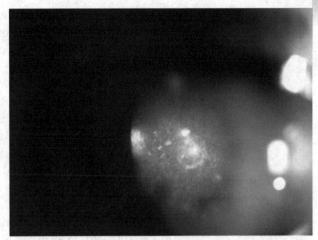

Fig. 13.1. Lesiones activas: pigmento en cara anterior del cristalino y opacidad en cara posterior.

Fig. 13.2. Paciente con uveítis anterior severa. Pigmento sobre cara anterior del cristalino y sinequias sobre cara anterior del cristalino.

El hecho de que los pigmentos iridianos no floten libremente en el humor acuoso y tampoco exista celularidad flotando en este, son los responsables de que el acuoso se mantenga transparente y que la visión no disminuya en sus inicios, ni exista efecto Tyndall, ni tampoco hipopión por este tipo de uveítis, lo cual unido al hecho de que los pacientes tampoco presenten ojos rojos, es decir, inyección ciliar, hace que la presencia de una uveítis anterior en un paciente portador de enfermedad reumatológica solo sea detectable por un examen oftalmológico con biomicroscopía. Es por ello que se recomienda el examen oftalmológico completo y periódico a todo paciente diagnosticado como portador de enfermedad reumatológica

En ocasiones, al examinar por primera vez a un paciente se encuentra que ya existe una uveítis anterior y que la cara posterior del iris está adherida en uno o en varios sitios o totalmente a la cara anterior del cristalino, es decir, que existe o existen sinequias posteriores; en caso de que el iris esté totalmente soldado a la cara anterior del cristalino existirá una seclusión pupilar; también puede presentarse la cara externa del iris soldada a la cara posterior de la córnea, generalmente cerca del ángulo camerular, en este caso se trata de una sinequia anterior.

Cuando existe una seclusión pupilar el humor acuoso no puede pasar de cámara posterior a cámara anterior, lo que implica que la nutrición del cristalino y de la córnea se vea afectada, puesto que el humor acuoso nutre al resto de los medios trasparentes del ojo (córnea, cristalino y vítreo) por ser estos avasculares. Casi de inmediato e iniciará el proceso de la formación de opacidades en el cristalino que comenzarán por ser capsulares y pueden ser capsular posterior y/o anterior y nuclear, hasta llegar a formarse una catarata total. De aquí se desprende la importancia de tratar de lograr una midriasis completa desde el inicio del tratamiento con el fin de romper las sinequias, si existen, o de impedir su formación (**Fig. 13.3**).

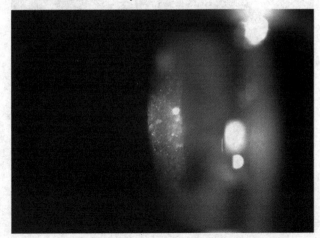

Fig. 13.3. Uveítis anterior severa. Pigmento sobre cara anterior del cristalino y opacidad nuclear de este.

Por el carácter silencioso, es decir, asintomático de esta uveítis es que, a veces, un paciente puede llegar por primera vez a la consulta con un ojo ciego por una panuveítis acompañada de catarata y queratopatía en banda como se describe en el síndrome de Still, que no fue detectado por el paciente, ni por sus familiares y que ya en este estadio no tiene solución médica, ni quirúrgica.

La duración de las uveítis anteriores en las enfermedades reumáticas casi en su totalidad es de más de tres meses, es decir, que por el tiempo de evolución, son uveítis crónicas y también son generalmente recurrentes. Tomando en cuenta que el desarrollo de la uveítis anterior no guarda una relación directa con el desarrollo de los síntomas del resto del organismo, es de suma importancia que a los pacientes se les realicen exámenes oftalmológicos periódicos, tanto si tienen como si no tienen síntomas sistémicos. Estas revisiones oftalmológicas periódicas, en el primer año postevolutivo, no deben pasar de una frecuencia superior a los tres meses y si no existe recidiva, el examen oftalmológico se realizará cada seis meses (**Fig. 13.4**).

Edad y sexo

En el año 2010 se llevó a cabo una investigación en 137 pacientes, niños y adolescentes entre 0 y 19 años de edad, diagnosticados como portadores de alguna enfermedad reumatológica.

Los resultados estadísticos del estudio arrojaron que el sexo femenino fue más afectado que el masculino; un total de 67 niñas presentaron uveítis anterior y, de ellas, 53 presentaban uveítis anterior bilateral, mientras que el sexo masculino presentó 34 pacientes con uveítis anterior y, de ellos, solo 14 presentaban uveítis anterior bilateral. En términos de riesgo, estas cifras significan que en el sexo femenino el riesgo de uveítis anterior bilateral es de 0.791, mientras que en el sexo masculino es de 0.411 y, en consecuencia, el riesgo relativo del sexo femenino respecto al masculino de presentar una uveítis anterior bilateral es de 1.92, es decir, casi el doble.

Solo en dos ocasiones se han atendido pacientes de un año. En ambos casos son del sexo femenino y eran portadoras de uveítis anterior severa en ambos ojos. Una de ellas dejó de concurrir a los programados exámenes de control posteriores y cuando acudió a la consulta un año después, presentaba en uno de sus ojos una

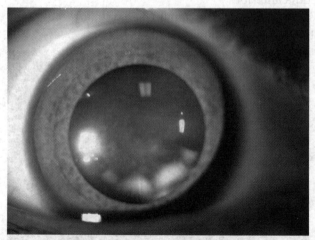

Fig. 13.4. Lesiones activas. Pigmento en cara anterior del cristalino y opacidad de este en cara posterior, con tratamiento que comienza a mejorar las lesiones.

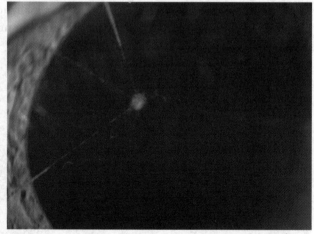

Fig. 13.5. Lesiones activas. Pigmento adherido a cuerdas de fibrina que van de la cara anterior del iris a otra zona en la misma cara anterior o a la cara anterior del cristalino.

uveítis anterior severa en la cual ya todo el iris del área pupilar se había adherido a la cara anterior del cristalino (seclusión pupilar); la paciente respondió rápidamente al tratamiento con atropina a 1% en colirio y todas las sinequias posteriores se rompieron en pocos días.

En cuanto a las edades de los pacientes, los grupos etarios más afectados, tanto en el sexo masculino como en el femenino, fueron los de 5 a 9 años y de 10 a 16 años. Las uveítis anteriores bilaterales fueron más frecuentes entre los 5 y los 16 años (**Fig. 13.5**).

Las **tablas 13.1**, **13.2**, **13.3** y **13.4** sustentan lo expuesto, y presentan los resultados de la investigación realizada.

Tabla 13.1. Distribución de los pacientes según edad y sexo.

Edad	Sexo		Total
	Femenino	Masculino	
0 a 4 años	2	1	3
5 a 9 años	40	18	58
10 a 16 años	34	35	69
17 a 19 años	2	5	7
Total	78	59	137

Tabla 13.2. Distribución de los pacientes según tipo de alteraciones presentadas.

Alteraciones del segmento anterior	Número	Unilateral	Bilateral
Uveítis anterior	101	34	67
Catarata	2	1	1
Sinequias	3	1	2
Opacidad capsular	No		
Queratopatía en banda	No		
No activas	31		

Tabla 13.3. Distribución de los pacientes según tipo y edad.

Edad	Afección						No actividad	Total
	Uveítis anterior		Catarata		Sinequias			
	Unilateral	Bilateral	Unilateral	Bilateral	Unilateral	Bilateral		
0 a 4 años	1						2	3
5 a 9 años	11	44	1			2		58
10 a 16 años	16	23		1	1		28	69
17 a 19 años	6						1	7
Total	34	67	1	1	1	2	31	137

Tabla 13.4. Distribución de los pacientes según tipo y sexo.

Sexo	Afección						No actividad	Total
	Uveítis anterior		Catarata		Sinequias			
	Unilateral	Bilateral	Unilateral	Bilateral	Unilateral	Bilateral		
Femenino	14	53	1			2	8	78
Masculino	20	14		1	1		23	59
Total	34	67	1	1	1	2	31	137

Tratamiento

El tratamiento de una uveítis anterior, sea cual fuese su etiología, comprende dos partes: tratamiento sistémico y tratamiento local.

Tratamiento sistémico

Una vez diagnosticada una uveítis anterior en los pacientes portadores de enfermedades reumatológicas, se pide a los reumatólogos y a los pediatras una revisión del tratamiento que tiene impuesto el paciente en ese momento. Si este no tiene tratamiento sistémico se decide, junto con el oftalmólogo, según la gravedad de la uveítis anterior y las otras lesiones oculares que pueda presentar, el tratamiento sistémico que debe y puede llevar. El tratamiento sistémico debe ser supervisado por el reumatólogo y el pediatra, ya que los medicamentos empleados pueden producir diversas complicaciones sistémicas que deben ser valoradas y tratadas por ellos, nunca por el oftalmólogo.

Solo en los casos muy ligeros con poca fibrina y poco o ningún pigmento se indicará tratamiento local, pero siempre se le informará al reumatólogo y al pediatra que completan el equipo de trabajo, que el paciente está en actividad oftalmológica.

Tratamiento local

Sus dos objetivos serán midriasis máxima y acción antinflamatoria.

Para conseguir midriasis máxima se comienza siempre el tratamiento con colirio de atropina 1%; una vez conseguida la midriasis máxima se mantendrá la atropina por varios días y después se probará el cambio de la esta por un cicloplejico menos fuerte, como la homatropina 2% en colirio, la cual se mantendrá con el fin de lograr la midriasis máxima mientras dure la uveítis anterior. Nunca se empleará la tropicamida en colirio, pues en ningún caso se conseguirá midriasis máxima y, además, se requeriría la aplicación muy frecuente (aproximadamente cada 3 h), lo cual coadyuva a que los niños se vuelvan irritables.

En caso de no conseguir la midriasis máxima con atropina 1% en forma de colirio y que existan sinequias que amenacen con convertirse en una seclusión pupilar o que ya este establecida una seclusión pupilar que tampoco ceda con el colirio de atropina, se utilizan las inyecciones subconjuntivales o subtenonianas de atropina para lo cual se hace necesario sedar y, a veces, anestesiar al paciente.

Es necesario hacer notar que en muy pocas ocasiones el uso prolongado de la atropina y la homatropina, aun cuando se realice por largos períodos de tiempo (a veces hasta de meses) produce hipertensión ocular y, en caso de que ocurriese, esta hipertensión se controla rápidamente con cualquier hipotensor ocular, por ejemplo, timolol.

La experiencia de la autora sobre la posibilidad de la aparición de glaucoma y cataratas como consecuencia del uso de corticoides potentes y ciclopléjicos fuertes en estos niños, ya sean utilizados en forma tópica o por inyección subconjuntival o subtenoniana, difiere de lo expresado por autores tales como: L. Angle, Jobs Vázquez Cobian, D. A. Foster y J. R. Smith, quienes en su trabajo atribuyen al tratamiento médico la aparición de hipertensiones severas difíciles de tratar.

Como antinflamatorios se utilizan los esteroideos, como la prednisolona, varias veces al día.

Entre los antinflamatorios no esteroideos se utiliza básicamente el diclofenaco en colirio, como apoyo a la prednisolona, pues empleándolo solo, no se obtiene el resultado deseado.

En casos muy severos de uveítis anterior, se ha utilizado la ciclosporina A 0.5% en colirio sin conservantes y, aunque sus fabricantes no recomiendan su uso en niños, se ha utilizado en niños tan pequeños como de solo 1 año de edad, con muy buenos resultados, con el previo y expreso consentimiento informado de los padres para su uso.

Evolución

La uveítis anterior en estos pacientes evoluciona hacia la cronicidad, es decir toma más de tres meses en desaparecer y, a veces, su duración es de años, a pesar del tratamiento local y sistémico.

Las uveítis anteriores en las enfermedades reumatológicas no solo evolucionan hacia la cronicidad, es decir, duran más de tres meses para ser controladas, sino que también son recurrentes; por ello se recomienda que se le realice al paciente un examen oftalmológico cada mes, durante los seis primeros meses, y luego espaciarlo de forma gradual, pero nunca por un período mayor de seis meses.

Catarata

En muchos exámenes oftalmológicos practicados a los niños con diagnóstico de enfermedad reumatológica o que están en estudio por sospecha de ser portadores de algunas de estas enfermedades, se ha encontrado que el cristalino ya presenta una disminución difusa de su transparencia; en otras ocasiones presentan opacidades capsulares, la mayor parte de ellas, en la cara posterior y, en algunas ocasiones, en la cara anterior o en ambas caras, así como también, a veces, opacidad nuclear.

Se debe hacer énfasis en que cuando se realice el primer examen, el paciente no haya recibido algún tipo de tratamiento sistémico ni ocular para esas enfermedades, puesto que existen autores que atribuyen esas opacidades a los tratamientos que el paciente ha recibido previamente, además de que en todos los casos donde existen opacidades capsulares o nucleares, o ambas, estas siempre se acompañan de una uveítis anterior en el ojo (**Fig. 13.6**).

Se tiene la hipótesis de que el paciente portador de una uveítis anterior tendrá un humor acuoso de mala calidad y tal vez escaso, debido a la inflamación que sufre el cuerpo ciliar, ya que, como se conoce, la uveítis anterior afecta tanto al iris como al cuerpo ciliar y una de las funciones de este último es la de producir

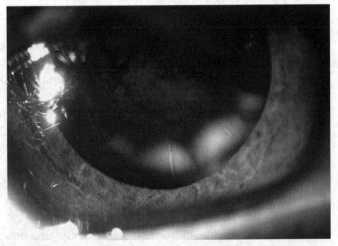

Fig. 13.6. Lesiones activas. Pigmento en cara anterior del cristalino y opacidad en cara posterior. Con tratamiento comienza a mejorar.

el humor acuoso al cual corresponde la nutrición de los medios transparentes del ojo, entre los cuales se hallan la córnea y el cristalino por ser ellos avasculares. Si se tiene en cuenta que el acuoso es el lugar del organismo más rico en vitamina C, pues contiene 20% más que el resto, se utiliza esta premisa para justificar parte del tratamiento médico.

Si además se observa la evolución del tratamiento de la uveítis anterior en cuyo tratamiento local se usan por largo tiempo cicloplégicos midriáticos fuertes como la atropina y la homatropina, y tanto en el tratamiento sistémico como en el local se utilizan medicamentos como la prednisona, que pueden causar hipertensión ocular y, a pesar de ello, solo en muy raras ocasiones un paciente la presenta puede inferirse que la mala calidad y la insuficiente cantidad del humor acuoso que produce el cuerpo ciliar en el transcurso de una uveítis anterior severa son los responsables de la pérdida de transparencia del cristalino y que, en la medida en que más se intensifique la severidad de la uveítis anterior y más se prolongue el tiempo de evolución de esta, el insuficientemente nutrido cristalino habrá de desarrollar esas opacidades.

Tratamiento

Tan pronto como en el examen del cristalino se nota la pérdida de su transparencia, ya sea difusa o establecida con opacidad capsular o nuclear, o ambas, se indica vitamina C, 1 000 mg por vía oral al día.

En aquellos pacientes en los cuales la vitamina C, no ha sido capaz de restituir la transparencia, sobre todo cuando ya se presentan opacidades capsulares y nucleares, se emplea otro medicamento para el cual no se cuenta con apoyo alguno del análisis bioquímico, como se tiene para la vitamina C, pues no se encuentra ni en el humor acuoso, ni en el cristalino, ni el cuerpo ciliar; este medicamento es el yodo, que se utiliza en forma de yoduro de sodio en colirio.

El colirio de yoduro de sodio se utilizaba en la era de la extracción intracapsular del cristalino. En la práctica de esta técnica se debía fracturar o romper la zónula de Zinn que sostiene al cristalino y el colirio de yoduro de sodio se indicaba para hacer más lenta la opacificación del cristalino y dar tiempo a que la zónula se tornara frágil y pudiera romperse sin demasiada tracción.

La indicación de este colirio, por supuesto, comenzó de forma empírica y con un razonable margen de duda de que diera resultado, pero debido a que varios pacientes restablecieron la transparencia del cristalino, se continúa indicando su uso. En un momento dado, dos pacientes una de ellas portadora de una uveítis anterior en una enfermedad reumatológica y la otra, una niña diabética con una catarata patológica quienes con dicho tratamiento habían recuperado la transparencia de su cristalino, volvieron a presentar opacidades corticonucleares del cristalino, aparentemente debido a la falta del colirio yodado. En un inicio surgió la duda de que el motivo fuera la falta de yodo, pero al aplicarlo de nuevo volvieron a desaparecer las opacidades, y al repetir en varias ocasiones la secuencia de indicar y suprimir el colirio yodado, se comprobó que, efectivamente, el yodo influía en lograr otra vez la transparencia del cristalino, por lo cual, a pesar de carecer de respaldo bioquímico, se continúa utilizando.

En los casos en que el paciente ya llega con una opacidad total del cristalino y se comprueba que presenta solo una uveítis anterior y no una panuveitis, se impone tratamiento a la uveítis anterior; una vez que la uveítis anterior desaparece, se espera por lo menos un término de seis meses a un año sin recidiva de uveítis anterior y se procede a la cirugía de la catarata, sin embargo, nunca se indica utilizar un lente intraocular.

Evolución

En general, si las opacidades del cristalino se detectan tempranamente, evolucionan bien con el tratamiento expuesto y se consigue recobrar la transparencia del cristalino y, por ende, mejorar la visión.

Solo aquellos pacientes que acuden a la consulta médica con una opacidad total del cristalino y una panuveitis que llega a vitritis, papilitis y desprendimiento de retina, no recobran la visión.

Queratopatía en banda

En los pacientes portadores de uveítis anterior puede producirse, en ocasiones, la formación de depósitos de mucoproteínas sobre la cara anterior de la córnea. Estos depósitos, posteriormente, van a formar una banda blanquecina de superficie rugosa que casi siempre comienza en el limbo esclero corneal temporal y, poco a poco, se extiende hacia el lado nasal cruzando en ocasiones sobre el área pupilar, por lo cual puede disminuir la visión. Esta complicación suele acompañar a una uveítis anterior severa y puede también coexistir con una opacidad del cristalino en ese ojo, sin embargo, en nuestra experiencia, su aparición nunca se ha producido después que se ha comenzado el tratamiento de la uveítis anterior (**Fig. 13.7**).

Tratamiento

A los pacientes portadores de queratopatía en banda, al igual que en los pacientes portadores de opacidad del cristalino, se les indica vitamina C, 1 000 mg al día por vía oral, dado el hecho de que la lesión se halla en la córnea, la cual es un medio transparente del globo ocular y que, por ende, la nutre el humor acuoso cuya mala calidad e insuficiente cantidad como se explicó anteriormente pudiera producir dicha complicación. A los pacientes portadores de queratopatía en banda también se les indica el colirio de cloruro de sodio hipertónico, comenzando con una con-

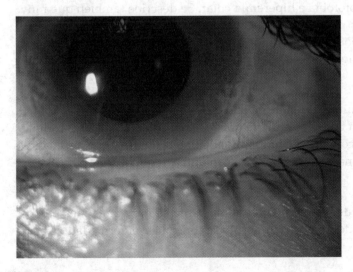

Fig. 13.7. Lesiones de queratopatia en banda.

centración a 10% para lograr que, por ósmosis, se acelere el intercambio de acuoso con la córnea.

Evolución

Con el tratamiento expuesto se ha logrado detener el avance y disminuir la opacidad, es decir, hacerla menos densa, pero no se logra eliminarla totalmente.

En Cuba nunca se utiliza tratamiento quirúrgico (raspado) para esta complicación. Se emplea únicamente el tratamiento médico antes descrito.

Ojos secos

El ojo seco se produce por una disminución de la cantidad y calidad de la lágrima que producen las glándulas lagrimales. La función principal de la lágrima es lubricar la córnea y la conjuntiva y, en consecuencia, la disminución de su cantidad y calidad dará lugar a una insuficiente lubricación de las estructuras antes mencionadas, lo que llevará a una queratoconjuntivitis seca.

El ojo seco no es frecuente en el niño y, en general, se describe como leve, es decir, se describe con menos síntomas y signos que en el adulto. No hay en los registros del servicio un niño al que se le haya diagnosticado con ojos secos, en tanto que en los adolescentes solo muy escasos pacientes se han reportado con ojos secos y siempre asociado a un Síndrome Sjögren, cuyos signos y síntomas, además, han sido más leves que en el adulto, ya que se necesita una destrucción de más de 50% del tejido glandular, es decir, de la glándula lagrimal para producir lesiones graves y, además, porque la secreción lagrimal es más abundante en el niño y el adolescente; pero además, en el caso de Cuba, es de pensar que influye el alto índice de la humedad ambiental del país. El diagnóstico se confirma mediante:

a) El Test de Schirmer; si esta prueba en 5 min arroja un valor menor que 5 mm, indica que hay hiposecreción lagrimal o deficiencia acuosa lagrimal.

b) El tiempo de ruptura de la lágrima: es el tiempo entre un parpadeo completo y la primera mancha seca; si el tiempo es mayor que 10 seg muestra que la película lagrimal es inestable.

Se describe que en el ojo seco pueden aparecer queratitis punteadas en la zona interpalpebral acompañadas de filamentos mucoepitaliales; además, puede acompañarse de dolor, fotofobia e hiperemia ciliar. Se describe también que muy raramente esta queratitis puede producir una queratolisis y un adelgazamiento corneal periférico, que podrían desembocar en una perforación espontánea del globo ocular. En el servicio nunca se ha producido una complicación de este tipo.

Tratamiento

Local: se debe tratar de aumentar la humedad del ojo mediante suero fisiológico o lágrimas artificiales, sin conservantes, ya que los conservantes suelen producir reacciones de tipo alérgico en la conjuntiva y el epitelio corneal, que agravan el cuadro clínico, haciendo más severa la queratoconjuntivitis que se trata de mejorar.

Evolución

La evolución en general del ojo seco en el adolescente es muy buena, es menos severa que en el adulto y desaparece tan pronto se controla la enfermedad de base que lo acompaña.

Dacrioadenitis

Consiste en el agrandamiento indoloro de la glándula lagrimal principal que se encuentra en la fosita lagrimal situada en la unión del tercio externo con los dos tercios internos del reborde orbitario, formado por el hueso frontal entre la conjuntiva bulbar y la palpebral. Es un hallazgo típico del Síndrome de Sjögren.

Tratamiento

Esta entidad no requiere de tratamiento local.

Su tratamiento único es el que se aplica como tratamiento sistémico a la enfermedad de base que la produjo.

Evolución

El aumento de volumen de la glándula lagrimal principal va a desaparecer cuando mejore o desaparezca la enfermedad de base que la produjo.

Conjuntivitis

Al igual que todas las conjuntivitis va a debutar por una inyección conjuntival, es decir, ingurgitación de los vasos conjuntivales superficiales y secreción generalmente abundante. La secreción puede ser mucopurulenta (Síndrome de Reiter) o bien mucosa fina junto a la carúncula sin hiperemia conjuntival, lo que se ve dentro del cuadro clínico del ojo seco que puede producirse en la artritis juvenil idiopática y el lupus eritematoso sistémico.

Tratamiento

Lo más importante en el tratamiento de esta entidad es el tratamiento sistémico de la enfermedad de base que la produce.

Escleritis

Es la inflamación de la esclera justo en el limbo esclerocorneal y se acompaña generalmente de epiescleritis, que es la inflamación e infiltración del tejido donde se asientan los vasos conjuntivales que pueden o no, estar enrojecidos y los vasos profundos no estar hiperémicos, lo cual hace que este sitio tome el aspecto de nódulo rojizo limitado que en ocasiones es doloroso.

Tratamiento

Se trata localmente con colirios corticoides y sistémicamente con el tratamiento de la enfermedad de base que la produce.

Alteraciones del segmento posterior

Las alteraciones del segmento posterior del globo ocular en niños y adolescentes portadores de enfermedades reumatológicas siempre van a aparecer a continuación de una uveítis anterior severa, que incluye catarata patológica y queratopatía en banda, la cual no fue descubierta y no se trató sistémica, ni localmente y ha evolucionado por largo tiempo, o que de haber sido descubierta, el tratamiento que le impusieron no tuvo éxito.

En general, se describen según el avance de la inflamación a partir de la pars plana: parsplanitis, uveítis posterior, vasculitis, arteriolitis, periflebitis, retinitis y papilitis, dando lugar a lo que se conoce como panuveítis. La panuveítis se acompaña de la pérdida progresiva de la transparencia del vítreo (vitritis), por la presencia en este de células y proteínas.

En la experiencia de la autora con niños que ha recibido de otros países, la pérdida total de visión demora inclusive más de un año después de haber aparecido la mancha blanca en la pupila, es decir, una catarata, y todavía con la presencia de una uveítis anterior severa acompañada de queratitis en banda.

Se comprueba en esos pacientes mediante ultrasonido, que todavía no existe una panuveítis total, es decir, una uveítis anterior seguida de una uveítis media y posterior, y que no lleva vitritis, papilitis, ni desprendimiento de retina. Al tomar la visión, se comprueba que todavía existe percepción luminosa incluyendo la de colores.

Tratamiento

Se impone tratamiento sistémico y local para controlar la uveítis anterior. Después de un tiempo no menor de seis meses sin recidiva, se realiza el tratamiento quirúrgico para extraer la catarata. Después de realizada la cirugía, se ha encontrado que la retina se encontraba indemne.

Evolución

Tras la cirugía de la catarata, el paciente puede recuperar una visión de la unidad (1.0) en ambos ojos y, hasta el momento, no se tiene referencia de que se hayan presentado alteraciones oftalmológicas ulteriores.

El hecho de que, en las enfermedades reumáticas, la evolución hacia una panuveítis total con sus conocidas secuelas demore mucho tiempo, reafirma aún más la tesis de que el examen oftalmológico preventivo y precoz de los niños y adolescentes portadores de enfermedades reumatológicas evitará la ceguera en estos pacientes.

Influencia de la epigenética

El término epigenética fue utilizado por C. H. Waddington en 1953 para referirse al estudio de la interacción entre los genes y el medio ambiente.

Es conocido, por ejemplo, que los rayos ultravioletas del sol al incidir sobre las células de la piel son capaces de activar o aumentar la autoinmunidad celular. Por ello, se le indica a los pacientes portadores de enfermedades reumáticas no exponerse al sol o, de hacerlo, que se haga en el horario donde menor cantidad de rayos ultravioletas exista.

A continuación se expone el caso de un paciente que presentó una alteración no activa, la cual llegó a convertirse en una alteración activa, algo extremadamente infrecuente, para tratar de responder la pregunta siguiente: ¿Puede influir la epigenética en las alteraciones oftalmológicas en los niños y adolescentes portadores de enfermedades reumatológicas?.

Se trata de un adolescente de 15 años de edad, que se comenzó a examinar a los 11 años por ser portador de AIJ. Desde el primer examen oftalmológico hasta los 15 años había sido examinado periódicamente, tal como se tiene establecido, y solo había presentado lesiones no activas: criptas atróficas y ligera eversión de la cara interna del iris. Por supuesto, nunca recibió tratamiento local o sistémico por esas alteraciones.

Al concurrir al examen oftalmológico de rutina, que se realiza a estos pacientes con lesiones no activas solo una vez al año, de forma sorprendente se le detectó una lesión que nunca había aparecido y que se evaluó como en extremo severa. Se trataba de una eversión extremadamente grande de la cara interna del iris en ambos ojos, que daba la impresión de que iban a caer y que al hacerlo, ocuparían gran parte de la cámara anterior.

Se le preguntó a la madre si el paciente había tenido alguna actividad articular o cualquier otra manifestación articular u otro síntoma o signo de su enfermedad de base y contestó que no; al continuar el interrogatorio sobre alguna otra afección médica que pudiera haber tenido, la respuesta fue también negativa. Al continuar insistiendo sobre algún cambio en su vida en ese tiempo, refirió que el único cambio ocurrido en la vida del paciente era que, al haber terminado su enseñanza media, el padre quiso que su hijo se convirtiera en obrero metalúrgico al igual que el y el resto de los hombres de la familia, por lo cual comenzó un curso de obrero calificado que implicaba horas de prácticas en los talleres y en los altos hornos.

Se indagó en la universidad con los profesores de ingeniería metalúrgica si existían rayos ultravioletas en las radiaciones de los altos hornos; ellos explicaron que no, que los rayos que emiten los altos hornos son radiaciones ionizantes y que, hasta donde ellos conocían, no producían ninguna patología.

Al paciente se le impuso tratamiento local solo con antinflamatorios locales esteroideos y no esteroideos y se le pidió a los reumatólogos que impusieran tratamiento sistémico. Una vez impuesto el tratamiento, se citó al padre y se le mostró la imagen de los ojos de su hijo y, habiéndole explicado que no se sabía cuál sería la evolución de las lesiones que presentaba, se le pidió que, por favor, lo cambiase a otro perfil en la misma rama laboral que no conllevara estar expuesto a los altos hornos.

Después de cambiar de puesto de trabajo y habiéndose trasladado a los laboratorios donde no existían radiaciones de ningún tipo, ni calor, ni ningún otro factor ambiental agresivo y de continuar tanto el tratamiento médico como el local, se logró, casi después de un año, que las alteraciones que había presentado comenzaran a remitir, y aún después de dos años, aunque han disminuido notablemente, todavía permanecen.

Un segundo caso que también puede contribuir a responder la pregunta expuesta, corresponde a una niña de un año que está incluida en el estudio de los 137 pacientes atendidos en 2010, la cual sufría de una uveítis anterior bilateral muy severa. Después de lograr hacer desaparecer esa uveítis, la niña concurrió mensualmente en dos ocasiones a revisión y en ambas presentó alteraciones. Después dejó de concurrir a las revisiones programadas y volvió al final del primer año de haber comenzado la primera uveítis. En esa ocasión se encontró que la niña presentaba una uveítis anterior en el ojo derecho aún más severa que la anterior, y que ya presentaba una seclusión pupilar que se logró romper instilando atropina a 1% en colirio.

Se debe hacer notar, y se considera que es importante tener en cuenta, que esta niña vive en una playa y como ambos padres deben acudir a sus respectivos trabajos, ella concurre a un jardín de la infancia, donde los padres no están seguros de que no esté expuesta a las radiaciones ultravioletas del sol; resulta obvio que, viviendo en una playa tropical, está expuesta a radiaciones ultravioletas extremadamente violentas durante todo el año y, como se sabe, esas radiaciones ultravioletas aumentan la autoinmunidad celular.

Bibliografía

Angle, L., J. Vasquez Cobian, D. A. Foster and J. R. Smith (2007/2008): Pediatric Ophthalmology and Strabismus. American Academy of Ophthalmology, Section 6, p. 320.

BenEzra, D. and E. Cohen (2000): Cataract surgery in children with chronic uveitis. Ophthalmology 107: 1255-1260.

Cabral, S., R. E. Petty, P. N. Malleson, S. Ensworth, A. Q. McCormick and M. L. Shoeder. (1994): Visual prognosis in children with chronic anterior uveitis and arthritis. J. Rheumatol. 21: 2370-2375.

Castañeda Maggic, M. Formación Alcalá, p. 420-500.

Chalom, E. C., D. Goldsmith, M. A. Koehler, B. Bittar, C. D. Rose, B. E. Ostrov *et al.* (1997): Prevalence and outcome of uveitis in a regional cohort of patients with juvenile rheumatoid arthritis. J. Rheumatol. 24: 2031-2034.

Chen, Cs., D. Roberton and M. E. Hammerton (2004): Juvenile arthritis associate uveitis visual outcomes and prognosis. Can J. Ophthalmol. 39 (6): 614-620.

Chia, A., V. Lee, E. M. Graham and C. Edelsten (2003): Factors related to severe uveitis at diagnosis in children with juvenile idiopathic arthritis in a screening program. Am. J. Ophthalmol. 135: 757-762

Dana, M. R., J. Merayo-Lloves, D. A. Schaunberg and C. S. Foster (1997): Visual outcomes prognosticators in juvenile rheumatoid arthritis-associated uveitis. Ophthalmology 104: 236-244.

Edelsten, C., V. Lee, C. R. Bentley, J. J. Kanski and E. M. Graham (2002): An evaluation of baseline risk factors predicting severity in juvenile idiopathic arthritis associated uveitis and other chronic anterior uveitis in early childhood. Br. J. Ophthalmol. 86: 51-56.

Foster, C. S. and F. Barrett(1993): Cataract development and cataract surgery in patients with juvenile rheumatoid arthritis-associated iridocyclitis. Ophthalmology 100: 809-817.

González Pascual, E. (2000): Manifestaciones oculares en las enfermedades reumáticas. Manual de Reumatología Pediátrica (García de Vicuña C.) Editorial Mra, Barcelona, pp. 753-765.

Joa, E. (2010): Evolución de las alteraciones en el segmento anterior del globo ocular en niños portadores de enfermedades reumáticas. Visión Panamericana, IX (2): 39-41.

        (2008): Manifestaciones oculares en algunas enfermedades reumáticas en el niño. Visión Panamericana, VII (1): 9-11.

Joa, E. y C. López Pardo (2011): Alteraciones del segmento anterior en niños y adolescentes portadores de enfermedades reumáticas, Visión Panamericana, X (3): 67-75.

Kanski, J. J. (1990): Juvenile arthritis and uveitis. SurvOphthalmol. 34: 253-267.

Kotaniemi, K., O. Kaipiainen-Seppänen, A. Savolainen and A. Karma (1999): A population-based study on uveitis in juvenile rheumatoid arthritis. Clin. Exp. Rheumatol. 17: 119-122.

Kotaniemi, K., H. Kautiainen, A. Karma and K. Aho (2001): Occurrence of uveitis in recently diagnosis juvenile chronic arthritis: a prospective study. Ophthalmology 108: 2071-2075.

Kotaniemi K, A. Savolainen, A. Karma and K. Aho (2003): Recent advances in uveitis of juvenile idiopathic arthritis. SurvOphthalmol. 48: 489-502.

Lam, L. A., C. Y. Lowder, G. Baarveldt, S. D. Smith and E. I. Traboulsi (2003): Surgical management of cataracts in children with juvenile rheumatoid arthritis-associated uveitis. Am. J. Ophthalmol. 135: 772-228.

Muñoz Hoyo, A. E. y R. Álvarez (2004): Manifestaciones oculares de las enfermedades reumatológicas en el niño. Reumatología Infantil, Editorial Formación Alcalá, España, p. 477-500

Petty, R. E., T. R. Southwood, J. Baum, E. Bhetta, D. N. Glass, P. Manners, et al. (1997): Revision of the proposed classification criteria for juvenile idiopathic arthritis: Durban, J. Rheumatol. 25: 1991-1994.

Probst, L. E. and E. J. Holland (1996): Intraocular lens implantation in patients with juvenile rheumatoid arthritis. Am. J. Opthalmol. 122: 161-170.

Vela, J. I., A. Galán, E. Fernández, M. Romera y J. J. Torres (2003): Uveítis anterior y artritis idiomática juvenil. Arch. Soc. Esp. Oftalmol. 78: 561-565.

Wolf, M. D., P. R. Lichter, C. G. (1987): Ragsdale Prognostic factors in the uveitis of juvenile rheumatoid arthritis. Ophthalmology 94: 1242-1248.

Zulian, F., G. Martini, F. Falcini, V. Gerloni, M. E. Zannin, L. Pinillo *et al.* (2002): Early predictors of severe uveitis in oligoarticular juvenile idiopathic arthritis. J. Rheumatol. 29: 2446-2453.

Capítulo 14

Manifestaciones digestivas en enfermedades reumatológicas

DRA. TRINI FRAGOSO ARBELO

Las enfermedades inmunes son un grupo de patologías con manifestaciones multiorgánicas y con frecuentes manifestaciones digestivas, en relación con la enfermedad y con las drogas utilizadas en el tratamiento.

Las enfermedades reumáticas en la infancia constituyen un grupo de enfermedades inflamatorias de tejido conectivo, que presentan manifestaciones sintomáticas y anatomopatológicas semejantes. Cada una tiene un cuadro clínico característico, que puede afectar a varios órganos, y la superposición de síntomas y signos hace algunas veces difícil su diagnóstico preciso.

Muchas de estas enfermedades afectan al sistema digestivo, por lo que en ocasiones, las manifestaciones digestivas son las formas de presentación. La asociación entre enfermedad hepática y enfermedad reumática es frecuente y está ampliamente descrita.

Estas enfermedades se pueden asociar en tres grupos:
1. Enfermedad hepática asociada a enfermedad reumática.
2. Enfermedad hepática aislada, con enfermedad reumática concomitante.
3. Hepatotoxicidad asociada al tratamiento para la enfermedad reumática.

Esclerodermia

Se trata de un trastorno polisistémico caracterizado por una vasculitis obliterante de los vasos de pequeño calibre y proliferación del tejido conectivo con fibrosis orgánica.

Las manifestaciones gastrointestinales son muy frecuentes, de aparición temprana en 70 a 80% de los enfermos, y con posible afectación desde la boca hasta el ano.

Afectación orofaríngea

La atrofia y la fibrosis de la piel peribucal limita los movimientos mandibulares; el ligamento periodontal puede hipertrofiarse y las encías, las papilas linguales y la mucosa oral se tornan friables y atróficas lo que conlleva alteraciones de la sensibilidad y el gusto.

Afectación esofágica

Es el órgano más afectado que clínicamente se manifiesta por disfagia debido a alteraciones de la motilidad con disminución de la peristaltis en los 2/3 inferiores y por enfermedad por reflujo secundario a la disminución de la presión del esfínter esofágico inferior lo que condiciona esofagitis. Hasta en 38% se describe esófago de Barrett, aunque no se ha demostrado mayor frecuencia de carcinoma que en la población normal. Además de la disfagia presentan síntomas de reflujo gastroeso-fágico como regurgitación, pirosis y hemorragia por esofagitis.

Afectación gástrica

La alteración de la motilidad produce vaciamiento lento que facilitaría las ma-nifestaciones de la enfermedad por reflujo y plenitud postpandrial, gastritis o telangiectasias.

Afectación intestinal

En 88% de los enfermos aparecen síntomas debido a hipomotilidad con distensión abdominal, anorexia, náuseas y vómitos. Mucho menos frecuente, aunque de mayor gravedad, es la asociación con trombosis mesentérica, malabsorción y esteatorrea con sobrecrecimiento bacteriano secundario.

En el colon persiste la disminución del tránsito con estreñimiento pertinaz con diverticulitis y pseudoobstrucción intestinal y pueden aparecer distintas alteraciones del esfínter anal y peritonitis.

Afectación hepática

Se ha descrito la asociación con cirrosis biliar primaria.

Afectación pancreática

El páncreas se daña de forma variable con una respuesta exocrina a la estimulación disminuida, con algunos casos de pancreatitis calcificante, y a veces, como conse-cuencia de la arteritis, con la aparición de la grave necrosis pancreática.

Russo y Katsicas en una revisión de 23 niños con diagnóstico de esclerodermia entre 1995 y 2005 en el Hospital de Pediatría Profesor Dr. Juan P. Garraha en Buenos Aires, Argentina (centro terciario de referencia), basaron el diagnóstico en una com-binación clínica de síntomas dermatológicos y órganos sistémicos comprometidos, encontrando síntomas gastrointestinales en 40%: la disfagia fue el síntoma más frecuentemente encontrado 9 (39%), en cuatro de ellos no se encontró trastornos esofágicos, aunque la manometría esofágica, método muy sensible para detectar disfunción del esfínter esofágico inferior, no fue utilizado en este estudio; en los cuatro restantes se encontró reflujo gastroesofágico demostrado por radiografía contrastada o pH esofágico y en uno dismotilidad esofágica. Menos frecuente diarrea en dos y constipación en cuatro, junto con la anorexia puede contribuir a la marcada pérdida de peso observada en la mayoría de estos niños.

Artritis idiopática juvenil

Existen varias formas de afectación del tracto gastrointestinal.

Puede aparecer artritis de la articulación temporomandibular con dolor, tume-facción y crepitación lo que interfiere con la masticación.

Afectación esofágica

Es frecuente que se presente: dismotilidad esofágica con disminución de la amplitud de las ondas en el tercio distal y de la presión del esfínter esofágico inferior, aunque raramente se asocia con clínica.

Afectación gastrointestinal

Más grave, aunque infrecuente (1% clínica, 25% en estudios necrópsicos) es la vasculitis reumatoidea, que suele aparecer tras 10 a 15 años de evolución de la enfermedad y está caracterizada por mononeuritis múltiple, infartos cutáneos, y manifestaciones sistémicas como fiebre, pleuritis, pericarditis, alteraciones oculares y en 10 a 38% clínica gastrointestinal que incluye colecistitis o apendicitis isquémica, ulceraciones, pancolitis, infartos intestinales o rotura de aneurisma visceral.

Afectación hepática

La presencia de enfermedad hepática significativa en pacientes con AIJ es rara. Aproximadamente 10 a 15% de los niños pueden tener hepatomegalia durante el curso de la enfermedad, la esplenomegalia es más prominente y ocurre más frecuente que la hepatomegalia. Las manifestaciones hepáticas significativas se deben a:

- Compromiso sistémico autoinmune que afecta al hígado.
- Coinfección con virus hepatotropos (virus B y C).
- Hepatotoxicidad medicamentosa.

Es frecuente la elevación de la fosfatasa alcalina y de la gamma glutamil transpeptidasa (GGT), datos que no se correlacionan con la lesión anatomopatológica puesto que se asocia tanto a infiltrado inflamatorio, como a esteatosis o a normalidad histológica. A lo largo de la enfermedad también puede aparecer malabsorción o amiloidosis.

Se asocia con amiloidosis en pacientes de más de 8 años de duración de la enfermedad, en series de adultos se reporta una incidencia aproximada de 4%. Debe sospecharse depósitos de amiloides en múltiples órganos ante la presencia de hepatomegalia y proteinuria, aunque esta complicación es rara en la edad pediátrica.

Más específicas son dos entidades: el Síndrome de Felty que comprende la existencia de AIJ, esplenomegalia y leucopenia, cursando con infecciones y en ocasiones con hiperplasia nodular regenerativa que puede llevar a la hipertensión portal; y la Enfermedad de Still (una forma de la AIJ) cursa con disminución de peso, odinofagia, dolor abdominal, fiebre y hepatomegalia con aumento de enzimas hepáticas.

A pesar de todas estas posibles alteraciones, lo más frecuente, son los efectos secundarios de los fármacos que se utilizan, como el oro coloidal que produce un cuadro de colestasis y depósito de las sales de oro en las células de Kupffer. El hígado puede tener una pigmentación carmelita negruzco. Hepatitis fulminante ha sido reportado con el uso de estos compuestos. Estos efectos son poco comunes en la edad pediátrica.

Más común es la elevación de las transaminasas que generalmente está asociada con la terapia con aspirina y es dosis dependiente y se plantean que estos pacientes son más susceptibles a presentar Síndrome de Reye. El uso de la aspirina ha sido sustituido por AINE que poseen menos toxicidad hepática.

El uso del metotrexate puede provocar daño hepático con dos patrones diferentes, el primero con una elevación ligera de las enzimas (tres o cuatro veces el límite superior normal) que ocurre en 15% de los pacientes, y otro de fibrosis progresiva que puede ser de forma silente, pudiendo estar relacionada con dosis acumulativas de más de 1.5 g. En pediatría, en pequeñas series, se señala que la fibrosis no es común, ni con el uso de dosis mayores de 1.5 g. En adultos se asocia un incremento significativo de la toxicidad del metrotexate a la obesidad y al consumo de alcohol.

Lupus eritematoso sistémico

Es una enfermedad causada por alteraciones del sistema inmunológico y producción de autoanticuerpos que causan daño pluriorgánico. William Osler en 1985 fue el primero en enfatizar la importancia de las manifestaciones gastrointestinales de esta que afecta hasta 50% de los enfermos con actividad, sobre todo, con náuseas, vómitos y disminución del apetito que pueden estar en relación con la enfermedad, con procesos intercurrentes (como la uremia) o efectos secundarios farmacológicos, que para algunos autores son la causa más frecuente.

Las manifestaciones gastrointestinales son poco frecuentes, pueden ser consecuencia de la enfermedad, del tratamiento o de enfermedades intercurrentes.

Afectación oral

Aparecen en porcentaje muy variable según los distintos autores (7 a 52%) lo que puede estar en relación con las distintas áreas geográficas. Estas lesiones se han considerado criterio diagnóstico de LES en la revisión realizada por la Asociación Americana de Reumatología, y está controvertida su relación con la actividad de la enfermedad. El LES presenta un amplio espectro clínico. El labio es la segunda localización en frecuencia, después de la mucosa yugal. Las lesiones localizadas en el borde bermellón pueden extenderse a la mucosa labial, así como a la piel adyacente, constituyendo el signo de la invasión cutánea o borramiento labial.

Clínicamente hay tres tipos de lesiones: eritematosas (acompañadas de edema y petequias) que suelen ser indoloras, lesiones discoides (área central eritematosa con halo blanquecino y telangectasias periféricas) que cursan con dolor importante y las lesiones ulceradas, que pueden coexistir con las anteriores. La histología e inmunopatología de estas lesiones es similar a la de las lesiones cutáneas, y pueden ofrecer dificultades diagnósticas con el liquen plano y la leucoplasia. Hasta en 20% existe asociación con Síndrome de Sjögren.

El tratamiento de todas estas lesiones no se encuentra claramente definido, se suelen tratar con antimálaricos, reservando los corticoides y la azatioprina para los casos más graves. En caso de refractariedad se utilizan otros inmunosupresores como la ciclosporina y el metotrexate y hay algunos estudios con dapsona y clofazima que demuestran su eficacia. Es importante realizar cuidados dentales con enjuagues de clorhexidina.

Afectación esofágica

Pueden aparecer distintos síntomas con una afectación variable (1 a 25%), uno de los más frecuentes es la disfagia u odinofagia (1 a 13%) que puede estar causada por la disfunción de las glándulas salivales o por disminución del peristaltismo (existen alteraciones manométricas en 72% de los enfermos). Aún tiene mayor incidencia la existencia de pirosis (11 a 50%) por el reflujo gastroesofágico causado por la disminución de presión del esfínter esofágico inferior. Por último, la vasculitis sistémica puede afectar al esófago causando ulceración y perforación. Se ha relacionado la disfunción esofágica con el Fenómeno de Raynaud y se acompaña de un aumento en el título de anticuerpos hn-RNP proteína A1.

En su tratamiento, aunque no hay estudios controlados y aleatorizados, se utilizan los fármacos habituales para este tipo de patología, y en caso de estar implicada la vasculitis puede ser útil el tratamiento propio del lupus.

Dolor abdominal

El dolor abdominal es frecuente, 50% de los pacientes con LES activo y dolor abdominal tienen vasculitis, con incidencias variables entre 8 y 40%, y puede estar en relación con el uso de medicación o con la propia enfermedad, pero no hay que olvidar la posibilidad de patologías comunes. Sin embargo, hay que prestar especial atención a la posibilidad de isquemia intestinal secundaria a afectación vasculítica o trombótica en un paciente con lupus que presente un cuadro de abdomen agudo. La presencia de dolor abdominal debe hacer pensar en peritonitis aséptica, trombosis e isquemia abdominal por vasculitis, o pancreatitis. Se ha estudiado la relación entre estas entidades y el índice de actividad del LES llegando a la conclusión de que, en los cuadros de dolor agudo, los pacientes con índice de actividad más alto tenían un porcentaje más elevado de vasculitis intraabdominal, por lo que se propone la realización de laparatomía precoz dada la elevada mortalidad en este subgrupo de enfermos. Hallegua y Wallace plantean también que ante un dolor abdominal en un LES activo es obligado realizar pruebas diagnósticas como ecografía para pesquisa de lesiones de vasculitis o trombosis para instituir tratamiento inmunosupresivo o quirúrgico inmediato.

Estómago y duodeno

A pesar de que la mayoría de las lesiones a este nivel son de origen farmacológico. Se propugna la existencia de gastritis por la misma enfermedad con un infiltrado inflamatorio acompañado por un elevado número de fibroblastos; en algunos casos con ulceración. De forma infrecuente se ha relacionado con la anemia perniciosa y con la ectasia vascular del antro gástrico (GAVE en inglés) (estómago en sandía). Hipomotilidad esofágica, antral, intestinal. Se plantea la gastroduodenitis por LES debida a depósitos de inmunocomplejos en las arteriolas relacionadas con la actividad de la enfermedad.

Intestino delgado y grueso

Hay casos de malabsorción con anomalías en la excreción de grasa en heces y la prueba de la D-xilosa. También se describe la presencia de enteropatía perdedora de proteinas cursando con dolor abdominal, diarrea y anasarca, que responde en general a corticoides, precisando a veces inmunosupresores. Sin embargo, ante una hipoalbuminemia es más probable que esté en relación con el síndrome nefrótico o incluso con cuadros de pericarditis constrictiva, frecuentes en estos enfermos. Puede aparecer ascitis por vasculitis peritoneal o mesentérica, pancreatitis, síndrome nefrótico, serositis o insuficiencia cardíaca. Una de las manifestaciones de la enfermedad es la peritonitis lúpica, pero para llegar a su diagnóstico es necesario descartar primero cualquier otra causa de peritonitis. De forma excepcional se diagnostica la denominada neumatosis quística intestinal que puede representar un trastorno benigno aislado o asociarse con una vasculitis lúpica o enterocolitis necrotizante.

Una de las complicaciones más graves es la vasculitis gastrointestinal (en yeyuno-ileon 80 a 85% y 14% en recto) que aunque afecta solo a 2%, presenta una mortalidad de 50% con alteraciones como úlceras, hemorragia, perforación o infarto, éste también puede estar en relación con la hipercoagulabilidad si existe un síndrome antifosfolípido secundario; signos de isquemia (edema, eritema, úlceras, estenosis, necrosis, pneumatosis intestinal). Otros cuadros son disfunción del músculo liso o del sistema nervioso entérico como cuadro suboclusivo.

El tratamiento debe iniciarse ante la sospecha diagnóstica con corticoides y en algunos casos con ciclofosfamida. El diagnóstico es difícil y debe basarse en el juicio clínico, datos indirectos en las pruebas complementarias (radiológicas, endoscópicas) y en algunos casos la histología tras cirugía.

También se han comunicado casos de ileocolitis hemorrágica e invaginación intestinal. La asociación con la enfermedad inflamatoria intestinal (colitis ulcerosa y enfermedad de Crohn), aunque descrita, es excepcional.

Afectación hepática

Ocurre en 40% de los pacientes y hepatomegalia en aproximadamente en un tercio de los pacientes. La hipertransaminasemia es frecuente, pero en la mayoría de los casos en relación con el tratamiento. Sin embargo, puede también observarse la hiperplasia nodular regenerativa, la ruptura hepática, la cirrosis biliar primaria y la colangitis autoinmune se han asociado con el lupus, así como el Síndrome de Budd-Chiari en aquellos enfermos con síndrome antifosfolípido y el infarto intrahepático en relación con vasculitis necrotizante de ramas de la arteria hepática. Puede coexistir hepatitis crónica activa, aunque la causa más frecuente de la elevación de transaminasas es la propia actividad de la enfermedad, normalizándose con frecuencia tras el tratamiento con esteroides y azatioprina respectivamente, lo que puede relacionarse con esteatosis y colestasis.

En el LES neonatal se reporta ictericia colestásica y elevación de enzimas hepáticas que desaparecen a los seis meses y puede asociarse con fibrosis portal, obstrucción de conductos biliares e inflamación. En todo lactante con arritmia cardíaca y colestasis debe evaluarse la posibilidad de LES, especialmente cuando la enfermedad de la madre es asintomática o no conocida.

Afectación vesicular

Vasculitis necrotizante y colecistitis alitiásica.

Afectación pancreática

Se han descrito numerosos casos de pancreatitis aguda, en la mayoría de las ocasiones en relación con el tratamiento con corticoides, y también con hipertrigliceridemia, alcohol y colelitiasis. Sin embargo, existen casos sin causa conocida y que se consideran relacionados directamente con la enfermedad y se han reportado pocos casos como forma de presentación de la enfermedad. El LES constituye la tercera causa de pancreatitis autoinmune, después del Síndrome de Sjögren y la cirrosis biliar primaria. De forma aislada se han comunicado enfermos con pancreatitis crónica sin encontrar ninguna posible etiología salvo la existencia de lupus (**Fig. 14.1**).

Entre las enfermedades asociadas al LES se encuentran: colitis ulcerosa, con una prevalencia de 0.4%, Enfermedad de Crohn, enfermedad celíaca, enfermedad tiroidea y diabetes mellitus tipo 1.

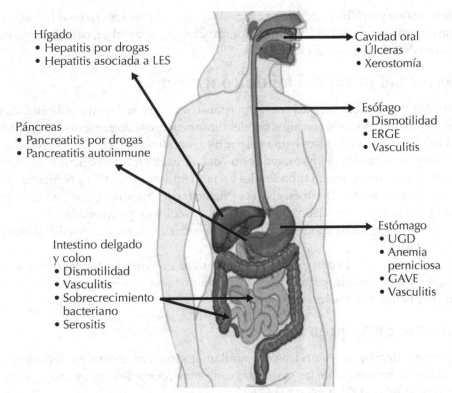

Hígado
- Hepatitis por drogas
- Hepatitis asociada a LES

Cavidad oral
- Úlceras
- Xerostomía

Páncreas
- Pancreatitis por drogas
- Pancreatitis autoinmune

Esófago
- Dismotilidad
- ERGE
- Vasculitis

Estómago
- UGD
- Anemia perniciosa
- GAVE
- Vasculitis

Intestino delgado y colon
- Dismotilidad
- Vasculitis
- Sobrecrecimiento bacteriano
- Serositis

Fig. 14.1. Manifestaciones digestivas en LES.

Polimiosistis y dermatomiositis

La polimiositis se caracteriza por debilidad, un aumento de los niveles séricos de enzimas del músculo estriado e indicios electromiográficos o histopatológicos de una miopatía inflamatoria. Cuando se acompaña de un rash violáceo característico alrededor de los ojos y lesiones de Gottron en los nudillos de las manos la enfermedad se conoce como dermatomiositis. La distribución para la edad de comienzo es bimodal con un pico ocurriendo durante la infancia (5 a 18 años) en la forma juvenil y un segundo pico en la forma adulta (entre 45 y 64 años). Las mujeres son más frecuentemente afectadas que los hombres. Se han descrito trastornos de la motilidad esofágica superior, alteraciones del vaciamiento gástrico e incoordinación del peristaltismo intestinal, que explican la aparición de disfagia, pirosis, distensión abdominal, constipación o hemorragia (hematemesis o melena) y muy raramente perforación intestinal. Se asocia con hernia hiatal con esofagitis de reflujo con formación de estenosis. También pueden presentar neumoperitoneo, neumatosis intestinal, dilatación colónica y seudodivertículos; y en raros casos perforaciones de esófago y divertículos duodenales. En el estudio de Sang Jun Na (2009) realizado en 16 pacientes entre cuatro y 14 años reportan disfagia en seis (37.5%).

En determinados grupos de pacientes adultos se asoció con un aumento de la prevalencia de cáncer (5 a 8%), por lo que hay que ser cuidadoso en la interpretación de los síntomas gastrointestinales.

Rara vez se encuentra enfermedad hepática, pero la afectación muscular puede producir una elevación enzimática que se atribuya erróneamente al hígado. Hepatoesplenomegalia no es infrecuente en las formas severas de la enfermedad. El uso de metotrexate y AINEs puede estar asociado a elevación de las enzimas hepáticas. Se han descrito forma aislada hepatitis crónica activa, cirrosis biliar, peliosis hepática y enfermedad de Wilson en el adulto.

Enfermedad mixta del tejido conectivo

Es un síndrome con manifestaciones superpuestas de esclerodermia, polimiositis y lupus, a menudo asociado con altos niveles de anticuerpos contra ribonucleoproteínas. Los síntomas son debidos a una vasculitis generalizada. La mayoría presentan síntomas gastrointestinales altos: reducción del peristaltismo esofágico (48%), estenosis esofágicas (6%), anormalidades del vaciamiento gástrico (6%) y formación de bezoares gástricos (2%). También aparece dilatación del intestino proximal, tránsito enlentecido, pseudobstrucción, diverticulosis, vasculitis y pancreatitis.

A diferencia de la esclerodermia, las manifestaciones esofágicas pueden mejorar con corticoides.

Usualmente hay hepatoesplenomegalia, pero es rara la alteración hepática grave; la vasculitis compromete vasos de mediano tamaño, con disminución de la íntima e inflamación del área portal.

Síndrome de Sjögren

El Síndrome de Sjögren es un trastorno inflamatorio crónico caracterizado por la destrucción autoinmune de las glándulas exocrinas, asociado con los antígenos de histocompatibilidad HLA-B8 y LDADw3.

Los hallazgos clínicos clásicos son la xerostomía, xeroftalmía y artritis. Existen dos tipos: primario: no asociado a otros trastornos; y secundario en relación con otras enfermedades del tejido conectivo, como el LES y sobre todo artritis reumatoide, además con la cirrosis biliar primaria. La existencia de alteraciones en el tracto gastrointestinal es frecuente y múltiple.

Afectación oral

Existe una disminución o incluso ausencia de la secreción salival secundaria a la infiltración linfocitaria de las glándulas con atrofia acinar e hipertrofia del epitelio ductal. La saliva tiene distintas funciones, actuando como lubricante y agente de limpieza, contiene amilasa que inicia el proceso de digestión, calcio y fósforo que contribuyen a la remineralización de los dientes y neutraliza el ácido producido por las bacterias orales. Clínicamente el signo oral fundamental es la xerostomía, que produce a su vez varias secuelas: lengua depapilada con aparición de amplias y profundas fisuras, labios secos, con ulceraciones de labios y mucosa bucal, queilitis angular, mucosa oral eritematosa homogénea o parcheada, a menudo relacionada con la sobreinfección por cándidas, síndrome de boca quemante, con intolerancia a las prótesis removibles. La sequedad bucal puede llevar al enfermo a la necesidad de portar siempre una botella de agua, o levantarse varias veces durante la noche, así como dificultad para la masticación y fonación, con cambios en el gusto. En cuanto a los dientes hay un incremento de las caries y es posible una aceleración de un proceso periodontal previamente existente, por lo que es necesario que extremen la prevención dental. Estas manifestaciones pueden mejorarse mediante el uso de agentes como la pilocarpina.

Afectación esofágica

La disfagia que aparece hasta en 75% puede ser por la ausencia de saliva, pero también por alteraciones del tejido conectivo esofágico, apareciendo membranas en el tercio superior en 10% y alteraciones de la motilidad en 36%.

Afectación gástrica

Suelen aparecer síntomas dispépticos y en un estudio realizado en biopsias gástricas, se demuestra la presencia de un infiltrado inflamatorio crónico por células mononucleares que puede estar o no acompañado por atrofia glandular, similar a lo que aparece en glándulas salivales lo que apoya la hipótesis de que se trata de un trastorno sistémico.

Se ha observado una prevalencia elevada de gastritis crónica atrófica, mayor que en otras enfermedades reumatológicas y asociada con disminución de los niveles de pepsinógeno I; aunque otros autores publican resultados contradictorios con alteraciones endoscópicas en 50%, en la mayoría de los casos en forma de gastritis crónica superficial y con valores elevados de pepsinógeno I. Además de hipoclorhidria, aparece hipergastrinemia y anticuerpos anticélula parietal aunque la anemia perniciosa es rara.

También se ha descrito una mayor incidencia de úlceras duodenales, quizás en relación con la disminución del factor de crecimiento epidérmico producido por las glándulas submandibulares, y cuya función consiste en la inhibición de la secreción ácida gástrica, protección de la mucosa y estimulación de la síntesis de ADN.

Afectación intestinal

Aunque no se conoce la causa, la afectación intestinal en el Síndrome de Sjögren es extraordinariamente infrecuente, aunque se han publicado algunos casos con cambios inflamatorios (sigmoiditis), asociación con la enfermedad celíaca, déficit nutritivos específicos, Enfermedad de Crohn, cáncer de colon y pseudobstrucción crónica idiopática.

Afectación hepatobiliar

Desde que en 1954 se describió por vez primera la relación entre la queratoconjuntivitis seca y el daño hepático, múltiples estudios describen la aparición de hepatitis crónica activa, cirrosis biliar primaria y fibrosis hepática que lleve a la cirrosis en este síndrome. Hasta 25% de los enfermos presentan hepatomegalia y anormalidades en las pruebas de función hepática, con detección de anticuerpos antimitocondriales en 10%.

El Síndrome de Sjögren es la enfermedad extrahepática más frecuentemente asociada con la cirrosis biliar primaria (69 a 81% en grandes series de pacientes), lo que puede implicar la existencia de una forma secundaria del síndrome similar a la que aparece en la artritis reumatoide.

Se ha descrito, asimismo, la aparición de un raro complejo conformado por el Síndrome de Sjögren, colangitis esclerosante y pancreatitis crónica.

Afectación pancreática

Dada la gran similitud anatómica, fisiológica e histológica entre las glándulas salivales y el páncreas, es lógico pensar en una elevada frecuencia de afectación de este órgano en el Síndrome de Sjögren; y se han descrito déficit de la función exocrina con disminución de la secreción pancreática tras la estimulación con secretina y durante la prueba de pancreolauryl y el de bentiromida que llega a afectar a 37.5% de los enfermos. Varios estudios han demostrado la existencia de anticuerpos frente a antígenos pancreáticos y contra las células ductales. Se han visto casos de pancreatitis aguda y, con menos frecuencia crónica, en ocasiones asociada a colangitis esclerosante.

Poliarteritis nodosa y otras arteritis

Es una vasculitis necrotizante de las arterias musculares de pequeño y mediano calibre que se asocia a compromiso visceral. Un hallazgo característico de esta enfermedad es la aparición de dilataciones aneurismáticas. El cuadro clínico consiste en fiebre, hipertensión, artralgias y artritis con disfunción de los sistemas nerviosos, periférico y central, así como glomerulonefritis. Se considera la afectación del tracto gastrointestinal como un factor pronóstico adverso; se reporta 25% en el tracto gastrointestinal y 30% en el páncreas.

El aparato digestivo puede resultar afectado, manifestándose por dolores abdominales, que en ocasiones son intensos, acompañados de sangrado. El espectro clínico es bastante amplio y varía desde síntomas leves (náuseas, vómitos, diarrea, dolor abdominal de tipo inespecífico) hasta situaciones graves como hemorragias, obstrucción, perforación o infarto intestinal y rotura de aneurismas mesentéricos, con todas sus complicaciones.

Si bien las arteriografías mesentéricas son anormales en 80%, solo aparecen síntomas abdominales en 44%, sobre todo dolor por isquemia, con infartos en 1.4%, lesiones hemorrágicas en 6%, perforación intestinal en 5%.

La colecistitis alitiásica que se ve en 17% de los enfermos se produce por compromiso vasculítico directo de la vesícula. Se ven alteraciones frecuentes en las pruebas de función hepática. Más infrecuentemente pueden verse: pancreatitis, apendicitis y estenosis biliares solitarias.

En el diagnóstico diferencial, es necesario tener en cuenta que la manifestación primaria de la vasculitis puede ser un síndrome de caquexia crónica, fácilmente confundible con el de la enteritis tuberculosa o una neoplasia, por lo que es necesaria la arteriografía para obtener la certeza diagnóstica. Se debe al dolor provocado por la llegada del alimento al tracto gastrointestinal con imposibilidad por la vasculitis de un flujo adecuado de sangre a las arterias mesentéricas, por lo que el enfermo insensiblemente disminuye la ingesta.

En su patogenia participan inmunocomplejos circulantes que se depositan en la pared vascular desencadenando posteriormente la lesión de la misma. El antígeno responsable de esta respuesta inmune se desconoce en la mayoría de los casos, pero en 40% de los pacientes se observa el antígeno del virus de la hepatitis B (VHB) y en 5 a 10% se asocia al virus de la hepatitis C (VHC). De forma excepcional se ha asociado la hepatitis A con esta vasculitis. La panarteritis nodosa relacionada con la hepatitis B es una enfermedad aguda clínicamente indiferenciable de la clásica, que aparece poco tiempo después de la infección y cuyo primer tratamiento es el de la infección vírica.

La lesión histológica característica es la necrosis fibrinoide con importante infiltrado inflamatorio con predominio de neutrófilos, siendo las lesiones típicamente focales y segmentarias.

Las manifestaciones clínicas son variadas con hipertensión arterial, insuficiencia renal, artralgias, mialgias, artritis, púrpura palpable, mononeuritis múltiple, dolor abdominal y cardiopatía. La afectación renal es la más frecuente y la de principal trascendencia clínica.

La lesión vascular se relaciona con la infección por VHB en fase replicativa por lo que está indicado el tratamiento con interferón o lamivudina a las dosis habituales para la infección crónica VHB. También se utiliza la plasmaféresis, siendo necesario, en ocasiones, añadir corticoides. Estos últimos se deben evitar ya que tras su suspensión se puede producir una exacerbación de la hepatitis crónica

Síndrome de Churg-Strauss

Es una variante de la anterior que se caracteriza por asma, hipereosinofilia, vasculitis necrosante y granulomas extravasculares. Es más común entre los pacientes entre 30 y 50 años y no tiene predilección por géneros.En niños se ve excepcionalmente. En 42 a 50% aparecen lesiones de tubo digestivo que cursan con dolor abdominal, hematoquecia o diarrea. La afectación gastrointestinal se asocia con una infiltración eosinofílica del estómago que se asemeja a la gastroenteritis eosinofílica y con el desarrollo de ulceraciones del estómago, intestino delgado o colon con perforación. El sitio más comúnmente afectado es el intestino delgado con una vasculitis granulomatosa necrotizante de la arteria mesentérica provocando isquemia de la mucosa. Colecistitis ha sido reportada.

Púrpura de Schönlein-Henoch

Aunque es más frecuente en la edad infantil, puede aparecer en la edad adulta cursando con afectación cutánea tipo púrpura no trombocitopénica, artralgias y artritis, enfermedad renal y dolores abdominales de tipo cólico. Se debe a la inflamación de los pequeños vasos sanguíneos.

Manifestaciones gastrointestinales

El síntoma más frecuente es el dolor abdominal presente en 40 a 85% de los casos. Se asocia con vómitos si es grave. Suele aparecer después del exantema, pero en 14% de los casos puede preceder a los síntomas cutáneos, dificultando el diagnóstico. Las manifestaciones gastrointestinales se relacionan, en general, con la vasculitis cursando con dolor abdominal incluso antes del exantema, náuseas, vómitos y hemorragia digestiva. Se puede encontrar sangrado en heces en la mitad de los casos (macro o micro). El dolor abdominal se debe a la extravasación de sangre y líquidos dentro de la pared intestinal que puede llegar a ulcerarse, invaginarse (localización preferente íleo-ileal) o perforarse.

Hasta en 40% se ha descrito la aparición de hemorragia digestiva, encontrando en la endoscopia lesiones petequiales, erosiones y ulceraciones superficiales. Menos frecuente, pero revistiendo una mayor gravedad se han documentado casos de hematoma intramural, invaginación, infarto intestinal, perforación, apendicitis, pancreatitis y colecistitis.

Arteritis de Takayasu

Es una vasculitis crónica de etiología desconocida. Afecta al sexo femenino en 80 a 90%, con edad de debut usualmente entre 10 y 40 años. Los síntomas son variados según el grado de estenosis, oclusión o dilatación de las arterias involucradas. Cuando la aorta abdominal y sus ramas están comprometidas incluyen síntomas gastrointestinales: dolor abdominal, náusea, diarrea y hemorragia. Lesiones estenóticas y aneurismas sacular de arterias intrabdominales son reportadas.

Enfermedad de Kawasaki

La enfermedad usualmente ocurre en lactantes y niños que se caracteriza por exantema, enantema, fiebre, linfadenopatía y poliartritis de severidad variable. Presentan cambios en la mucosa oral con eritema, sequedad o fisuración de los labios, lengua aframbuesada y eritema de la orofaringe. Las manifestaciones gastrointestinales incluyen dolor abdominal, vómitos, diarreas e íleo paralítico. Obstrucción intestinal puede ocurrir como resultado de isquemia con estenosis por formación de adherencias. Ictericia ligera se puede observar secundaria a colecistitis que puede responder a bajas dosis de AINEs. Hepatomegalia y elevación ligera de las enzimas hepáticas ocurre en un tercio de los pacientes debido al uso de aspirina y ocasionalmente produce una hepatitis severa. El cuadro histológico consiste en hiperplasia de las células de Kupffer e inflamación de los ductos biliares.

Síndrome de Cogan

Se caracteriza por la aparición de una queratitis intersticial no sifilítica, síntomas audiovestibulares y una vasculitis de vasos de gran calibre que puede afectar al intestino de forma similar a la descrita anteriormente. Se asocia a la Enfermedad de Crohn.

Granulomatosis de Wegener

Como las anteriores es una vasculitis sistémica que se caracteriza por compromiso pulmonar, sinusal y renal afectando con menor frecuencia al intestino delgado. Sin embargo, se han documentado casos de ileocolitis inflamatoria con hemorragia e infarto del intestino delgado. Aunque las lesiones gastrointestinales son poco frecuentes se han reportados lesiones de la mucosa orofaringea, gingivitis, úlcera gástrica, perforación del intestino delgado, úlceras del colon y perianales, colecistitis, pancreatitis aguda recurrente, masas pancreáticas con obstrucción biliar extrahepática y necrosis esplénica.

Polimialgia reumática y arteritis de células gigantes

Es una arteritis de grandes vasos con gran predilección por las arterias craneales y en particular por las temporales con disminución de la luz por proliferación de la íntima. Raramente compromete otros sitios. Hay casos reportados con gangrena intestinal y pancreatitis aguda, aunque involucrando al intestino han sido reportado un pequeño numero de casos.

La incidencia de anomalías hepáticas está entre 20 y 60% con elevaciones de fosfatasa alcalina e hipertransaminasemia que pueden volver a la normalidad tras el tratamiento con corticoides. La correlación con la histología es escasa, con casos de cambios inespecíficos, esteatosis, granulomas, inflamación linfocítica de espacios porta, necrosis hepatocelular, hepatitis colestásica con dilatación de canalículos biliares y arteritis de arteriolas hepáticas.

Síndrome de Behçet

El Síndrome de Behçet es una enfermedad polisistémica, recidivante y crónica, caracterizada por la tríada de ulceraciones orales, genitales y uveítis. Otras manifestaciones que pueden aparecer son sinovitis, vasculitis cutánea similar al eritema nodoso, meningoencefalitis, aneurismas de arterias de gran calibre, flebitis y ulceraciones. El tracto gastrointestinal puede afectarse a varios niveles. En el esófago pueden aparecer úlceras, várices, e incluso perforación. Las úlceras intestinales son la afectación digestiva más frecuente, son de localización predominantemente ileocecales (afectación de íleon en 75%, ciego 42%, colon ascendente y transverso 13%, colon descendente 7%, sigmoides 5% y recto 3%), y a menudo comprometen el colon en forma segmentaria requiriendo en muchos casos cirugía con un índice de recurrencia postoperatoria elevado. De forma infrecuente aparecen fenómenos de perforación y sangrado. También se han descrito ulceras anales, peritonitis, estenosis pilórica y amiloidosis secundaria. Desde el punto de vista clínico, endoscópico e incluso histológico, estas manifestaciones son muy similares a la Enfermedad de Crohn con la que es difícil establecer el diagnóstico diferencial, e incluso algunas responden a corticoides. Estas úlceras pueden causar náusea, diarrea, dolor y distensión abdominal y plantean problemas de diagnóstico diferencial con las otras enfermedades inflamatorias intestinales, especialmente con la Enfermedad de Crohn y la colitis ulcerosa, aunque en el Behçet es frecuente la afectación del esófago, muy rara vez, las úlceras aparecen en el recto. Se acompaña de artralgias y artritis oligoarticular en 50% de los pacientes con compromiso de rodillas, tobillos, muñecas y codos.

Espondiloartropatías

Se trata de un grupo interrelaccionado de procesos que abarcan la espondilitis anquilosante, el Síndrome de Reiter y la artritis psoriásica. Hace tiempo este término también se empleó para describir la espondilitis enteropática asociada con la Enfermedad de Crohn y la colitis ulcerosa.

Clínicamente se caracterizan por la aparición de artritis asociada con inflamación de varias regiones extraarticulares, con una elevada prevalencia de lesiones colónicas inflamatorias aunque en la mayoría de los casos son silentes desde el punto de vista clínico. La artritis psoriásica, sin embargo, se ha visto asociado con una franca enfermedad inflamatoria intestinal.

Espondiloartropatías asociadas con la enfermedad inflamatoria intestinal

Las enfermedades inflamatorias intestinales (EII) son desórdenes clínicamente heterogéneos con potencial de desarrollar manifestaciones sistémicas. Cuando se habla de EII se hace referencia a dos entidades bien definidas: la Enfermedad de Crohn (EC) y la colitis ulcerosa (CU), que se diferencian básicamente por la localización de las lesiones. En la CU solo se afecta el colon, mientras que en la EC puede afectarse desde la boca hasta el ano. La alteración histológica afecta únicamente la capa mucosa en la CU, y es transmural en la EC. Aproximadamente en 15% de los pacientes al inicio de la enfermedad no puede precisarse si se trata de una CU o una EC y se les denomina provisionalmente colitis indeterminada.

El espectro clínico de las manifestaciones extraintestinales varían de lesiones leves y transitoria a lesiones muy severas, en ocasiones más incapacitante que la enfermedad intestinal. Estas manifestaciones en pacientes pediátricos con EII son pobremente caracterizadas. Los pacientes con CU son considerados un grupo más homogéneo que los pacientes con EC.

Lo más importante en la CU es la extensión de la enfermedad y el grado de actividad. Algunas de las manifestaciones extraintestinales, son consideradas por algunos autores como complicaciones de la enfermedad, otras pueden estar presentes en el momento del diagnóstico.

En la mayoría de los casos de EC, el diagnóstico se realiza por la presencia de manifestaciones intestinales, no obstante hasta 30% de los pacientes pueden presentar algún síntoma extraintestinal al comienzo de la enfermedad. La mayoría de estas manifestaciones, pueden ocurrir en las articulaciones, piel, boca, ojos y son relacionadas con la actividad de la enfermedad intestinal y por tanto han sido referidas como inflamatorias. Otras son asociadas con autoinmunidad, mientras que otras son el resultado de trastornos nutricionales o metabólicos.

El eritema nudoso es una de las manifestaciones extraintestinales más frecuentes en la EC y por lo general, reflejan una enteropatía activa. Se puede observar dos formas de ataque articular: la primera de tipo periférico, ataca más frecuentemente las rodillas, los tobillos y las caderas y la segunda axial que incluye la espondilitis anquilosante (EA) o la sacroileítis.

La artropatía es la manifestación extraintestinal más frecuente en la EII, tanto en la EC como en la CU. Puede asociarse a artritis periférica o bien a espondiloartropatía. La artralgia y la artritis periférica es la más común, afecta entre 5 y 20% de los pacientes con EII, frecuentemente atacan las grandes articulaciones, generalmente coincide con las crisis de exacerbación de la enfermedad.

La artritis periférica incluye dos patrones diferentes: una artritis monoarticular u oligoarticular (artropatía tipo 1) es la más frecuente, de comienzo agudo, toma grandes articulaciones, asimétrica no erosiva, a menudo migratoria y usualmente acompaña las crisis de EEI; y una artropatía poliarticular (artropatía tipo 2) en un tercio de los pacientes, erosiva, simétrica, con un curso en ocasiones crónico, la cual involucra las pequeñas articulaciones y menos frecuente se asocia con exacerbación de la enfermedad, no respondiendo al tratamiento de la enfermedad de base.

La afectación articular suele resolverse con el tratamiento habitual de la EII, sobre todo la artritis periférica tipo I. Si bien los AINE pueden ser eficaces para el control de los síntomas articulares se deben evitar ya que pueden provocar un brote de la EII.

La absorción de calcio puede estar disminuida como consecuencia del tratamiento esteroideo con disminución de la densidad ósea, hipercalciuria seguido de osteomalacia, osteopenia y osteoporosis.

La asociación entre espondiloartropatía y EII está ampliamente establecida, aunque la prevalencia es variable debido probablemente a las diferencias de la selección de las poblaciones y metodología diagnóstica. Estas manifestaciones gastrointestinales pueden ocurrir en pacientes con espondiloartritis y en el tratamiento con antinflamatorios no esteroideos.

En 25% de los casos de EII puede aparecer afectación articular axial, similar a la EA, que suele preceder a los síntomas gastrointestinales siendo el curso clínico independiente. El dolor y la rigidez lumbar de características inflamatorias dominan el cuadro clínico. Se asocia con el HLA B27 (50 a 75%). La radiología demuestra sacroileitis bilateral. El tratamiento debe incluir programas de ejercicio físico para preservar la movilidad y antiinflamatorios como tratamiento sintomático. Los estudios que evalúan la eficacia de la sulfasalazina sobre la espondilitis son contradictorios.

Se ha descrito en algunos pacientes asintomáticos, alteraciones radiológicas de sacroileitis en 15%, y mediante gammagrafía se detecta hasta en 60%, en los que no existe asociación al HLA B27 ni progresión a espondilitis.

Se han descrito otras artropatías asociadas con afectación musculoesquelética en esta enfermedad como la presencia de osteopatía hipertrófica hasta en 15% de los casos, caracterizada por acropaquias, sinovitis y periostitis dolorosa; aparece con mayor frecuencia en la enfermedad de Crohn con afectación extensa de intestino delgado; la osteonecrosis o necrosis aséptica que afecta habitualmente a la cabeza del fémur en relación con el tratamiento corticoideo; la artropatía de Jaccoud o la polimiositis se asocian en ocasiones a CU.

Colombo (2009) plantea que la mayoría de los estudios indican que de 10 a 15% de casos de EII son complicados por EA u otras formas de espondiloartropatías.

La Inflamación intestinal subclínica ha sido descrita en más de dos tercios de los pacientes con EA; y se sugiere que la presencia de ileitis está asociada con la cronicidad de la complicación articular, aunque esta observación es interesante no explica la fisiopatología de la enfermedad, por lo que no está indicado pesquisaje sistemático de ileocolonoscopia en ausencia de síntomas intestinales, ya que solo una pequeña cantidad de paciente con inflamación subclínica desarrollan EII clásica en el tiempo. La IL23R es solo identificada como un gen susceptible compartido por ambas EEI y EA que implica una participación genética.

Talavera Veloso (2011) reporta mayor frecuencia en EC que en CU (20 vs 11%). La artritis es frecuentemente monoarticular, asimétrica, transitoria y migratriz, de corta duración y no se acompaña de deformidad residual ni de cambios radiológicos. El diagnóstico se basa en signos clínicos de sinovitis, eventualmente asociados con signos de entesitis. Cuando se evalúan comparativamente los signos clínicos articulares con la gammagrafía puede detectarse actividad articular en pacientes con EII asintomático o con formas leves de sinovitis, indicando que la complicación es mucho más alta.

La actividad clínica de la sinovitis es paralela a la de la enfermedad intestinal y la mayoría de las veces precede a la EII y las recurrencias son comunes, coincidiendo con la actividad de la EII y también con la extensión de la colitis.

Tratamientos convencionales para las artritis ligeras o moderadas consisten en acetaminofen, sulfasalazina, corticoesteroides y si necesario AINE y la mayoría de los pacientes con EII activa mejoran la artritis periférica después de recibir Infliximab.

Se plantea que la EA se asocia con la EII en 5% de los casos y es independiente del curso de la misma. La crisis de la EA no esta relacionada con la crisis de la EII y usualmente la precede. No hay asociación entre la severidad de la EII y la artritis axial. En muchos estudios abiertos ha sido usado el infliximab en pacientes con EA observándose mejoría clínica, biológica e imagenológica en pacientes con EC. Se plantea que la eficacia del infliximab es superior con terapia de mantenimiento que una sola dosis en la remisión de la artritis/artralgia en los pacientes con EC con actividad de moderada a severa.

Heyman (2009) realizó un estudio multicéntrico de la incidencia de manifestaciones extraintestinales en EII y estudió 1 649 pacientes menores de 18 años; 1 007

(61%) con EC y 471 (29%) con CU y 171 (10%) con colitis indeterminada (CI). Se reportaron manifestaciones extraintestinales (MEI) previo al diagnóstico en 97 de los 1 649 (6%), predominando en los niños mayores de 5 años al diagnóstico. La artritis con 26% y estomatitis aftosa (21%) fueron las más comunes. Entre los 1 552 pacientes sin manifestaciones extraintestinales al diagnóstico 290 desarrollaron al menos una evolutivamente.

La incidencia acumulada fue de 9% al año, 19% a los 5 años y 29% a los 15 años después del diagnóstico. No hubo diferencias en la incidencia de la aparición de estas manifestaciones según el tipo de EEI, edad al diagnóstico, y raza o etnia. Las más comunes después del diagnóstico fueron artritis (17%) y osteopenia/osteoporosis (15%). La incidencia reportada en estudios previos de adultos fue similar, sin embargo sus resultados son mucho más bajos que otros estudios pediátricos reportados en pequeña escala. Artritis periférica fue más común que artritis axial. La artritis periférica a los 10 años fue 4.2%, más bajo que tres estudios previos. Se plantea que las diferencias en los resultados se explica por metodologías diferentes, la población estudiada y el tipo de centro de referencia. La alta incidencia de osteopenia/osteoporosis puede ser debida a malabsorción de calcio o vitamina D, o ambos, índice de masa corporal bajo, exposición a esteroides, actividad de la enfermedad y elevación de las citoquinas inflamatorias, ya que la patogenia de la osteopenia/osteoporosis es pobremente conocida, aunque los pacientes con EC pueden desarrollar trastornos de la mineralización ósea sin exposición a tratamiento esteroideo.

Conti (2005) investigó un grupo de 129 niños por sospecha de EII, 31 tenían signos de artropatía axial o periférica, o ambas, y le realizó ileocolonoscopia con biopsias, encontrando 7 (5.4%) con EII clásica, 12 (9.3%) colitis indeterminada, y 12 (9.3%) hiperplasia linfoide nodular del ileum distal. Todos HLA-B27 negativo. Por lo que considera que estos pacientes son una población de riesgo para desarrollar EII y que la espondiloartropatía puede ser la manifestación inicial de esta.

Manifestaciones intestinales relacionadas con antinflamatorios no esteroideos

Los AINE son capaces de producir e inducir respuesta inflamatoria a cualquier nivel de la mucosa del aparato digestivo, esto depende del tipo de droga, dosis, tiempo de exposición y de los antecedentes del paciente, la sintomatología dependerá de la tolerancia o sensibilidad referida por el paciente. Por lo general se describe a nivel de:
- Esófago: se observa esofagitis de intensidad variada.
- Estómago-duodeno: lesiones de la mucosa gastroduodenal como: petéquias, edema, lesiones eritematosas, erosiones, úlceras o hemorrragias.
- Intestino delgado y colon: lesiones similares a las gastroduodenales.

Las drogas ulcerogénicas (ácido acetil salicílico, esteroides y AINE) modifican la estructura de las glicoproteínas de la mucosa, favoreciendo la penetración de pepsina y ácido dentro de la mucosa gástrica y disminuyendo la síntesis de las prostaglandinas.

La asociación entre los AINE y la enfermedad ácido péptica se refleja en dos tipos de lesiones: las agudas, relacionadas con un efecto tópico, y representadas por hemorragias y erosiones de la mucosa; y las crónicas, por úlceras. La aspirina compuesta por salicilato lesiona el epitelio directamente.

En la gastropatía por AINE los tres primeros meses de tratamiento son los de mayor riesgo dado que generalmente coincide con la ingestión de la dosis más alta para alivio de los síntomas, el uso concomitante con esteroides, y el uso de anticoagulante, pues favorecen el sangrado y lo prolongan.

El diagnóstico de gastropatía por AINE, es básicamente clínico teniendo en cuenta la anamnesis, antecedentes patológicos personales de AIJ, u otras patologías osteomioarticulares, junto a un examen físico minucioso del paciente.

El tratamiento de la gastropatía por AINE depende de la intensidad y tolerancia de los síntomas que refiera el paciente. La endoscopia puede practicarse en todas las edades, y brinda una información directa acerca del tipo de lesión, la localización, sus características y la presencia de hemorragia. Permite tomar biopsias para diagnóstico histológico y realizar tratamiento endoscópico para corregir el sangrado digestivo.

Según el criterio médico, algunos recomiendan supresión inmediata o disminución de la dosis, otros surgieren asociarlas con drogas protectoras de la mucosa gástrica o alimentos. Las drogas utilizadas tienen el fin de disminuir la secreción de ácido clorhídrico, aliviar los síntomas e incrementar los mecanismos de defensa de la mucosa gástrica. Siempre se debe tener presente el tipo de lesión encontrada en la endoscopia.

Se recomienda el uso de drogas citoprotectoras: estas forman una capa protectora sobre las lesiones descritas y las protegen de las secreciones gástrica y de la acción de las drogas, facilitando la cicatrización de las lesiones y alivio de los síntomas.

La prostaglandina E es la que ha demostrado tener propiedades citoprotectoras en el aparato gastrointestinal, y el misoprostol, análogo de la prostaglandina E_1 ha sido el utilizado con mayor frecuencia. Su eficacia está dada por la estimulación del moco, la secreción de bicarbonato, el aumento del flujo sanguíneo de la mucosa y la inhibición de la producción de ácido. En bajas dosis aumentan la defensa de la mucosa, y en dosis más altas inhiben la secreción de ácido. Su indicación principal es en los pacientes con daño en la mucosa secundario al uso de AINE y la dosis recomendada en niños es de 1 a 2 mcg /kg/día.

Intestino delgado distal y colon

Son susceptibles a efectos secundarios a los AINE, aunque la proporción de pacientes que desarrollan una enteropatía inducida por AINE o colopatía es pequeño.

Las lesiones más comunes incluyen erosiones, úlceras, estenosis y perforaciones. Aproximadamente en dos tercios de los pacientes que utilizan AINE se demuestra inflamación intestinal. En un estudio caso-control, los pacientes con perforación o hemorragia del intestino delgado o grueso fueron dos veces más frecuentes que los que no lo utilizaron.

Las ulceraciones inespecíficas del intestino delgado fueron mucho más frecuentes en necropsias de los pacientes que utilizaron AINE (8.4% vs 6%) que en los que no tenían ese antecedente.

Otro estudio aleatorizado reveló que el uso de AINE más omeprazol reveló más lesiones mucosales comparado con un grupo de pacientes que recibieron inhibidores de la cicloxigensa (COX-2) sugiriendo protección relativa en este grupo, por el contrario otros estudios han encontrado resultados similares con ambos tipos de tratamiento.

La mayoría de las lesiones inducidas por AINE son subclínicas y poco reconocidas. Cuando presentan síntomas y signos son inespecíficos y pueden incluir: anemia, úlceras sangrantes, hipoalbuminemia, obstrucción intermitente o completa, estenosis por diafragmas, diarreas acuosas o con sangre y abdomen agudo. La lesión patognomónica de los AINE es la estenosis por diafragmas debida a la reacción cicarticial secundaria a la lesión ulcerosa. Estas lesiones son finas, concéntricas, usualmente múltiples en el intestino medio, pero pueden estar presente en el ileon y en el colon. Histológicamente ellas se caracterizan por fibrosis submucosa con epitelio normal, pudiendo estar el diafragma ulcerado; la mucosa entre los diafragmas es normal.

La cápsula endoscópica, la enteroscopia de doble balón y la colonoscopia pueden ayudar en el diagnóstico, aunque estas lesiones son inespecíficas, al igual que por histología.

El diagnóstico diferencial puede incluir: *Campylobacter*, *Yersinia*, citomegalovirus, tuberculosis, EII, isquemia, enteritis por radiación, vasculitis y otras drogas.

Las lesiones inducidas por AINE generalmente mejoran con la suspensión de la droga.

Bibliografía

Annamalai, A. M., L. Francis, S. K. M. Ranatunga, *et al.*(2007): Giant cell arteritis presenting as small bowel infaction. J. Gen. Intern. Med. 22: 140-144.

Babian, M., S. Nasef and G. Soloway(1998): Gastrointestinal infarction as a manifestation of rheumatoid vasculitis. Department of Gastroenterology. Brief Case report. Amer. J. Gastroenterology, 93: 119-120.

Bjarnason, I., J. Hayllar, A. J. MacPherson, A. S. Russell (1993): Side effects of nonsteroidal anti-inflammatory drugs on the small and large intestine in humans. Gastroenterology, 104: 1832-1847.

Borum, M., W. Steinberg, M. Steer, S. Freedman and P. White (1993): Chronic pancreatitis: a complication of systemic lupus erythematosus. Gastroenterology, 104: 613-615.

Cojocaru, M., I. M. Cojpcaru, I. Silosi and C. D. Vrabie (2011): Gastrointestinal Manifestations in Systemic Autoimmune Diseases. Maedica (Buchar), 6(1): 45-51.

Colombo, E., A. Latiano, O. Palmieri, F. Bossa and A. Andriulli (2009): Enteropathic spondyloarthropathy: a common genetic background with inflammatory bowel disease? World J. Gastroenterol 5(20): 2456-2462.

Constantopoulos, S. H., E.V. Tsianos and H. M. Motsopoulos (1992): Pulmonary and gastrointestinal manifestations of Sjogren's syndrome. Rheumatic Disease Clinics N. Amer. 18(3): 617-635.

Conti, F., O. Borrelli, C. Anania, E. Marocchi, E. F. Romeo y et al. (2005): Chronic intestinal inflammation and seronegative spondyloarthropathy in children. Dig. Liver Dis., 37: 761-767.

Chang, W.-L., Y.-H. Yang, Y.-T. Lin et al. (2004): Gastrointestinal manifestations in Henoch-Schönlein purpura: a review of 261 patients. Acta paediatrica, 93: 1427-1431.

Chen, W. T., S. R. Huang, J. K. Wang (2003): Kawasaki disease presenting with hepatitis and prolonged fever. Report of one case. Acta Paediatr. Taiwán, 44: 174-176.

Chua, S. and H. Dodd (2002): Dysphagia in a patient with lupus a review of the literature. Lupus, 11: 322-324.

Daruwala, C., G. Mercogliano and T. P. Harder (2009): Gastrointestinal manifestations of systemic lupus erythematosus and scleroderma. Clinical Medicine: Gastroenterology 2: 7-12.

Danese, S., S. Semeraro, A. Papa, I. Roberto and F. Scaldaferri (2005): Extraintestinal manifestations in inflammatory bowel disease. World J. Gastroenterol. 11: 7227-7236.

De Vos, M. (2004): Review article: joint involvement in inflammatory bowel disease. Aliment Pharmacol Ther, 20 (Suppl 4): 36-42.

Dotson, J. L., J. S. Hyams, J. Markowitz, N. S. LeLeiko, D. R. Mack *et al.* (2010): Extraintestinal manifestations of pediatric inflammatory bowel disease and their relation to disease type and severity. J. Pediatr. Gastroenterol. Nutr. 51 (2): 140-145.

Drosos, A. A., E. K. Tsiakou, N. Tsifetaki, E. N. Politi and A. Siamopoulou-Mavridou (1997): Subgroups of primary Sjögren's syndrome. Sjögren's syndrome in male and paediatric Greek patients. Annals Rheumatic Dis, 56: 333-335.

Ebert ,E. C., K. D. Hagspiel, M. Nagar *et al.*(2008): Gastrointestinal involvement in polyarteritis nodosa. Clin. Gastroenterol. Hepatol. 6:960-6.

Eliakim, R., A. Karban, D. Markovits, E. Bardan, S. Bar-Meir *et al.* (2005): Comparison of capsule endoscopy with ileocolonoscopy for detecting small-bowel lesions in patients with seronegative spondyloarthropathies. Endoscopy 37: 1165-1169.

Escobar Capote, M. P. (2002): Aspectos Pediátricos. En: Enfermedades inflamatorias del intestino. Capítulo 8. Informática para la Salud, Cuba.

Faustini, F., A. Solí and G. F. Ferraccioli (2009): Review Immunologic and genetic links between spondylarthropathies and inflammatory bowel diseases. Eur. Rev. Med. Pharmacol. Sci. Suppl. 1: 1-9.

Flick, J. A. et al.(1988): Esophageal motor abnormalities in children and adolescents with sleroderma and mixed connective tissue disease, Pediatrics 82: 107-111

Fragoso Arbelo, T., E. Blanco Rabasa, E. Sagaró González, C. Castañeda Guillot y R. Achon Polhamus (1979): Síndrome de Asa Ciega durante una Esclerodermia Intestinal. Rev. Cub. Ped., 51(2): 475-482.

Fries, W. (2009): Inflammatory bowel disease-associated spondyloarthropathies. World J. Gastroenterol. 15(20): 2441-2442.

Goldstein, J. L., G. M. Eisen, B. Lewis, I. M. Gralnek, S. Zlotnick and J. G. Fort (2005): Video capsule endoscopy to prospectively assess small bowel injury with celecoxib, naproxen plus omeprazole, and placebo. Clin Gastroenterol Hepatol,3: 133-141.

Gupta, N., S. A. Cohen y A. G. Bostrom (2006): Risk factors for initial surgery in pediatric patients with Crohn's disease. Gastroenterology, 130: 1069-1077.

Hallegua, D.S. and D. J. Wallace (2000): Gastrointestinal manifestations of systemic lupus erythematosus. Curr. Op. Rheumatologic, 12: 379-385.

Hegazi, M., S. F. Owayed, M. Mourou et al.(2009): Lymphocytic enterocolitis in systemic lupus erythematosus. The Saudi J Gastroenterology,15: 274-276.

Heyman, M. B., B. S. Kirschner and B. D. Gold (2005): Children with early-onset inflammatory bowel disease (IBD): analysis of a pediatric IBD consortium registry. J. Pediatr. 146: 35-40.

Heyman, M. B. (2009): Development of Extraintestinal Manifestations in Pediatric Patients with Inflammatory Bowel Disease. Inflamm Bowel Dis,15(1): 63-68.

Howland, M., B. Bourke and B. Drumm (2000): Gastritis and Peptic Ulcer Disease. In: Pediatric Gastrointestinal Disease (Pathophysiology, Diagnosis, Management). Hamilton, Toronto, B.C. Decker Inc., 383-404.

Hyams, J. S., P. Davis, F. A. Sylvester, D. K. Zeiter, C. J. Justinich and T. Lerer (2000): Dyspepsia in children and adolescents: a prospective study. J. Pediatr. Gastroenterol. Nutr. 30: 413-418.

Koletzko, S. (2000): Other Intestinal Motility Disorders. Hypomotility disorders. In: Pediatric Gastrointestinal Disease (Pathophysiology, Diagnosis, Management). Hamilton: Ontario, B.C. Decker Inc. Chapter 49.3, pp. 849.

Kwo, P. Y. and W. J. Tremaine (1995): Nonsteroidal anti-inflammatory drug-induced enteropathy: case discussion and review of the literature. Mayo Clin. Proc. 70: 55-61.

Maiden, L., B. Thjodleifsson, A. Seigal, I. I. Bjarnason, D. Scott et al. (2007): Long-term effects of nonsteroidal anti-inflammatory drugs and cyclooxygenase-2 selective agents on the small bowel: a cross-sectional capsule enteroscopy study. Clin. Gastroenterol. Hepatol. 5: 1040-1045.

Mendoza, J. L., R. Lana, C. Taxonera, C. Alba, S. Izquierdo *et al.* (2005): Extraintestinal manifestations in inflammatory bowel disease: differences between Crohn's disease and ulcerative colitis. Med. Clin. (Barc.) 125: 297-300.

Mok, M.Y., R.W. Wong and C. S. Lau (2000): Intestinal pseudo-obstruction in systemic lupus erythematosus an uncommon but important clinical manifestation. Lupus, 9: 11-18.

Mounif, E. Y. and D. K. Freese (2000): Systemic Conditions Affecting The Liver. In: Pediatric Gastrointestinal Disease (Pathophysiology, Diagnosis, Management).

Murphy, G., M. O. Sullivan, F. Shanahan, S. Harney, M. Molloy (2009): Cogan's syndrome: present and future directions. Rheumatol. Int. 29(10): 1117-1121.

Orlando, A., S. Renna, G. Perricone and M. Cottone (2009): Gastrointestinal lesions associated with spondyloarthropathies. World J. Gastroenterol. 15(20): 2443-2448. Published online 2009 May 28, doi: 10.3748/wjg.15. 2443.

Pagnoux, C., A. Mahr, P. Cohen *et al.* (2005): Presentation and outcome of gastrointestinal involvement in systemic necrotizing vasculitides: analysis of 62 patients with polyarteritis nodosa, microscopic polyangiitis, Wegener granulomatosis, Churg-Strauss syndrome, or rheumatoid arthritis-associated vasculitis. Medicine (Baltimore), 84:115-28amilton: Ontario, B. C. Decker Inc. Chapter 62, pp. 1232-1234.

Porter, S. and P. M. Speight. (2000): Disorders of the Oral Cavity. Clinical Manifestations and Management. Mouth and Esophagus. In: Pediatric Gastrointestinal Disease (Pathophysiology, Diagnosis, Management. Hamilton:Ontario, B.C. Decker Inc. Chapter 19, pp. 258).

Repiso, A., M. Alcantara, C. Munoz-Rosas *et al.* (20006): Extraintestinal manifestations of Crohn's disease: prevalence and related factors. Rev. Esp. Enferm. Dig. 98: 510-517.

Ruperto, N., S. Ozen, A. Pistorio, P. Dolezalova, P. Brogan *et al.* (2010): EULAR /PRINTO/ PRES criteria for Henoch-Scholein purpura, childhood polyarteritis nodosa, childhood Wegener granulomatosis and childhood Takayasu arteritis: Ankara 2008. Part I: Overall methodology and clinical characterisation. Ann. Rheum. Dis. 69(5): 790-797.

Russo, R. A. G. and M. M. Katsicas (2007): Clinical characteristics of children with Juvenile Systemic Sclerosis: follow-up of 23 patients in a single tertiary center. Pediatr. Rheumatology Online J. 5: 6.

Sallam, H., T. A. McNearney and J. D. Chen (2006): Systematic review: pathophysiology and management of gastrointestinal dysmotility in systemic sclerosis (scleroderma). Aliment Pharmacol. Ther 23: 601-712.

Sang-Jun, Na., K. Seung Min, S. Il Nam and Ch.Young-Chul (2009): Clinical Characteristics and Outcomes of Juvenile and Adult Dermatomyositis. J. Korean Med. Sci. 24(4): 715-721.

Shazad, H., M. D. Sheikh and A. S. T. Thomas (1995): The gastrointestinal manifestations of Sjogren's syndrome. Am. J. Gastroenterology, 90: 9-14.

Stancanelli, B, A. Vita, M. Vinci *et al.* (2006): Bleeding of small bowel in HenochSchonlein syndrome: the successful diagnostic role of video capsule endoscopy. Am. J. Med. 119: 82-84.

Stawarski, A., B. Iwanczak, E. Krzesiek and F.Iwanczak (2006): Intestinal complications and extraintestinal manifestations in children with inflammatory bowel disease. Pol Merkur Lekarski, 20: 22-25.

Sultan, S. M., Y. Ionnou and D. A. Isenberg (1999): A review of gastrointestinal manifestation of systemic lupus erythematosus. Reumathology, 38: 917-932.

Tavarela Veloso, F. (2011): Extraintestinal manifestations of inflammatory bowel disease: Do they influence treatment and outcome? World J Gastroenterol, June 14; 17(22): 2702-07. Published online 2011 June 14. doi:Â 10.3748/wjg.v17.i22.2702 PMCID: PMC 3122258.

Thearle, M., M. Horlick and J. P. Bilezikian (2000): Osteoporosis: an unusual presentation of childhood Crohn's disease. J. Clin. Endocrinol. Metab. 85: 2122-2126.

Tian X-P. and X. Zhang. (2010): Gastrointestinal involvement in systemic lupus erythematosus: insight into pathogenesis, diagnosis and treatment. World J. Gastroenterol. 16: 2971-2977.

Vaglio A., D. Corradi, N. Ronda *et al.* (2004): Large bowel obstruction heralding Churg-Strauss syndrome. Am. J. Gastroenterol. 99: 562-563.

Capítulo 15

Manifestaciones neurológicas en las enfermedades reumáticas

Dra. Lucía Margarita Novoa López

Todas las enfermedades sistémicas pueden acompañarse de síntomas y signos neurológicos. Dentro de este grupo, además de la desnutrición y déficit específico de nutrientes, enfermedades de la sangre, diabetes, insuficiencia renal y hepática, endocrinopatías entre otras, se encuentran las enfermedades inflamatorias del tejido conectivo. En este grupo de las llamadas enfermedades del colágeno es en el lupus eritematoso sistémico (LES) donde se han reconocido y estudiado mejor las manifestaciones neurológicas, pero en otros trastornos —como la artritis reumatoidea juvenil, vasculitis primarias y secundarias, Síndrome de Sjögren, esclerodermia, entre otros— también hay síntomas de afectación del sistema nervioso central (SNC) y del sistema nervioso periférico (SNP) y a ellos nos referiremos en este capítulo. Se hace necesario, además, una clara definición entre los síntomas y las complicaciones propias de la enfermedad como tal y las vinculadas con el tratamiento de estas.

Fiebre reumática: Corea de Sydenham

La Corea de Sydenham es una de las manifestaciones mayores de la fiebre reumática y su principal manifestación neurológica. Es la forma de corea adquirida más frecuente en la infancia. La incidencia de esta entidad es de 0.2 a 0.8 en 100 000 habitantes por año en países desarrollados, lo que representa 10 a 40% de todos los casos de fiebre reumática.

En la mayoría de los pacientes con corea, las manifestaciones clínicas son precedidas por infección estreptocóccica o fiebre reumática, sin embargo, el intervalo entre la infección bacteriana y el inicio de los síntomas puede ser de uno a siete meses, por lo que a veces es difícil la demostración serológica de la infección estreptocóccica en aquellos casos en que la corea es la única manifestación. Aproximadamente un tercio de los pacientes con corea reumática presentan posteriormente una carditis u otro signo mayor de la fiebre reumática.

La proteína M de la superficie del estreptococo actúa como gatillo que desencadena la respuesta autoinmune. Husby y colaboradores demostraron que el suero de niños que tenían corea de Sydenham contenía anticuerpos Ig M que reaccionaban con antígenos del citoplasma de las neuronas localizadas fundamentalmente en la región del caudado y del núcleo subtalámico.

Las manifestaciones clínicas de la corea aparecen de uno a seis meses después de la infección y se caracterizan por movimientos involuntarios coreicos, hipotonía muscular y manifestaciones neuropsiquiátricas fundamentalmente.

Los movimientos involuntarios afectan, fundamentalmente, la cara, las manos y los brazos, al inicio son difíciles de observar y se incrementan con el estrés, haciéndose en el curso de la evolución de la enfermedad más frecuentes y extensos, hasta hacerse casi continuos, desapareciendo solo con el sueño y la sedación. La corea interfiere en la realización de los movimientos voluntarios y el lenguaje, que se hace difícil de entender y a veces está ausente.

La hipotonía muscular con debilidad puede llegar a ser prominente con conservación de los reflejos osteotendinosos. Existen variantes de corea que pueden hacer difícil el diagnóstico como es el caso de la hemicorea donde los movimientos están limitados o son más prominentes en un hemicuerpo y la corea paralítica donde la debilidad muscular y la hipotonía son tan importantes que pueden enmascarar la presencia de los movimientos involuntarios.

Los trastornos de conducta y comportamiento son frecuentes e incluyen los aspectos que se señalan a continuación.

- Cambios de personalidad.
- Irritabilidad.
- Labilidad emocional.
- Distracción mental.
- Puerilidad.
- Trastornos obsesivo-compulsivos.

Pueden ser notables y en muchos casos preceden semanas o meses a los movimientos involuntarios. La recuperación completa ocurre generalmente, aunque pudieran persistir algunos trastornos menores (tics, temblor, etc.).

Los estudios de neuroimagen, tales como resonancia magnética nuclear (RMN), con frecuencia muestran aumento de la intensidad de señal en T2 a nivel de la cabeza del caudado y otras regiones de los ganglios basales, fundamentalmente el putamen.

La RMN cuantitativa muestra aumento del tamaño de la cabeza del caudado y globus pálido, coincidente con la inflamación mediada por anticuerpos de esa región.

La tomografía por emisión de positrones simple (SPECT) muestra aumento en la perfusión del tálamo y estriado durante la fase aguda de la enfermedad.

Las complicaciones de la Corea de Sydenham son raras; ocasionalmente se ha reportado oclusión de la arteria central de la retina, pseudotumor cerebral, pero la recuperación suele ser completa.

El tratamiento se basa, fundamentalmente, en reposo en cama en lugar tranquilo y silencioso. Si los movimientos son severos se pueden utilizar medicamentos, entre los cuales se han usado fenobarbital, clorpromacina y haloperidol. Recientemente se utiliza el valproato de sodio en dosis de 15 a 25 mg/kg de peso/día, el cual muestra efectividad en un período de 5 a 10 días, pudiendo retirarse en un plazo de dos a seis meses. La carbamazepina puede ser igualmente efectiva.

Cardoso y colaboradores sugieren el tratamiento con metilprednisolona endovenosa seguido de prednisona oral en aquellos casos refractarios a la medicación convencional. Otras medicaciones inmuno moduladoras, como la gammaglobulina endovenosa y plasmaféresis pudieran ser utilizadas.

Vasculitis del sistema nervioso central

Incluyen un grupo de trastornos neurológicos de patogenia heterogénea, que se caracterizan por inflamación de los vasos sanguíneos, incluyendo arterias y venas de todos los calibres y que producen manifestaciones neurológicas variadas en relación con lesión isquémica o hemorrágica del parénquima cerebral. Si las vasculitis del SNC no se diagnostican y por tanto no se tratan tempranamente pueden producir daño neurológico permanente y discapacidad.

La vasculitis pueden ser de dos tipos:

I. Vasculitis primarias, en las que las manifestaciones clínicas son exclusivamente en el SNC y en las que no se identifica etiología o patogenia definida.

II. Vasculitis secundarias, como resultado de infecciones o procesos inmunológicos no infecciosos, neoplásicos o de otras etiologías, con participación del SNC. Algunas veces pueden presentarse con manifestaciones neurológicas predominantes que anteceden incluso a la aparición de manifestaciones sistémicas.

Tanto las vasculitis inflamatorias como las no inflamatorias muestran hallazgos clínicos y de neuroimagen (incluyendo angiografía) característicos, pero el diagnóstico puede ser difícil y deben correlacionarse elementos clínicos y de laboratorio, así como examen de biopsias de tejidos (piel, músculo esquelético, riñón) o directamente de tejido cerebral o meninges.

La lesión se caracteriza por inflamación transmural de los vasos sanguíneos cerebrales de diferente calibre que involucra al endotelio y los componentes celulares de la pared vascular, producida por un mecanismo inmunológico donde intervienen la inmunidad celular y humoral. El principal hallazgo patológico de la disfunción neurológica relacionada con vasculitis es el daño del parénquima cerebral por la hipoxia-isquemia. La inflamación vascular causa trastornos hemodinámicos con compromiso luminal, vasoespasmo, embolismos distales con necrosis del endotelio vascular y daño tisular perifocal por factores proinflamatorios solubles tales como óxido nítrico, citoquinas y proteasas producidas por la infiltración de células inflamatorias o daño de las células del endotelio vascular cerebral.

El desarrollo de técnicas de neuroimagen más sofisticadas (TAC, RMN, SPET,etc) permite acercarse al diagnóstico, siendo la RMN el estudio inicial de elección. Los hallazgos son variables e incluyen zonas de isquemia de variable localización anatómica, que afectan tanto sustancia gris como sustancia blanca, supra e infratentorial. Aunque lo más frecuente es la aparición de lesiones isquémicas, aunque más raras, pueden presentarse también zonas de hemorragias intraparenquimatosas y subaracnoideas, así como lesiones que asemejan lesiones ocupativas como tumores.

En la angiografía cerebral pueden observarse tanto dilataciones como estenosis arteriales, en uno o varios vasos, así como áreas que alternan estenosis y ectasias como en cuentas de un collar y múltiples microaneurismas, pero ninguno de estos hallazgos son específicos y deben correlacionarse con el cuadro clínico.

Clasificación clínico-patológica de las vasculitis del sistema nervioso central

A. Angiítis primaria del SNC (inmunopatogenia desconocida).

1. Angiítis granulomatosa del SNC.
2. Angiopatía benigna del SNC.

B. Vasculitis secundarias del SNC.

1. Infecciosas (producidas fundamentalmente por la infección directa, aunque pueden acompañarse de mecanismos autoinmunes que engloban tanto inmunidad celular como humoral):
   a) Bacterias: *neisseria meningitidis.*
   b) Mycobacterias: micobacteria tuberculosa.
   c) Espiroquetas: sífilis, Enfermedad de Lyme.
   d) Rickettsias: fiebre de las Montañas Rocosas,
   e) Hongos: aspergiliosis, mucormicosis.
   f) Virus: varicela/zoster, HIV, hepatitis C.
   g) Parásitos: toxoplasma gondii.
2. Primariamente inmunológicas:
   a) Vasculitis sistémicas:
   - Mediadas por anticuerpos antineutrófilos citoplasmáticos (ANCA):
     – Granulomatosis de Wegener.
     – Poliangeítis microscópica.
     – Síndrome de Churg-Strauss.
   - Mediada por el ataque directo de anticuerpos:
     – Enfermedad de Kawasaki.
   - Mediada por inmunocomplejos:
     – Púrpura de Schönlein-Henoch.
     – Lupus eritematoso sistémico (LES).
     – Artritis reumatoidea.
     – Inducida por drogas.
     – Crioglobulinemia.
     – Enfermedad del suero.
   - Patogénesis desconocida:
     – Arteritis de células gigantes.
     – Arteritis de Takayasu.
     – Poliarteritis nodosa.

C. Enfermedades del colágeno:
1. LES.
2. Artritis reumatoidea juvenil.
3. Enfermedad de Behçet.
4. Dermatomiositis.
5. Síndrome de Sjögren.

D. Daño vascular:
1. Disección.
2. Irradiación.

E. Drogas:
1. Anfetaminas.
2. Anticonceptivos orales.

F. Vasculitis paraneoplásicas.

Angeítis primaria del SNC

Constituyen un grupo heterogéneo de vasculitis con dos categorías nosológicas: angeítis granulomatosa del SNC y angiopatía benigna del SNC, que son raras en la infancia, pero que tienen los mismos criterios diagnósticos que en adultos:

1. Déficit neurológico adquirido sin causa que lo explique.
2. Evidencia angiográfica o histopatológica de angiítis en el SNC.
3. No evidencia de vasculitis sistémica u otra condición que explique el cuadro.

Las manifestaciones clínicas pueden presentarse en forma de encefalopatía difusa con cefalea, ictus o crisis epilépticas. En niños las manifestaciones son muy variadas, desde déficit neurológico rápidamente progresivo hasta una evolución más lenta con lesiones difusas o focales.

Según hallazgos clínico-patológicos se han identificado dos grupos:
1. Con afectación de pequeños vasos.
2. Con afectación de vasos de mediano o gran calibre.

En los casos con afectación de pequeños vasos, generalmente el curso es más lento, menos fulminante, presentándose típicamente con cefalea, cambios de conducta, déficits neurológicos multifocales y crisis epilépticas. Ocasionalmente en imagen de RMN se detectan pequeños infartos multifocales o lesiones que asemejan tumores.

En contraste cuando la afectación es de vasos de mediano o gran calibre el cuadro es más agudo con cuadros de ataques transitorios de isquemia o ictus (isquémicos o hemorrágicos).

Las formas más comunes de presentación son:
• Cefalea aguda severa (80%).
• Déficit neurológico focal (78%).
• Déficit motor (62%).
• Alteraciones de nervios craneales (59%).
• Disfunción cognitiva, incluyendo trastornos de conducta (54%).

En los niños, los síntomas constitucionales como fiebre, fatiga y pérdida de peso son menos frecuentes. El estado mental puede variar desde irritabilidad hasta diversos grados de confusión y obnubilación. A veces un ictus isquémico, parálisis de uno o varios nervios craneales o síndromes de médula espinal pueden ser la manifestación predominante o única de una angeítis primaria del SNC. Así mismo puede presentarse con pérdida súbita de la conciencia o síntomas y signos de hipertensión endocraneana, manifestación de edema cerebral o hemorragia subaracnoidea o parenquimatosa espontánea.

Poliarteritis nodosa

Enfermedad multisistémica aguda con espectro amplio de presentación, desde un solo órgano afectado a fallo multiorgánico fulminante. Incluye un grupo de vasculitis sistémicas necrotizantes que afectan arterias de pequeño mediano calibre. Representa el 15% de todas las vasculitis sistémicas e incluye:
1. Panarteritis nodosa clásica.
2. Poliangiítis microscópica.
3. Síndrome de Churg Strauss.
4. Síndrome de superposición (overlap).
5. Síndrome de Kawasaki.

La mayoría de los casos se presentan en adultos y en la infancia es más frecuente en adolescentes y niños mayores. Las manifestaciones neurológicas se presentan en 80% de los casos con participación tanto de sistema nervioso central como periférico.

Síntomas del SNC

Síntomas de isquemia cerebral transitoria

La arteritis cerebral se presenta tardíamente en el curso de la enfermedad, generalmente después del segundo o tercer año de iniciado el proceso y puede causar trombosis arterial con isquemia cerebral o hemorragia intraparenquimatosa y subaracnoidea, con afectación global del SNC, encefalopatía y crisis epilépticas.

La afectación medular puede presentarse en forma de mielopatía aguda o subaguda y más raramente síntomas de compresión medular por ruptura de un aneurisma espinal con hematoma.

Síntomas del SNP

El 60% de los pacientes desarrollan neuropatía periférica, la cual es frecuentemente asimétrica y se presenta como mononeuritis múltiple o polineuropatía sensitiva, motora o mixta.

Enfermedad de Kawasaki

Es una entidad predominantemente de la infancia, aunque se han reportado casos en la edad adulta.

Las manifestaciones neurológicas más frecuentes incluyen meningitis aséptica y encefalopatía, pero pueden presentarse ictus, crisis epilépticas, vasculitis retiniana, parálisis de nervios craneales, polineuropatía y miositis.

La angiografía y biopsia cerebral confirman el diagnóstico y en los estudios de RMN se presentan hallazgos sugestivos de vasculitis.

En la **tabla 15.1** se presentan otras vasculitis que afectan al SNC, menos frecuentes en niños.

Artritis idiopática juvenil

La afectación neurológica en la artritis idiopática juvenil es rara. Con excepción de la fatiga, irritabilidad, mialgia o atrofia por desuso, son poco frecuentes los síntomas de disfunción neurológica. En la forma sistémica se puede expresar clínicamente

Tabla 15.1.

Entidad	Manifestaciones sistémicas	Hallazgos de laboratorio	Síntomas neurológicos
S. Churg Strauss	Pulmonares: asma. Rinitis, sinusitis	Eosinofilia en periferia	Neuropatía periférica, mononeuritis múltiple (71 % Ictus (5 %)
S. de Cogan	Queratitis intersticial	Pleocitosis del LCR	Sordera progresiva manifestaciones vestibulares, encefalopatía
Enfermedad de Takayasu	Más frecuente en mujeres, afectación de arco aórtico	Eritrosedimentación acelerada	Pérdida de visión, AVE
Arteritis temporal	En niños afecta arterias temporales y carótidas externas	Niveles séricos elevados de péptido elastina	Cefalea, nódulos dolorosos de arteria temporal superficial. Pérdida de visión
Granulomatosis de Wegener	Rara en la infancia. Afecta vasos pequeños de tracto respiratorio y riñón	Trombocitosis , eritro acelerada, ANCA +	Neuropatía periférica, parálisis múltiple de nervios craneales, crisis epilépticas
Enfermedad mixta de tejido conectivo	Lesiones cutáneas, dermatomiositis, esclerodermia	Aumento de proteínas en LCR	Cefalea, crisis epilépticas, meningitis aséptica

por crisis epilépticas, demencia, hemiparesia, parálisis de nervios craneales, ataxia cerebelosa o disfasia. Por la inflamación articular y de tejidos blandos pueden producirse síntomas focales, observándose con frecuencia síndrome del túnel del carpo, mononeuritis múltiple o mielopatía cervical, así como miopatía, la que puede estar en relación con la terapéutica utilizada, fundamentalmente por los esteroides. Por la inflamación de los vasa nervorum puede producirse neuropatía sensitivo motora.

La afectación de la médula cervical se produce por la inflamación y proliferación sinovial a nivel de la articulación atloaxoidea y generalmente se produce tardíamente, después de 10 años de evolución de la enfermedad. Las manifestaciones neurológicas van desde dolor radicular con rigidez a síntomas medulares con debilidad (incluyendo cuadriparesia), disfunción de esfínteres, alteraciones de la sensibilidad y reflejos patológicos. Por afectación de la arteria vertebral producida por subluxación cervical pueden producirse ataques transitorios de isquemia y por el despazamiento de la apófisis odontoide pudiera afectarse la arteria basilar lo que produciría síntomas cerebelosos. Igualmente la tenosinovitis del ligamento transverso o la ruptura del mismo producen inestabilidad de la columna y déficits neurológicos. Con el examen físico se puede sospechar afectación de la columna cervical desde los primeros síntomas y signos que incluyen rigidez, dolor a la movilización del cuello, aumento de volumen, deformidad y limitación de los movimientos, antes de que aparezcan síntomas neurológicos.

Un pequeño número de casos desarrolla encefalopatía con meningismo, crisis epilépticas y anomalías electroencefalográficas.

Esclerodermia

La esclerodermia es una enfermedad rara de la infancia caracterizada por fibrosis de la piel y afectación de otros órganos, cuyas características clínicas difieren de la del adulto y que incluye dos formas fundamentales:

1. Esclerodermia localizada.
2. Esclerosis sistémica.

Las manifestaciones extracutáneas de la forma localizada eran consideradas inexistentes, pero en la actualidad se considera que hasta 25% de los pacientes con esta forma de la enfermedad pueden tener afectación de otros órganos siendo las más frecuentes las articulares, esofágicas, neurológicas, oculares y pulmonares. En un estudio multinacional (Zulian y colaboradores) en una serie que incluyó 750 pacientes se encontró que las manifestaciones neurológicas fueron la segunda afectación extracutánea más frecuente, las que se presentaron sobre todo en pacientes con la forma lineal (esclerodermia en golpe de sable/Síndrome de Parry Romberg). Dentro de ellas se encuentran:

- Crisis epilépticas.
- Cefalea.
- Neuropatía periférica.
- Trastornos del aprendizaje y comportamiento.
- Ictus, hemiparesia y mielitis transversa (más frecuentes en adultos).
- Alteraciones en las neuroimágenes (malformaciones de los vasos cerebrales calcificaciones intracraneales, trastornos de la sustancia blanca, signos de vasculitis) que se observan generalmente del mismo lado de la lesión de piel, aunque pueden observarse a otros niveles.
- Alteraciones electroencefalográficas.

En los pacientes con manifestaciones extracutáneas hay mayor porciento de positividad del factor reumatoideo, así como presencia de anticuerpos antinucleares.

En la forma sistémica las manifestaciones más frecuentes incluyen dolor facial, trastornos de la sensibilidad, neuralgia del trigémino, síndrome del túnel del carpo, neuropatía por atrapamiento.

Dermatomiositis

Es una miopatía inflamatoria idiopática con manifestaciones cutáneas características. La debilidad muscular puede aparecer conjuntamente con las manifestaciones de piel, pero en ocasiones las manifestaciones cutáneas preceden semanas o meses a la miopatía. Los criterios diagnósticos incluyen:

- Debilidad muscular proximal, simétrica y progresiva.
- Enzimas musculares elevadas.
- Hallazgos electromiográficos característicos.
- Alteraciones típicas en la biopsia de músculo.
- Manifestaciones cutáneas características.

A veces solo existen manifestaciones a nivel de piel sin debilidad muscular y con enzimas y biopsia de músculo normales y se habla entonces de dermatomiositis amiopática.

El pronóstico depende de la severidad de la miopatía, la asociación con enfermedades malignas (que es frecuente) o la presencia de manifestaciones esofágicas o compromiso cardiopulmonar. Es frecuente la persistencia de debilidad muscular residual aun en los casos con recuperación total.

Enfermedad de Behçet

Enfermedad poco frecuente en la infancia; se caracteriza por la presencia de al menos tres episodios de ulceraciones orales en un período de un año asociado a úlceras genitales, lesiones oftálmicas, cutáneas o análisis de patergia positivo. Evoluciona con remisiones y exacerbaciones con participación de otros órganos y dentro de ellos, el SNC.

Los síntomas neurológicos son una manifestación tardía, generalmente de uno a ocho años después del inicio de la enfermedad y dentro de ellos se incluyen:

- Afectación de la memoria, que perjuidica particularmente el aprendizaje.
- Cambios de conducta, en especial apatía o desinhibición.
- Cambios del estado mental.
- Afectación de la vía piramidal con paresia espástica, clonus y Babinsky.
- Crisis epilépticas.
- Sordera.
- Rara la participación del sistema nervioso periférico.

Síndrome de Sjögren

El Síndrome de Sjögren es una enfermedad autoinmune sistémica que afecta glándulas exocrinas produciendo sequedad de las principales superficies mucosas con un espectro que va desde solo el síndrome seco hasta participación sistémica con manifestaciones extraglandulares y dentro de estas las neurológicas. Estudios recientes indican que las manifestaciones neurológicas son raras e incluyen desde hallazgos en sustancia blanca cerebral por RMN asintomáticos desde el punto de vista clínico hasta alteraciones focales y difusas, tanto en SNC como en SNP. Dentro de estas manifestaciones se encuentran:

- Mielopatía.
- Neuropatía óptica.
- Disfunción cognitiva.
- Crisis epilépticas.
- Encefalopatía.
- Neuropatía periférica sensitiva, motora o sensitivo motora, muchas veces asintomática.
- Neuropatías craneales (fundamentalmente neuropatía del trigémino y parálisis facial)
- Mononeuritis múltiple.

Debe descartarse siempre la coexistencia con otras enfermedades autoinmunes, como el LES, síndrome antifosfolipídico o vasculitis, así como otras entidades: enfermedades cerebrovasculares, esclerosis múltiple y Enfermedad de Alzheimer.

Lupus eritematoso sistémico

Las manifestaciones neurológicas son frecuentes en el LES y dentro de ellas solo las crisis epilépticas y la psicosis se encuentran dentro de los criterios diagnósticos, pero puede haber afectación tanto del SNC como del SNP y en ocasiones pueden ser la primera manifestación de la enfermedad antes de la aparición de los síntomas sistémicos.

Dentro de las manifestaciones neurológicas se incluyen:

- Encefalopatía orgánica, que incluye variación del estado de conciencia desde solo confusión a letargia y coma, depresión, cambios del estado de ánimo, manía y otros trastornos afectivos hasta una verdadera psicosis.
- Síndrome de encefalopatía posterior reversible que se observa en pacientes jóvenes, al inicio de la enfermedad con comprometimiento fundamentalmente de lóbulos occipitales que se evidencia por RMN, con resolución clínica y de los hallazgos imagenológicos en semanas.
- Crisis epilépticas que son frecuentes y pueden verse hasta en 42% de los casos y a veces son la primera manifestación de la enfermedad (10%)y pueden ser de cualquier tipo, tanto focales como generalizadas.
- Cefalea, que incluye cefalea tipo migraña.
- Ictus tanto isquémicos como hemorrágicos.
- Parálisis de nervios craneales.
- Trastornos visuales que incluyen neuritis óptica y retinopatía.
- Neuropatía periférica: polineuropatía sensitivo motora distal o mononeuritis múltiple.
- Afectación de unión neuromuscular produciéndose cuadros que asemejan miastenia o síndromes miasténicos.
- Miopatía autoinmune caracterizada por debilidad muscular y mialgias.
- Afectación de médula espinal, es rara pero puede incluir mielitis transversa, síndromes desmielinizantes subagudos o crónicos y eventos vasculares oclusivos agudos como la trombosis de la arteria espinal.

- Otros síntomas, como trastornos del movimiento (corea, parkinsonismo), pseudotumor cerebral, trombosis seno venosas y meningitis aséptica.

Dada la importancia de las manifestaciones neurológicas del LES serán tratadas en el capítulo de lupus eritematoso sistémico juvenil.

Es importante tener en cuenta que en todas estas entidades puedan aparecer manifestaciones por la terapéutica utilizada. Dentro de ella se encuentra la miopatía por glucocorticoides o antipalúdicos como la cloroquina cuyas manifestaciones más frecuentes son debilidad muscular progresiva, fatigabilidad muscular y atrofia que se incrementan con el aumento de la dosis. La biopsia muscular permite diferenciar la miopatía por esteroides o cloroquina de la miopatía autoinmune. En la miopatía esteroidea hay ligeras variaciones en el tamaño de la fibra con atrofia tipo 2b con poca o ninguna necrosis y sin células inflamatorias, ligera pérdida miofibrilar con acúmulo de glucógeno, lípidos y agregados de mitocondrias. La hidroxicloroquina puede producir miopatía vacuolar con dosis de 500 mg diarios, con trastornos sistémicos que además incluyen neuropatía y cardiomiopatía.

Los antinflamatorios no esteroideos que se utilizan frecuentemente producen pocas reacciones adversas, en menos de 5% de los casos y dentro de ellas las más frecuentes son cambios de humor, irritabilidad, somnolencia, hiperactividad, produciendo cuadro parecido al trastorno de atención con hiperactividad, cefalea y tinnitus. El uso de altas dosis de antinflamatorios no esteroideos puede producir menigitis aséptica.

El metotrexato puede producir cefalea y en altas dosis encefalopatía aguda, así como la ciclofosfamida síndrome de secreción inadecuada de ADH y cefalea, pero generalmente a las dosis que se utilizan en estas patologías tienen pocas reacciones neurológicas adversas.

Bibliografía

Akman-Demir, G., P. Serdaroglu, B. Tasçi (1999): Clinical patterns of neurological involvement in Behçet's disease: evaluation of 200 patients.The Neuro-Behçet Study Group. Brain, 122 (11): 2171-2182

Arnett, F. C. (2006): Is scleroderma an autoantibody mediated disease? Curr Opin Rheumatol, 18(6): 579-581

Bird, M. T., H. Palkes, A. L. Prensky (1997): A follow-up study of Sydenham's chorea. Neurology,26: 601-606.

Cardoso, F., C. Eduardo, A. P. Silva, C. Clonice, C. Mota (1997): Chorea in fifty consecutive patients with rheumatic fever. Mov Disord, 12: 701-703.

Cardoso, F., D. Maia, M. C. Cunningham, G. Valenza (2004): Treatment of Sydenham chorea with corticosteroids. Mov Disord 2003, 18: 1374-1377.

Calabrese L. H. (2001): Primary angiitis of the central nervous system: the penumbra of vasculitis. J Rheumatol, 28: 465-466.

  (2002): Diagnostic strategies in vasculitis affecting the central nervous system.Cleve Clin J Med,69(Sup 2):91-105.

Calabrese, L. H., G. F. Duna, J. T. Lie (2008): Vasculitis in the central nervous system. Arth Rheum,40 (7): 1189-1201.

Citak, E. C., K. Gucuyener, N. I. Karabacak, A. Serdaroglu, C. Ocuyaz, K. Aydin (2004): Functional brain imaging in Sydenham's chorea and streptococcal tic disorders. J Child Neurol, 19: 387-390.

Chin, R. L., N. Latov (2005): Central nervous system manifestations of rheumatologic diseases. Curr Opin Rheumatol, 17: 91-99.

Christen-Zaech, S., M. D. Hakim, F. S. Afsar, A. S. Paller (2008): Pediatric morphea (localized scleroderma): review of 136 patients. J Am Acad Dermatol, 59(3): 385-396

David, J., M. Wilson, P. Woo (1991): Scleroderma en coup de sabre. Ann Rheum Dis,50:260-262.

D'Cruz, D. P., M. A. Khamashta, G. R. Hughes (2007): Systemic lupus erythematosus. Lancet, 369 (9561): 587-596.

Diaz-Grez, F., L. Lay-Son, E. del Barrio-Guerrero (2004): Sydenham's chorea. A clinical analysis of 55 patients with a prolonged follow-up.Rev Neurol, 39: 810-815.

Di Bazzi, A. M. (1997): Manifestaciones neurológicas de las enfermedades sistémicas. En N. Fejerman, E. Fernández. *Neurología pediátrica*. Editorial Médica Panamericana, pp. 940-952.

Faustino, P. C., M. T. Terreri, A. J. da Rocha (2003): Clinical, laboratory, psychiatric and magnetic resonance findings in patients with Sydenham chorea. Neuroradiology; 45: 456-462.

Foeldvari, I. (2002): Scleroderma in children. Curr Opin Rheumatol, 14: 699-703.

Giedd, J. N., J. L. Rapoport, M. J. Kruesi, C. Parker, M. B. Schapiro, A. J. Allen *et al.* (1995): Sydenham's chorea: magnetic resonance imaging of the basal ganglia. Neurology, 45: 2199-2202.

Guillevin, L., P. Cohen, M. Gayraud, F. Lhote, B. Jarrousse, P. Casassus (1999): Churg-Strauss syndrome Clinical study and long-term follow-up of 96 patients. Medicine (Baltimore); 78(1): 26-37.

Genel, F., S. Arslanoglu, N. Uran, B. Saylan (2002): Sydenham's chorea: clinical findings and comparison of the efficacies of sodium valproate and carbamazepine regimens. Brain Dev, 24: 73-76.

Heron, E., A. Hernigou, P. Fornes, G. Chatellier, J. Emmerich, J. N. Fiessinger (2002): Central nervous symptoms involment in scleroderma. Ann Med Interna, 153: 179-182.

Gambichler, T., A. Kreuter, K. Hoffmann, F. G. Bechara, P. Altmeyer, T. Jansen (2001): Bilateral linear scleroderma "en coup de sabre" associated with facial atrophy and neurological complications. BMC Dermatol, 1: 9.

Kanzato, N., T. Matsuzaki, Y. Komina, M. Saito, A. Saito, T. Yoshio *et al.* (1999): Localizated scleroderma associated with progressing ischemic stroke. J Neurol Sci, 48: 1013-1015.

Flores Alvarado, D. E., J. A. Esquivel Valerio, M. Garza Elizondo, L. R. Espinoza (2003): Linear scleroderma en coup de sabre and brain calcifications is there a pathogenic relationship.J Rheumatol, 30: 193-195.

Jan, J. E., R. H. Hill, M. D. (1972): Low Cerebral complications in juvenile rheumatoid arthritis. Can Med Assoc J; 107: 623-625

Jennette, J. C., R. J. Falk, K. Andrassy, P. A. Bacon, J. Churg, W. Gross (1994): Nomenclature of systemic vasculitides. Proposal of an international consensus conference l *et al.* Arthritis Rheum; 37(2): 187-192.

Jennekens, F. G., L. Kater (2002): The central nervous system in systemic lupus erythematosus. Part 1.Clinical syndromes: a literature investigation.Rheumatology (Oxford), 41(6): 605-618.

Jordan, L. C., H. S. Singer (2003): Sydenham chorea in children. Curr Treat Options Neurol, 5: 283-290.

Kastrup, O., M. Gerwing, M. Frings, H. C. Diener (2011): Posterior reversible encephalopathy syndrome (PRES): electroencephalographic findings and seizures patterns. J Neurolo Dec on line.

Kister, I., M. Inglese, R. M. Laxer, J. Herbert (2008): Neurologic manifestations of localized scleroderma: a case report and literature review. Neurology, 71(19): 1538-1545.

Klein-Gitelman, M., A. Reiff, E. D. Silverman (2002): Systemic lupus erythematosus in childhood. Rheum Dis Clin North Am, 28(3): 561-577.

Lanthier, S., A. Lortie, J. Michaud, R. Laxer, V. Jay, G. de Veber (2001): Isolated angiitis of the CNS in children. Neurology; 56:837-842.

Lee, P. H., H. S. Nam, K.Y. Lee, B. Lee, J. D. Lee (1999): Serial brain SPECT images in a case of Sydenham chore a. Arch Neurol, 56: 237-240.

Leitenberger, J. J., R. L. Cayce, R. W. Haley, B. Adams-Huet, P. R. Bergstresser, H. T. Jacobe (2009): Distinct autoimmune syndromes in morphea: a review of 245 adult and pediatric cases. Arch Dermatol. May,145(5): 545-503.

Legido, A., S. Tenembaum, D. Christos, J. H. Menkes (2006): Autoinmune and postinfectious diseases. En J. H. Menkes, H. B. Sarnat, B. L. Maria. Chid Neurology. 7[th.] ed.

Lovell, D. J., M. L. Miller, J. T. Cassidy (2002): Treatment of rheumathic diseases En Nelson. Textbook of Pediatrics. 17th. ed. pp: 795-799.

Mahr, A., L. Guillevin, M. Poissonnet, S. Aymé (2004): Prevalences of polyarteritis nodosa, microscopic polyangiitis, Wegener's granulomatosis, and Churg-Strauss syndrome in a French urban multiethnic population in 2000: a capture-recapture estimate.Arthritis Rheum; 51(1): 92-97.

Marzano, A. V., S. Menni, A. Parodi, A. Borghi, A. Fuligni *et al.* (2003): Localized scleroderma in adults and children. Clinical and laboratory investigations on 239 cases.Eur J Dermatol,13(2): 171-176.

Muscal, E., R. L. Brey (2010): Neurologic manifestations of systemic lupus erythematosus in children and adults. Neurol Clin, 28(1): 61-73.

Nadeau, S. E. (2002): Neurologic manifestations of systemic vasculitis. Neurol Clin, 20: 123-150.

Obermoser, G., B. E. Pfausler, D. M. Linder, N. T. Sepp (2003): Scleroderma en coup de sabre with central nervous system and ophthalmologic involvement: treatment of ocular symptoms with interferon gamma. J Am Acad Dermatol, 49(3): 543-546.

Ozen, S. (2002):The spectrum of vasculitis in children. Best Pract Res Clin Rheumatol, 16: 411-425.

Peña, J., E. Mora, J. Cardozo, O. Molina, C. Montiel (2002): Comparison of the efficacy of carbamazepine, haloperidol and valproic acid in the treatment of children with Sydenham's chorea: clinical follow-up of 18 patients. Arq Neuropsiquiatr, 60: 374-377.

Petri M., M. Naqibuddin, K. A. Carson, D. J. Wallace, M. H. Weisman, S. L. Holliday et al. (2010): Depression and cognitive impairment in newly diagnosed systemic lupus erythematosus.J Rheumatol, 37(10): 2032-2038.

Poncelet, A. N., M. K. Connolly (2003): Peripheral neuropathy in scleroderma. Muscle Nerve,28(3): 330-335.

Pomper, M. G., T. S. Miller, J. H. Stone, W. C. Tidmore, D. B. Hellman (1999): CNS vasculitis in autoimmune disease: MR imaging and findings-correlation with angiography. Am J Neuroradiol, 20: 75-85.

Rahman, A., D. A. Isenberg (2008): Systemiclupus erythematosus. N Engl J Med, 358(9): 929-939.

Ramirez, M., M. Ramos Casals, F. Graus (2009): Central nervous system involmentin primary Sjögren syndrome. Med Clin (Barc), 133 (9): 349-359.

Singer, H. S., C. R. Loiselle, O. Lee, M. B. Garvey, F. H. Grus (2003): Antibasal ganglia antibody abnormalities in Sydenham chorea. J Neuroimmunol, 136: 154-161.

Taranta, A., G. H. Stollerman (1995): Therelationship of Sydenham's chorea to infection with group Astreptococci. Am J Med, 20: 170-175.

Tabarki, B., A. Mahdhaoui, H. Selmi, M. Yacoub, A. Essoussi (2001): Kawasaki disease with predominant central nervous system involvement. Pediatr Neurol, 25: 239-241.

Varaprasad, I. R., S. Agrawal, V. N. Prabu, L. Rajasekhar, M. A. Kanikannan *et al.* (2011): Posterior reversible encephalopathy syndrome in systemic lupus erythematosus. J Rheumatol, 38(8): 1607-1611.

Vollertsen, R. S., D. L. Conn (1990): Vasculitis associated with rheumatoid arthritis. Rheum Dis Clin North Am; 16: 445-461.

Westlake, R. M., T. P. Graham, K. M. Edwards (1999): A outbreak of acute rheumatic fever in Tennessee. Pediatr Infect Dis J, 97-100.

William, T. C., Y. T. Ueda, J. E. Maley (1998): Perfusion and Diffusion Imaging: A potencial tool for improved diagnosis of CNS vasculitis. Am J Neuroradiol, 20: 87-89.

Yamashita, Y., M. Takahashi, Y. Sakamoto (1989): Atlantoaxial subluxation. Radiography and magnetic resonance imaging correlated to myelopathy. Acta Radiol, 30 :135-140.

Zulian, F. (2008): Systemic sclerosis and localized scleroderma in childhood. Rheum Dis Clin North Am, 34(1): 239-255.

Zannin, M. E., G. Martini, B. H. Athreya, R. Russo, G. Higgins, F. Vittadello *et al.* (2007): Ocular involvement in children with localised scleroderma: a multi-centre study. Br J Ophthalmol, 91(10): 1311-1314.

Zulian, F., B. H. Athreya, R. Laxe, A. M. Nelson, S. K. Feitosa de Oliveira, M. G. Punaro (2006): Juvenile localized scleroderma: clinical and epidemiological features in 750 children. An international study Rheumatology, 45(5): 614-620.

Zulian, F., C. Vallongo, P. Woo, R. Russo, N. Ruperto, J. Harper (2005): Localized scleroderma in childhood is not just a skin disease. Arthritis Rheum, 52(9): 2873-2881.

Capítulo 16

Manifestaciones respiratorias de las enfermedades reumáticas

Dra. Irma Rosa López Pérez,
Dr. Pedro Pablo González Rojas

Las enfermedades reumáticas son enfermedades con actividad inflamatoria autoinmune que expresan manifestaciones clínicas multisistémicas crónicas. Estas entidades constituyen un reto diagnóstico dado por la pluralidad de síntomas clínicos, y al mismo tiempo, por el curso variable de la evolución natural de la enfermedad, en la cual los criterios diagnósticos específicos no se cumplen durante meses e incluso años.

Si se tiene en cuenta que el compromiso respiratorio en las enfermedades reumáticas puede estar presente de forma subclínica o sintomática en algún momento del curso de estas enfermedades, el propósito de este trabajo es reseñar las complicaciones respiratorias de las principales enfermedades reumáticas que pueden observarse en edades pediátricas:

1. Enfermedades autoinmunes del tejido conectivo:
   - Lupus eritematoso sistémico.
   - Esclerodermia.
   - Dermatomiositis y polimiositis.
   - Enfermedad mixta del tejido conectivo.
   - Síndrome de Gougerot-Sjögren.
   - Artritis idiopática juvenil.

2. Vasculitis sistémicas:
   - Síndrome de Churg y Strauss.
   - Granulomatosis de Wegener.
   - Poliangeítis microscópica.
   - Vasculitis de las enfermedades autoinmunes del tejido conectivo.
   - Otros síndromes vasculíticos.

En el mismo sentido, conociendo que en niños el compromiso asintomático o subclínico de las complicaciones pulmonares prevalece más de lo que se evidencia, se muestran algunas de estas complicaciones detectadas en el seguimiento de pacientes con estas afecciones.

Enfermedades autoinmunes del tejido conectivo

Las enfermedades autoinmunes del tejido conectivo, también llamadas colagenosis o conectivitis, constituyen un grupo heterogéneo de trastornos inflamatorios autoinmunes, consecuencia de múltiples alteraciones moleculares que conducen a la alteración en las funciones reguladoras de los linfocitos T y B, con desarrollo de autoanticuerpos específicos e inmunocomplejos que se depositan en la estructura de determinados tejidos de órganos. Los fenotipos inflamatorios e inmunológicos de la enfermedad son consecuencia de la interacción de múltiples factores genéticos y medioambientales.

Existen mecanismos fisiopatológicos y fenotipos clínicos distintivos de enfermedades que conforman este grupo. La afectación de varios órganos y sistemas determina la compleja diversidad de las manifestaciones clínicas (osteomioarticulares, mucocutáneas, renales, neuropsiquiátricas, cardiovasculares, respiratorias, digestivas, oftalmológicas, entre otras) y condiciona el pronóstico de estas enfermedades. En estas entidades, el variable curso de la evolución natural, también hace difícil la caracterización epidemiológica de las mismas. El LES se considera el arquetipo de las enfermedades autoinmunes sistémicas.

Epidemiología

Los reportes sobre prevalencia e incidencia de estas entidades son diversos debido a la no uniformidad en la metodología de los trabajos. Sin embargo, estudios coinciden en afirmar que el lupus eritematoso sistémico diagnosticado en edad pediátrica (LESp) representa entre 10 y 20% de todos los pacientes con LES.

Estudios afirman que el diagnóstico de LESp es raro antes de los 10 años, siendo la edad promedio de presentación de 12.1 años.

Existen diferencias en el comportamiento clínico y biológico entre el LESp y del LES diagnosticado en edad adulta (LESa), estas diferencias son influenciadas por la edad a la cual comienza la enfermedad. Autores hacen constar que la presentación clínica del LESp suele ser de forma más aguda y severa que en el LESa y existe mayor frecuencia de participación renal, neuropsiquiátrica y hematológica en edades pediátricas al momento del diagnóstico. Al mismo tiempo, el curso de la enfermedad suele ser significativamente más activo al momento del diagnóstico y durante el transcurso de la adolescencia.

El LES raramente remite, los pacientes con LESp son susceptibles de sufrir mayor actividad acumulada de la enfermedad, y por ende, mayores efectos adversos de las dosis terapéuticas acumuladas, por lo que potencialmente suman complicaciones relacionadas con la enfermedad y con el tratamiento.

En la Universidad de California, se registra el primer estudio que compara la evolución a largo plazo del LESp y LESa. Los autores reportan el comportamiento longitudinal de una cohorte de 885 sujetos adultos con LES: 90 LESp y 795 LESa, cuyo promedio de duración de la enfermedad fue de 16.5 y 13.4 años respectivamente. Los resultados muestran diferencias en la evolución del LESp y el LESa, y ofrecen importante información pronóstica. Esencialmente, comunican que en los pacientes con LESp la afectación renal fue más frecuente, mientras que los pacientes con LESa, reportaron con mayor frecuencia tener enfermedad pulmonar. De otra parte, hallaron que en pacientes con LESp, el comportamiento de actividad de la enfermedad fue más bajo que en pacientes con LESa; sin embargo, consideran que los pacientes LESp recibieron más tratamiento con corticosteroides e inmunosupresores.

En pediatría otras enfermedades del tejido conectivo: esclerodermia, dermatomiositis y miositis juvenil, enfermedad mixta del tejido conectivo y Síndrome de Gougerot-Sjögren suelen ser menos frecuentes que el LES; de igual forma, existen menos estudios epidemiológicos sobre estas entidades, y en general no se precisa con exactitud la incidencia y prevalencia de estas.

Complicaciones respiratorias

La morfología del aparato respiratorio tiene origen mesodérmico y endodérmico: de la capa mesodérmica se originan los cartílagos, los músculos, los tejidos conectivo (conjuntivo), elástico y los septum alveolares; de la capa endodérmica las estructuras epiteliales.

En las enfermedades del tejido conectivo, todas las estructuras del aparato respiratorio (caja torácica, músculos respiratorios, pleura, intersticio, alveolos, vías aéreas y vasos sanguíneos) son susceptibles de ser afectadas, ya sea de forma independiente o simultánea. Las manifestaciones pulmonares pueden ser específicas de la enfermedad, polimorfa, infecciosa o iatrogénica.

Lupus eritematoso sistémico

Aunque el compromiso del sistema respiratorio no conforma los criterios diagnósticos del LES, estudios demuestran que el pulmón se encuentra involucrado en 5 a 77% de pacientes con LESp. Las complicaciones del aparato respiratorio varían desde formas subclínicas a formas graves con riesgo para la vida del paciente:
1. Infecciones pulmonares.
2. Pleuritis con o sin derrame.
3. Complicaciones del parénquima:
• Neumonía lúpica aguda.
• Hemorragia intra-alveolar difusa.
• Enfermedad pulmonar intersticial crónica.
• Neumonía organizada.
4. Enfermedad vascular pulmonar:
• Hipertensión arterial pulmonar.
• Tromboembolismo pulmonar.
5. Debilidad de los músculos respiratorios.
6. Afectación de vías aéreas altas y bajas.
7. Otras manifestaciones.

Infecciones pulmonares

Las infecciones pulmonares representan la causa más importante de morbilidad, e incluso, de mortalidad en pacientes con LES; pueden ser secundarias a la inmunodeficiencia inherente a la enfermedad (trastornos que involucran a células dendríticas y a linfocitos T y B, esencialmente), y a la inducida por la utilización de corticosteroides e inmunosupresores. Estos pacientes son susceptibles de presentar infecciones causadas por microrganismos patógenos habituales, y por oportunistas, entre estos últimos se describen infecciones por *Pneumocystis jiroveci, Nocardia asteroides, Aspergillus fumigatus, Mycobacterium tuberculosis,* entre otros.

Los expertos afirman que ante la presencia de infiltrados pulmonares en pacientes con LES, debe presumirse ante todo la infección pulmonar y recomiendan tratar de forma empírica, agresiva y precoz, hasta que otra alternativa diagnóstica sea probada.

La paciente cuyas imágenes de tórax se muestran en las **figuras 16.1** y **16.2**, es una adolescente femenina de 18 años, con antecedentes de asma bronquial persistente severa no controlada hasta los 10 años de vida. En la actualidad, el asma es moderada, parcialmente controlada. Tuvo un ingreso en mayo de 2009 en el Hospital Pediátrico Universitario William Soler motivado por estado febril prolongado de más un mes, con hematuria e infección urinaria; en esa ocasión se constata un cuadro clínico sugestivo de LES de tres años de evolución (fotosensibilidad, rash generalizado, artritis-artralgias en articulaciones de muñecas, períodos febriles, historia de epistaxis, episodios de hematuria en el curso de infecciones del tracto urinario, caída de cabello, aftas en mucosa oral, leucorrea). En el hospital se diagnostica enfermedad tuberculosa (eTB) por mantoux exageradamente hiperérgico y en radiografía de tórax se aprecia imagen ligeramente radiopaca, casi imperceptible, en zona parenquimatosa en vértice pulmonar derecho (**Fig. 16.1**).*

Complementarios: leucopenia, anemia, hipocomplementemia, macroalbuminuria, eritro elevada.

La paciente recibió tratamiento para eTB acorde al Programa Nacional de Control de la Tuberculosis (PNCTB) y posterior este, se le dio alta siete meses después, en consulta especializada del PNCTB del Hospital Pediátrico Universitario de Centro Habana.

Con posterioridad, en seguimiento por consulta de reumatología, presenta manifestaciones renales, neuropsiquiátricas, continúan artralgias referidas a tobillo y caderas, y recomienzan síntomas de asma bronquial que se comporta de forma moderada no controlada, y refiere taquicardias en ocasiones. En octubre de 2010 se

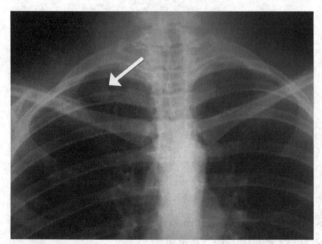

Fig. 16.1. Radiografía de tórax. Imagen ligeramente radiopaca en zona parenquimatosa de vértice pulmonar derecho en adolescente de 15.5 años, con cuadro clínico sugestivo de LES de tres años de evolución. Radiografía durante el ingreso del año 2009 en el Hospital Pediátrico Universitario William Soler.

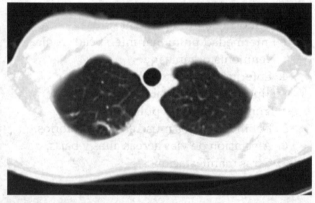

Fig. 16.2. TACAR tórax. Corte axial (octubre de 2011). Esclerosis pleuroapical bilateral. Se aprecian áreas de engrosamiento pleural con tractos fibrosos en zonas de transición parenquimatosa apicoposterior, con predominio derecho, en la misma paciente de la figura 16.1 (en otros cortes existe ganglio calcificado por debajo del cayado aórtico, contralateral, a la izquierda de la carina).

---

* Todas las ilustraciones son tomadas de los casos de la consulta de neumología del Hospital Pediátrico Universitario Pedro Borrás Astorga.

completan los criterios de diagnóstico clínico y de laboratorio de LES (anticuerpos ANA y ANCA se positivizan, anticuerpos anticardiolipina positivos). La paciente lleva tratamiento con prednisona a altas dosis, azatioprina, cloroquina y ácido acetil salicílico. En igual fecha fue remitida desde consulta conjunta de reumatología de los hospitales pediátricos Pedro Borrás Astorga y William Soler, a la consulta de neumología del Hospital Pediátrico Pedro Borrás Astorga. En la exploración funcional ventilatoria (EFV) inicial presentó patrón espirométrico (PE) normal; meses después, en EFV evolutiva se obtiene PE con obstrucción bronquial ligera, parcialmente reversible. Se realiza TACAR (tomografía axial computarizada de alta resolución) de tórax, donde las imágenes descritas se interpretan como secuela de la eTB (**Fig. 16.2**). Hasta el momento no expresa, ni se constatan otras complicaciones cardiorrespiratorias.

El servicio de reumatología pediátrica (de referencia nacional) del Hospital Universitario Queen Mary Hospital evalúo en una cohorte de 47 pacientes con LESp y LESj (LES diagnosticado en las edades de la adolescencia), el efecto de las infecciones mayores en la actividad del LES. Entre las infecciones mayores que describen, reportan la tuberculosis. Todas la infecciones mayores ocurrieron en pacientes lúpicos con complicaciones renales, neuropsíquicas y hematológicas. Los autores comunican que la ocurrencia de infecciones mayores se correlaciona fuertemente con la severidad de las complicaciones, particularmente en pacientes LES juvenil.

Pleuritis

La pleuritis es la manifestación torácica más común y puede ser la primera manifestación de LES. Se estima que tiene lugar en 30 a 50% de los pacientes LESp.

La pleuritis lúpica puede ser asintomática o manifestarse con dolor torácico, disnea, tos y fiebre. El dolor torácico es el síntoma más frecuente y puede presentarse como pleuritis seca o con efusión radiológicamente detectable. El derrame pleural es más frecuente bilateral, y suele ser de ligero a moderado. Puede concomitar con pericarditis u otra serositis.

La toracocentesis es siempre necesaria porque permite analizar la naturaleza del líquido pleural, y así descartar en pacientes con LESp otras causas de derrame como infección, embolismo pulmonar, fallo cardíaco, fallo renal.

Este proceder aporta un líquido pleural de tipo exudativo con celularidad mixta (neutrófilos y células mononucleares). El examen bioquímico del líquido no es específico, presenta niveles de glucosa y ph normales, con elevación de la LDH; complemento disminuido y presencia de complejos inmunes. La presencia de células LE sería altamente específica, pero actualmente no se realiza. La proporción de ANA superior a 1:160 es muy sugestiva de pleuritis lúpica. La histología de la pleura se caracteriza por un infiltrado linfocitario y plasmocitario con depósitos de inmunoglobulinas y de complemento.

La pleuritis lúpica es sensible a bajas dosis de corticosteroides sistémicos, aunque suelen evolucionar lentamente. La resolución espontánea de la efusión es posible, y también la recurrencia.

La osteocondritis también suele ser causa de dolor torácico en pacientes con LESp.

Complicaciones del parénquima

En el ejercicio diagnóstico de las complicaciones pleuropulmonares, particularmente en las del parénquima, es necesario reiterar siempre: **no olvidar ni excluir**

la infección, puesto que esta es la primera causa de infiltrados pulmonares en pacientes con LES.

Los términos neumonía lúpica aguda, hemorragia intra-alveolar difusa y enfermedad pulmonar intersticial crónica, definen las complicaciones no infecciosas agudas o crónicas del parénquima pulmonar.

Neumonía lúpica aguda

La neumonía lúpica aguda (NLA) es la expresión más dramática de estas complicaciones parenquimatosas agudas. Esta complicación es excepcional en el niño, pero puede producirse en contexto de gran actividad de la enfermedad. La caracteriza el comienzo brusco.

La presentación clínico-radiológica de neumonía lúpica no es específica, puede simular una neumonía infecciosa aguda o un tromboembolismo pulmonar. Se presenta tos, fiebre, disnea,la hemoptisis puede existir. En el contexto referido, la hipoxemia de comienzo brutal y la disminución del complemento sérico, debe hacer sospechar esta complicación.

En la radiografía de tórax y en la TACAR, suelen observarse infiltrados alveolo-intersticiales bilaterales que predominan en las bases, pueden existir áreas de condensación y pequeña efusión pleural. La TACAR puede excluir el diagnóstico de embolismo pulmonar. Existe descrita una presentación menos severa e infrecuentede NLA, que se presenta con hipoxemia aguda reversible a la administración de corticosteroides, con radiografía de tórax y TACAR normales; los datos histológicos muestran una inflamación infra-radiológica del espacio alveolar.

Habitualmente las características histológicas en la NLA tampoco son específicas (aunque se reporta que pueden detectarse células LE o cuerpos de hematoxilina-eosina). La histopatología describe daño de la pared alveolar con necrosis, edema, membrana hialina, infiltrado celular inflamatorio y hemorragia alveolar; también han sido descritos en los septum alveolares y en el espesor de la pared de los pequeños vasos sanguíneos la inflamación capilar, la trombosis, el depósito de inmunoglobulinas y de proteínas del complemento.

Hemorragia intra-alveolar difusa

El síndrome de hemorragia intra-alveolar difusa (HIAD) es infrecuente. La hemorragia intra-alveolar puede producirse sin evidencia clínica de enfermedad, o asociada a manifestaciones sistémicas (**Fig. 16.3**).

La HIAD raramente es la forma de presentación del LES, se presenta como un cuadro clínico comparable al de la neumonía lúpica aguda, ambas están asociadas a una alta mortalidad.

Se estima que la vasculitis pulmonar puede ocurrir en 7% de LESp. Pacientes con nefritis lúpica presentan alto riesgo de desarrollar hemorragia intra-alveolar difusa; el compromiso renal se observa en 60 a 90% de los pacientes al momento del diagnóstico de HIAD. El compromiso microvascular en ambos sistemas comparte características fisiopatológicas similares. La hemorragia alveolar es causada por lesión de la membrana basal alveolo-capilar consecuencia de la injuria a los capilares de los septum alveolares.

La inflamación capilar no es exclusiva del LES, también existe en otras enfermedades autoinmunes del tejido conectivo, en el síndrome antifosfolípido, y en otras vasculitis sistémicas.

En la HIAD las hemoptisis pueden ser mínimas pero también severas y pueden estar ausentes en un tercio de los pacientes. En este cuadro clínico, la disminución del hematocrito con o sin hemoptisis, debe hacer sospechar la complicación. El diagnóstico es confirmado por el lavado bronquioalveolar (LBA), que revela la presencia de glóbulos rojos y de macrófagos cargados de hemosiderina. El LBA también es útil para descartar la infección (se piensa que la infección también puede coadyuvar al daño alveolar).

En la radiografía de tórax y en la TACAR, suelen observarse opacidades en vidrio esmerilado que corresponden a infiltrados alveolo-intersticiales, estos pueden ser difusos, bilaterales, con predominio en las bases o focales en forma de parches **(Fig. 16.3)**.

La histopatología también es similar a la de la NLA, se describen inflamación y necrosis agudas de capilares, vénulas, arteriolas y pequeñas arterias musculares. Los hallazgos hísticos también revelan la hemorragia intra-alveolar (hemorragia blanda) y los macrófagos cargados de hemosiderina con o sin inflamación capilar.

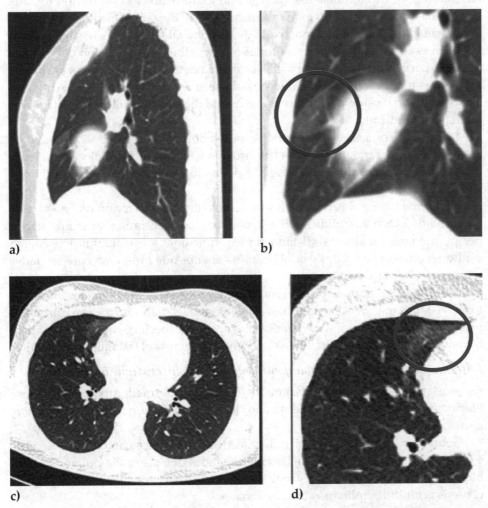

a)   b)

c)   d)

Fig. 16.3. TACAR tórax (noviembre de 2011). Lesión intersticial localizada. Se observa parche en vidrio esmerilado de aproximadamente 33.4 mm en zona correspondiente al segmento interno del lóbulo medio, en adolescente femenina de 11 años con cuadro clínico sugestivo de LES de 4 años de evolución y diagnóstico de hipotiroidismo hace 3 años. **a** y **b**: corte sagital lateral derecho; **b**: señalización de la lesión; **c** y **b**: corte axial; D: señalización de la lesión.

En la definición de los términos de HIAD y NLA existen controversias por la superposición de los hallazgos hísticos y el predominio de la hemorragia o de la inflamación capilaren el daño alveolar difuso.

El tratamiento de estas entidades descansa esencialmente en altas dosis de corticosteroides y de inmunosupresores como la ciclofosfamida.

La paciente cuyas imágenes TACAR de tórax se muestran en la figura 40.3, refiere en los últimos cuatro años presentar cansancio, dolores musculares y en la pierna derecha, artralgias (codo, caderas, rodillas), petequias en una ocasión, laringitis frecuentes. Refiere dos neumonías en base derecha (diciembre de 2010 y fin de enero de 2011) muy sintomáticas, que requirieron ingreso en el Hospital Pediátrico Universitario Juan Manuel Márquez. En noviembre de 2011, la paciente presenta tos con semiología laringotraqueal de más de 10 meses de evolución; se observa afectación intersticial en imágenes anteriores de radiografías de tórax, y se indica la TACAR.

La exploración funcional ventilatoria no ha sido posible, cuando la paciente ha estado libre de síntomas respiratorios no logra realizar la espiración forzada con buena ejecutoria debido a dolor torácico (no se tienen los medios para medir la capacidad de difusión del monóxido de carbono DLCO). No es posible realizar LBA. En esta paciente se han confirmado microalbuminuria, lesión del sistema nervioso periférico y lesión intersticial localizada en el segmento interno del lóbulo medio: ¿es una lesión intersticial localizada secuela de HIAD o de NLA?. Hasta el momento no ha sido posible acercarse más al diagnóstico preciso de esta lesión intersticial localizada.

La paciente está clasificada como sospecha de LES o vasculitis sistémica, o de ambas, y continúa tratamiento con levotiroxina y enalapril. Está bajo seguimiento médico por consulta de reumatología y neumología en el Policlínico Pediátrico Universitario Pedro Borrás Astorga.

En la práctica se observa que los pacientes con categorización diagnóstica de sospecha de LES o vasculitis sistémica, o ambas, pueden presentar manifestaciones pulmonares solapadas. (Estado clínico, funcional y estructural del sistema cardio-respiratorio en niños y adolescentes cubanos que presentan enfermedades reumáticas. Reporte preliminar).*

Los estudios reportan que en el variable curso que sigue la evolución natural del LES, existen etapas de silencio clínico que demoran el diagnóstico, este comportamiento retarda la expresión de criterios diagnósticos específicos que no se cumplen durante meses e incluso años y en consecuencia se retarda el tratamiento específico.

Enfermedad pulmonar difusa y enfermedad del intersticio pulmonar

Es necesario hacer una reseña sobre los términos enfermedad pulmonar difusa (*duffuse lung disease*, DLD) y enfermedad del intersticio pulmonar (*interstitial lung disease*, ILD).

Sobre la base de la correlación diagnóstica de patrones clínicos, radiológicos e histológicos, la clasificación de las enfermedades del intersticio pulmonar también llamadas neumonías intersticiales idiopáticas, han evolucionado a lo largo de consensos multidisciplinarios internacionales.

---

* Ver referencia del estudio al final del capítulo.

Los esquemas de clasificación propuestos para el adulto, no han sido satisfactorios para serie de casos pediátricos. Los reportes de edades pediátricas representan un espectro más amplio de trastornos con un curso clínico más variable, que difieren de los patrones histológicos de los adultos. Incluso, algunas formas histológicas solo se observan en niños menores de dos años.

Consensos recientes incorporan nuevos conocimientos para clasificar las enfermedades del intersticio pulmonar en pediatría entre estos tenemos: el de separar los trastornos pulmonares primarios, de los trastornos sistémicos que involucran el tejido pulmonar; el distinguir entre los niños de 0 a 2 años de vida, y los mayores de 2 años, considerando que existen enfermedades del intersticio pulmonar más frecuentes en una u otra etapa de la vida; y el concepto de incorporar las peculiaridades anatomo funcionales del crecimiento y maduración pulmonar de los primeros años de la vida ante la posibilidad diagnóstica de una enfermedad del intersticio pulmonar.

Más recientemente, ha sido propuesto el término enfermedad pulmonar difusa (*diffuse lung disease*, DLD); este comprende un amplio espectro de trastornos pulmonares que presentan alteración de la función de intercambio de gases en las pruebas de funcionales respiratorias e infiltrados difusos en las imágenes del parénquima pulmonar. Los trastornos que prevalecen en los niños más jóvenes son las alteraciones difusas del desarrollo, las anomalías del crecimiento pulmonar, la hiperplasia de células neuroendocrinas, la glicogenosis intersticial pulmonar, los trastornos por disfunción del surfactante, los asociados a enfermedades sistémicas, los trastornos en huésped inmunocomprometido, y en huésped normal los causados por injuria al tejido pulmonar como en los síndromes broncoaspirativos crónicos y en las infecciones. En niños mayores se señalan entre los trastornos relativamente más frecuentes los asociados a enfermedades sistémicas, las neumonías intersticiales idiopáticas como se describen en adultos y los trastornos secundarios a infecciones.

El término enfermedad pulmonar difusa concentra un amplio grupo de enfermedades que pueden comprometer la parte más distal de las zonas de conducción: bronquiolos terminales y respiratorios, y las zonas respiratorias del pulmón; por tanto, comprende a las enfermedades del intersticio pulmonar y demás procesos que conduzcan a la obstrucción/obliteración de las vías aéreas pequeñas. Debe comprenderse que es un término más abarcador que el término enfermedad del intersticio pulmonar.

El término enfermedad del intersticio pulmonar se refiere al grupo de enfermedades que dañan la estructura pulmonar responsable de la difusión de gases entre la sangre y el aire (el epitelio alveolar, el intersticio y el endotelio del capilar pulmonar), y en consecuencia la función respiratoria del pulmón.

Enfermedad del intersticio pulmonar en pediatría

Los estudios hacen constar que la prevalencia de las enfermedades del intersticio pulmonar está subestimada debido a la ausencia de definiciones estandarizadas y de registros sistemáticos. Las publicaciones se limitan a reporte de caso o de pequeñas series de casos.

En los mecanismos que subyacen al desarrollo y progresión de la enfermedad del intersticio pulmonar existen relativamente nuevos paradigmas que sitúan a las células del epitelio alveolar como protagonistas en los procesos de agresión-reparación-remodelación hística del pulmón. Posterior a la injuria alveolar, las células epiteliales participan activamente en los complejos mecanismos moleculares para restaurar el epitelio alveolar. Estos mecanismos pueden conducir, esencialmente, a la repitelización con conservación de la arquitectura epitelial alveolar normal; o generar en el alveolo un proceso de transición epitelio-mesénquima con alteración de las funciones celulares e inapropiada re-epitelización que puede evolucionar hacia la fibrosis.

Las enfermedades del intersticio pulmonar presentan rasgos clínicos, imaginológicos y funcionales comunes. Los clínicos incluyen disnea, tos (que suele ser no productiva y habitualmente no interfiere con el sueño) e intolerancia al ejercicio físico (pueden existir crepitantes, se describen sibilancias en solo 20% de los pacientes).

En la radiografía de tórax se pueden apreciar infiltrados difusos. La TACAR permite visualizar la estructura pulmonar a nivel de los lóbulos pulmonares secundarios, en este medio diagnóstico, las imágenes en vidrio esmerilado son las expresiones más frecuentes y tempranas, en estadíos más avanzados se observan líneas intralobulares, con engrosamiento irregular de los tabiques interlobulares; la imagen en panal de abeja es infrecuente en pediatría.

En la exploración funcional respiratoria estas enfermedades se caracterizan por presentar un defecto de ventilación restrictivo y disminución en la función de intercambio de gases (DLCO).

En general, diferentes formas evolutivas de enfermedad del intersticio pulmonar han sido descritas en pediatría:

- Alteración progresiva de las funciones respiratorias sin manifestaciones clínicas o radiológicas significativas.
- Deterioro clínico y radiológico lento.
- O contrario a lo anterior, evolución rápida y severa hacia la insuficiencia respiratoria crónica.

Ante hechos clínicos, imaginológicos y funcionales que argumenten hacia una enfermedad del intersticio pulmonar, los consensos para edades pediátricas exigen tener en cuenta cuatro grupos de diagnóstico etiológico:

1. Enfermedad del intersticio pulmonar asociada a exposición (a determinadas condiciones medioambientales, drogas).
2. Enfermedad del intersticio pulmonar asociada a enfermedad sistémica.
3. Enfermedad del intersticio pulmonar asociada a alteraciones de la estructura alveolar.
4. Enfermedad del intersticio pulmonar específica de las primeras etapas de la vida, sobre todo del neonato y del lactante (en inglés, ILD *specific to infancy*). A la luz de los nuevos consensos para la clasificación etiológica en edad pediátrica, se afirma que estas entidades son más diversas en las primeras edades de la vida; aunque la frecuencia de fibrosis pulmonar en el niño es menor que en adultos.

Enfermedad del intersticio pulmonar asociada a enfermedad sistémica

En la enfermedad del intersticio pulmonar asociada a enfermedad sistémica los hechos clínicos, imaginológicos y funcionales ya referidos, que argumentan hacia una enfermedad del intersticio pulmonar, se asocian a la presencia de manifestaciones clínicas y funcionales extrapulmonares, y a la presencia de rasgos serológicos (autoanticuerpos) que sugieren la enfermedad sistémica (**Tabla 16.1**). En las enfermedades del tejido conectivo, el compromiso pulmonar incluye el componente

Tabla 16.1. Rasgos serológicos de enfermedades sistémicas asociadas a enfermedad del intersticio pulmonar.

Enfermedad del tejido conectivo y vasculitis pulmonar	Características serológicas	Predisposición genética
Lupus eritematoso sistémico	ANA Anti-ADN nativo Anti-nucleosoma Anti-Sm, RNP, SSA, SSB Anti-ribosoma	
Esclerodermia	ANA-SSc Anti-centromero Anti-topoiso-merasa I (Scl70) y II Anti-RNA polimerasa	HLA-DR3, HLA-DPB1
Dermatomiositis y polimiositis	ANA Anti-Jo1 Anti-Mi2 Anti-SRP C-ADM-140	
Enfermedad mixta del tejido conectivo	Anti-U1-RNP	
Síndrome de Sjögren	ANA Anti-SSA, SSB RF Anti-RNP	
Artritis reumatoide	RF IgM e IgA Anti-CCP Anti-queratina	HLA-DR SE
Espondilitis anquilopoyética		HLA-B27
Granulomatosis de Wegener	c-ANCA PR3	
Síndrome de Churg-Strauss	p-ANCA	
Poliangeitis microscópica	p-ANCA	
Síndrome de Goodpasture	anti-GMB	HLA-DRB1*1501
Púrpura de Schönlein-Henoch	Depósitos de IgA	HLA-DRB1
Vasculitis crioglobulinémica	Crioglobulina	

Nota: RF, factor reumatoide; Ig, inmunoglobulina; HLA, antígeno leucocitario humano; anti-CPP, péptido anticitrulinado; ANA, anticuerpos antinucleares; SSc, esclerosis sistémica; Sm, Smith; RNP, ribonucleo-proteína; Jo1, sintetasa antihistidil-t-ARN; SRP, partícula de señal de reconocimiento; Ac anti-U1-RNP, anticuerpo anti-U1-ribonucleoproteína; c, citoplasma moteado; o p, ANCA, anticuerpos anticitoplasmáticos del neutrófilo con moteado perinuclear; anti-GBM, antimembrana basal glomerular.

intersticial y el vascular. En pacientes con enfermedades del tejido conectivo, la presencia de autoanticuerpos, es un fuerte predictor de enfermedad pulmonar intersticial. Los síndromes vasculíticos que afectan a los pequeños vasos (arteriolas, vénulas y capilares), son los que producen de forma preponderante las vasculitis en el pulmón.

En la enfermedad del intersticio la biopsia pulmonar representa la última etapa del diagnóstico. En la elección del método para realizar la biopsia, debe seleccionarse el método que ofrezca las mayores posibilidades de obtener una adecuada y suficiente muestra de tejido.

Los patrones histológicos de neumonía intersticial más frecuentemente descritos en las enfermedades sistémicas, y en pediatría son (como se describen en su forma original):

- DIP: *desquamative interstitial pneumonia*.
- NSIP: *non specific interstitial pneumonia*.
- LIP: *lymphoid interstitial pneumonia*.

En la neumonía intersticial descamativa DIP se describen los espacios aéreos llenos de macrófagos alveolares, engrosamiento de los septum alveolares e inflamación con celularidad mixta. La fibrosis es mínima, existe hiperplasia de células epiteliales alveolares tipo II. Se describe que esta forma puede asociarse a trastornos del surfactante.

En la variante histológica neumonía intersticial no específica (NSIP) se observan grados variables de inflamación o fibrosis de la pared alveolar, con inflamación intersticial crónica de ligera a moderada, e hiperplasia de células epiteliales alveolares tipo II en las áreas de inflamación, también puede asociarse a trastornos del surfactante.

La neumonía intersticial linfocitaria (LIP) se caracteriza por un marcado y difuso infiltrado de linfocitos maduros, células plasmáticas e histiocitos en el intersticio pulmonar y sobre todo, en la pared alveolar. Este patrón también suele observarse en el curso de las inmunodeficiencias primarias y secundarias.

La neumonía intersticial usual (UIP) es rara en niños. La caracteriza la severa remodelación de la estructura alveolar. La histopatología describe el aspecto heterogéneo de áreas contiguas dado por la observación de áreas de parénquima normal, áreas de densas cicatrices, y áreas donde existe proliferación anormal de los bronquiolos. Existe inflamación intersticial de ligera a moderada.

El tratamiento específico de la enfermedad pulmonar intersticial crónica en el curso del LES u otra enfermedad sistémica, se dirige esencialmente a frenar la inflamación y prevenir la fibrosis hística.

No se encuentran en la literatura protocolos normados de tratamiento. En pediatría la elección de las drogas se sostiene más en la experiencia del grupo de médicos encargados de la atención de estos pacientes, que en el patrón histológico. Sin embargo, existen equipos que prefieren utilizar corticosteroides si en la histología predomina la descamación y la inflamación. De otra parte, prefieren la utilización de hidroxicloroquina si existe incremento del colágeno como parte de los cambios prefibróticos.

El tratamiento con drogas inmunosupresoras, antinflamatorias o antifibróticas puede durar semanas, meses e incluso años.

Las drogas antinflamatorias de elección son los corticosteroides por vía oral o parenteral. En niños con formas significativas de la enfermedad, puede comenzarse con bolos de metilprednisolona a la dosis de 10 a 30 mg/kg/día, por tres días consecutivos a intervalos mensuales. Se recomiendan tres ciclos como mínimo, pero pueden prolongarse en dependencia de la respuesta. Posteriormente, la dosis de metilprednisolona puede reducirse o el intervalo entre los ciclos espaciarse; se pensará entonces en su administración oral e incluso en suministrarla en días alternos. La alternativa a los corticosteroides es la hidroxicloroquina recomendada a dosis de 6 a 10 mg/kg/día. Si el tratamiento no resulta eficaz, pueden utilizarse otras drogas inmunosupresoras o citotóxicas: la azatioprina, la ciclofosfamida, la ciclosporina o el metotrexate. Para la terapéutica antifibrótica se utilizanel INF-gamma, los antagonistas del TGF-alfa, entre otras estrategias moleculares de intervención.

La regulación en la administración de oxígeno dependerá del estado clínico de la enfermedad, siempre es esencial el soporte nutricional.

En niños, la respuesta favorable al tratamiento puede afirmarse si disminuyen la tos y la disnea, si se registra incremento en los niveles de oxigenación al reposo y durante el sueño, con mejoría en las pruebas de función respiratoria. La evolución de las imágenes del parénquima pulmonar en la TACAR, requieren de un plazo mayor para ser evaluadas.

Enfermedad pulmonar intersticial crónica en el LES

Corresponde al grupo etiológico de enfermedad del intersticio pulmonar asociada a enfermedad sistémica. Se estima que la neumonía intersticial crónica puede tener lugar en 6% de pacientes LESp. El reporte histológico más frecuentemente descrito es la neumonía intersticial linfocitaria LIP. En algunos pacientes la fibrosis pulmonar puede ser la secuela de NLA.

Neumonía organizada

La neumonía organizada es un síndrome clínico-radiológico que se puede presentar en el LES.

La neumonía organizada, anteriomente denominada bronquiolitis obliterante con neumonía organizada *bronchiolitis obliterans organizing pneumonia*, BOOP , se caracteriza por parches que se corresponden con infiltrados alveolares. Estas opacidades se presentan con una distribución no segmentaria, sobre todo periféricas, subpleurales. Histológicamente estas lesiones comprenden conductos, sacos y alvéolos centroacinares, y en ellas predomina la inflamación o la fibrosis.

La neumonía organizada asociada a enfermedades del tejido conectivo, suele responder al tratamiento con corticosteroides e inmunosupresores.

Es de interés comprender que en la bronquiolitis obliterante pura a la cual hoy se prefiere denominar bronquiolitis constrictiva (*constrictive bronchiolitis*) , se reduce la luz de bronquiolos y conductos alveolares de forma parcial o total por procesos fibrosos irreversibles, con escasa o nula actividad inflamatoria, histológicamente, el parénquima pulmonar que los rodea es normal.

Enfermedad vascular pulmonar

Hipertensión arterial pulmonar

Se afirma que existe hipertensión arterial pulmonar (HTAP), cuando la presión arterial pulmonar media es igual o superior a 25 mmHg al reposo y superior a 30 mmHg en el ejercicio. Se estima que la HTAP es de etiología más diversa en niños que en adultos. Los niños suelen tolerar una discreta elevación de la presión arterial pulmonar, sin embargo, las altas presiones se asocian a enfermedad vascular obstructiva que conducen a fallo del ventrículo derecho.

El diagnóstico de la hipertensión arterial pulmonar en niños y como manifestación sistémica de las enfermedades autoinmunes del tejido conectivo resulta doblemente difícil.

La hipertensión pulmonar puede ser la forma de presentación del LES, de la esclerodermia y de la enfermedad mixta del tejido conectivo. De ahí la necesidad de revaluar con periodicidad las causas de HTAP una vez que ésta es diagnosticada. De otra parte, en el curso clínico variable de las conectivitis, la HTAP también puede expresarse con síntomas no específicos y sutiles lo cual puede demorar su diagnóstico.

Habitualmente, se estima que el diagnóstico de HTAP se realiza como mínimo más de 1 año después del comienzo de los síntomas. Esta complicación se expresa con síntomas no específicos como la disnea al esfuerzo, la falta de aire (que puede ser interpretada como asma) y eventos sincopales. Los niños mayores pueden referir dolor en el pecho.

La prevalencia de HTAP en el LESp no se conoce con exactitud. El Fenómeno de Raynaud, los anticuerpos antifosfolípidos y la enfermedad del intersticio pulmonar, suelen ser más frecuentes en pacientes con LES e HTAP.

La fisiopatología de la HTAP no está completamente dilucidada, mecanismos como la vasoconstricción, la vasculitis, la trombosis, la lesión endotelial, los anticuerpos antifosfolípidos y anticélulas endoteliales, contribuyen a los cambios estructurales y funcionales de las células del endotelio y pared vascular.

En la HTAP se identifican cambios histológicos en las arterias musculares dados por engrosamiento fibrocolagenoso de la capa íntima y media, con alteraciones en la lámina elástica y entrechamiento de la luz. Los hallazgos hísticos en las vasculitis secundarias a LES, describen depósitos de inmunoglobulinas y de componentes del complemento en la pared de los vasos sanguíneos de pacientes con LES e HTAP.

El ecocardiograma con *doppler* y la cateterización cardíaca confirman el diagnóstico, evalúan la repercusión en la estructura y función de ventrículo derecho, y la respuesta al tratamiento.

La cintigrafía de ventilación-perfusión es útil para descartar el tromboembolismo pulmonar crónico solapadamente subyacente a la HTAP.

El pronóstico de pacientes con conectivitis e HTAP, depende del diagnóstico y tratamiento precoz de ambas condiciones. El tratamiento de la HTAP es difícil de estandarizar, dada la variabilidad individual de la reactividad vascular en la respuesta al tratamiento específico.

Se recomienda que la terapéutica debe combinar a la terapia antiinflamatoria e inmunosupresora, drogas vasodilatadoras y anticoagulantes. Esta terapéutica debe ser flexible e individualizada.

Tromboembolismo pulmonar y síndrome antifosfolípidos

Los expertos hacen constar que efectos protrombóticos del LES, independientes al síndrome antifosfolípidos, han sido sugeridos pero no probados. La prevalencia del tromboembolismo pulmonar en el LES está vinculado a la presencia de anticuerpos antifosfolípidos (aPL). Los dos anticuerpos antifosfolípidos (aPL) más conocidos son el anticoagulante lúpico (AL) y los anticuerpos anticardiolipina (aCL). La frecuencia de aPL es alta en LESp, se estima de 56% para la aCL, y de 31% para AL.

Síndrome antifosfolípidos

El síndrome antifosfolípidos (SAP) se refiere a la combinación de importantes eventos clínicos de trombosis vascular: arterial, venosa o de pequeños vasos (al menos un episodio en cualquier órgano o tejido), confirmado por imagen con ultrasonografía doppler, cintigrafía de ventilación-perfusión o por histopatología; y estos eventos asociados a la presencia de anticuerpos antifosfolípidos en dos o más ocasiones con intervalos de 12 semanas.

Existen también complicaciones intratorácicas no trombóticas asociadas con los aPL; estas son: la HIAD, la HTAP, el síndrome de dificultad respiratoria del adulto (SDRA) y lesiones en las válvulas cardíacas.

El sistema cardiopulmonar está involucrado en el contexto del síndrome antifosfolípidos catastrófico (oclusión de pequeños vasos en tres o más órganos) y suele progresar a SDRA. El SDRA puede ocurrir en 5 a 15% de pacientes con LES vinculado a infección o a SAP.

Debilidad de los músculos respiratorios

Disfunción diafragmática

La afectación del diafragma por atrofia, fibrosis o calcificaciones de fibras musculares, se caracteriza por atelectasias segmentarias en banda y una elevación de la cúpula diafragmática; en su máxima expresión se aprecia el aspecto de pulmón retraído (*shrinking lung*), también descrito como caja torácica atónica donde también se aprecia, disminución de los espacios intercostales. Autores refieren que se debe a una miositis del diafragma. La sobreelevación de los hemidiafragmas se reporta en cuatro casos cada ocho en la serie de casos de Jongste; y la de Delgado reporta tres casos sobre 22. En esta complicación, las pruebas funcionales muestran un patrón restrictivo, con capacidad de difusión del monóxido de carbono (DLCO) normal.

Dada la ausencia de estudios sistemáticos, no puede descartarse el posible daño colateral del tratamiento prolongado con corticosteroides en la disminución de la fuerza de los músculos inspiratorios.

Función respiratoria

Estudios constatan anomalías en la función pulmonar en hasta 40 a 60% de pacientes LESp, sin presentar evidencias de síntomas clínicos ni cambios en las imágenes de la radiografía de tórax o TACAR. Como ya se mencionó, se observa básicamente el defecto de ventilación restrictivo con disminución de la DLCO. También se reporta que el compromiso pulmonar en el LESp puede existir sin que se aprecien alteraciones en los volúmenes pulmonares, en los flujos espiratorios forzados, en la DLCO, ni existir anomalías de la saturación arterial de oxígeno en las pruebas de esfuerzo.

Aunque las pruebas de función pulmonar no se correlacionan bien con los síntomas respiratorios, estas ofrecen una cuantificación objetiva, no invasiva del tipo y severidad del daño funcional. Se sugiere la evaluación periódica de la función del aparato respiratorio en todos los pacientes con enfermedades reumáticas, mínimo una vez por año, incluso en ausencia de síntomas respiratorios para detectar alteraciones tempranas, optimizar el tratamiento y prevenir en lo posible complicaciones respiratorias.

Afectación de vías aéreas altas y bajas

La afectación de la vía aérea superior es infrecuente en el LES. El compromiso laríngeo puede tener lugar en 0.3 a 13% de los pacientes. Los síntomas laríngeos raramente se presentan de forma aislada. La ronquera, el dolor de garganta y la disnea pueden estar presentes en dependencia del sitio comprometido. La vasculitis secundaria a LES puede afectar directamente la laringe, causando estenosis subglótica.

La obstrucción de la vía aérea inferior no es un hallazgo frecuente. Aunque pacientes con esta anomalía han sido reportados.

Otras manifestaciones pulmonares del LES

Complicación pulmonar iatrogénica

No se encuentran estudios sistemáticos sobre las complicaciones pulmonares producidas por drogas utilizadas para tratar las manifestaciones clínicas del LES. Sin embargo, es notorio que existe una susceptibilidad individual a los efectos adversos que pueden tener las drogas o sus dosis terapéuticas acumuladas en el curso de la enfermedad; los complejísimos mecanismos que sustentan la epigenética o la farmacogenómica, bien pudieran ofrecernos los porqués de estas observaciones prácticas.

Existen comunicaciones sobre el daño pulmonar causado por la utilización de algunas drogas.

Se reporta neumonía intersticial inducida por el uso de azatioprina o de micofenolato mofetil. En relación con la utilización de ciclofosfamida se han descrito dos tipos de injuria pulmonar, la primera en forma de neumonía iatrogénica de comienzo temprano, que puede aparecer durante los primeros 6 meses de exposición a la droga, esta neumonía responde al retirar la ciclofosfamida y a la utilización de corticosteroides. La otra complicación iatrogénica se informa hasta 13 años después de haberse utilizado la ciclofosfamida, se reporta fibrosis pulmonar con predominio en lóbulos superiores y engrosamiento pleural bilateral con pobre respuesta a los corticosteroides. Igualmente, el metotrexate puede inducir lesiones pulmonares con grados variables de inflamación y fibrosis, asociadas a eosinofilia periférica e hística. El pronóstico se reporta favorable al suspender la droga y al tratamiento con corticosteroides.

Esclerodermia

La enfermedad se caracteriza por manifestaciones cutáneas dadas por la inflamación, la fibrosis y cambios vasculares que conducen a la esclerodermia con compromiso multisistémico. La complicación cardiopulmonar más frecuente es la enfermedad intersticial con progresiva evolución a la fibrosis, seguida de hipertensión arterial pulmonar. La HTAP se reporta en 50% de pacientes con esclerosis sistémica, sin embargo, no es frecuente en edad pediátrica. El compromiso sistémico en esta enfermedad puede aparecer en los primeros 5 años del diagnóstico.

En la esclerodermia se describen formas de presentación con manifestaciones clínicas, autoinmunes y evolutivas características. El comienzo de la enfermedad suele ser más temprano en el sexo femenino. Las complicaciones pulmonares pueden existir desde edades pediátricas.

Complicaciones del sistema respiratorio en la esclerodermia sistémica

1. Complicaciones del parénquima:
   - Enfermedad pulmonar intersticial crónica:
     - Neumonía intersticial no específica.
     - Neumonía intersticial usual.
     - Neumonía intersticial linfocitaria.

- Neumonía organizada.
- Neumonía por broncoaspiración.
2. Enfermedad vascular pulmonar:
   - Hipertensión arterial pulmonar.
3. Debilidad de los músculos respiratorios.
4. Enfermedad de vías aéreas pequeñas.

De los pacientes con esclerodermia, 70% tienen la forma localizada, la cual se distingue por presentar: esclerosis cutánea distal a las rodillas y los codos que no afecta el tórax, larga historia de Fenómeno de Raynaud previo al diagnóstico, y la presencia de anticuerpos anticentrómeros circulantes. Su típica forma es el síndrome de CREST: calcinosis subcutánea, Fenómeno de Raynaud, trastornos de la motilidad esofágica, esclerodactilia y telangiectasias predominantes en la cara y en el tórax. La hipertensión pulmonar típicamente se presenta en pacientes con formas clínicas limitadas de la enfermedad.

De estos pacientes, 30% presentan la forma clínica difusa caracterizada por el compromiso proximal de la piel e involucra al tórax. Las lesiones cutáneas pueden preceder o simultanear al Fenómeno de Raynaud.

Los anticuerpos antitopoisomerasa (Scl70) están presentes de forma más frecuente en la forma difusa y los anticuerpos anticentrómeros habitualmente están ausentes. Sin embargo, estudios comunican que existen formas localizadas con Scl70 positivos. La enfermedad intersticial y la fibrosis pulmonar típicamente afecta a pacientes con forma difusa.

Se reporta que el comienzo más tardío del Fenómeno de Raynaud se relaciona con las manifestaciones más severas de la enfermedad, como fibrosis e hipertensión pulmonar.

La presencia de los autoanticuerpos Scl70 se correlaciona con la actividad de la enfermedad. Los anticuerpos anti-RNA polimerasa se asocian más a esclerodermia difusa con compromiso renal.

Existen los síndromes superpuestos cuando los rasgos de esclerodermia coexisten con otras enfermedades del tejido conectivo (LES, dermatomiositis, polimiositis y AIJ).

Complicaciones del parénquima

Enfermedad pulmonar intersticial crónica

La enfermedad pulmonar intersticial crónica con progresión a la fibrosis es la complicación pulmonar más frecuente en la esclerodermia, y puede existir en las formas limitadas y difusas de la enfermedad. La presencia de anti ADN topoisomerasa II (Scl70 II) se ha reportado ser factor clave en el desarrollo de enfermedad pulmonar intersticial en asociación con CMH clase II (HLA-DR3, HLA-DPBI) (**Figs. 16.4** y **16.5**).

La evolución natural de la neumonía intersticial en la esclerodermia incluye una fase inicial de alveolitis y una evolución progresiva a la fibrosis pulmonar.

Se reporta que la NSIP es el principal rasgo histológico de enfermedad intersticial que se observa en la esclerodermia, y la UIP es el principal rasgo histológico que se asocia con la fibrosis pulmonar.

La exploración funcional respiratoria, el lavado bronquioalveolar y la TACAR, son útiles para evaluar el pronóstico pulmonar en estos pacientes.

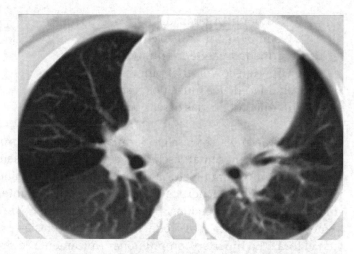

Fig. 16.4. TAC de tórax. Corte axial (marzo de 2010). Opacidades en vidrio esmerilado, fundamentalmente en lóbulos inferiores, que sugieren la progresión de estadío I de Warrick. Adolescente femenina de13,8 años con diagnóstico de esclerodermia (localizada que evolucionó a difusa) desde hace 4,8 años. Compromiso renal. Falta de aire e intolerancia al ejercicio físico desde hace 2 años. Anticuerpos anti-ADN y Scl70 positivos. Exploración funcional ventilatoria: patrón ventilatorio CVF disminuido restrictivo. No es posible medir DLCO. No es posible realizar LBA.

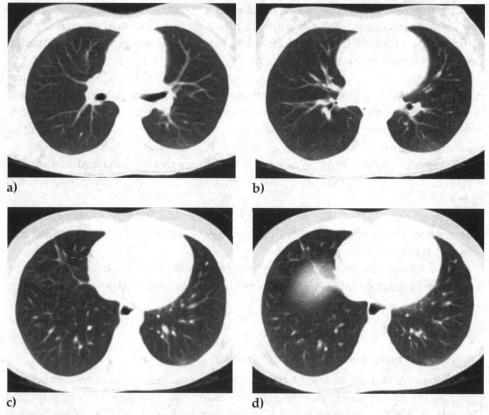

a)   b)

c)   d)

Fig. 16.5. TACAR de tórax (octubre de 2010. A,B,C,D: cortes axiales. Opacidades en vidrio esmerilado en segmentos apicales y basales posteriores de lóbulos inferiores, que sugieren la progresión de estadío I de Warrick. Adolescente femenina de13,6 años. Hace 2,1 años tiene diagnóstico de esclerodermia difusa. Tiempo de evolución de los síntomas 4 años. Compromiso renal. Anticuerpos anti-ADN, ANA, Scl70, y anticoagulante lúpico (AL) positivos. Enzimas musculares (CPK, LDH) elevadas. Exploración funcional ventilatoria: patrón espirométrico con CVF disminuido restrictivo. No es posible medir DLCO. No es posible realizar LBA.

La presencia o instauración progresiva del defecto ventilatorio restrictivo y la reducida DLCO en la exploración funcional respiratoria son signos de evolución progresiva desfavorable.Se reporta que el predominio de neutrófilos y eosinófilos en el lavado bronquioalveolar son signos de mal pronóstico.

La TACAR es el mejor medio para identificar el daño pulmonar, definir la etapa de daño orgánico y su progresión desde la inflamación hasta el daño estructural irreversible de fibrosis. En la práctica este medio diagnóstico es aún más efectivo si se utilizan sistemas para cuantificar a través de las imágenes el daño hístico. Las opacidades en vidrio esmerilado, son las que suelen observarse en edad pediátrica. Estas imágenes denotan signos de alveolitis activa o fibrosis microscópica, que están representadas por un ligero aumento difuso en la densidad de las bases pulmonares, que no oscurecen la trama bronco vascular.

Los estadios propuestos por Warrick son de gran utilidad, se utilizan en la práctica cubana para evaluar el daño pulmonar en pacientes pediátricos y adultos con esclerodermia.

Enfermedad vascular pulmonar

Hipertensión arterial pulmonar

La HTAP puede afectar entre 5 y 33% de pacientes con esclerodermia, en dependencia de los criterios diagnósticos utilizados. Se reporta que formas severas pueden afectar a 9% de pacientes con formas cutáneas limitadas de la enfermedad; sin embargo, también puede estar presente en las formas difusas de la enfermedad; en estos casos, se describe que es una complicación más tardía en el curso de la enfermedad y menos severa.

Los hallazgos hísticos revelan fibrosis de la íntima, hipertrofia de la media y arteriopatía plexogénica similar a la observada en la hipertensión arterial idiopática.

La ecocardiografía con *doppler* y la exploración funcional respiratoria, deben realizarse anualmente en pacientes con esclerodermia. El estudio hemodinámico invasivo (cateterismo cardíaco) se sugiere en pacientes en los que se sospechen cifras en arteria pulmonar superior a 35 mmHg.

Dermatomiositis y polimiositis

La dermatomiositis y la polimiomitis son miopatías inflamatorias idiopáticas. La dermatomiositis juvenil (DMj) puede presentarse entre los 5 y 18 años de la vida.

Estas entidades son condiciones clínico-serológicas heterogéneas que se caracterizan por debilidad de los músculos proximales, signos de compromiso cutáneo, y manifestaciones extramusculares, entre las cuales se reportan las manifestaciones respiratorias.

Complicaciones del sistema respiratorio en la dermatomiositis y polimiositis

1. Complicaciones del parénquima:
   - Enfermedad pulmonar intersticial aguda.
   - Enfermedad pulmonar intersticial crónica:
     – Neumonía intersticial no específica
     – Neumonía intersticial usual
     – Neumonía intersticial linfocitaria
   - Neumonía organizada.
   - Neumonía por broncoaspiración.
2. Enfermedad vascular pulmonar:
   - Hipertensión arterial pulmonar.
3. Debilidad de los músculos respiratorios.

En las manifestaciones clínicas de estas entidades suelen asociarse otras expresiones de las enfermedades del tejido conectivo, enfermedades autoinmunes sistémicas y enfermedades malignas, sobre todo, en otras etapas de la vida.

Las complicaciones respiratorias no son frecuentes en el niño, pero pueden corresponder a tres mecanismos:

1. Enfermedad intersticial difusa aguda o crónica, donde el lavado bronquioalveolar muestra una alveolitis más frecuente a linfocitos que a neutrófilos, con presencia de autoanticuerpos anti-Jo-1 u otros, en el contexto de anticuerpos antisintetasa.
2. Neumonías por broncoaspiración, consecuencia de la disfunción de los músculos faringolaríngeos.
3. Hipoventilación alveolar debido a la injuria de los músculos respiratorios, con la consecuente predisposición a infecciones pulmonares. La HTAP también puede presentarse, pero es infrecuente en el niño.

La enfermedad intersticial difusa aguda histológicamente puede revelar daño alveolar difuso con predominio de hemorragia o vasculitis.

Se reporta que las manifestaciones respiratorias pueden preceder por años al diagnóstico o presentarse de forma simultánea con otras manifestaciones clínicas. La presencia de autoanticuerpos en el contexto del llamado síndrome antisintetasa significan mal pronóstico en la evolución de la enfermedad intersticial, y también, se relacionan con la resistencia al tratamiento con corticosteroides.

Enfermedad mixta del tejido conectivo

Los pacientes con enfermedad mixta del tejido conectivo presentan rasgos clínicos de LES, de esclerodermia, de dermatomiositis y polimiomitis, y la presencia de autoanticuerpos anti-RNP. En la evolución de la enfermedad, algunos pacientes pueden perfilar sus manifestaciones hacia formas clínicas específicas de las enfermedades mencionadas.

Los pacientes con enfermedades del tejido conectivo que presentan autoanticuerpos anti-RNP tienen alto riesgo de presentar enfermedad pulmonar intersticial, e incluso se reporta que puede ser un marcador de fibrosis pulmonar.

Las posibles complicaciones pulmonares son las mismas que se pueden observar en el LES, la esclerodermia, en la dermatomiositis y polimiomitis.

Síndrome de Sjögren

El Síndrome de Sjögren (SS) es una exocrinopatía crónica progresiva que se caracteriza por la infiltración y proliferación de linfocitos en las glándulas y órganos afectados.

En la fisiopatología de la enfermedad primaria existe disregulación en los mecanismos inmunitarios innatos y adaptativos que involucra los mecanismos de la inmunidad celular y humoral. De otra parte, sus rasgos clínicos pueden presentarse asociados con los de otras enfermedades del tejido conectivo. Estudios hacen constar que esta enfermedad multifactorial comparte determinantes genéticos con la artritis reumatoide y con el LES.

En la forma primaria del SS, el compromiso pulmonar suele ser menos frecuente y menos severo que en la forma secundaria del síndrome. Las complicaciones pulmonares más frecuentes, aunque raras en pediatría, son el compromiso del tracto respiratorio desde la naríz hasta los alveolos (dado fundamentalmente por la desecación, con afectación del sistema de aclaramiento mucociliar e infiltración linfocitaria de la mucosa bronquial) y la enfermedad del intersticio pulmonar.

Se manifiesta por la presencia de costras secas en mucosas, tos seca irritativa e infecciones respiratorias recurrentes. La enfermedad del intersticio pulmonar puede revelar la enfermedad, se reporta en 8 a 38% de pacientes con SS primario. Los patrones histológicos descritos son: NSIP, UIP, LIP.

Artritis idiopática juvenil

La artritis idiopática juvenil (AIJ) comprende una familia o subtipos de artritis inflamatorias crónicas de comienzo en edad pediátrica. Actualmente se describen siete subtipos de la enfermedad: la forma oligoarticular; la forma poliarticular FR positivo; la forma poliarticular FR negativo; la forma sistémica (AIJS); la artritis relacionada con entesitis; la artritis psoriásica juvenil; y la artritis indiferenciada.

La forma sistémica se caracteriza por la combinación de artritis e inflamación sistémica con perfil inmunofenotípico de células mononucleares según el grado de actividad de la enfermedad. Las manifestaciones clínicas de la AIJS incluyen fiebre, rash, serositis (pericarditis y pleuritis) y artritis con sus correspondientes semiologías. Esta forma clínica representa 10 a 20% de todas las AIJ, y al mismo tiempo, presenta la mayor mortalidad, relacionada con el síndrome de activación macrofágica.

La prevalencia global del compromiso respiratorio se estima entre 4 y 8%. Los síntomas secundarios a la artritis de la articulación cricoaritenoidea son infrecuentes. Las complicaciones pulmonares más frecuentes son la afectación pleural y los infiltrados pulmonares de origen inmunológico que pueden presentarse en las formas sistémicas en edades pediátricas.

El compromiso pleural (pleuritis o derrame pleural) puede ser subclínico, o expresarse con dolor torácico y disnea. El líquido del derrame pleural es un exudado, con celularidad mixta, puede ser opaco o lechoso secundario a la acumulación de colesterol; presenta bajos niveles de glucosa, CH50, C3 yC4.

En las formas poliarticulares en niños mayores, el compromiso pulmonar semeja al del adulto; en estos pacientes, las posibles complicaciones pulmonares son: derrame pleural, nódulos pulmonares, en ocasiones excavados, y enfermedad pulmonar intersticial con predominio de neutrófilos o de linfocitos en el LBA, bronquiolitis constrictiva y neumonía organizada. Entre los patrones histológicos de enfermedad pulmonar intersticial se describen (en ocasiones asociados): LIP, NSIP, DIP, UIP. Puede existir alteración de las funciones respiratorias aún sin manifestaciones clínicas ni radiológicas.

Vasculitis

Las vasculitis sistémicas son vasculitis clínicamente relevantes, donde la evidencia patológica de la inflamación de los vasos sanguíneos representa ser parte importante de la enfermedad.

Varias clasificaciones de vasculitis han sido propuestas atendiendo al calibre de los vasos comprometidos, al sitio de la lesión, al tipo de lesiones histológicas y a la calidad del infiltrado celular o del depósito inmune.

La histopatología de las lesiones describe que pueden existir grados variables de inflamación con significación clínica, de infiltración peri y extravascular que puede conducir a la formación de granulomas, y de necrosis fibrinoide de los vasos.

Epidemiología

Las vasculitis primarias sistémicas son un grupo de enfermedades no frecuentes cuya incidencia combinada anual se registra en alrededor de los más de 100 casos por millón.

El diagnóstico y tratamiento precoz influye de forma favorable el pronóstico de estas enfermedades. Sin embargo, su relativa infrecuencia y heterogeneidad clínica, frecuentemente tiende a demorar el diagnóstico.

Complicaciones respiratorias

Los síndromes vasculíticos que afectan predominantemente a los pequeños vasos (arteriolas, vénulas y capilares), son los que producen las vasculitis en el pulmón.

Según rasgos inmunohistológicos que le son comunes, las vasculitis de pequeños vasos se dividen en vasculitis asociadas a autoanticuerpos ANCA, sin depósitos inmunes: el Síndrome de Churg-Strauss, la Granulomatosis de Wegener y la poliangeítis microscópica; y de otra parte se agrupan las vasculitis donde la injuria vascular es secundaria a la formación de inmunocomplejos: el Síndrome de Goodpasture, la Púrpura de Schönlein-Henoch y la vasculitis crioglobulinémica.

Las complicaciones pulmonares varían desde formas subclínicas a formas graves con riesgo para la vida del paciente.

Síndrome de Churg-Strauss

El Síndrome de Churg-Strauss (SCS) es una vasculitis granulomatosa de pequeños vasos.

Los pacientes con SCS clínicamente se caracterizan por presentar asma severa, con frecuencia refractaria al tratamiento corticosteroide.

El asma precede con frecuencia otras manifestaciones de vasculitis. Las imágenes pulmonares muestran infiltrados o nódulos pulmonares (lábiles, transitorios, no fijos, migratorios, sin necrosis). Las localizaciones extrapulmonares pueden ser neurológicas (mononeuritis o polineuritis), cutánea (púrpura vascular, nódulo), renales (limitadas generalmente a una proteinuria), gastrointestinales (dolor abdominal, diarreas, vómitos, perforación digestiva, infarto mesentérico), osteoarticulares, cardíacas (pericarditis, miocarditis) y ORL (pólipos). En casos reportados la edad media del diagnóstico es de 12.6 años.

La causa de esta vasculitis alérgica y granulomatosa no es conocida, pero su estirpe autoinmunitario se hace evidente con la hipergammaglobulinemia, el incremento de la IgE (> 4 300 UI/L) y (p)-ANCA. El diagnóstico se sostiene en la biopsia pulmonar que evidencia la vasculitis y en al menos cuatro criterios: asma moderada a severa, eosinofilia sanguínea (en al menos 10%, hipereosinofiliae mayor o igual que 1 500/mm^3), infiltrados pulmonares no fijos, con eosinófilos extravasculares en la biopsia. La hipereosinofilia pulmonar en el LBA es un argumento diagnóstico.

El tratamiento consiste en corticosteroides por vía sistémica, asociados a ciclofosfamida o azatioprina en caso de respuesta no adecuada a los corticosteroides.

Granulomatosis de Wegener

Es una vasculitis granulomatosa necrosante de pequeños vasos que afecta preferencialmente las vías aéreas superiores, los pulmones y los riñones; también, se describen localizaciones oftálmicas y cutáneas. Los estudios sitúan la edad media del diagnóstico en la adolescencia, entre los 12 y 14 años. Las manifestaciones iniciales suelen ser de vías respiratorias altas dadas por rinorrea purulenta, fétida o sanguinolenta. Al examen físico existe rinitis costrosa, con ulceraciones de la mucosa nasal; pueden existir estenosis subglóticas o de la parte superior de la tráquea con frecuencia asintomáticas.

El compromiso pulmonar al comienzo puede estar ausente, pero en el curso de la enfermedad alcanza 75% de los casos; este se expresa con tos seca, disnea y dolor torácico. Las imágenes pulmonares muestran nódulos pulmonares únicos o múltiples, frecuentemente excavados e infiltrados en vidrio despulido difusos o en parches, sugiriendo la hemorragia intra-alveolar. También, pueden existir derrames pleurales, atelectasias, neumotórax, calcificaciones y adenopatías mediastinales.

La broncoscopía descubre lesiones inflamatorias de la mucosa, en ocasiones estenosantes, con ulceraciones, e incluso con aspecto pseudotumoral endobronquial responsable de la atelectasia. Las biopsias muestran una vasculitis necrosante, sobre todo, en vasos de pequeño calibre. Si existe hemorragia intra-alveolar el líquido del LBA se presenta de color rojizo, rico en siderocitos. Se asocia a eritrosedimentación acelerada, anemia, hipergammaglobulinemia. El diagnóstico es confirmado por la presencia de autoanticuerpos (c)-ANCAPR 3.

El tratamiento con corticosteroides por vía sistémica, asociados a ciclofosfamida, produce remisión en 90% de los casos.

Poliangeítis microscópica

Esta variante comparte características de la Enfermedad de Wegener; clínicamente se diferencia en que la afectación de la vía aérea superior es menos frecuente, y en que puede afectar sólo al riñón en 90% de los casos. La afectación pulmonar se registra en 50%, pudiendo ser la HIAD una complicación severa. Es frecuente la presencia de púrpura, se asocia con (p)-ANCA y no suele formar granulomas.

Un estudio retrospectivo demostró que 1 130 pacientes con diagnóstico de Síndrome de Churg-Strauss, Granulomatosis de Wegener o poliangeítis microscópica, presentaron alta frecuencia de eventos tromboembólicos venosos.

Otros síndromes vasculíticos

La Púrpura de Schönlein-Henoch es la más frecuente en edades pediátricas, puede aparecer posterior a infecciones de vías aéreas superiores. En la histopatología existe depósito vascular de complejos inmunes IgA. El pulmón puede estar comprometido, la HIAD puede presentarse con formas subclínicas o severas. La evolución suele ser favorable. La toma renal se describe en alrededor de 5% de los casos.

En la crioglobulinemia la inflamación de arteriolas, vénulas y capilares es causada por la acumulación de crioglobulinas. Los pacientes pueden presentar artralgias, púrpura, y nefritis asociadas a la infección por virus de la hepatitis C. Se describe complicación pulmonar dada por toma del intersticio de ligera a moderada, que puede evolucionar a la fibrosis.

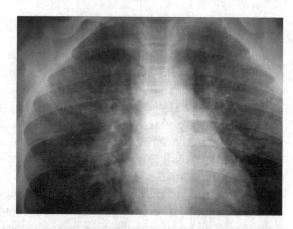

Fig. 16.6. Radiografía de tórax (febrero de 2011). Patrón intersticial bilateral, de vértices a bases.

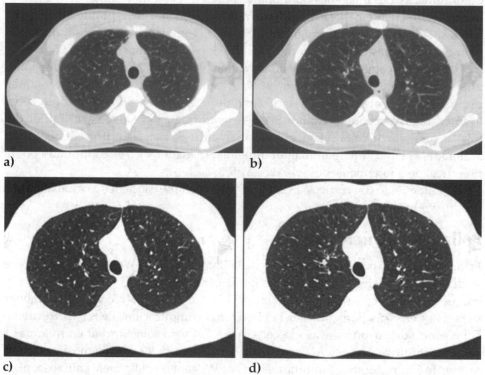

a)   b)

c)   d)

Fig. 16.7. a y b: TAC de tórax. Cortes axiales (marzo de 2011). Patrón retículo-nodular, a predominio nodular (nódulos de 3 a 4 mm), bilateral, que se extiende de vértices a bases. **c y d**: TACAR de tórax. Cortes axiales (marzo de 2012). Persiste el patrón retículo-nodular, pero se aprecia una ligera disminución global de este.

Las vasculitis que afectan los medianos y grandes vasos, solo ocasionalmente dañan al pulmón.

Las **figuras 16.6** y **16.7** muestran imágenes de un adolescente de 14 años, masculino, mestizo, con antecedentes de alergia desde pequeño, clasificado como sospecha de LES y vasculitis sistémica, o ambos, el cual entró en seguimiento conjunto por consulta de reumatología y neumología del Hospital Pediátrico Universitario Pedro Borrás Astorga.

En octubre de 2010, febrero de 2011, abril de 2011: cuadro febril (varios picos diarios de 39.5 grados) de tres semanas de evolución, con síntomas respiratorios de faringitis, amigdalitis, tos seca, por lo cual se trata con antibióticos en varias oportunidades. En febrero de 2011 se realizan estudios para descartar hongos, TB, VIH que fueron negativos; se detectó anemia, el resto de los exámenes de laboratorio fueron normales.

Desde junio de 2011 hasta abril de 2012, hace fiebre de hasta 38 grados todos los días.

Durante estos meses refiere: cansancio marcado, tos seca, prurito nasal, rinitis acuosa, congestión ocular. Dolor intenso en ambas rodillas y en articulaciones metacarpofalángicas de ambas manos, mayores después de periodos de reposo. Aftas orales frecuentes, acidez con sensación de buches ácidos. Dolor en epigastrio, vómitos, diarreas, cefaleas frecuentes. En una ocasión detectó una bolita con alteración de las venas del antebrazo. Dolor que se irradia por el miembro inferior derecho hacia el pie.

Examen físico: se apreció una lesión ulcerosa pequeña en el cornete nasal izquierdo. El resto del examen es normal.

Complementarios: anemia, hipergammaglobulinemia, hipocomplementemia, macroalbuminuria; plaquetas en el límite superior; eosinofilia > 11%, con conteo absoluto de eosinófilos > 1 500/mm^3 y > 800/mm^3.

Exploración funcional ventilatoria: patrón espirométrico normal. No es posible medir DLCO. No es posible realizar LBA. Se repite TACAR (marzo 2012).

Paciente en estudio, pendientes resultados de anticuerpos y función renal entre otros exámenes.

La revelación de las enfermedades reumáticas y sus complicaciones, siempre constituyen un reto diagnóstico y terapéutico, dado el variable curso de su evolución natural unido a la compleja y heterogénea expresión fisiopatológica y clínica.

Existe un estudio cubano sobre el estado clínico, funcional y estructural del sistema cardiorrespiratorio en niños y adolescentes cubanos con enfermedades reumáticas.

En el momento de escribir este capítulo, la base de datos que permitió realizar el reporte, la conforman 150 pacientes con LES (LESp o LESj), 65 pacientes con esclerodermia, 15 pacientes con vasculitis (entre vasculitis sistémica y pacientes en seguimiento con estado diagnóstico de sospecha de LES y vasculitis sistémica, o ambos), 9 pacientes con otras enfermedades del tejido conectivo (conectivitis mixtas, DMj y otras) y 50 pacientes con artritis idiopática juvenil. Se trata de un trabajo de realización conjunta entre la consulta de neumología del Hospital Pediátrico Universitario Pedro Borrás Astorga y las consultas de Referencia Nacional de Reumatología que tienen lugar en este y en el Hospital Pediátrico Universitario Juan Manuel Márquez. En estas consultas también participan especialistas del Hospital Pediátrico Universitario William Soler. Las Consultas de Referencia Nacional de Reumatología cuentan con la activa participación de los especialistas fundadores de la Escuela Cubana de Reumatología Pediátrica.

Bibliografía

Allenbach, Y., R. Seror, C. Pagnoux, L. Teixeira, P. Guilpain and L. Guillevin (2009): High frequency of venous thromboembolic events in ChurgStrauss syndrome, Wegener's Granulomatosis and microscopic polyangiitis but not polyarteritis nodosa: a systematic retrospective study on 1130 patients. Ann. Rheum. Dis. 68: 564-567.

Betteridge, Z. E., H. Gunawardena and N. J. McHugh (2011): Novel autoantibodies and clinical phenotypes in adult and juvenile myositis. Arthritis Research & Therapy, 13: 209.

Barst, R. J., S. I. Ertel and M. Beghetti D. D. (2011): Ivy Pulmonary arterial hypertension: a comparison between children and adults. Eur. Respir. J. 37(3): 665-677.

Bonakdar, Z. S., N. Mohtasham and M. Karimifar (2011): Evaluation of damage index and its association with risk factors in patients with systemic lupus erythematosus. J. Res. Med. Sci. 16(Suppl1): S427-S432.

Brogan, P., D. Eleftheriou and M. Dillon (2010): Small vessel vasculitis. Pediatr. Nephrol. 25: 1025-1035.

Cees, G. and M. Kallenberg (2011): Pathogenesis of ANCA-associated vasculitides. Ann. Rheum. Dis. 70(Suppl 1): 59-63.

Clements, P. J., M. D. Roth, R. Elashoff, D. P. Tashkin, J. Goldin et al. (2007): Scleroderma lung study (SLS): differences in the presentation and course of patients with limited versus diffuse systemic sclerosis. Ann. Rheum. Dis. 66: 1641-1647.

Clement, A., N. Nathan, R. Epaud, B. Fauroux, H. Corvol et al. (2010): Interstitial lung diseases in children.Orphanet Journal of Rare Diseases, 5:22. doi: 10.1186/1750-1172-5-22.

Cobb, B. L., L. Christopher, H. B. John and K. L. Moser (2008): Genes and Sjögren's Syndrome Rheum Dis. Clin. North Am., 34(4): 847-vdoi:10.1016/j.rdc.2008.08.003.

Delgado, E. A., P. N. Malleson, G. E. Pirie and R. E.Petty (1990): The pulmonary manifestations of childhood onset systemic lupus erythematosus. Semin. Arthritis. Rheum. 19: 285-293.

Descloux, E., I. Durieu, P. Cochat, D. Vital Durand, J. Ninet *et al.* (2008): Paediatric systemic lupus erythematosus: prognostic impact of antiphospholipid antibodies. Rheumatology 47:183-187.

_____ (2009): Influence of age at disease onset in the outcome of paediatric systemic lupus erythematosus. Rheumatology 48: 779-784.

Deutsch, G. H., L. R. Young, R. R. Deterding, L. L. Fan, S. D. Dell *et al.* (2007): Diffuse lung disease in young children: application of a novel classification scheme. Am. J. Respir. Crit. Care Med., 176(11):1120-8.

Dracou, C., G. Syridou, S. Drakonaki and G. Grigoriadou (2008): Long term follow-up of children with juvenile systemic sclerosis, mixed connective tissue disease and pulmonary disease. Pediatric Rheumatology 6(Suppl 1): p.231doi:10.1186/1546-0096-6-S1-P231.

Fan, L. L. and C. Langston (2002): Pediatric interstitial lung disease: children are not small adults. Am. J. Respir. Crit. Care Med., 165(11): 1466-1467.

Fertig, N., T. Robyn Domsic, T. Rodríguez-Reyna, M. Kuwana and M. Lucas (2009): Anti-U11/U12 RNP antibodies in systemic sclerosis (SSc): A new serologic marker associated with pulmonary fibrosis: Arthritis Rheum. 2009 July 15; 61(7): 958-965.

Frech, T., D. Khanna, B. Markewitz, G. Mineau, R. Pimentel and A. Sawitzke (2010): Heritability of Vasculopathy, Autoimmune Disease, and Fibrosis: A Population-Based Study of Systemic Sclerosis. Arthritis Rheum, 62(7): 2109-2116.

Hassoun, P. M (2011): Lung Involvement in Systemic Sclerosis. Presse Med., 40(1 Pt 2): e3-e17. doi:10.1016/j.lpm.2010.08.006.

Haworth, S. G. (2008): The management of pulmonary hypertension in children. Arch. Dis. Child. 93:620-625.

Hersh, O. A., E. von Scheven, Y. Jinoos, P. Pantelis, L. Julian *et al.* (2009): Differences in Long-Term Disease Activity and Treatment of Adult Patients With Childhood-and Adult-Onset Systemic Lupus Erythematosus Arthritis Rheum. 61(1): 13-20.

Jongste, J. C. de, H. J. Neijens, E. J. Duiverman, J. M. Bogaard and K. F. Kerrebijn (1986): Respiratory tract disease in Systemic lupus erythematosus. Arch Dis Child, 61: 478-483

Kinder, B., W. C. Shariat, H. R. Collard, L. L. Koth, P. J. Wolters *et al.* (2010): Undifferentiated Connective Tissue Disease-Associated Interstitial Lung Disease: Changes in Lung Function. Lung 188: 143-149.

Leitenberger, J. J., L. R. Cayce, R. W. Haley, B. Adams-Huet, P. R. Bergstresser et al. (2009): Morphea subtypes are distinct autoimmune syndromes: A review of 245 adult and pediatric cases. Arch. Dermatol. 145(5): 545-550.

Lee, P., T. Lee, M. Ho, W. Wong and Y. Lau (2007): Recurrent major infections in juvenile-onset systemic lupus erythematosus a close link with long-term disease damage. Rheumatology, 46: 1290-1296.

Macaubas, C., K. Nguyen, Ch. Deshpande, C. Phillips, A. Peck, *et al.* (2010): Distribution of circulating cells in systemic juvenile idiopathic arthritis across disease activity states. Clin. Immunol. 134(2): 206.

Mina, R. (2010): Pediatric Lupus-Are There Differences in Presentation, Genetics, Response to Therapy,Damage Accrual Compared to Adult Lupus? Rheum. Dis. Clin. North Am. 36(1): 53-80.

Pérez Campos, D., M. Estévez del Toro, A. Peña Casanovas. P. P. González Rojas, L. Morales Sánchez y otros (2012): ¿Son necesarias las dosis elevadas de prednisona para el tratamiento de la neumopatía intersticial en la esclerosis sistémica? Reumatol. Clin. 08:58-62.

Pineles, D., A. Valente, B. Warren, M. G. Peterson, T. J. Lehman *et al.* (2011): Worldwide incidence and prevalence of pediatric onset systemic lupus erythematosus. Lupus 20: 1187. DOI: 10.1177/0961203311412096.

Russo, R. A., M. M. Katsicas (2007): Clinical characteristics of children with Juvenile Systemic Sclerosis: follow-up of 23 patients in a single tertiary center. Pediatric Rheumatology 5:6 doi:10.1186/1546-0096-5-6.

Ringold, Sarah and Carol A. Wallac (2010): Evolution of paediatric-specific vasculitis classification criteria. Ann. Rheum. Dis. 69: 785-786.

Ruperto, N., O. Seza, A. Pistorio, P. Dolezalova, P. Brogan, *et al.* (2010): EULAR/PRINTO/PRES criteria for Schönlein-Henoch purpura, childhood polyarteritis nodosa, Childhood Wegener granulomatosis and childhood Takayasu arteritis: Ankara 2008. Part I: Overall methodology and clinical characterization. Ann. Rheum. Dis. 69: 790-797.

Saketkoo, L. A., A. Dana, C. Vincent, C. S. Lisa, D. K. Sonye and Ch. V. Oddis (2010): Interstitial Lung Disease in Idiopathic Inflammatory Myopathy. Curr. Rheumatol. Rev. 6(2): 108-119.

Sang-Jun, N., S. Min Kim, Sunwoo I. N. and Ch.Young-Chul (2009): Clinical Characteristics and Outcomes of Juvenile and Adult Dermatomyositis. J. Korean Med. Sci. 24: 715-721.

Strollo, D. and J. Goldin (2010): Imaging Lung Disease in Systemic Sclerosis. Curr. Rheumatol. Rev. 12: 156-161.

Swigris, J. J., A. Fischer, J. Gilles, R. T. Meehan, K. K. Brown (2008): Pulmonary and Thrombotic Manifestations of Systemic Lupus Erythematosus. Chest 133 : 271-280.

Takatsuki, S., J. B. Soep, M. Calderbank and I. D. Dunbar (2011): Connective Tissue Disease Presenting With Signs and Symptoms of Pulmonary Hypertension in Children. Pediatr. Cardiol. 32(6): 828-833.

Walker, U. A., A. Tyndall, L. Czirjak, C. Denton, D. Farge-Bancel EUSTAR Co-authors (2007): Clinical risk assessment of organ manifestations in Systemic sclerosis: a report from the EULAR Scleroderma Trials And Research group database. Ann. Rheum. Dis. 66: 754-763.

Warrick, J. H., M. Bhalla, S. I. Schabel and R. M. Silver (1991): High resolution computed tomography in early scleroderma lung disease. J. Rheumatol. 18: 1520-1528.

Capítulo 17

Alimentación y nutrición en niños y adolescentes con enfermedades autoinmunes

Dra. Carmen Porrata Maury, Dr. Vladimir Ruiz Álvarez,
Dr. Manuel Hernández Triana

La inmunocompetencia del ser humano es altamente dependiente del estado nutricional de los individuos y de nutrimentos como cinc, cobre, hierro, selenio, de vitaminas A, C, E y del complejo B, así como de otros múltiples compuestos. Por lo tanto, un pilar importante en el tratamiento integral de niños y adolescentes con enfermedades autoinmunes es una adecuada alimentación y nutrición, que debe satisfacer en líneas generales las recomendaciones nutricionales establecidas por el Instituto de Nutrición e Higiene de los Alimentos del MINSAP, a las cuales se les hacen sugerencias específicas acorde a las características de estas enfermedades y a la condición de cada individuo, como por ejemplo, la presencia de complicaciones y el consumo de medicamentos; de esta forma la dieta más efectiva debe ser siempre personalizada.

Elaboración de un patrón de alimentación saludable, variada y equilibrada

Para poder elaborar una dieta sana que permita fomentar la salud es necesario conocer, en primera instancia, cuáles son las necesidades nutricionales individuales, en correspondencia con la edad, el sexo y el nivel de actividad física. Una vez establecidas las recomendaciones individuales se procede a elaborar el patrón de dieta utilizando la cantidad correspondiente de porciones de referencia por grupo básico de alimentos. De acuerdo a este método de cálculo no se precisa trabajar con el valor nutricional exacto de cada gramo de alimento.

Las porciones de alimentos se expresan en medidas comunes (caseras) y se les asigna, por cada grupo, un valor promedio de contenido de energía, proteínas y grasas, lo que constituye la referencia para el cálculo nutricional de la dieta. La cantidad de porciones a seleccionar dependerá de las recomendaciones individuales establecidas.

En la **tabla 17.1** se definen los tamaños de las porciones de referencia de los siete grupos básicos de alimentos identificados en las guías alimentarias para la población cubana:

- Grupo I: cereales y viandas.
- Grupo II: vegetales.
- Grupo III: frutas.
- Grupo IV: carnes, aves, pescados, huevos y frijoles.
- Grupo V: leche, yogur y quesos.
- Grupo VI: grasas.
- Grupo VII: azúcares.

Tabla 17.1. Grupos de alimentos y porciones de referencia equivalentes.

Grupo I: cereales y viandas	
Porción de referencia: 1 taza de arroz (160g); 1 unidad de pan suave redondo (80 g); 1/6 pan de flauta de los grandes; 1 taza de pastas alimenticias cocinadas (espagueti, coditos, fideos o cualquier otra forma); 1 papa mediana (200 g) o 1 taza de puré; 1 plátano vianda pequeño (150 g); 1/2 taza de otras viandas cocinadas	
Cereales: arroz, trigo, maíz, mijo, cebada, centeno, trigo sarraceno, avena, sorgo, amaranto. Se pueden presentar enteros (integrales), pulidos, en harinas, en hojuelas, en productos elaborados como galletas, panes, pizzas, pastas alimenticias, etc.	Constituyen la base de la alimentación en todas las guías alimentarias del mundo. Deben ocupar entre 40 y 50 % del volumen total de los alimentos del día; son la principal fuente de energía. Si son integrales (sin pulir) aportan una buena cantidad de vitaminas, minerales, fibra dietética y fitocompuestos con propiedades antioxidantes, por lo que son más nutritivos y elevan menos la glicemia. Se recomienda que las 2/3 partes de los cereales sean integrales. El arroz es el cereal más equilibrado de todos, es el que se puede comer en mayor cantidad y no contiene gluten. Otros cereales sin gluten son el mijo, sorgo y maíz. El mijo es un cereal muy importante por su contenido en silicio, nutriente esencial para iniciar la síntesis del colágeno. Un consumo excesivo de avena puede incrementar la función tiroidea, mientras que el de maíz se relaciona con el hipotiroidismo y la pelagra. Organismos internacionales recomiendan un consumo diario de al menos dos porciones de arroz integral y una de mijo.
Viandas: papa, malanga, plátano, yuca, boniato, ñame, etc.	Aportan energía, pero son menos nutritivas que los cereales integrales y por ser de más rápida absorción son más acidificantes y elevan más la glicemia. Se intercambian con los cereales, aunque se deben consumir en menor cantidad y frecuencia y preferentemente hervidas. La malanga es la más sana de todas. La papa eleva la glicemia y contiene solanina, sustancia que se relaciona con alteraciones degenerativas articulares y del sistema nervioso, por lo que su consumo debe ser evitado. Además, la papa es un cultivo muy dependiente del uso de fertilizantes y plaguicidas químicos.
Grupo II: vegetales	
Porción de referencia: 1 taza de vegetales de hojas, 6 ruedas de pepino (60g); 1 u mediana de tomate, pimiento o zanahoria, 1/2 taza de calabaza, remolacha o habichuela (100g)	
Vegetales: zanahoria, cebolla, col, achicoria, rábano rojo y blanco (daikon), nabo, hojas de rábano, berza, brócoli, lechuga, berro, pepino, cebollino, acelga, apio, puerro, coliflor, nabo, habichuelas, calabacín, calabaza, alcachofa, hinojo, chayote, espárrago, coles de Brucela, espinaca, quimbombó, remolacha, ají, tomate, berenjena	Aportan vitaminas, minerales, fibra dietética y fitocompuestos con potentes propiedades antioxidantes. Deben ocupar de 30 % a 40 % del volumen total de los alimentos del del día. Se recomienda consumir 50 % cocinado y 50 % crudo y prepararlos inmediatamente antes de ser consumidos. Son los alimentos que más contribuyen aportando bases al organismo, lo cual se necesita para contrarrestar la acidosis metabólica crónica que provoca la vida moderna. Se recomienda comer vegetales variados, teniendo en cuenta su color, sabor y parte calabacín, calabaza, alcachofa, del vegetal: raíz, bulbo, tallo y hojas. Las hortalizas de hojas verdes son muy ricas en clorofila y contienen mucho hierro (achicoria, berro, hojas de rábano, brócoli, berza, col negra, acelga, cebollino, ajo de quimbombó, remolacha, ají, montaña, etc.). Los vegetales más seguros, que se pueden comer con mayor frecuencia y cantidad son: zanahoria, cebolla, rábano rojo, nabo, col, berza, brócoli, coliflor, lechuga y calabaza. Las solanáceas (tomate, pimiento y berenjena, además de la papa) se consumen en menor frecuencia. Es recomendable retirar las semillas a los vegetales que las contengan, como el pepino y tomate, ya que pueden elevar el ácido úrico. Un consumo frecuente de quimbombó también puede elevar el ácido úrico. Del perejil se consumen solo las hojas y del apio los tallos. La remolacha tiene muchos oxalatos y azúcares, por lo que se recomienda evitarla. La espinaca de agua (*Talinum triangulare*), además de su alto contenido de oxalatos, absorbe muchos metales pesados, por lo que su consumo también debe ser evitado. La acelga también es una fuente alta de oxalatos, su consumo debe ser controlado. Los vegetales crudos solo se consumen en el hogar, bien lava dos, para una mayor seguridad. Si hay problemas digestivos se recomienda no consumir los vegetales crudos

Grupo III: frutas
Porción de referencia: 1 unidad mediana de naranja, mandarina, ½ u de toronja, 2 u medianas de limón (200g), 1 u mediana de plátano fruta o guayaba, 1 taza de melón de agua, ½ taza de fruta bomba o piña, ½ u de mango, ¼ u mediana de mamey, ½ taza de pulpa de anón, o guanábana o chirimoya (100 g)

Frutas: frutabomba, guayaba, melón de agua, melón de castilla, mamey colorado, mango, níspero, anón, chirimoya, guanábana, piña, platanito, mandarina, naranja, limón, toronja, anoncillo, caimito, melocotón, uva, fresa, cereza, manzana, pera, frutas del bosque, etc.	Aportan vitaminas, minerales, fitocompuestos con poder antioxidante y fibra dietética (aunque menos protectora que la fibra que contienen los cereales integrales, las verduras y los frijoles). Por su alto contenido de fructosa pueden elevar la glicemia si se consumen en exceso, principalmente en los diabéticos. Las frutas cítricas pueden provocar alergias alimentarias, incluyendo el asma bronquial. Cuando hace calor y se está realizando actividad física, el consumo de frutas es recomendable. Se recomienda consumirlas solas y enteras para aprovechar la fibra que contienen, el horario preferido es a media mañana. Al escogerlas deben estar frescas y maduradas de forma natural. Las frutas más estables y menos acidificantes son: melón de castilla, melón de agua, frutabomba, guayaba y níspero.
Frutas secas: uvas pasas, ciruelas pasas, dátiles, higos	Tienen un mayor contenido de hidratos de carbono de rápida absorción (sacarosa, glucosa y fructosa), por lo que los diabéticos deben controlar su consumo.

Grupo IV: carnes, aves, pescados, huevos y frijoles
Porción de referencia: 3 cucharadas de carnes o vísceras (30 g); 1 muslo pequeño de ave, ½ pescado mediano (30g); 1 huevo (50 g); 1 taza de potaje de frijoles u otra leguminosa (120 g) equivalente a ½ taza de grano sin líquido

Carnes, aves, pecados, jamón y embutidos

Aportan proteínas de buena calidad, vitaminas y minerales, no contienen fibra dietética. Por su alto contenido en aminoácidos azufrados (metionina y cistina) dejan muchos residuos ácidos a nivel metabólico. Contienen grasa de mala calidad (con excepción de los pescados). Se deben usar métodos de cocción sanos (asados y hervidos), y quitarle siempre la piel a las aves y toda la grasa que se pueda. Dos porciones al día son suficientes para la mayoría de las personas. El exceso de proteínas no se almacena, debe ser catabolizado, por lo que hace trabajar mucho al hígado, los riñones, el corazón y el páncreas; este proceso roba mucho oxígeno al organismo.

Pescados y carnes blancas: pescados, sardinas, calamar, cangrejo, pulpo, camarón, langostinos y langosta; aves (pollo, pavo, codorniz, pato, faisán) y conejo	Los pescados son los alimentos de origen animal más sanos (son una fuente importante de ácido graso omega 3, vitamina D y vitamina B$_{12}$ y las sardinas lo son también de calcio); se debe preferir su consumo al de otras carnes. Los pescados más pequeños son más seguros, mientras más grandes son, tienen más contaminación con metales pesados. Es recomendable un consumo de pescado al menos de una a dos veces a la semana; el mayor efecto cardioprotector se logra con un consumo de tres veces a la semana. Las aves contienen grasa de mala calidad, se recomienda eliminar la piel y todos los depósitos de grasa. Las carnes blancas son menos malas que las carnes rojas. Se pueden seleccionar con una frecuencia de dos a tres veces a la semana.
Carnes rojas, jamón, embutidos de cualquier tipo, vísceras, huevos: cerdo, carnero, chivo, res, venado, jabalí, jutía; jamón, jamonada, perros calientes, chorizos; riñón, hígado, corazón; huevo de gallina, huevo de codorniz	Contienen grasa de mala calidad (colesterol y grasas saturadas); se recomienda eliminar todos los depósitos de grasa. La peor de las carnes rojas es la de res, por su alto contenido de grasa saturada y tener una sustancia llamada IG1 o factor de crecimiento parecido a la insulina, el cual se considera un factor de riesgo de las enfermedades no trasmisibles (ENT). Los animales criados de forma ecológica tienen una carne más sana (ya que no fueron alimentados con hormonas ni con antibióticos) y con menos grasa. Las carnes rojas aportan hierro hemínico de buena biodisponibilidad, por lo que su consumo es recomendable para prevenir la anemia por deficiencia de hierro en los grupos vulnerables, no obstante, es suficiente su consumo de una a dos veces a la semana. Si se consumen otros alimentos que contienen hierro (cereales integrales, vegetales de hoja, leguminosas, pescado y carnes blancas) las carnes rojas pueden ser evitadas. El jamón y los embutidos contienen grasa de mala calidad y una gran cantidad de aditivos químicos que pueden ser perjudiciales a la salud, principalmente al tubo digestivo. Los nitritos y nitratos que contienen al unirse con proteínas forman las nitrosamidas que son compuestos potencialmente cancerígenos, por lo que el consumo de estos alimentos debe ser evitado. Las vísceras son una fuente concentrada de grasas de mala calidad y colesterol. El hígado es un reservorio de una gran cantidad de sustancias químicas. Su consumo debe ser evitado. Los huevos son una fuente concentrada de colesterol (una yema de huevo de gallina aporta alrededor de 250 mg de colesterol, el tope máximo de la ingestión recomendada al día). Un consumo de tres unidades a la semana es suficiente. Prefiera los criollos y que estén frescos; pasados por agua es la forma más sana de consumirlos
Frijoles: garbanzos, lentejas, frijoles negros y colorados, judías, caritas, bayos, chícharos, caballero, gandul, habas limas, soya	Aportan proteínas, vitaminas, minerales y fibra dietética de buena calidad. Por su alto contenido de proteínas se pueden intercambiar con las de origen animal. Tienen un contenido deficiente de los aminoácidos esenciales, metionina y cistina, pero se complementan cuando se combinan con los cereales. Un plato de arroz con frijoles, una vianda hervida, tres tazas de vegetales y una cucharada de aceite, en el horario de la comida de la noche, es una buena propuesta de un menú completo, bien equilibrado y sano para cualquier persona. El chícharo y la soya son los frijoles más acidificantes y de más difícil digestión. La soya es además muy alergénica, como mejor se tolera es fermentada (yogur); los pacientes con enfermedades autoinmunes deben evitar su consumo. Para que los frijoles sean bien tolerados se deben cocinar muy bien, no se debe sentir la cáscara, y no se le añade aceite en su cocción. Se condimentan al final, con un poco de sal, cebolla u otros vegetales. Deben quedar cuajados.

(Continúa)

Tabla 17.1. *(Continuación).*

Grupo V: productos lácteos **Porción de referencia**: 1 taza de leche fluida o yogur (240 g), 4 cucharadas rasas de leche en polvo (24 g), una lasca de queso (del tamaño de una cajita de fósforo) (30 g)	
Leche, yogurt, quesos	Estos alimentos aportan proteínas de buena calidad y se consideran la fuente principal de calcio, pero contienen grasas de mala calidad y son fuente de acidificación metabólica; su consumo incrementa a mediano plazo la secreción de ácido clorhídrico por el estómago; su pobre contenido de magnesio puede entorpecer la utilización biológica del calcio que aportan; interfieren la absorción del hierro y del cromo; son alimentos alergénicos y una gran parte de la población es intolerante a la lactosa que contienen. Muchos problemas en el lactante se deben a la introducción precoz de la leche de vaca (otitis, dermatitis, asma bronquial, diarreas, y hasta se relaciona con el desarrollo de la diabetes mellitus tipo 1), sin embargo, se continúa ofreciendo sin tener en cuenta las señales de rechazo que da el organismo del lactante, por el simple hecho de ser considerado un "superalimento" indispensable y de obligado consumo. La gran mayoría de las veces se suspende cuando el niño ya ha sido afectado orgánicamente y el daño es muy difícil de reparar. Los pacientes con enfermedades autoinmunes deben evitar el consumo de este grupo de alimentos. Hay otras fuentes de calcio que pueden considerarse en sustitución de los lácteos, como el ajonjolí (25 g aportan tanto calcio como un vaso de leche de vaca), almendras, los vegetales de hojas verdes y los frijoles. En la actualidad ya se sabe que el calcio que contiene la col es tan biodisponible como el que tiene la leche. Los lácteos desgrasados son mejores. El yogur es más digestivo y favorece la flora intestinal. Los quesos blancos son mejores que los amarillos (concentran menos la grasa), si la leche ha sido higiénica y microbiológicamente bien manipulada. Una a dos porciones al día son suficientes, en caso de que no haya señales de intolerancia.
Grupo VI: fuentes de grasas **Porción de referencia**: 1 cucharada de aceite, 1 cucharada de manteca, 1 cucharada de mayonesa o mantequilla (14 g); 2 cucharadas de queso crema (30 g), una lasca de aguacate, 2 cucharadas de semillas, 8 aceitunas	
Grasas	Aportan energía y ácidos grasos esenciales. Son los alimentos de mayor densidad energética (9 kcal/g), por lo que son los que más contribuyen al aumento de peso. Deben ser consumidas en poca cantidad, como condimento. No solo debe vigilarse el consumo de la grasa directa (aceite, manteca, mantequilla, margarina, tocino, chicharrones), sino también la grasa indirecta que contienen otros alimentos (lácteos, huevos, carnes, dulces complejos, confituras, etc.). El consumo excesivo de grasas, sean de buena o mala calidad, favorece el aumento de peso y la obesidad.
Grasas de origen vegetal	Son grasas más sanas que las de origen animal, no contienen colesterol y por lo general tienen menos ácidos grasos saturados, contienen ácidos grasos esenciales. Los aceites más seguros, estables y con mayor contenido nutricional (sobre todo vitamina E) son los obtenidos por prensado en frío (extravirgen).
Aceites: ajonjolí, oliva, girasol, soya, maíz, maní, etc.	Los más estables son el de ajonjolí y el de oliva, por contener una menor proporción de ácidos grasos polinsaturados y una mayor proporción de ácidos grasos monoinsaturados. Los ácidos grasos polinsaturados son los más inestables al calor, por lo que se peroxidan con mayor velocidad cuando se utilizan para freír. No se deben usar los aceites recalentados, pueden ser cancerígenos.
Margarinas	Las margarinas son aceites vegetales solidificados mediante un proceso de hidrogenación que deteriora la calidad de sus grasas y pueden ser perjudiciales, incluso en mayor magnitud que los ácidos grasos saturados. Se debe evitar su consumo, directo o mediante los alimentos que la contienen (pastelería, confituras, comida rápida, etc.).
Coco, cacao, aguacate, aceituna	El coco y el cacao contienen una alta proporción de grasas de mala calidad (saturadas), mientras que el aguacate y la aceituna contienen una mayor proporción de grasas de buena calidad (monoinsaturadas). Todos deben comerse con moderación para evitar el exceso de peso corporal.
Semillas y frutos secos: ajonjolí, semillas de lino, semillas, almendras, nueces, anacardos, pistachos, maní, etc.	Aportan grasas de buena calidad, vitaminas, minerales y fitocompuestos de poder antioxidante, también son fuente de proteína. Se consumen en poca cantidad, ya que semillas de girasol, pueden propiciar el aumento de peso. Una pequeña cantidad al día constituye un de calabaza, avellanas, buen complemento nutricional en las dietas vegetarianas. Tostados son más sanos y se facilita su digestión. El maní se contamina mucho en Cuba con aflatoxinas, debido a la alta humedad relativa. Esta situación no ocurre con el ajonjolí, que es mucho más estable y seguro.
Grasas de origen animal: manteca, tocino, chicharrones.	Son grasas de mala calidad, tienen colesterol y mayor proporción de grasas saturadas. Su consumo se asocia con una gran cantidad de ENT, por lo que deben ser evitadas.

Grupo VII: azúcares y dulces **Porción de referencia**: 1 cucharada de azúcar (12 g); 1 cucharada de miel, 1 cucharada de mermelada o dulce en almíbar (20 g); 2 unidades de caramelos (15 g)	
Azúcares: blanca y prieta, miel	Aportan energía vacía y elevan la glicemia rápidamente. Se prefiere la miel que es un endulzante natural, pero también en poca cantidad. La fructosa en exceso puede elevar las concentraciones de triglicéridos, sobre todo cuando se consumen muchos productos que son endulzados con sirope de maíz (refrescos industriales, confituras, etc.). Al seleccionar dulces, prefiera los simples, a partir de frutas, sin azúcar o con siropes ligeros. Los dulces que contienen huevo, mantequilla, leche y margarinas pueden ser más dañinos. De forma general, los dulces no deben ocupar más de 2% del volumen de todos los alimentos del día. Los pacientes con enfermedades autoinmunes deben evitar el consumo de este grupo de alimentos. Evite los endulzantes artificiales, no son seguros.
Condimentos naturales e hierbas aromáticas	
Condimentos: romero, albahaca, ajo, laurel, apio, hinojo, mejorana, tomillo, eneldo, alcaparra, cebollino, cebolla, orégano, perejil, culantro, ajo de montaña	Aportan fitocompuestos con alto poder antioxidante, además de otras propiedades medicinales (digestivas, antisépticas, diuréticas, etc). Se emplean en pequeñas cantidades en dependencia de la preparación culinaria. Evite los cubitos de caldo y los sazonadores industriales, contienen aditivos químicos que no son buenos para la salud. Los cubitos de caldo contienen además grasa de mala calidad. Hay que brindar sabor a los alimentos de forma natural, pero sin excesos para evitar irritaciones digestivas.
Líquidos Una buena hidratación es esencial para preservar la salud. Se recomiendan como promedio de 8 a 10 vasos de líquidos al día. La falta de hidratación se asocia con fatiga, falta de memoria y concentración e incluso con el cáncer, particularmente de colón, mama y vejiga. Una simple taza de agua puede quitar la sensación de hambre y reducir de esta forma la ingestión excesiva de alimentos.	
Fuentes de líquidos: agua, té o infusiones de hojas hierbas seguras: té verde, manzanilla, tilo. Jugos de frutas frescas. Jugos mixtos. Vegetales hervidos. Sopas	Deben ser de buena calidad, sin contaminación química ni microbiológica. El agua de acueducto tiene cloro, que es fuente de acidificación y contribuye a la o osteoporosis, por lo que es necesario hervirla para eliminarlo, además de destruir a los microorganismos que puede contener. Una vez hervida, el agua debe ser filtrada para eliminar las durezas y evitar la formación de cálculos. Prefiera los jugos de frutas y vegetales naturales, sin adición de azúcar, ni edulcorantes. Los refrescos gaseados, industriales e instantáneos contienen aditivos químicos que pueden ser perjudiciales; debe evitar su consumo. La cola es la peor de las opciones, contribuye a la anemia por deficiencia de hierro y a la osteoporosis. El café es un estimulante muy fuerte para el corazón, así como el té con teína; deben ser evitados. El té verde es un potente antioxidante, alcalinizante y prebiótico; su variedad sin teína es más sana, ya que no excita y se puede beber en mayor cantidad, como agua.
Bebidas alcohólicas: vinos, cervezas, bebidas fuertes, licores	Aportan energía vacía. Su consumo debe ser evitado en todas las enfermedades autoinmunes.

De forma adicional se brinda una breve información elemental sobre cada grupo y se adicionan algunos comentarios sobre los líquidos, bebidas alcohólicas y los condimentos naturales.

En la **tabla 17.2** se presenta el contenido nutricional promedio de las porciones de referencia por grupo de alimentos, lo que permite realizar de forma práctica y rápida una propuesta o evaluación de dieta o patrón de alimentación.

En la **tabla 17.3** se presenta, para agilizar el trabajo, la cantidad de porciones a seleccionar según las necesidades nutricionales promedio de diferentes grupos de la población.

A partir del patrón de dieta seleccionado se podrá elaborar la propuesta de menú correspondiente, buscando siempre la variedad. Estos patrones de dieta presentan la distribución porcentual calórica de los macronutrientes siguiente: aproximadamente 12% de proteínas, 25% de grasas y 63% de carbohidratos, y cumplen con las recomendaciones diarias de ingestión de vitaminas y minerales.

Estos patrones de dietas pueden satisfacer las necesidades nutricionales de niños y adolescentes con enfermedades autoinmunes, pero no pueden ser consideradas dietas funcionales, con poder terapéutico; para lograr este efecto, la dieta debe

Tabla 17.2. Contenido nutricional promedio de las porciones de referencia.

	Grupos de alimentos	Energía (kcal)	Proteínas (g)	Grasas (g)	Hidratos de carbono (g)
I	Cereales	198	5	1	41
	Viandas	156	3	0	38
	Promedio	177	4	1	39
II	Vegetales	20	1	0	4
III	Frutas	69	1	0	18
IV	Carnes rojas	82	7	6	0
	Carnes blancas	61	7	3	0
	Huevo	82	6	6	1
	Frijoles	137	9	1	24
	Promedio	90	7	4	6
V	Leche entera	120	7	5	14
	Leche descremada	87	9	0	12
	Quesos	112	7	9	1
	Promedio	106	7	5	9
VI	Grasa animal y vegetal	126	0	14	0
VII	Azúcar	48	0	0	12

Tabla 17.3. Cantidad de porciones a seleccionar según las necesidades nutricionales promedio de diferentes grupos de edades.

Grupo de alimentos	Grupos de personas			
	Preescolar	Escolar	Adolescentes	
		6 a 9 años	10-13 años	14-17 años
Cereales y viandas	3	4	5	6
Vegetales	1	2	2	3
Frutas	2	2	2	3
Carnes, aves, pescados, huevo	2	2	2	2
Frijoles	1	1	2	2
Lácteos	2	2	3	3
Grasas	1.5	2	2.5	3
Azúcar y dulces	2	2	3	4
Energía (kcal)	1 500	1 800	2 300	2 500
Proteínas (g)	52	58	77	84
Grasas (g)	43	51	68	76

tener requerimientos más ambiciosos, como se propone a continuación a partir de las experiencias obtenidas en el Instituto Finlay con las dietas macrobióticas Ma-Pi (diseñadas por Mario Pianesi, fundador y presidente de UPM "Un Punto Macrobiótico", Italia), a lo largo de 11 años de aplicación en más de quince mil pacientes, incluyendo un gran grupo de niños y adolescentes con enfermedades autoinmunes, bajo la supervisión de las reumatólogas Santa Gómez Conde y Cecilia Coto Hermosilla, del Servicio Nacional de Reumatología Pediátrica.

Según la OMS, ante cualquier tipo de enfermedad hay que tener presente, que la dieta puede ser el instrumento terapéutico más potente de todos, por lo que en ningún paciente se debe olvidar su aplicación correcta, la cual tiene un alcance superior a la simple satisfacción de las recomendaciones de ingestión diaria de energía y nutrimentos.

Una dieta bien elaborada puede tener también un efecto funcional, debido a la gran cantidad de compuestos bioactivos (CBA) con propiedades terapéuticas que puede aportar, a la interacción beneficiosa entre nutrientes y CBA (en los alimentos aislados y en la dieta total), así como a otros múltiples factores, que comprenden la manipulación y adecuada elaboración de los alimentos, hasta su forma de consumo. En las ENT, particularmente en las enfermedades autoinmunes, estas propiedades de la dieta desempeñan un papel fundamental, por su estrecha relación con la microbiota intestinal, el sistema inmunológico, endotoxemia, metabolismo, inflamación y acidificación metabólica; procesos que pueden ser modulados por una correcta alimentación, y que se abordarán al final de este capítulo.

En las enfermedades autoinmunes, por lo general, se afecta el tejido conectivo, con daños a nivel sistémico que incluyen varios órganos importantes, generalmente piel, riñones, cerebro, corazón, visión, tracto digestivo, músculos, articulaciones, médula, y sistema óseo en general, ya sea de forma primaria, o secundaria al consumo de medicamentos. La dieta debe tener dentro de sus objetivos, la defensa de estos órganos, evitar alteraciones del metabolismo de los carbohidratos, lípidos y proteínas y la agregación plaquetaria. Las metas más deseables, a largo plazo, son: recuperar la memoria original del sistema inmunológico, regenerar tejidos dañados y favorecer el escenario epigenético para inactivar genes que inducen la expresión de la enfermedad. Cualquier dieta con un fin terapéutico debe ser segura nutricionalmente.

Principios fundamentales a tener en cuenta en las dietas terapéuticas

1. Se considera la alimentación como el acto más importante para la vida, ya que la crea, por lo que debe ser un acto razonado en todo momento; que incluye la correcta selección del alimento, cantidad, combinaciones y proporciones de cada grupo básico, modo de prepararlos y cocinarlos, horarios de comidas y hasta el modo de comerlos. De todos estos factores depende la salud y la calidad de vida. No se puede comer de forma mecánica para simplemente saciar el hambre y la sed.
2. Empleo prioritario de alimentos naturales, integrales (no refinados), locales y frescos, que no tengan fertilizantes y plaguicidas, maduradores químicos, antibióticos, hormonas y aditivos químicos, o que contengan la menor cantidad posible de estos. Urge la necesidad de recuperar la capacidad para elegir los alimentos, de forma tal que nos permita vivir en armonía con la naturaleza. Esta es la regla de oro en las enfermedades autoinmunes.
3. Uso de alimentos que ofrecen seguridad para la salud y con tradición generacional en su uso. No comer cualquier cosa porque alguien diga que es bueno.

4. Adecuación de las dietas a la constitución de cada individuo (edad, sexo, y estado fisiológico, como embarazo, lactancia, etc.), a la condición (si se está sano o enfermo, tipo de enfermedad, complicaciones y consumo de medicamentos), al clima (por ejemplo, si hay calor se deben consumir más alimentos refrescantes, como verduras y frutas), y al tipo de trabajo o actividad que se realiza (más actividad física mayores exigencias, menos actividad física menores exigencias).

5. Evitar la sensación de hambre, lo cual se logra con un alto nivel de saciedad de las dietas, debido al consumo prioritario de cereales integrales, vegetales y frijoles, y por tanto a su contenido de fibra dietética.

6. Respetar la presencia diaria en el menú de todos los grupos básicos de alimentos, en las cantidades y proporciones adecuadas: los que aportan energía (cereales, preferentemente integrales y en menor presencia las viandas), los que aportan proteínas (frijoles o alimentos de origen animal) y los que aportan vitaminas y minerales (vegetales y frutas), además de una pequeña cantidad de aceite.

7. Respetar la variedad en la alimentación: Cada día, la presencia de dos o tres tipos diferentes de cereales, preferentemente integrales (en mayor cantidad arroz y mijo, limitando el trigo, la avena y el maíz); una o dos viandas (preferentemente malanga o chopo, en menor frecuencia el boniato, yuca y plátano, y evitar la papa); cinco tipos de vegetales, favoreciendo la presencia de raíces, bulbos y hojas (en mayor frecuencia la zanahoria, col, lechuga, cebolla, rábano, nabo, brócoli, coliflor, cebollino, hojas de perejil, ajo de montaña, puerro, pepino sin las semillas, apio, calabaza, habichuela tierna y acelga; evitar el quimbombó, espinaca de agua, ají, tomate, remolacha y berenjena); dos tipos de fruta (en mayor frecuencia el melón, frutabomba, guayaba, níspero, anón, y en menor frecuencia el mango, platanito y las ácidas); una fuente de proteína de origen vegetal (en mayor frecuencia lentejas, garbanzos, frijoles negros, colorados, blancos y en menor frecuencia los chícharos y evitar la soya); una buena fuente de calcio (25 g de ajonjolí o almendras); una fuente de proteína de origen animal (en mayor frecuencia pescados, aves y conejo; en menor frecuencia carnes rojas y evitar las vísceras, jamón, embutidos de todo tipo y enlatados); dos tipos de aceite (preferentemente prensado en frío: de ajonjolí, oliva y girasol), usado como condimento, en poca cantidad; un dulce simple (a base de cereal o fruta).

8. Respeto de la proporción básica del plato mixto: cereales y o viandas, 40 a 50%; vegetales, 30 a 40%; leguminosas o alimentos de origen animal, 10%; dulce simple, 2%. Esta proporción puede cambiar en relación al clima, la constitución y la condición de la persona. Cuando la fuente de proteínas que se emplea proviene de frijoles es muy importante respetar la proporción con los cereales para poder ofertar un cómputo aminoacídico adecuado de la mezcla de proteínas, en una proporción cereales:frijoles de 3:1. Si se consume frijoles, no es necesario incluir en ese mismo plato alimentos de origen animal, lo cual sería un exceso de proteínas.

9. Cuando se consumen alimentos de origen animal, estos deben incluirse en el almuerzo, sustituyendo las leguminosas (frijoles) y solo en pequeña cantidad (dos onzas); cuatro a cinco veces a la semana es suficiente. Las comidas de la noche deben ser siempre vegetarianas, para facilitar el proceso de digestión nocturna. Una gran cantidad de accidentes cardiovasculares y cerebrovasculares ocurren durante la madrugada.

10. El consumo de alimentos de origen animal se equilibra bien con un consumo tres veces superior de vegetales (verduras y hortalizas).

11. Equilibrio entre los alimentos que acidifican (dilatan, inflaman y provocan dolor) y los que alcalinizan (contraen, desinflaman y tienen efecto analgésico). Como la dieta moderna brinda un exceso de alimentos acidificantes (bebidas alcohólicas, lácteos y en general proteínas de origen animal, cargadas de aminoácidos azufrados; azúcar y mieles; grasas y aceites; harinas refinadas; frutas cítricas, tomate, papa; además del empleo de aguas cloradas, y de los residuos órganos clorados y fosforados de los alimentos) se hace necesario alcalinizar un poco la dieta para poder contrarrestar este exceso de acidificación y contribuir así al control y terapia de una gran cantidad de enfermedades crónicas, por eso en las dietas es importante la selección de los alimentos acorde a su poder de alcalinización o de acidificación a nivel metabólico, y de ser posible añadir los llamados *buffer* exógenos de la macrobiótica (gomasio, algas marinas, productos fermentados, té Bancha).

12. Equilibrio entre los sabores naturales de los alimentos (salado, ácido, amargo, dulce y picante). Es necesario un suministro adecuado, sin carencia ni exceso, de los diferentes sabores naturales.

13. Respetar los tiempos de comida (desayuno, meriendas si se requieren, almuerzo y la comida). La entrada de alimentos al organismo debe responder a las necesidades del reloj biológico interno, de lo contrario se agreden todas las funciones metabólicas del organismo.

14. Utilización de agua de beber de calidad adecuada.

15. Consumo de los líquidos a temperatura ambiente (las bebidas frías o calientes afectan la mucosa digestiva), y preferiblemente antes o después de las comidas y no conjuntamente, para no afectar el proceso digestivo por dilución de las enzimas.

16. Uso exclusivo de condimentos naturales: perejil (siempre crudo y solo las hojas), cebolla, cebollino, puerro, apio, albahaca, romero, tomillo, hinojo, laurel, orégano, entre otros.

17. Uso limitado de sal. No se emplea la sal de mesa. Es preferible el uso de sal marina integral, la cual contiene yodo y fluor de forma natural. Es frecuente la asociación de consumo de sal yodada con tiroiditis.

18. Uso de aceites vegetales y no grasas de origen animal. Se utilizan en poca cantidad, preferiblemente como condimento (añadido a los vegetales u otras preparaciones culinarias, como salteados). Si se fríe (lo cual debe ser muy ocasionalmente) se debe añadir sal al aceite, lo cual retrasa el punto de ebullición en el cual los ácidos grasos comienzan a peroxidarse y a formar compuestos cancerígenos y dañinos para la salud. No se reutiliza el aceite.

19. Cocinar los alimentos con amor y profundo respeto hacia ellos; cocinarlos de forma sencilla y sana.

20. Empleo de métodos de cocción que conservan el sonido, color, forma, aroma y olor de los alimentos.

21. Aplicar métodos de manipulación y de cocción que minimicen las pérdidas de vitaminas y otros nutrientes (ollas tapadas, consumir el agua de cocción de los vegetales, agregar los vegetales al agua cuando esta ya está hirviendo para inactivar las enzimas que destruyen a la vitamina C, preparar los vegetales inmediatamente antes de ser cocinados o consumidos, entre otros cuidados).

Preparación de los alimentos en las cantidades adecuadas para cada tiempo de comida, para no tener que guardarlos. Los alimentos deben ser consumidos frescos, cuando estos se guardan pierden buena parte de sus propiedades y pueden deteriorarse.

22. Cumplimiento de las normas higiénicas de manipulación, procesamiento y conservación de los alimentos.

23. Uso preferencial de utensilios de cocina seguros (acero inoxidable, madera, cristal, barro natural). Se debe evitar el uso de utensilios de aluminio, teflón y plástico.

24. Uso preferencial de cocinas de gas. Evitar el microondas, ya que cambia la configuración del alimento y genera dioxinas, sustancias potencialmente cancerígenas.

25. Moderación en el comer. Esta regla evita los excesos, mientras más se come más radicales libres se forman, mayor estrés oxidativo, envejecimiento precoz y mayor desarrollo de las ENT.

26. Masticación correcta de los alimentos. Esta es una regla básica, necesaria para una buena digestión de los carbohidratos y la fibra dietética, evita trastornos digestivos, flatulencia, cólicos y ayuda a que se alcance más rápidamente la saciedad, muy importante para comer menos y evitar el desarrollo del sobrepeso y obesidad. Masticar los alimentos hasta que se hagan líquidos en la boca.

27. Comer sentado, en lugar ventilado, comida casera y en familia.

28. Evitar el estreñimiento. Esta regla es importante para mantener los intestinos sanos. Se puede lograr con un consumo adecuado de fibra dietética (25 a 50 g al día, en dependencia de la edad); ingestión adecuada de líquidos y actividad física.

29. Mantenerse activo. Se recomienda caminar todo lo que se pueda, pero sin realizar ejercicios extenuantes.

30. Realizar ejercicios respiratorios en espacios abiertos, al menos dos veces al día. Hay que aprender a realizarlos; la respiración abdominal es la más efectiva.

31. Masaje o automasaje corporal. Se recomienda aplicarse automasaje corporal dos veces al día. Cuando el paciente está débil o incapacitado se le debe dar el masaje. Hay que estar capacitado.

32. Evitar el contacto con tóxicos ambientales: Pinturas, perfumes, tintes para el cabello, pinturas de uñas, fuentes de radiaciones (uso de computadoras mucho tiempo, televisores en el cuarto), acumuladores en el hogar, etc.

33. Evitar el uso de complementos nutricionales. Estos no son necesarios si el paciente puede consumir una dieta que aporta todos los elementos de forma natural, en las cantidades y las relaciones adecuadas. Nunca los productos de síntesis química podrán reproducir los efectos que tienen los naturales, además de que pueden ser una entrada de sustancias químicas ajenas al organismo y provocar desequilibrios nutricionales, entre otros efectos secundarios ya comprobados.

Un estilo de vida que cumpla con estos principios potencia las capacidades autocurativas del organismo (adaptación, protección, defensa, reserva, farmacia interna y la cooperación, entre otras).

El paciente se debe acercar a estos principios con paciencia, paulatinamente, sin angustia, cambiar hábitos y conductas alimentarias no es fácil. Pitágoras decía "elige lo que es mejor que pronto el hábito lo hará bueno". Hay que comenzar motivando a las personas, brindando conocimientos adecuados, tanto en teoría como en la práctica diaria, enseñándoles a preparar los alimentos y elaborar los diferentes menús de forma sana, segura y equilibrada.

En la satisfacción de cualquier dieta es muy importante el apoyo de la familia, en el caso particular de niños y adolescentes, este factor es primordial, ya que la mayoría de las veces son las madres y abuelas las encargadas de elaborar los alimentos en el hogar.

Mientras más pequeños son los niños es más fácil cambiar los hábitos alimentarios, sin embargo, durante la adolescencia resulta muy difícil la aplicación de cualquier dieta que sea diferente a la de la mayoría; hay que hacer un buen trabajo de educación y apoyo sicológico para que el adolescente acepte cambiar sus hábitos dietéticos y su estilo de vida que comparte socialmente. Es muy importante que el paciente entienda la importancia de la dieta como un instrumento terapéutico potente en su enfermedad, que le puede evitar complicaciones y ofrecer calidad de vida.

La familia debe conocer que las transgresiones dietéticas pueden afectar al niño y al adolescente, un aspecto difícil de aceptar, ya que por lástima se ofrecen alimentos gustosos, los cuales son la mayoría de las veces los peores, incluyendo todos los llamados "alimentos chatarra" o los considerados "superalimentos", como las carnes rojas, jamón y lácteos. Se necesita cambiar muchos conceptos en términos de alimentación.

Un buen paso para iniciar el acercamiento a la dieta es disminuir el consumo de todos los alimentos industriales y muy procesados (refrescos gaseados, refrescos instantáneos, helados, confituras de todo tipo, condimentos industriales y cubitos de caldo); azúcares y todo alimento que los contengan (principalmente los que combinan el azúcar con grasas, leche y huevo); los alimentos de origen animal (principalmente carnes rojas, jamón, y todo tipo de embutidos, vísceras y enlatados); los alimentos fritos y el uso de grasa recalentada, así como las siguientes grasas: margarina, manteca, mantequilla, tocinos y chicharrones; los lácteos y derivados; café. Por otro lado, se debe aumentar paulatinamente el consumo de vegetales (como mínimo tres tazas al día) y aunque sea una porción de frijoles diariamente, preferentemente en la comida de la noche para poder eliminar de este horario la proteína de origen animal. Si existe la disponibilidad y accesibilidad se puede incorporar desde el inicio una porción de cereal integral al día (preferentemente arroz integral que es el más equilibrado y adicionalmente, mijo), de lo contrario se puede seguir consumiendo, pero con moderación, el arroz blanco, pan, pastas alimenticias (espaguetis, coditos, fideos), maíz, alternándolos o compartiéndolos con viandas, preferentemente hervidas. El trigo tiene un alto contenido de gluten, por lo que su consumo no está indicado en pacientes celíacos, ni en otros con trastornos digestivos severos; también se debe limitar su consumo en pacientes con hepatopatías y con niveles altos de triglicéridos séricos.

Cualquier dieta que se indique debe respetar el crecimiento y desarrollo adecuado de niños y adolescentes, con este fin es necesario evolucionar periódicamente los parámetros de crecimiento y desarrollo de cada individuo (peso, talla, pliegues corporales, composición corporal). Si el niño o adolescente tiene sobrepeso u obesidad se prefiere que vaya alcanzando su peso adecuado en la medida que va creciendo; si pierde peso debe ser de forma lenta, sin agresión al metabolismo, por lo que la dieta mejor es aquella que controla más la calidad de los alimentos que el total de la energía a consumir.

En diferentes intervenciones realizadas por el Instituto Finlay, en colaboración con UPM, se ha podido observar que la pérdida de peso que se obtiene con las dietas que satisfacen los principios antes propuestos es mayoritariamente a expensas de la grasa corporal, preservándose la masa magra, lo cual es muy deseado en cualquier dieta que se aplique con esta intención.

Resumen de alimentos

Las sustancias que deben ser evitadas en la dieta y las que deben ser agregadas a esta para darle un mayor poder terapéutico, se relacionan a continuación.

Evitar

- Exceso de energía. Estudios *in vivo* realizados en numerosas especies muestran que la intervención dietética que más consistentemente produce un incremento del tiempo vida en animales es la restricción calórica. Con la restricción calórica, se atenúa el patrón de expresión de muchos genes que se asocian al envejecimiento, como los que median la respuesta al estrés oxidativo, los involucrados en la reinervación de los músculos y los genes activados por las alteraciones del ADN. En general, en la adaptación a la restricción calórica están implicados mecanismos efectores que regulan el balance redox a nivel sistémico. Esto apoya la hipótesis sobre el hecho de que la disminución de la tasa basal metabólica, la menor modificación oxidativa de las proteínas, el aumento de la biosíntesis de macromoléculas y del recambio proteico ayudan a alargar la vida cuando el aporte calórico se reduce, por lo que dietas que controlan la ingestión de energía son mejores que las dietas hipercalóricas modernas.
- Exceso de proteínas. La alta ingestión sostenida de proteína está asociada con un aumento en la incidencia de diabetes tipo 2 y nefropatía diabética, además de relacionarse con la gota, insuficiencia renal, enfermedad cardiovascular, osteoporosis, etc. El aumento de la concentración de aminoácidos plasmáticos induce insulinorresistencia en el músculo esquelético y estimula la producción endógena de glucosa. Es muy prudente controlar la ingestión de proteínas de origen animal, como se recomienda en la presente dieta, esta medida, independientemente a otras, ejerce una acción terapéutica en la mayoría de las enfermedades.
- Exceso de grasa total, grasa saturada y colesterol. Las dietas altas en grasas promueven un mayor consumo de energía que dietas con alto contenido de carbohidratos. El cuerpo humano tiene una capacidad grande de almacenamiento de grasa; el exceso de grasa dietética se almacena muy eficientemente en el tejido adiposo. Dietas con alto contenido de grasa se relacionan fuertemente con la obesidad, intolerancia a la glucosa y aumento de la resistencia a la insulina. Dietas altas en grasa, acompañadas incluso de una restricción relativa de energía, se asocian con ganancia de peso e hiperglicemia.
- Grasas trans. Estas grasas se consideran las más dañinas; aumentan colesterol total y LDL-colesterol, retrasan la maduración del cerebro, inducen la síntesis de insulina no efectiva, mayor riesgo de diabetes tipo 2 y mayor riesgo de sufrir enfermedades cardiovasculares.
- Mala relación ácidos grasos saturados, monoinsaturados y poliinsaturados. La dieta moderna es deficitaria en ácidos grasos moinsaturados, los cuales

tienen efectos beneficiosos sobre la agregación plaquetaria, el tiempo de coagulación, la fibrinolisis, el perfil lipídico y la glucemia, además de una acción estimuladora sobre la función inmune; disminuyen niveles de triglicéridos, colesterol total y LDL-colesterol, VLDL muy densas, la oxidación de las LDL; contribuyen a menores oscilaciones de la glucemia; y mejoran la sensibilidad a la insulina.

- Mala relación ácidos grasos omega 6:omega 3. La dieta ancestral tenía una relación 1:1, la de hace 50 años 10:1 y la actual 15-20:1; mientras que se recomienda una relación 5:1. El exceso de omega 6 tiene efectos potenciales perjudiciales en la función inmune e induce la producción de leucotrienos y prostanoides; favorece el desarrollo de enfermedades cardiovasculares, inflamatorias y disfunciones del sistema nervioso, mediante la formación de eicosanoides desfavorables. Pero también el exceso de omega 3 puede ser perjudicial, ya que induce la formación de triglicéridos y ácido araquidónico, que puede actuar como agente proinflamatorio, por lo cual se debe evitar la suplementación con este nutriente. Para mejorar la relación omega 6: omega 3 se recomienda disminuir el consumo de aceites en general e incorporar la ingestión de pescados, al menos dos veces a la semana, si el paciente no es alérgico y su condición lo permite.

- Alimentos fritos y grasas recalentadas.

- Exceso de cereales pulidos (arroz blanco, harina de trigo refinada, pan, galletas)

- Exceso de sacarosa (azúcar). La sacarosa se descompone fácilmente durante el proceso digestivo al estar formada solo por dos monosácaridos enlazados entre sí. Las enzimas digestivas que la descomponen se segregan con gran rapidez, por lo que su absorción es casi inmediata. Esta rápida absorción eleva la glucemia, acidifica el metabolismo y demanda una mayor cantidad de insulina. Su rápida absorción explica una gran cantidad de los efectos nocivos relacionados a su consumo excesivo. El azúcar se considera un producto "psicoactivo" que puede crear tóxico-dependencia alimentaria; cuando se consume se produce casi de forma inmediata una sensación de bienestar físico y psíquico, hasta euforia, pero esta sensación pasa de forma rápida y se genera hipoglucemia reactiva, que produce cansancio, hipotensión arterial, decaimiento y depresión, lo cual conlleva a que la persona busque consumir de nuevo azúcar para sentirse bien, cayendo en un ciclo vicioso, como en los adictos. El elevado consumo de azúcar también se ha asociado con hiperactividad, falta de concentración de los niños en las escuelas, y hasta con agresividad. Se le considera el principal ladrón de las vitaminas del complejo B (tiamina, riboflavina y piridoxina), pero también de magnesio y cromo. Por su participación en el metabolismo de los carbohidratos y lípidos (al producir una mayor demanda de insulina con el consecuente agotamiento del páncreas y al favorecer la producción de colesterol malo y triglicéridos, y mayores depósitos de grasa en hígado y en otros órganos, así como en el tejido subcutáneo) se ha asociado clásicamente a la diabetes mellitus, la obesidad y las enfermedades cardio y cerebrovasculares. La acidificación metabólica que provoca se relaciona con la osteoporosis, provocando un balance negativo de calcio. Disminuye las defensas inmunitarias; un valor de glucosa en sangre de

120 mg/dL reduce el índice fagocítico en 75%. Es el alimento predilecto de la célula cancerosa, la cual crece en un medio ácido. También se relaciona con un mayor estrés oxidativo, caries dentales, enfermedad periodontal, enfermedades irritativas del sistema nervioso central, hígado graso, insuficiencia renal, cálculos biliares, artritis, asma bronquial, gastritis, mayor agregación plaquetaria y cefaleas.

• Exceso de fructosa: la ingestión de fructosa se ha incrementado considerablemente en las últimas décadas, ya que la mayoría de los alimentos chatarras son endulzados con sirope de maíz, rico en este producto. Se estima que los adolescentes de Estados Unidos consumen hasta 80 g de fructosa, alrededor del 15% de la energía total. El exceso de fructosa afecta los mecanismos de control hambre-saciedad (inmediato y postprandial tardío), no estimula la leptina, no suprime la grelina, no estimula la insulina (provoca resistencia a la insulina), se glucosila 7-10 veces más que la glucosa (por lo que induce en mayor medida la formación de productos de glucosilación de avanzada, los causantes de las complicaciones tardías del paciente con diabetes) y promueve el síndrome metabólico, hipertensión arterial, lipogénesis di novo, dislipidemia, esteatosis hepática, inflamación y obesidad.

• Alimentos alergénicos: soya, cítricos, alimentos portadores de gluten, especialmente el trigo y todos sus productos derivados (pan, galletas, pastas alimenticias, dulces), lácteos. Hay que tener presente que el trigo, la soya y el maíz han sido genéticamente muy manipulados.

• Lácteos. Los lácteos contienen mucho calcio pero muy poco magnesio, lo cual unido a su exceso relativo de fósforo y a su carga proteica, conducen a una baja biodisponibilidad del calcio por la trabécula ósea. Estas son algunas de las razones por las cuales la leche no es tan "ideal" como suele calificarse en el tratamiento de la osteoporosis. En una dieta con deficiencia de magnesio solo se puede utilizar el 25% del calcio; el exceso relativo ingerido puede generar efectos colaterales, como calcificaciones en arterias, riñones y articulaciones. De esta forma, la osteoporosis se corrige mejor suministrando magnesio que calcio. Lo planteado anteriormente justifica la ausencia de productos lácteos en la dieta que se propone, entonces esta medida no constituye un riesgo para el sistema óseo y sí más bien un beneficio, fundamentado por el buen contenido de calcio a partir de otras fuentes, la buena relación calcio/magnesio que presenta, así como por el buen contenido de silicio y adecuado nivel de proteínas (sin exceso). Dentro de los múltiples factores causales de la osteoporosis se plantea el exceso de ingestión de proteínas. La ingestión de proteínas de origen animal es la más relacionada con la magnitud de la carga renal ácida. Se plantea que si el calcio de los huesos se moviliza para amortiguar solo 1 mEq de ácidos/día se pierde 15% del calcio del esqueleto en una década, por lo que el factor de riesgo mayor de la osteoporosis es el consumo de proteínas de origen animal, incluidos los lácteos, en los que su contenido de calcio no puede compensar la acidosis metabólica que provocan.

• Solanáceas (papa, tomate, berenjena, ajíes)

• Alimentos con alto contenido en oxalatos

• Alimentos acidificantes. Se limitan o evitan, en dependencia de las complicaciones del paciente, los alimentos que aportan más residuos metabólicos ácidos.

- Bebidas frías y calientes
- Bebidas estimulantes y desmineralizantes (café, té con teína, colas).
- Fertilizantes y plaguicidas.
- Hormonas y antibióticos.
- Cloro y metales pesados.
- Aditivos químicos.
- Comida "chatarra" o "basura".
- Sazonadores completos y cubitos de caldo.
- Exceso de sal.
- Alimentos irradiados o con residuos radioactivos.
- Alimentos transgénicos.
- Vísceras, jamón, embutidos y enlatados.
- Exceso de nitratos y nitritos.
- Uso de microondas (dioxinas).
- Aguas congeladas en plásticos (dioxina).
- Cazuelas de aluminio.
- Alimentos fritos en aceites recalentados (acrilamida).
- Comida callejera y alimentos de dudosa procedencia.
- Desorden alimentario.
- Períodos de ayuna.
- Comidas nocturnas excesivas.

Agregar

- Alimentos naturales y en combinaciones equilibradas. La alimentación natural es la regla de oro en todas las enfermedades.
- Cantidades adecuadas de vitaminas y minerales.
- Ácido fólico (>400 mcg). Una elevación de la homocisteína plasmática es un factor de riesgo independiente para la ateroesclerosis coronaria, cerebral y de vasos periféricos, así como para la trombosis venosa profunda. Se plantea que la deficiencia de ácido fólico es su causa principal. Se reporta una reducción del riesgo cuando la ingestión de folatos se acerca a 400 mg/día.
- Cantidades adecuadas de magnesio. El magnesio tiene un papel fundamental en el metabolismo de los lípidos, glúcidos y proteínas; es esencial en los mecanismos de transporte iónico y tiene una potente actividad antiarrítmica. Niveles bajos de magnesio pueden aumentar la mortalidad por enfermedades cardiovasculares hasta en 35%. Su deficiencia se relaciona con la osteoporosis. Para absorber calcio los huesos necesitan cantidades adecuadas de magnesio. Este nutriente favorece también la acción de la vitamina D, indispensable para que el calcio atraviese la pared intestinal. El azúcar y los lácteos roban el magnesio. La dieta moderna es deficiente en magnesio. Los granos enteros contienen grandes cantidades de magnesio, manganeso, cinc y silicio.
- Cantidades adecuadas de manganeso. El manganeso es cofactor de muchas enzimas, como la superóxido dismutasa, la RNA y la DNA sintetasa y la piruvato carboxilasa. La superóxido dismutasa es una de las enzimas más importantes del organismo, su carencia provoca lesiones al núcleo y a las mitocondrias parecidas al daño por exceso de oxígeno. Es muy frecuente la carencia de este mineral. Los diabéticos presentan habitualmente bajos

niveles de manganeso, lo cual pudiera explicar las alteraciones que tienen en el recambio glucídico, atribuido a una disminución de la sensibilidad de los receptores de membrana a la insulina.

• Cantidades adecuadas de calcio. En ausencia de leche y sus derivados en la dieta es importante utilizar otras fuentes de este nutriente, como el ajonjolí (*Sésamo indicum*), al menos 25 g al día, almendras en menor cantidad, leguminosas, vegetales de hojas, sardinas enteras. Mediante estudios de biodisponibilidad se conoce que las hortalizas pueden ser buenas fuentes de calcio, especialmente las de bajo contenido en oxalatos; entre las mejores se encuentran el brócoli, col, berza, col negra. Si la dieta no aporta el calcio necesario debe brindarse una suplementación con tabletas que idealmente deben contener calcio, magnesio, vitamina D y cinc, para evitar o detener la osteoporosis tan frecuente en los pacientes con enfermedades autoinmunes. Se debe tener presente que la sola suplementación con carbonato de calcio, más que beneficiar puede perjudicar, ya que cuando no hay la cantidad concomitante necesaria de magnesio, el calcio no estará biodisponible para la trabécula ósea y se depositará en otros tejidos, formando calcificaciones extrarticulares y cálculos renales.

• Buen aporte de vitamina D. Se puede lograr mediante el consumo de pescados, dos o tres veces a la semana; baños de sol, al menos 15 min en temprano en la mañana o por la tarde, con la menor cantidad de ropa posible, y sin uso de cremas (el paciente no debe estar tomando cloroquina); o mediante una suplementación en aquellos pacientes que no pueden exponerse al sol.

• Cantidades adecuadas de silicio. La deficiencia de silicio está relacionada con la aterosclerosis, osteoartritis, osteoporosis, hipertensión y enfermedad de Alzheimer. Las arterias con aterosclerosis contienen 14 a 20 veces menos silicio que las normales. Este nutriente tiene una función esencial en el inicio de la calcificación del cartílago y la regulación del crecimiento de los cristales óseos. Cuanto más bajo es el aporte de calcio más importancia adquiere la ingestión de silicio, el cual es necesario para la actividad de la enzima hidroxilasa de la prolina ósea. La carencia de silicio genera retraso del crecimiento, huesos frágiles, deficiencia intelectual, conjuntivitis, caries dentales, fragilidad y caída del cabello, uñas frágiles y opacas, tendinitis, fibrosis, flacidez articular y patologías coronarias. Los alimentos más ricos en silicio de la dieta humana son los cereales integrales (mijo, avena, cebada, arroz, trigo). Una dieta moderna basada en alimentos refinados, obtenidos de suelos erosionados genera deficiencia de silicio. Se recomienda el empleo diario de mijo (al menos una porción al día), y como suplemento se pudiera indicar el *Equisetum arvense* (cola de caballo), según la indicación (1 g al día puede ser suficiente).

• Cantidades adecuadas de cinc. El cinc cumple funciones determinantes en la conformación y actividad de 3 a 10% de todas las proteínas del genoma humano. Cumple importantes funciones en sistemas celulares de transporte, desarrollo de la inteligencia, reproducción sexual, sistema nervioso central, sistema inmunitario y protección frente a radicales hidroxilo. La deficiencia de cinc provoca erosión del tracto gastrointestinal, lesiones cutáneas, claudicación cardíaca y malformaciones del cerebro y sistema reproductivo.

			Merienda vespertina			
Lunes	**Martes**	**Miércoles**	**Jueves**	**Viernes**	**Sábado**	**Domingo**
– Torta de arroz blanco criollo, cocinado junto con uvas pasas (1 lasca) – Infusión de achicoria	– Jugo de zanahoria con apio (1 vaso) – Galleticas de sal (4 u)	– Torta de mijo con crema de zanahoria y cebolla dulce (1 lasca) – Té de arroz integral	– Melón (1 lasca) – Té Bancha	– Bolitas de arroz integral envueltas en gomasio (2 u) – Infusión de achicoria	– Galletas de arroz integral con miso y lascas de cebolla (2 lascas) – Té Bancha	– Mijo (1 taza) – Gomasio (2 cucharadas) – Té Bancha

			Comida			
– Sopa pasada de vegetales con arroz integral, alga Wakame y tamari (1 plato) – Congrí, con cebolla y alga Kombu (1.5 taza) – Frituras de malanga (2 u) – Zanahoria salteada con cebolla (1 taza) – Brócoli al vapor (1 taza) – Té Bancha	– Crema de vegetales (zanahoria, cebolla y apio, con malanga), alga Wakame y tamari (1 plato) – Ensalada de arroz integral con zanahoria, cebolla, perejil y semillas de girasol (1 taza) – Boniato hervido (2 lascas) – Frijoles colorados, cebolla, alga Kombu y miso (0.5 taza) – Achicoria salteada con cebolla (1 taza) – Nabo a presión (1 taza) – Té Bancha	– Crema de cebolla, alga Wakame y tamari (1 plato) – Arroz integral con garbanzo, cebolla, perejil y alga Kombu (1.5 taza) – Calabaza al horno, al laurel (1 taza) – Ensalada de habichuelas y cebolla (1 taza) – Té Bancha	– Sopa de vegetales con hojuelas de cebada, alga Wakame y tamari (1 plato) – Pastas integrales con pesto[3] (1 taza) – Frijoles negros, cebolla, alga Kombu y miso (0.5 taza) – Tempura[4] de zanahoria, cebolla y apio (2 u) – Ensalada de lechuga (1 taza) – Té Bancha	– Sopa de vegetales con hojuelas de avena, alga Wakame y tamari (1 plato) – Arroz integral con puerro (1 taza) – Judías, cebolla, alga Kombu y miso (0,5 taza) – Boniato hervido (2 lascas) – Coliflor al vapor (1 taza) – Achicoria hervoda y salteada con cebolla (1 taza) – Té Bancha	– Sopa de vegetales con arroz integral, alga Wakame y tamari (1 taza) – Mijo con cebolla hojas de perejil y semillas de ajonjolí tostadas (1 taza) – Crema de chícharos con zanahoria, cebolla, alga Kombu y miso (0.5 taza) – Acelga salteada con cebolla (1 taza) – Rábanos a presión con sus hojas (4 u) – Té Bancha	– Sopa de vegetales con mijo alga Wakame y tamari (1 plato) – Cebada con cebolla, zanahoria y hojas de perejil (1 taza) – Lentejas, cebolla, alga Kombu y miso (0.5 taza) – Col salteada con cebolla (1 taza) – Ensalada de zanahoria rayada con mayonesa vegetariana (1 taza) – Té Bancha

			Merienda nocturna			
– Bolitas de arroz integral envueltas en gomasio (4 u) – Té Bancha	– Arroz integral (1 taza) – Gomasio (2 cucharadas) – Té Bancha	– Sopa pasada de vegetales con arroz integral (1 plato) – Té Bancha	– Mijo (1 taza) – Gomasio (2 cucharadas) – Té Bancha	– Bolitas de mijo envueltas en gomasio (4 u) – Té Bancha	– Leche de mijo (1 vaso) – Galleticas de sal (2 u) – Té Bancha	– Leche de arroz integral (1 vaso) – Galleta de arroz integral (1 u) – Té Bancha

[1] Gomasio: ajonjolí tostado y triturado con sal marina integral en una proporción de 40 cucharadas colmadas de ajonjolí por una rasa de sal.

[2] Mayonesa vegetariana: arroz blanco criollo cocinado bien blando y batido junto con aceite, una pisca de sal, y dar gusto con zanahoria hervida, cebollino, cebolla.

[3] Se prepara en la licuadora (aceite, semillas de girasol, albahaca, sal).

[4] Frituras vegetarianas. Se envuelven los vegetales crudos picados en una pasta elaborada con harina de trigo y agua, y se fríen en el aceite caliente.

En la **tabla 17.5** se puede apreciar que el menú propuesto en la **tabla 17.4** es nutricionalmente completo. Se caracteriza por aportar una cantidad controlada de grasa, con una magnífica relación entre los ácidos grasos saturados, monoinsaturados y poliinsaturados, además de una relación omega 6/omega 3 de 5 a 1, como se recomienda; es adecuada en proteína (sin exceso, sobre todo de los aminoácidos azufrados, pero con un adecuado cómputo aminoacídico); alta en carbohidratos complejos y fibra dietética (con un magnífico aporte de fibra soluble); adecuada en

308

riboflavina, calcio y hierro; alta en vitamina C, vitamina E (principalmente como tocotrienol), ácido fólico, tiamina, piridoxina, magnesio, manganeso, cromo y cinc. Estas características hacen que esta dieta sea efectiva para promover salud, prevenir y tratar una gran cantidad de enfermedades, dentro de las que se encuentran las autoinmunes. Es segura nutricionalmente.

Tabla 17.5. Contenido nutricional del ejemplo de menú de la tabla 41.4.

Nutriente	Menú	Recomendación
Energía (kcal)	2 210	2 000-2 400
Proteína (g)	72	66 (60-72)
– Triptófano*	12	6
– Treonina*	36	26
– Isoleucina*	42	30
– Leucina*	72	44
– Lisina*	53	31
– Metionina + Cistina*	37	27
– Fenilalanina + Tirosina*	74	33
– Valina*	49	23
Grasa total (g)	42	37 (33-40)
– Saturadas (%)	18	<25
– Monoinsaturadas (%)	46	47
– Poliinsaturadas (%)	37	30
Carbohidratos	397	385 (360-408)
Fibra (g)	50	50 (30-55)
Vitamina C (mg)	200	60 (45-2 000)
Ácido fólico (µg)	610	400 (400-1 000)
Vitamina B1 (mg)	2.87	1.2-DN**
Vitamina B2 (mg)	1.32	1.3-DN**
Vitamina B6 (mg)	4.30	1.4-DN**
Niacina (mg)	23	16 (16-35)
Vitamina B12 (µg)	8.49	2.0-DN**
Vitamina E (mg)	12.0	9 (9-1 000)
Vitamina A (µg)	3 870	750 (550-3 000***)
Potasio (mg)	3 673	2 000-3 500
Manganeso (mg)	10	2 (2-11)
Hierro (mg)	18	18-53
Calcio (mg)	760	750 (750-2 500)
Cinc (mg)	12.4	12 (12-40)
Magnesio (mg)	806	250 (250-350****)
Sodio (mg)	1 521	500-2 300

*Miligramo de aminoácido por gramo de proteína.
**Dato no disponible.
***Solo como vitamina A preformada.
****Solo para tabletas.

Fundamentos terapéuticos de la dieta propuesta

El metabolismo y el sistema inmune están entre los requerimientos básicos para la supervivencia. Muchas de las vías de respuesta del metabolismo y la inmunidad o sistemas sensores de nutrientes y patógenos se han conservado evolutivamente entre las especies. En consecuencia, la respuesta inmune y la regulación del metabolismo están altamente integradas y el adecuado funcionamiento de uno, depende, en gran medida del otro. Esta interfase puede ser vista como un mecanismo homeostático central, cuya disfunción puede conducir a un grupo de desórdenes metabólicos, particularmente obesidad, diabetes mellitus tipo 2 y enfermedades cardiovasculares, entre otras ENT.

Un estilo de vida poco saludable, que incluye la alimentación errónea, puede resultar en desequilibrio de los sistemas de oxidación /redox. Los lípidos sufren modificaciones oxidativas por lipoxigenasas, cyclooxigenasas, mieloperoxidasa, y otras enzimas. Los fosfolípidos oxidados producen moléculas que afectan hígado y otros órganos, contribuyen a inflamación y conducen a cardiopatía coronaria, apoplejía, claudicación renal, enfermedad cardiaca, enfermedades inflamatorias intestinales, síndrome metabólico, trastornos óseos y articulares, y ciertos tipos de cáncer.

Los mecanismos de defensa antioxidante y anti-inflamatorios contribuyen a un balance entre estimuladores e inhibidores de la inflamación. Pero, más allá de cierto punto, estos sistemas claudican. Las lipoproteínas de alta densidad son un inhibidor potente de la formación de lípidos oxidados tóxicos y también un sistema eficaz para estimular genes, cuyos productos son activos en la eliminación de lípidos tóxicos. El respaldo de la función de las lipoproteínas de alta densidad mantiene el balance en estos sistemas.

La alimentación globalizada, típica de países industrializados y dominada por los intereses comerciales (comida rápida y alimentos chatarra, procesados, enlatados, curados, fritos, cargados de aditivos químicos y con alta densidad energética), ha generado una dieta rica en alimentos de origen animal, lácteos, harinas refinadas, grasas, grasas saturadas y grasas trans, colesterol, azúcares, y sal; y carente de cereales integrales, verduras, frutas, leguminosas, fibra dietética y antioxidantes en general, lo cual ha conducido a una modificación dramática del cuadro de salud a nivel mundial, con un aumento a nivel epidémico de las enfermedades no transmisibles, las cuales se acompañan siempre de un proceso de inflamación.

Una dieta a partir de alimentos naturales, baja en grasa y en proteínas de origen animal, y alta en fibra dietética, cereales integrales, vegetales, con alta capacidad antioxidante, con apropiada relación entre nutrientes, y con un alto contenido de compuestos bioactivos que desempeñan funciones específicas en el organismo humano, además de la correcta manipulación y métodos de cocción, puede tener una influencia muy positiva en controlar la microbiota intestinal, inflamación y acidosis metabólica.

Microbiota intestinal y dieta

El ecosistema microbiano del intestino (microbiota intestinal) incluye especies nativas que colonizan permanentemente el tracto gastrointestinal y una serie variable de microorganismos vivos que se encuentran transitoriamente en el tubo digestivo.

Las bacterias nativas se adquieren al nacer y durante el primer año de vida, mientras que las bacterias en tránsito se adquieren continuamente a través de los alimentos, bebidas u otras fuentes.

La población de microorganismos que convive en contacto directo con el hombre excede en sobremanera al número de células corporales del ser humano y están influenciadas por el habitat existente a lo largo del tracto gastrointestinal: pH, concentración de oxígeno, tipo de alimentación y disponibilidad de nutrientes. Las características de la dieta junto a factores genéticos influyen grandemente en el predominio de unos microorganismos sobre otros.

Una gran variabilidad en la composición bacteriana (microbiota) del tracto intestinal ocurre desde el momento del nacimiento y durante los primeros meses de vida, explicada por la continua relación entre exposición y recolonización.

El feto humano se encuentra en un medio estéril mientras permanece en el útero, pero resulta rápidamente colonizado por bacterias durante su paso por el canal del parto. Inmediatamente después del nacimiento, el bebé se expone a numerosas bacterias del medio ambiente. La microbiota intestinal inicial que se instaura es bastante inestable y sufre cambios importantes en el periodo inicial de la vida.

El tipo de alimentación que recibe el niño en los primeros días de vida influencia la composición de la microbiota intestinal, tal y como se conoce desde hace más de 20 años sobre las diferencias en la composición de la microbiota entre niños que reciben lactancia materna o artificial.

La leche materna tiene una composición de nutrientes que modula el patrón de la microbiota que se instalará; elementos que fortalecen la correcta interrelación microbiota/huésped en el control de la salud, la inflamación y la enfermedad.

Los primeros microorganismos que colonizan el tracto gastrointestinal modulan el sistema inmune (SI) por medio de relaciones beneficiosas entre bacterias y organismo humano durante el mutualismo.

La transición hacia la microbiota adulta ocurre con la alimentación complementaria del niño, período en el que se produce un cambio importante en la capacidad metabólica del intestino. Factores como el modo de nacimiento, la alimentación del bebé, hospitalización, prematuridad y utilización de antibióticos determinan la composición de la microbiota intestinal en la infancia precoz.

Los efectos beneficiosos observados con la dieta macrobiótica en obesidad, diabetes mellitus tipo 2, hipertensión, aterosclerosis y enfermedades autoinmunes, entre otras múltiples afecciones, deben ser también fundamentados en relación con modificaciones que con toda seguridad genera esta dieta en la composición de la microbiota intestinal.

Funciones de la microbiota intestinal

El pool genético microbiano de la microbiota intestinal excede considerablemente la complejidad del mismo genoma humano, de forma tal que en términos metabólicos, la interacción humano-microbiota intestinal se cataloga en la actualidad como supra o superorganismo, el cual cumple con funciones biológicas que están revolucionando el enfoque de muchas ENT. La microbiota intestinal contribuye a la fisiología humana mediante la transformación de fibra dietética o mucopolisacáridos en azúcares simples, ácidos grasos de cadena corta y otros nutrientes que pueden ser absorbidos; la producción de vitaminas K, B_{12} y ácido fólico; la participación en el metabolismo y recirculación de ácidos biliares; la transformación de carcinógenos potenciales como los compuestos N-nitroso y aminas heterocíclicas; y la activación de algunos compuestos bioactivos como los fitoestrógenos. Por esta razón, una dieta que favorezca el desarrollo de una microbiota intestinal dirigida hacia el cumplimiento de estas funciones tendría un impacto positivo sobre la prevención de la inflamación y las ENT.

Una dieta baja en energía, con grasas y proteínas de origen vegetal, con elevado contenido de carbohidratos complejos y fibra dietética, adecuada en vitaminas y micronutrientes como silicio, cromo, calcio, con nutrientes y fitoquímicos de alto poder antioxidante como beta-carotenos, folatos, tocotrienoles, manganeso, magnesio, cinc, fibra y componentes biológicos con elevado efecto prebiótico y probiótico, aportado por la fermentación de la fibra dietética en el intestino y por los productos fermentados con contenido de enzimas vivas, recibiría la aprobación de cualquier especialista del campo de la nutrición, con el objetivo de la promoción de salud, la prevención de ENT y como parte integral del tratamiento de ellas.

Sistema inmunológico y microbiota intestinal

Mecanismos de protección de la mucosa intestinal

El sistema inmunológico de los mamíferos dispone de mecanismos innatos y adaptativos que protegen al individuo de patógenos ambientales.

Las interacciones entre microorganismos, epitelio y tejidos linfoides intestinales son múltiples, diversas en sus características y continuas, de modo que remodelan constantemente los mecanismos locales y sistémicos de la inmunidad, adaptándolos al ambiente microbiano.

No obstante, los beneficios que reporta al hospedero, la microbiota intestinal debe ser mantenida dentro de ciertos márgenes de seguridad, tanto en el sentido de las cantidades de gérmenes presentes en un momento dado, como de los diferentes tipos que de ellos existan, evitando que escapen de la vigilancia del sistema inmunológico, entren en contacto con los tejidos profundos y ocasionen daño. El epitelio de la mucosa intestinal posee potentes mecanismos de defensa que le permiten mantener su integridad y la de todo el organismo, al mismo tiempo que confieren capacidad para discriminar entre patógenos y comensales.

A diferencia de la inmunidad adaptativa, en la cual un infinito número de antígenos potenciales pueden ser reconocidos por las células T y B como consecuencia de las reorganizaciones que, de forma aleatoria, se producen en los genes que codifican para los receptores de antígenos específicos; las células del SI innato reconocen determinados antígenos en virtud de un grupo de receptores codificados en las líneas de células germinales y conservados, incluso, filogenéticamente. Como resultado de la limitada expresión de tales receptores, las células del SI innato no son capaces de reconocer cada posible antígeno, sino que solo lo hacen para determinadas estructuras que son expresadas por varios tipos de microrganismos (bacterias, parásitos, hongos y virus) y que han sido evolutivamente conservadas, debido a que muchas de ellas son imprescindibles para la supervivencia de dichas especies.

El reconocimiento de componentes microbianos es considerado el paso inicial a través del cual el SI informa a las células inmunocompetentes para que estas respondan adecuadamente ante cada estímulo ambiental. Se ha propuesto que la discriminación entre patógenos y comensales es altamente dependiente del rasgo bacteriano reconocido.

La IgA secretoria es la inmunoglobulina más abundante en el intestino y su producción obedece a varios mecanismos conservados evolutivamente. Además de regular cuáles microorganismos convivirán con el hospedero y cuáles no, la IgA, protege la superficie de la mucosa intestinal de la colonización e invasión por patógenos y al mismo tiempo confina las bacterias comensales a la luz intestinal impidiendo que abandonen este sitio y alcancen los tejidos extraintestinales, en un proceso conocido como "exclusión inmune". Estos hechos parecen tener implicaciones importantes en el proceso de desarrollo de tolerancia a los comensales y de una adecuada respuesta inmune contra los patógenos.

Los humanos al nacer producen escasas cantidades de IgA, las cuales se incrementan gradualmente desde los primeros días en la misma medida en que entran en contacto con las diferentes especies microbianas. La vía y forma de nacimiento, el tipo de lactancia y duración de la misma, así como la introducción de la alimentación complementaria, son factores que exponen al niño a diferentes ambientes y en consecuencia a diferentes perfiles microbianos que impactarán fuertemente el inmaduro SI del neonato y la consiguiente expresión de IgA en respuesta a los diferentes estímulos antigénicos.

Evidentemente IgA no es el único factor involucrado en el mantenimiento de las proporciones adecuadas de comensales y la exclusión de patógenos en el tracto digestivo; pero las evidencias se inclinan hacia un rol preponderante de esta inmunoglobulina en dichas funciones; incluido el hecho de su casi exclusivo predominio en el intestino y la existencia de múltiples vías para su generación.

Los organismos pluricelulares han evolucionado de manera que su supervivencia descansa fundamentalmente, en la habilidad para enfrentar las infecciones y defenderse del daño que éstas pueden ocasionar, así como en la capacidad de almacenar energía para los momentos de baja disponibilidad de nutrientes o elevadas demandas energéticas. El SI y el metabolismo están, por tanto, entre los requerimientos más elementales en todo el reino animal y muchos sistemas que sirven de sensores para los nutrientes y el reconocimiento de patógenos que han sido altamente conservados desde los microorganismos hasta los mamíferos. No resultaría sorprendente, entonces, que vías del SI y el metabolismo hayan evolucionado estrechamente vinculadas e interdependientes. Muchas hormonas, citoquinas, proteínas y péptidos de señalización, factores de transcripción y lípidos bioactivos tienen importantes roles tanto en el metabolismo como en el SI; más aún, ambos sistemas pueden regularse mutuamente.

A pesar de la aparente independencia entre los campos de la inmunología y la nutrición, muchas observaciones, algunas ya más antiguas, otras más recientes, muestran claramente que el SI no puede funcionar adecuadamente en condiciones de malnutrición, ya sea por defecto o por exceso. El desbalance metabólico conduce a un desequilibrio inmunológico, con malnutrición e inmunosupresión en un extremo del espectro, y la obesidad y enfermedades inflamatorias en el otro extremo. Así, la integración entre el metabolismo y el SI, la cual en condiciones normales es beneficiosa y necesaria para el mantenimiento de una buena salud, puede convertirse en perjudicial en condiciones de sobrecarga metabólica.

Inflamación

Las investigaciones en curso y otras precedentes sugieren que muchas de las ENT tienen como base en su fisiopatología a la inflamación. La inflamación es fundamentalmente una respuesta de carácter protector, cuyo objetivo último es defender al organismo de la lesión celular iniciada por microorganismos, toxinas, alergenos, así como de las consecuencias de la misma y de las células y restos tisulares necróticos. Estos procesos inflamatorios y de reparación pueden llegar a ser lesivos y perjudiciales si adquieren carácter crónico. La inflamación es un componente clave del sistema inmune.

La inflamación crónica promueve el desarrollo de enfermedades crónicas. Los ácidos grasos saturados dietarios pueden desencadenar inflamación estéril o mediada por la infección, el cual es un paso determinante en la génesis de las ENT, mientras que los ácidos grasos poliinsaturados tienen un efecto inhibidor sobre los procesos inflamatorios. Este hecho provee un nuevo paradigma para comprender el mecanismo por el que los ácidos grasos de la dieta modifican la microbiota intestinal y el riesgo de enfermedades crónicas incluyendo la resistencia a la insulina, aterosclerosis y cáncer.

Diversas enfermedades y procesos patológicos que cursan con inflamación crónica tienen en su fisiopatología la formación de nuevos vasos sanguíneos a partir de vasos preexistentes (angiogénesis). La formación de nueva vasculatura es de importancia vital para un espectro amplio de procesos fisiológicos. El crecimiento normal de los tejidos, característico, por ejemplo, del desarrollo embrionario, la cicatrización de heridas y el ciclo menstrual, dependen de la formación de nuevos vasos que aseguran un suministro adecuado de oxígeno y nutrientes, así como la eliminación de productos de desecho. Sin embargo, varias enfermedades cursan también con una excesiva angiogénesis, característica de su patología, tal es el caso del cáncer (tanto tumores sólidos como hematológicos), enfermedades inflamatorias crónicas (artritis reumatoide, enfermedad de Crohn), diabetes mellitus (retinopatía diabética), aterosclerosis, psoriasis, endometriosis y obesidad, entre otras.

El sistema inmune juega un papel importante en la regulación de la angiogénesis. Varias de las sustancias que median la migración e infiltración de leucocitos desde la circulación hacia los tejidos inflamados, han sido identificadas como angiogénicas. La codependencia de la angiogénesis y la inflamación crónica justifica el desarrollo de estrategias que disminuyan, inhiban o impidan, en determinadas circunstancias, el desarrollo de procesos inflamatorios.

Una significativa alteración de las barreras inmunológicas acompañada de una respuesta inmune exagerada conduce a enfermedades crónicas autoinmunes y neurodegenerativas, crecimiento tumoral y angiogénesis, y pérdida del balance en la respuesta inmune. Estrategias que promuevan (estabilicen) las propiedades inherentes a las células inmunes innatas, las cuales influirían en la polarización de la inmunidad adaptativa, serían claves en la reducción o prevención de la incidencia de enfermedades con un fuerte componente inflamatorio. Para algunos de estos trastornos se han ensayado terapias farmacológicas antiangiogénicas con resultados alentadores, sin embargo, la dieta macrobiótica podría ser una excelente alternativa terapéutica para estas afecciones, controlando posibles fuentes de inflamación provenientes de la microbiota intestinal.

Los nexos entre el tejido adiposo y el SI van desde el nivel anatómico hasta vínculos de diferentes vías, sobre todo del metabolismo energético. Se ha sugerido, por estas razones, que el tejido adiposo debiera formar parte del SI. A nivel anatómico, el tejido linfoide y sobre todo los ganglios linfáticos, se encuentran rodeados y fuertemente asociados al tejido adiposo, lo cual tiene importantes repercusiones estructurales y funcionales. En respuesta a una agresión foránea, se requiere que la energía esté disponible rápidamente para una inmediata reacción del organismo. Por tanto, el tejido adiposo que rodea los ganglios linfáticos sirve como principal suministrador de ácidos grasos para ser utilizados como combustible. Se ha observado, *in vivo,* una inmediata lipólisis en los adipocitos que rodean los ganglios linfáticos posterior a activación inmune local. Los ácidos grasos poliinsaturados del tejido adiposo periganglionar son también precursores de prostaglandinas y leucotrienos involucrados en la inflamación.

Varias enfermedades complejas pueden ocurrir como consecuencia de perturbaciones de la función de barrera de mucosa o de cambios en los mecanismos que regulan la inmunidad de la mucosa a alimentos o a componentes de la microbiota.

La complejidad y la variación interindividual de la composición de microbiota intestinal en seres humanos representa un factor de confusión en los esfuerzos para determinar la posible significación de microorganismos comensales individuales en la patogénesis de las enfermedades.

Las características principales de las enfermedades inflamatorias y autoimmunes son la destrucción tisular y el deterioro funcional causado por mecanismos mediados por vía inmunológica que son principalmente los mismos que funcionan contra las infecciones por patógenos. Tanto las bacterias vivas, como sus componentes y metabolitos, son evidentemente responsables de muchos de esos mecanismos inmunomoduladores. En algunos casos, la función desajustada de la barrera intestinal conduce a un incremento en anticuerpos dirigidos contra antígenos presentes en el lumen intestinal. La aparición de estos anticuerpos en personas asintomáticas puede tener valor predictivo en el desarrollo de enfermedades inflamatorias y autoinmunes.

En las enfermedades autoinmunes un esfuerzo considerable ha sido realizado para comprender los mecanismos que subyacen a la pérdida de la auto-tolerancia. Las infecciones se consideran frecuentemente como iniciadoras del proceso en individuos predispuestos genéticamente. Una hipótesis muy importante explica cómo las infecciones pueden causar fenómenos autoinmunes que pueden ser fundamentados en el concepto de la reactividad cruzada, conocido como "imitación molecular", la semejanza entre los epitopes de autoantígenos y epitopes de antígenos ambientales inocuos.

Las infecciones pueden también provocar el desarrollo de autoinmunidad, a través de la activación inadecuada de células inmunes innatas. La actividad coadyuvante de componentes microbianos puede participar en la estimulación de células presentadoras de antígenos, tales como las células dendríticas que conducen a una presentación y procesamiento anormal de antígenos propios. Los super-antígenos son componentes microbianos que han mostrado ser particularmente efectivos en inducir reacción inflamatoria.

A continuación se brindan algunos ejemplos de enfermedades autoinmunes y su posible relación causal con afectaciones de la microbiota intestinal.

Enfermedad inflamatoria del intestino

La enfermedad inflamatoria del intestino (EII) idiopática, la enfermedad de Crohn y la colitis ulcerativa son graves trastornos crónicos que afectan a aproximadamente el 0.2% de la población humana; a pesar de intensos estudios, su etiología y patogénesis aun están poco claras.

La patogénesis de EII involucra las interacciones entre factores inmunológicos, ambientales y genéticos, cuya combinación resulta en inflamación, desarrollo de lesiones de mucosa y su ulterior reparación.

- La interrupción de las funciones reguladores de los linfocitos T y deterioro de la respuesta inmune de la mucosa a los componentes de la flora bacteriana normal desempeñan una función crucial en la patogenia de la inflamación intestinal crónica.
- Participación de componentes microbianos en el desarrollo de la enfermedad de Crohn y la colitis ulcerativa, efectos que pueden ser modulados mediante la manipulación de la microbiota intestinal e immunomodulación de la respuesta inmune de la mucosa y del sistema inmune.

Enfermedad celíaca

La enfermedad celíaca es una enteropatía crónica mediada por la inmunidad, provocada por el glúten de trigo dietario o prolaminas relacionadas, en personas genéticamente susceptibles. La enfermedad se caracteriza por un aumento de la celularidad (linfocitos intraepiteliales) y atrofia de la mucosa del yeyuno. La naturaleza autoimmune de esta enfermedad fue confirmada por la presencia de mecanismos autoimmune dirigidos contra varios autoantígenos, incluyendo al autoantígeno más importante diagnosticado, la transglutaminasa tisular.

- La frecuente asociación de la enfermedad celíaca con otras enfermedades autoimmunes, particularmente diabetes tipo 1 y tiroiditis, sugieren que la enteropatía celíaca comparte ciertos mecanismos patogénicos con otras enfermedades autoinmunes.
- Diversos disparadores virales intestinales que incluyen a adenovirus, virus de hepatitis C y rotavirus e infecciones bacterianas intestinales, capaces de iniciar la respuesta aumentada de la mucosa intestinal al glúten juegan un papel en el mecanismo patogénico de la enfermedad.
- Componentes anormales entre los habitantes microbianos adheridos a la mucosa enferma del yeyuno afectada en enfermos celíacos.
- Manifiestos cambios en la microbiota duodenal y fecal han sido descritos en pacientes con la enfermedad activa y que se encontraban bajo terapia de dieta sin glúten.
- Algunas bacterias commensales, como *Escherichia coli*, son capaces de promover la activación por gliadina de células inmune innatas, mientras que otras, como las bifidobacterias ejercen efectos inhibitorios.

Diabetes mellitus tipo 1

La diabetes mellitus tipo 1 (insulino-dependiente) es una de las enfermedades autoimmunes órgano-específicas mejor estudiadas. Esta se desarrolla como consecuencia de la destrucción selectiva de las células beta productoras de insulina del páncreas. Las reacciones autoinmunes contra las células beta pueden generarse en personas genéticamente predispuestas, por activación del sistema inmune por factores ambientales que llevan epitopos similar a aquellos expresados por las células beta. Algunos mecanismos, como la imitación molecular, el estrés metabólico sobre las células beta, exposición a epitopos crípticos y sobreregulación de moléculas coestimulantes han sido propuestos, pero no suficientemente validados en la patogénesis de esta enfermedad.

- La diabetes mellitus tipo 1 ha sido considerada como una consecuencia de respuestas inmunes regulatorias mal reguladas o inadecuadamente desarrolladas en individuos genéticamente predispuestos, tal y como ha sido formulado para otras enfermedades autoinmunes.
- Factores ambientales que influyen en el desarrollo de diabetes incluyen a componentes microbianos y alimentarios encontrados en la superficie de la mucosa intestinal, así como a la permeabilidad de ésta.
- Elevada incidencia de diabetes mellitus tipo 1 en ratones libres de gérmenes. Relación etiopatogénica de los mecanismos de la inmunidad innata. Componentes de la microbiota comensal ejercen efectos protectores contra el desarrollo de diabetes.
- En la prevención de diabetes, algunas dietas tienen un efecto dependiente y otras muestran un efecto independiente de la microbiota intestinal.
- La gliadina, el componente de gluten de trigo, que provoca la enfermedad celíaca en personas susceptibles, activa mecanismos inmunes innatos y aumenta la permeabilidad intestinal.
- La permeabilidad incrementada del intestino que precede al inicio clínico y señales de activación del sistema inmunológico intestinal han sido descritas en niños con diabetes tipo 1 y relacionadas con su patogénesis.
- Una reducida función de la barrera intestinal y sus consecuencias sobre su desarrollo también han sido demostradas en modelos animales.
- Por lo tanto, además de varios factores ambientales que actúan en la diabetes mellitus tipo 1, los parámetros de la mucosa del intestino que moldea una interfase entre el organismo y el ambiente contribuyen adicionalmente a su complejidad.

Enfermedades reumáticas

El hecho de que cambios intestinales están asociados a la patogenia de enfermedades reumáticas está sugerido por los siguientes hallazgos:

- Permeabilidad intestinal incrementada y presencia de síntomas intestinales en pacientes con artritis idiopática juvenil.
- Mayor frecuencia de artritis en pacientes con enfermedad inflamatoria intestinal.
- Infecciones por *Salmonella*, *Shigella* y *Yersinia* que preceden al desarrollo de artritis reactiva y disparan las reacciones autoinmunes en articulaciones.
- Niveles elevados de anticuerpos contra la bacteria intestinal *Proteus* en la artritis reumatoide.
- Elevados títulos de anticuerpos anti-Klebsiella en pacientes con espondilitis anquilosante.
- Alteración de microbiota intestinal en pacientes con artritis juvenil.
- Las ratas transgénicas para espondilitis anquilosante desarrollan la enfermedad asociada a colitis cuando están en condiciones convencionales, las cuales desaparecen cuando se trasladan a un ambiente libre de gérmenes.
- Alivio de síntomas y de cambios inflamatorios por la aplicación oral de prebióticos en modelos de artritis inducida.
- Marcadores clínicos y autoinmunes de artritis reumatoide en modelos animales de ratones se reducen en un ambiente libre de gérmenes, mientras que su colonización con una única línea bacteriana no cultivable comensal

de ratones (bacterias filamentosas segmentadas) incrementa los síntomas clínicos e incrementa la producción de anticuerpos.

Alergia

La alergia es la más común de las enfermedades inflamatorias crónicas, en constante crecimiento y en absoluta discusión con las modificaciones de los factores ambientales contribuyentes. La hipótesis higiénica postula que su basamento se encuentra en el hecho del crecimiento de niños en ambientes cada vez más estériles y menos promotores de una inmunidad basada en el contacto en la infancia con los factores promotores de inmunidad adquirida.

- La microbiota intestinal de niños de países altamente industrializados es más pobre que la de niños de países en desarrollo.
- La microbiota intestinal de niños con alergia alimentaria cambia.
- La microbiota intestinal de niños influencia el desarrollo de la alergia.
- Los resultados de la aplicación de prebióticos en la incidencia de alergia en niños en edades posteriores son prometedores.
- La habilidad para inducir tolerancia de la mucosa intestinal es dependiente de la microbiota.

Probióticos y prebióticos en la prevención y terapia de la enfermedad

El interés en la microbiota intestinal ha conducido hacia intentos para optimizar su composición mediante intervenciones dietarias o con productos probióticos, prebióticos o ambos. Estos productos favorecen el desarrollo y la estabilidad de la microbiota intestinal, inhiben la colonización por patógenos, elevan el tropismo de la barrera epitelial intestinal, protegen contra el estrés fisiológico y estimulan los componentes específicos e inespecíficos del sistema inmune. No cabe duda de que la microbiota intestinal se modifica con la dieta.

Dieta y acidificación

Muchos expertos relacionan el auge creciente de las ENT con un mayor nivel de acidificación de la sangre, lo que es considerado como el cambio más dramático que ha tenido la alimentación en los últimos años: el desequilibrio entre los alimentos precursores de H+ (que acidifican) y los precursores de iones bicarbonato (que neutralizan la carga metabólica ácida de la dieta). Las dietas ancestrales aportaban una carga ácida de solo 10 mEq/día en comparación con la carga actual de 80 a 150 mEq/día. Esta carga ácida supera la capacidad de los mecanismos homeostáticos, tampones o amortiguadores del pH y conduce a un aumento crónico de acidificación de la sangre con la consecuente disminución de la concentración plasmática de bicarbonato, y genera un estado denominado por los expertos como acidosis metabólica crónica a bajo tenor, que no tiene traducción en la práctica clínica diaria, pero que está implicada en una gran cantidad de procesos bioquímicos con efectos metabólicos negativos a largo plazo.

Está bien establecido que la dieta y determinados componentes de los alimentos pueden tener un fuerte impacto en el equilibrio ácido/alcalino del organismo. En los adultos se involucran los factores siguientes:

1. La composición química de los alimentos (por ejemplo, contenido de proteínas, cloro, fósforo, potasio, calcio y magnesio).

2. El nivel de absorción intestinal de los nutrientes implicados.
3. La producción metabólica de sulfatos a partir de los aminoácidos azufrados.
4. El nivel de disociación del fósforo al pH fisiológico de 7.4.
5. La valencia iónica del calcio y magnesio.

Los ácidos metabólicos provienen básicamente de la oxidación de las proteínas, las cuales se consideran un contribuyente neto de ácidos no volátiles; por consiguiente, dietas ricas en proteínas son acidogénicas. Los aminoácidos más contribuyentes a la acidificación son los azufrados (metionina, cistina y homocisteína), contenidos mayoritariamente en las proteínas de origen animal. También hay que incluir el ácido fosfórico que resulta de la oxidación de los ácidos nucleicos, los fosfolípidos y las fosfoproteínas.

Además de los ácidos inorgánicos, la oxidación incompleta de carbohidratos, lípidos y proteínas, puede generar ácidos orgánicos que son considerados como productos temporales debido a que en condiciones normales se producen en bajas concentraciones y se metabolizan fácilmente.

En situaciones de anaerobiosis celular el catabolismo de los carbohidratos puede generar también una alta producción de ácido láctico, como tiene lugar en las células cancerosas, o como residual del metabolismo de los microrganismos y hongos que se alojan en el cuerpo.

Finalmente está el ácido volátil o anhídrido carbónico que se origina de la oxidación completa de los carbohidratos, grasas y proteínas. El CO_2 es transportado por los eritrocitos en donde reacciona con el agua formando el ácido carbónico, esta reacción se revierte en los pulmones para ser eliminado como CO_2 y agua. Cuando no se realiza una correcta respiración el CO_2 se acumula en pulmones y se revierte a la sangre como ácido carbónico.

Efectos metabólicos de la acidificación crónica

- Salida celular de potasio y magnesio.
- Aumento de la degradación proteica tisular.
- Aumento de la oxidación de aminoácidos de cadena ramificada
- Disminución da la síntesis de albúmina.
- Aumento de la movilización del calcio.
- Disminución de la síntesis activa de la vitamina D.
- Disminución de la utilización de la gluconeogénesis y del lactato.
- Aumento de la excreción de calcio y fósforo.
- Disminución de la excreción urinaria de citrato.
- Aumento de hierro y cobre libres.
- Alteración en la hormona del crecimiento y en la expresión del factor IGF-1.

Estas alteraciones bioquímicas provocadas por un ligero aumento en la acidificación de la sangre aumentan el riesgo de inflamación y de enfermedades crónicas y degenerativas: cardiovasculares y cerebrovasculares, diabetes mellitus, osteoporosis, insuficiencia renal, litiasis, cáncer y enfermedades autoinmunes.

La homeostasis es fundamental para mantener los parámetros físicos-químicos en el ambiente interno del cuerpo y poder garantizar todas las funciones orgánicas, y por ende la vida; para esto es imprescindible que los valores del pH de la sangre se encuentren en su intervalo de normalidad (entre 7.35 a 7.45).

El químico Nernst —Premio Nobel de Química a inicios del siglo xx— estableció que el aumento de la concentración de hidrógeno en la sangre disminuye el potencial reductivo del organismo y por tanto aumenta el estrés oxidativo. Acorde a este postulado de Nernst, prestigiosos investigadores del campo del estrés oxidativo plantean que:

- Bastan pequeños incrementos en las concentraciones de H+ de la sangre para que cambie drásticamente el potencial redox celular.
- Estos cambios pueden alterar las señales de transducción de la síntesis del DNA y el RNA, la síntesis proteica, la activación enzimática y la regulación del ciclo de vida celular.

El fisiólogo alemán Warburg —también Premio Nobel de Medicina en 1931— demostró la importancia del equilibrio ácido-alcalino en el organismo para evitar el desarrollo de las células cancerosas. Este científico, para muchos el más destacado del siglo xx, describió, además de los mecanismos de la respiración celular, el metabolismo de la célula cancerosa; a partir de entonces se conoce que estas células:

- Obtienen la energía a partir de la glucosa en ausencia de oxígeno (vía anaeróbica), al contrario de las células normales que obtienen su energía de forma mucho mas eficiente en presencia de oxígeno (vía aeróbica).
- Producen ácido láctico que envían al medio celular externo y necesitan para crecer de un medio celular externo ácido y de hipoxia.

Según Warburg, los residuos ácidos depositados en algunas áreas u órganos provocan la muerte de algunas células cuyos desechos se acaban convirtiendo a su vez en ácidos. Cuando el ácido se acumula en alguna zona del organismo, ésta se vuelve deficiente de oxígeno y algunas células podrían adaptarse a ese ambiente y, en lugar de morir, aunque eso suponga la aparición de diversas enfermedades, sobreviven convirtiéndose en células anormales. Con este concepto las células cancerosas son células anormales que no responden a los procesos biológicos naturales, crecen indefinidamente sin orden, e inician un proceso cancerígeno.

Por su propia naturaleza física, un sistema alcalino es rico en oxígeno, la sustancia más esencial para la vida humana, así que es poco probable que el cáncer se pueda desarrollar en un ambiente de pH normal o alcalino y, por tanto, en presencia de una cantidad suficiente de oxígeno. De ahí que para Warburg el cáncer, además de innumerables causas secundarias, tenga una causa primaria: el remplazo de la respiración aeróbica de las células por una respiración celular anaeróbica.

Warburg explica que la carencia de oxígeno impide completar adecuadamente el proceso de combustión en la célula, por lo que poco a poco se hace imposible la creación de células sanas, y en esas condiciones al sistema inmune se le hace cada vez mas difícil resistir los ataques a que está sometido la vida celular. Obviamente, si permitimos que esa carencia de oxígeno se vuelva crónica, el sistema inmune se va agotando y aparece el cáncer como enfermedad.

El Departamento de Medicina Experimental de la Universidad La Sapienza de Roma, trabajó con el efecto Warburg y el pH, 76 años después de que a este le fue otorgado el Premio Nobel, y desarrolló un modelo experimental animal de leucemia, al alterar el medio celular mediante acidificación e hipoxia. Este resultado es de gran importancia en el campo de la oncología, ya que demostró, mediante técnicas modernas que incluyen la metabolómica, la importancia del equilibrio del pH en el ambiente celular para prevenir el desarrollo del cáncer, y más allá para tratarlo. De estas investigaciones se dedujo que:

- La regulación del pH intracelular ha demostrado ser un indicador crítico en muchas funciones celulares.
- La acidificación es crucial para la proliferación celular, invasión y metástasis, resistencia a drogas y a la apoptosis celular.
- Tanto la acidosis como la hipoxia han sido observadas con frecuencia durante el desarrollo de tumores sólidos.

Si se analizan, a la luz de los conocimientos actuales, los biomarcadores del metabolismo de las células cancerosas que se proponen se puede observar que todos son mediados por un proceso de acidificación:

- Autosuficiencia en las señales de crecimiento: inhibición del PKM2; sobreactivación del PI3K y del HIF-1á que incrementan la entrada de glucosa y aminoácidos a las células; defecto en la fosforilación oxidativa (OXPHOS) que induce la resistencia a la apoptosis; aumento de ROS; hiperpolarización de la membrana mitocondrial (aumento tónico inhibitorio por K^+).
- Potencial de membrana ilimitado: Efecto Warburg; pérdida de la proteína p53 en hipoxia.
- Angiogénesis: aumento de la expresión del factor de crecimiento vascular endotelial (VEGF); acidificación intracelular.
- Invasión y metástasis: HIF-1a causa pérdida de la E-cadherina; generación de ROS; acidificación del medio extracelular y extrusión de H^+.
- Resistencia a la apoptosis: acidificación extracelular; extrususión de H^+.
- Evasión del sistema inmunológico: inhibición de la actividad de células Naturales Killer por acidificación; efectos inmunosupresores del lactato; sobrexpresión de la indoleamina 2.3-dioxygenasa (IDO).

De acuerdo con estos biomarcadores se han definido las potencialidades terapéuticas en el cáncer, las cuales pueden ser compartidas con muchas enfermedades autoinmunes:

- Restablecer la fosforilación oxidativa (estimular la apoptosis, evitar la inmunosupresión, invasión y metástasis).
- Inhibir el factor HIF (para inhibir la angiogénesis).
- Restablecer la función de P53 (para restablecer la apoptosis).
- Suprimir la vía PI·K/Akt/mTOR (para inhibir el crecimiento).
- Mantener condiciones de baja tensión de glucosa e inhibidores de la glucolisis (para inducir la apoptosis).

Una dieta bien diseñada puede contribuir a la satisfacción de estas potencialidades terapéuticas, restableciendo la homeostasis al brindar una gran cantidad de bases al organismo y al eliminar o disminuir aquellos alimentos que más residuos metabólicos ácidos aportan.

De acuerdo a la macrobiótica, acidificación significa dilatación, inflamación, irritación, dolor, inestabilidad, irritabilidad, infecciones a repetición, hiperglicemia, obesidad, crecimiento rápido (cáncer), entre otras muchas atribuciones. El que acidificación signifique dilatación se puede verificar observando la molécula del agua: cuando aumenta la cantidad de cationes de hidrógeno, se puede ver al microscopio como la molécula de agua se dilata, y viceversa. Precisamente, en correspondencia con las diferentes interacciones iónicas que tienen lugar en la molécula del agua es que se propuso el concepto de pH. Entonces, las diferentes interacciones iónicas de los alimentos son las que más pueden influir en el mantenimiento de los valores normales del pH en sangre, ya que mediante la alimentación es que se tiene el mayor contacto con el medio exterior, pero como todo proceso biológico es multifactorial, existen muchas otras causas que pueden alterar este equilibrio y que tienen que ser atendidas de forma integral para evitar la acidificaión metabólica crónica de la vida moderna.

Resumen de factores de la dieta y otros estilos de vida que contribuyen a la acidificación

- Alimentación acidogénica, que deja muchos residuos metabólicos ácidos mediante un exceso de: proteínas, azúcares (ya sea sacarosa o fructosa por exceso de miel, jugos, refrescos, e incluso frutas), grasas, carbohidratos pulidos, papa y bebidas alcohólicas, entre otros.
- Abuso en el uso de fertilizantes y plaguicidas químicos en el proceso productivo, que dejan residuos órganos clorados y fosforados en los alimentos.
- Abuso en el uso de aditivos químicos en los alimentos. Como en la alimentación moderna, más del 50% de los alimentos que se consumen están manipulados por la industria alimentaria se calcula que al año se ingieren alrededor de 4 kg de aditivos químicos.
- Uso de aguas cloradas.
- Mala respiración.
- Estrés de la vida moderna, que conduce a una respiración superficial, aumento de las descargas de adrenalina y mayor acidificación.
- Sedentarismo, el cual conduce a un pobre intercambio gaseoso.
- Presencia de hongos y bacterias en el cuerpo que dejan residuos ácidos (ácido láctico) como producto de su metabolismo.
- Ambiente contaminado con mayores cantidades de CO_2 y de metano.
- Exposición a radiaciones, químicos, tóxicos ambientales.
- Traumatismos mantenidos.

Hay muchos ejemplos cotidianos y sencillos, de la práctica generacional, que avalan como se puede equilibrar aquello que acidifica (que dilata, irrita, da dolor) con lo que alcaliniza (que contrae, desinflama, quita el dolor).
- Gárgaras de agua con sal para eliminar la irritación y el dolor provocado por una faringitis o amigdalitis.
- Baños de agua con sal, o simplemente baños en la playa para curar heridas o pústulas en la piel.

El principal elemento acidificante de la dieta es la ingestión de proteínas de origen animal, como ya se había mencionado anteriormente, su exceso puede generar una acumulación excesiva de aniones no metabolizables, cuya magnitud progresa en la medida que se envejece por la disminución fisiológica de la función renal, pero también en cualquier edad dependiendo del nivel de daño renal, lo cual es frecuente en las enfermedades autoinmunes.

Como respuesta al estado de acidosis metabólica derivado de la dieta los riñones deben implementar mecanismos de compensación para restablecer el balance ácido-básico, tales como remoción de los aniones no metabolizables, conservación del citrato, y aumento de la amoniogénesis y excreción urinaria de amonio. Estos procesos adaptativos disminuyen el pH en orina e inducen una serie de cambios en la composición de la orina como hipocitraturia y devastación de nitrógeno y fosfatos. Un aumento ligero de la acidosis metabólica puede inducir resistencia muscular a la acción de la insulina, por lo que la carga ácida dietética se convierte en un predictor de anormalidades metabólicas y riesgo cardiovascular en la población en general, más marcado en personas con sobrepeso, obesidad, diabetes, y daño renal crónico.

Una dieta con alta carga ácida es muy probable que resulte en diabetes, hipertensión, osteoporosis y riesgo cardiovascular. Resultados recientes confirman una asociación entre resistencia a la insulina y marcadores de acidosis metabólica que incluyen bajo nivel sérico de bicarbonato, alta carga aniónica sérica, hipocitratiria y bajo pH en orina.

Personas que consumen una dieta basada en proteínas de origen animal tienen una excreción neta urinaria mayor y un pH en orina más ácido que las personas que consumen una dieta predominantemente vegetariana.

Es necesario comprender e integrar mejor estas relaciones, ya demostradas, con miras a formular dietas más equilibradas.

Es necesario seleccionar una dieta que genere cenizas alcalinas, es decir que sea capaz de aportar bases al organismo como producto final de su metabolismo. Básicamente una dieta que aporta un exceso de aniones inorgánicos tales como Cl^-, $H_nPO_4^{(3-N)-}$, SO_4^{2-} en comparación con las cantidades de los cationes orgánicos Na^+, Ca^{2+} y Mg^{2+}, tiene propiedades acidificantes, aumentando la cantidad de H^+ en sangre.

La adición a la dieta de *buffers* exógenos puede resultar en una reducción de la excreción neta de ácidos y de la calciuria. En la dieta propuesta se potencializa la generación de bases, al incluirse en el menú diario las algas marinas, productos vegetales fermentados (umeboshi, miso, tamari y vegetales curtidos), así como el gomasio (ajonjolí tostado triturado con sal marina integral) y el té Bancha; estos alimentos son considerados como medicamentos por su alto poder de alcalinización, o sea su riqueza en minerales, entre otras propiedades ya expuestas.

Dieta y estrés oxidativo

Todas las ENT se acompañan de un alto nivel de estrés oxidativo, lo cual sugiere una recomendación de ingestión regular y adecuada de nutrientes y compuestos bioactivos (CBA) con alta capacidad antioxidante. Una dieta a base de cereales integrales, leguminosas, vegetales y semillas como el ajonjolí puede aportar una alta capacidad antioxidante de forma natural, así como un alto contenido de polifenoles

La capacidad antioxidante total (CAT) de las dietas macrobióticas Ma-Pi pudiera estar implicada en los efectos terapéuticos observados en todas las intervenciones realizadas. La CAT de estas dietas, medida por los métodos ABTS y FRAP, ha sido estimada en valores cercanos a 8 000 y 1 500 mg de ácido ascórbico, respectivamente; estos valores son mucho más altos que los reportados para la dieta española mediterránea, la cual ha ganado fama en la prevención y tratamiento de una gran cantidad de enfermedades crónicas, precisamente debido a su alta capacidad antioxidante. También la cantidad de polifenoles contenidas en las dietas Ma-Pi es alta; fue estimada en valores cercanos a 2 600 mg de ácido gálico, contra 1 171 mg en la dieta mediterránea española.

Dieta y compuestos bioactivos

La heterogeneidad y complejidad de la dieta humana ha sido siempre un gran desafío para la investigación científica. Su efecto en la salud no puede ser analizado con una visión reduccionista a partir del simple contenido químico de energía y nutrientes de los alimentos.

Los alimentos además de aportar nutrientes, contienen una serie de sustancias no nutritivas que intervienen en el metabolismo secundario de los vegetales: sustancias colorantes (pigmentos), aromáticas, reguladoras del crecimiento, protectoras naturales frente a parásitos y otros, que no tienen una función nutricional clásicamente definida, o no son considerados esenciales para la salud humana, pero que pueden tener un impacto significativo en el curso de alguna enfermedad, como en el caso particular de las ENT. Estas sustancias se denominan compuestos bioactivos (CBA); se considera CBA de un alimento al que aporta un beneficio a la salud más allá de los beneficios nutricionales básicos. Como tales se reconocen los compuestos fenólicos: simples (hidroxitirosol, orto-cumárico y para-cumárico, ácido gálico, ácidos clorogénicos y la capsaina) y los polifenoles (flavonoides, flavonas, flavonoles, flavononas, catequinas, proantocianidinas, antocianidinas, isoflavonas, estilbenos, resveratrol, curcuminoides, ligananos); además están los compuestos azufrados, terpenoides y los fitosteroles.

La modificación de moléculas biológicas, como proteínas, lípidos y ácidos nucleicos, se relaciona con enfermedades como el cáncer, enfermedades cardiovasculares (ECV), enfermedades neurodegenerativas e inflamatorias, que se corresponden con modificaciones oxidativas producidas por especies reactivas de oxígeno (ROS).

Se ha observado que el consumo de alimentos con un alto contenido de metabolitos secundarios tiene efectos beneficiosos, cuando se ingieren durante un largo periodo, en el tratamiento y en la prevención de enfermedades que cursan con un proceso inflamatorio, como las ECV, obesidad, cáncer, diabetes, enfermedades neurodegenerativas, enfermedades autoinmunes, entre otras, mediante una modulación de la actividad de moléculas implicadas en las rutas de señalización de la insulina, la inflamación, la apoptosis y la angiogénesis.

Aunque no se les puede considerar sustancias esenciales, ya que no se requieren para nuestro metabolismo, muchos de ellos ya se consideran indispensables a largo plazo para nuestra salud. Intervienen ejerciendo un efecto protector del sistema cardiocirculatorio, reductor de la presión sanguínea, regulador de la glucemia y la colesterolemia, reductor del riesgo de cáncer y mejoran la respuesta defensivo inmunitaria de nuestro cuerpo.

Sin embargo, la mayoría de las evidencias de sus efectos beneficiosos provienen de estudios in *vitro o in vivo*. Son pocos los estudios realizados en seres humanos, y debido a su relativa baja actividad biológica, es necesario recurrir a estudios epidemiológicos. Se necesitan más investigaciones que avalen las propiedades preventivas y terapéuticas de estos compuestos. Constituyen un campo de investigación de gran importancia en la actualidad, uno de los más prometedores en el campo de la nutrición y las ENT.

Principales acciones de los compuestos bioactivos en la biología humana

En un inicio los efectos de los CBA se centraron en su capacidad antioxidante, sin embargo, hoy en día se relacionan también con la inflamación y la señalización celular, principalmente la apoptosis, el ciclo celular, la angiogénesis y las metástasis.

Proceso inflamatorio

La obesidad está relacionada al síndrome de resistencia a la insulina (síndrome metabólico), que se caracteriza por insulinemia, intolerancia a la glucosa o diabetes tipo 2, hipertrigliceridemia, disminución del colesterol HDL, hipertensión arterial y exceso de grasa abdominal.

Los adipositos tienen la capacidad de producir numerosos mediadores de inflamación, especialmente bajos condiciones de estrés. El tejido adiposo secreta citoquinas proinflamatorias (TNF-α, IL-1β), factores de crecimiento y adipoquinas (adenopectina, leptina).

Se conoce que los CBA pueden inhibir este proceso inflamatorio. La quercitina y las proantocianidinas inhiben las citoquinas proinflamatorias y aumentan la producción de adiponectina.

Los efectos proinflamatorios y antiinflamatorios de adipoquinas y citoquinas están relacionados con la cascada de señalización de la insulina, cascadas que se asocian con la inflamación de la quinasa JNF y NF-kB.

Los miembros de la familia de las JNK están codificados por tres genes (Jnk1, Jnk2 y Jnk3); los dos primeros dan lugar a isoenzimas que han sido implicadas en la intolerancia a la glucosa asociada a la obesidad. La Jnk1 se activa por el estrés lipotóxico.

La luteolina, la quercitina y los compuestos azufrados de las aliáceas, entre otros, interaccionan con la ruta de señalización del NF-kB, una proteína heterotrimétrica implicada en las respuestas inducidas por estrés, especialmente en la respuesta inflamatoria e inmunitaria. La vía del NF-kB está implicada también en el control de la proliferación y de la apoptosis. Sus más potentes activadores son los factores TNF-α y el IL-1β.

Apoptosis o muerte celular planificada

Este evento está regulado por procesos fisiológicos y patológicos. La apoptosis desempeña un importante papel en el mantenimiento de la homeostasis y en la eliminación de células dañadas o que no son necesarias para el organismo. Una regulación inadecuada de este proceso puede causar degeneración neuronal, enfermedades autoinmunes y cáncer.

El mecanismo de la apoptosis es extremadamente complejo y sofisticado; se promueve la muerte celular, amplificando efectos de cascada y retroalimentación positiva. Como mecanismos de seguridad la célula produce reguladores, para asegurar que pequeñas alteraciones no den lugar a una muerte innecesaria.

En el proceso de iniciación y ejecución de la apoptosis destaca la familia de las caspasas, unas proteasas intracelulares ricas en cistina. Existen mas de 10 tipos de caspasas, las cuales pueden ser activadas de forma directa, a través de un receptor de membrana, o indirectamente, mediada por la mitocondria o por vías de señalización intracelulares.

Muchos CAB, como licopeno, capsaicina, luteolina, curcumina, genisteína, EGCG, feniletilisotiocianato, dialilsulfuros, pueden inducir apoptosis mediante la vía intrínseca en diferentes líneas celulares, permeabilizando la membrana externa de la mitocondria y liberando factores proapoptóticos que actúan como activadores secundarios de caspasas, incluyendo el citocromo C, la endonuclesa G y la Smac/DIABLO. Estos factores se liberan al citoplasma, donde forman complejos proteicos que activan la caspasa 9 y finalmente la caspasa 3. También se liberan factores inductores directos, como el factor inductor de apoptosis AIF, que puede ser inducido por la alicina y sulforafano.

Otra vía importante de activación de la apoptosis es la de los receptores de muerte (DR), pertenecientes a la familia TNF-R, los cuales son activados por ligandos extracelulares, como ligando Fas-L, TNF-α y TRAIL, los cuales mediante señales de transducción activan las caspasas 8 y 3, o la vía de las MAPK quinasas.

Se ha observado que algunos compuestos como el resveratrol, el fenetiléster del ácido cafeico y el sulforafano estimulan la vía de Fas-L e inducen apoptosis por activación de Fas y de caspasas, en células tumorales humanas.

Se ha observado que la vía de señalización PI3K-AKT inhibe la apoptosis en la mayoría de las líneas celulares estudiadas. Luteolina, resveratrol, curcumina, sulforafano y feniletilisotiocianato, entre otros, inducen apoptosis modulando la ruta de señalización PI3K-AKT y la de la ERK.

Ciclo celular

La progresión del ciclo celular se divide en cuatro fases (G_1, S, G_2 y M). El tránsito por estas cuatro fases está regulado por una interacción de proteínas, que forma complejos de acción como las enzimas de acción fosforilante, quinasas dependientes de ciclinas (CDK) y sus subunidades, las ciclinas A, B, D y E.

Hay suficiente evidencia que indica que diferentes CBA son capaces de detener el ciclo celular en distintas líneas celulares.

- Los ácidos o-cumáricos y p-cumárico, y los ácidos clorogénicos detienen el ciclo en la fase G_1, y en la S/G_2.
- EGCG, DAS, ginesteína y curcumina en la fase G_2/M.
- Sulforafano actúa en la G y bloquea la fase S.

Inhibición de angiogénesis y metástasis

La inflamación crónica y la carcinogénesis están muy relacionadas, ya que la sobrexpresión de una serie de enzimas y proteínas que ocurren en el proceso inflamatorio puede llegar a afectar los tejidos y las células.

Aunque las enzimas proinflamatorias inducidas (iNOS y COX-2) ejercen un efecto beneficioso en el organismo, su sobrexpresión ha sido implicada en la patogénesis del cáncer, ya que en exceso dañan la membrana celular y el DNA a través de las ROS.

Algunas citoquinas proinflamatorias (TNF-α) han demostrado estimular el desarrollo y progresión del proceso cancerígeno en células preneoplásicas. También se han relacionado factores de transcripción como el NF-kB. CBA como el sulforano pueden modular la progresión debido a sus efectos antiinflamatorios y anticancerígenos, a través de la inhibición de la expresión de COX-2, iNOS y Nf-kB. Los CBA actúan no solamente modulando las enzimas implicadas, sino también regulando genes involucrados en este proceso.

Algunos CBA (sulfurano, aliína, dialiltrisulfuro) inhiben la angiogénesis, a través de diferentes mecanismos como la inhibición del VECF o del factor de crecimiento de fibroblastos.

El licopeno, el sulforafano, la quercitina y el dialilsulfuro, entre otros, podrían inhibir la adhesión, invasión y la migración del proceso metastático, efecto que puede ser atribuido a la disminución de la actividad gelatinolítica de MMP-2 y MMP-9.

Estos hallazgos sugieren que algunos CBA tienen interés por su posible efecto terapéutico en los procesos del desarrollo de la angiogénesis y la metástasis.

Resumen de propiedades demostradas de los CBA

- Antioxidantes.
- Cardioprotectoras: antiarrítmicas, antitrombóticas, hipolipemiantes, mejoran función endotelial, diuréticas, disminuyen la presión arterial.
- Neuroprotectoras.
- Anticancerígenas: inducen apoptosis, inhiben angiogénesis, evitan invasión y metástasis.
- Potencializan respuesta inmune.
- Hipoglicemiantes.
- Aumentan sensibilidad a la insulina.
- Antiinflamatorias.
- Digestivas: modifican flora intestinal, inhiben crecimiento bacterias nocivas, colagogas, evitan estreñimiento, detoxifican hígado.
- Quelantes: atrapan metales pesados y radiaciones.
- Antisépticas y bactericidas.
- Termogénicas: reducen peso corporal.

Estudiar los efectos de los CBA aislados es de importancia, pero hay que tener en cuenta que la disponibilidad de los CBA es diferente cuando se ingieren puros o cuando se ingieren formando parte de su matriz original; en este caso hay que tener en cuenta que en un mismo alimento varios CBA pueden interactuar o ejercer un efecto sinérgico. Este efecto puede ser superior cuando se habla de dieta, la cual está formada por varios grupos de alimentos.

La dieta, con principios macrobióticos, propuesta en este capítulo para las enfermedades autoinmunes, contienen una gran cantidad de CBA, debido a su alto aporte de cereales integrales, vegetales, leguminosas, semillas y nueces, té verde, además de frutas y pequeñas cantidades de algas marinas y productos fermentados de soya (miso, tamari).

Esta dieta es también rica en otros CBA con reconocidos efectos beneficiosos, como la fibra dietética (soluble e insoluble), ácidos grasos poliinsaturados (familia omega 3), ácido graso monoinsaturado (omega 9), tocotrienoles y gama orizanol.

Se debe tener presente que las plantas han sido fuentes de medicinas desde inicios de la historia de la humanidad, como ejemplo se pueden citar potentes citostáticos, de amplio uso en la oncología: vinblastina, vincristina, etoposide, teniposide, taxol, navelbine, taxotene, topotecan e irinotecan. En China se emplean también otros derivados de palntas, como son: 10-hydroxicrotaline, d-tetrandrine, (-)-sophocarpine, monocrotalidine, lycobetaine, indirubin, colchicinamide, curcumol y curdione. Actualmente se está trabajando con una serie de compuestos novedosos derivados de las plantas como: anthroquinonas, emodin, aloe-emodin, bryostatin 1, dolostatina, auristatinas y combretastina.

De las algas se obtienen ocho derivados de reconocido uso en la terapia farmacológica contra el cáncer: *citarabine* (inhibe síntesis de DNA), *bryostatine* (activa la PKC), *dolastatine* (inhibe microtúbulos y tiene efecto pro-apoptótico), *ecteinascidine* 743 (alquilación del ADN), *aplidine* (inhibe la progresión del ciclo celular), *holicondrine* B (interactúa con la tubulina), *discodermolide* (estabiliza con la tubulina) y *cryptophycin* (hiperfosforilación de Bc 1-2), así que cuando de forma habitual se consumen algas, se están incorporando al organimo estas sustancias en pequeñas cantidades.

Es hora de meditar, recapitular, revisar los resultados científicos buscando mas soluciones a los problemas actuales de salud, analizar otros puntos de vista, investigar otras alternativas que hasta ahora no han tenido mucho aval científico pero si muchos resultados, con evidencia clínica, como ha sido el caso de la macrobiótica Ma-Pi.

En la actualidad ya se cuenta con un enorme aval de investigaciones que brindan información crítica sobre las sustancias que son necesario añadir o eliminar de la dieta humana para combatir una gran cantidad de enfermedades, por ejemplo, ya se reconoce que la causa de más de 70 % de los tumores malignos está, de algún modo, relacionada con lo que se consume. La comida desnaturalizada es, de hecho, una importante fuente del cáncer de mama y del colon/recto, además del de pulmón en los no fumadores. Cada año se reúnen más pruebas científicas que revelan que lo que se ingiere como alimento tiene una destacada influencia a la hora de desarrollar un cáncer. Entonces, ¿por qué la medicina alopática realiza aún tanta resistencia en apreciar la relación entre la dieta y las ENT?, en este punto es importante reflexionar, para ganar un poco de claridad en el tema:

1. La tecnología médica mantiene un liderazgo perjudicial sobre cualquier otro tipo de tratamiento; consumir cereales integrales, verduras y hortalizas, apenas utiliza tecnología. La industria farmacéutica determina la forma en que se permite practicar la medicina en todo el mundo; si una sustancia o un método terapéutico no se puede patentar, suelen ignorarse. Ninguna compañía médica orientada a los beneficios económicos se mostrará dispuesta a invertir tiempo de investigación y dinero para promoverlos.

2. Admitir que existe una importante relación entre lo que se come y la enfermedad apunta con un dedo a: las políticas de alimentación del país, a los productores y procesadores de alimentos que venden productos mal manipulados, que no nutren y que más bien enferman, y a las propias personas como fuente de su enfermedad, lo cual puede resultar para la mayoría una "carga mental molesta".

3. No menos importante resulta la poca preparación médica en las ciencias de la alimentación y nutrición; se conoce que la mayoría de los médicos han recibido una formación escolástica muy pobre en esta materia y los pocos que usan la nutrición como tratamiento son, básicamente, autodidactas.

A pesar de estas resistencias y potenciales enemigos, el campo más revolucionario e innovador de la investigación médica contra las ENT está siendo, precisamente, el uso de micro o macronutrientes, sustancias de origen vegetal, nutricéuticos y otros componentes orgánicos que suelen encontrarse en los alimentos, para prevenir, detener o retrasar el proceso de la enfermedad, o incluso tratarlas. Por otro lado, la investigación moderna ya reconoce que lo determinante de la alimentación, vista de modo holístico, es la interacción de la gran cantidad de elementos sinérgicos que actúan en el complejo dieta/individuo.

Con una correcta alimentación y nutrición se pueden conseguir los objetivos de la medicina holística, la biológica y la orientada hacia el paciente, lo cual constituye un poderoso antídoto contra el gigante antinatural estilo de vida que prevalece en todas las sociedades industrializadas actuales. En la medicina centrada en el paciente se llevan a cabo esfuerzos para conseguir tres respuestas fisiológicas específicas: equilibrar la bioquímica de la persona, mejorar el funcionamiento de un sistema inmunológico suprimido y corregir el mal funcionamiento de los órganos esenciales. Estas metas se pudieran satisfacer con la dieta que se propone en este capítulo.

Bibliografía

Anavab, M., N. Gharavi, A. D. Watson (2008): Inflammation and metabolic disorders. Curr Opin Clin Nutr Metab Care, 11(4): 459-464.

Addolorato, G., D. Di Giuda, G. de Rossi, V. Valenza, M. Domenicali, F. Caputo *et al.* (2004): Regional cerebral hypoperfusion in patients with celiac disease. Am J Med,116: 312-317.

Adeva, M. M., G. Souto (2011): Diet-induced metabolic acidosis. Clinical Nutrition doi:10.1016/j.clnu.2011.03.008.

Adlerberth, I., D. P. Strachan, P. M. Matricardi, S. Ahrne, L. Orfei, N. Aberg *et al.* (2007): Gut microbiota and development of atopic eczema in 3 European birth cohorts. J Allergy Clin Immunol, 120: 343-350.

Adlerberth, I., A. E. Wold (2009): Establishment of the gut microbiota in Western infants. Acta Paediatr, 98: 229-238.

Aisbitt, B., H. Caswell, J. Lunn (2008): Cereals current and emerging nutritional issues. Nutr Bull,33: 169-185.

American Diabetes Association. Nutrition Recommendations and Interventions for Diabetes. (2008): A possition statement of the American Diabetes Association. Diabetes Care. 31(suppl 1): S61-S78.

Ayada, K., K. Yokota, K. Kobayashi, Y. Shoenfeld, E. Matsuura, K. Oguma (2009): Chronic infections and atherosclerosis. Clin Rev Allergy Immunol, 37: 44-48.

Bach, J. F. (2002): The effect of infections on susceptibility to autoimmune and allergic diseases. N Engl J Med, 347: 911-920.

Backhed, F., J. K. Manchester, C. F. Semenkovich, J. I.Gordon (2007): Mechanisms underlying the resistance to diet-induced obesity in germ-free mice. Proc Natl Acad Sci USA,104: 979-984.

Backhed, F. (2010): 99th Dahlem conference on infection, inflammation and chronic inflammatory disorders: the normal gut microbiota in health and disease. Clin ExpImmunol,160: 80-84.

Basu, H. N., A. del Vecchio, F. Flider, F. Orthoefer (2006): Nutritional and potential disease prevention properties of carotenoids. J Am oil Chem Soc, 78: 665-675.

Benedito Mengod, C. (1999): Cereales y derivados. En: M. Hernández Rodríguez, A. Satre Gallego, eds. Tratado de Nutrición. Madrid: Díaz de Santos.

Bengmark, S., M. D. Mesa, A. Gil (2009): Efectos saludables de la cúrcuma y de los curcuminoides. Nutr Hosp, 3: 273-281.

Benno, Y., K. Sawada, T. Mitsuoka (1984): The intestinal microflora of infants: composition of fecal flora in breast-fed and bottle-fed infants. Microbiol Immunol,28(9): 975-986.

Bischoff, S. C. (2008): Quercetin: potentials in the prevention and therapy disease. Curr Opin Nutr Metab Care,11: 733-740.

Bjorksten, B. (2004): Allergy prevention. Interventions during pregnancy and early infancy. Clin Rev Allergy Immunol, 26: 129-138.

Blank, M., O. Barzilai, Y. (2007): Shoenfeld Molecular mimicry and auto-immunity. Clin Rev Allergy Immunol, 32: 111-118.

Brahimi-Horn, M. C., J. Chiche, J. Pouyssegur (2007): Hypoxia signalling controls metabolic demand. Curr Opin Cell, 19: 223-229.

Bresslau, N. A., L. Brinkley, K. D. Hill, C. Y. Pak (1988): Relationship of animal protein-rich diet to kidney stone formation and calcium metabolism. J Clin Endocrinol Metab, 66: 140-146.

Butt, M. S., M. Tahir-Nadeen, M. K. I. Khan, R. Shabir, M. S.Butt (2008): Out: unique among the cereals. Eur J Nutr, 47: 68-79.

Carpenter, S., M. Knaus, M. Suh (2009): Associations between lutein, zeaxanthin, and age-related muscular degeneration: an overview. Crit Rev Food Sci Nutr, 49: 313-326.

Cederoth, C. R., S. Nef (2009): Soy, phytoestrogens and metabolism: A review. Mol Cell Endocrinol, 304: 30-42.

Cerutti, A., M. Rescigno (2008): The Biology of intestinal immunoglobulin A responses. Immunity;28(6): 740-750.

Chung, K. T., S. E. Jr. Stevens, C. E.Cerniglia (1992): The reduction of azo dyes by the intestinal microflora. Crit Rev Microbiol, 18: 175-190.

Collado, M. C., E. Donat, C. Ribes-Koninckx, M. Calabuig, Y. Sanz (2009): Specific duodenal and faecal bacterial groups associated with paediatric coeliac disease. J Clin Pathol, 62: 264-269.

Collins, S. M., P. Bercik (2009): The relationship between intestinal microbiota and the central nervous system in normal gastrointestinal function and disease. Gastroenterology, 136: 2003-2014.

Cunningham-Rundles, S., D. F. McNeeley, A. Moon (2005): Mechanisms of nutrient modulation of the immune response. J Allergy Clin Immunol, 115(6): 1119-1128.

Delzenne, N. M., P. D. Cani (2011): Gut microbiota and the pathogenesis of insulin resistance. Curr Diab Rep, 11(3): 154-159.

Desruisseaux, M. S., N. Nagajyothi, M. E. Trujillo, H. B. Tanowitz, P. E. Scherer (2007): Adipocyte, adipose tissue, and infectious disease. Infect Immun, 75(3): 1066-1078.

Diamant, M., E. E. Blaak, W. M. de Vos (2011): Do nutrient-gut-microbiota interactions play a role in human obesity, insulin resistance and type 2 diabetes? Obes Rev, 12(4): 272-281.

DiBaise, J. K., H. Zhang, R. Krajmalnik-Brown, G. A. Decker, B. E. Rittmann (2008): Gut microbiota and its possible relationship with obesity. Mayo Clin Proc, 83(4): 460-469.

Dixon, R. A., D. Xie, S. B. Sharma (2005): Proanthocyanidins- a final frontier in flavonoid research? New Phytol, 165: 9-28.

Duncan, S. H., G. E. Lobley, G. Holtrop, J. Ince, A. M. Johnstone et al. (2008): Human colonic microbiota associated with diet, obesity and weight loss. Int J Obes, 32(11): 1720-1724.

Ebringer, A., T. Rashid, C. Wilson (2010): Rheumatoid arthritis, proteus, anti-CCP antibodies and Karl Popper. Autoimmun Rev, 9: 216-223.

Ehlers, S., S. H. Kaufmann (2010): 99th Dahlem conference on infection, inflammation and chronic inflammatory disorders: lifestyle changes affecting the host-environment interface. Clin Exp Immunol, 160: 10-14.

Espín, J. C., M. T. García-Conesa, F. A.Tomás-Barberá (2007): Nutraceuticals: facts and fiction. Phytochemestry; 68: 2986-3008.

Espín, J. C., F. A. Tomás-Barberá (2005): Constituyentes biactivos no nutricionales de origen vegetal. En: Juárez M, Olano A, Morais F eds. Alimentos funcionales. Madrid: RUMA-GRAF, 101-165.

Falk P. G., L. V. Hooper, T. Midtvedt, J. I. Gordon (1998): Creating and maintaining the gastrointestinal ecosystem: what we know and need to know from gnotobiology. Microbiol Mol Biol Rev, 62: 1157-1170.

Fardet, A., E. Rock, C. Remesy (2008): Is the in vitro antioxidant potential of whole-grain cereals and cereal products well reflected in vivo? J Cereal Sci, 48: 258-276.

Farwell, W. R., E. N. Taylor (2008): Serum bicarbonate, anion gap and insulin resistance in the National Health and Nutrition Examination Survey. Diabet Med, 25: 798-804.

Finegold, S. M., S. E. Dowd, V. Gontcharova, C. Liu, K. E. Henley *et al*. (2010): Pyrosequencing study of fecal microflora of autistic and control children. Anaerobe 16: 444-453.

Frank, D. N., N. R. Pace (2008): Gastrointestinal microbiology enters the metagenomics era. Curr Opin Gastroenterol, 24(1): 4-10.

Fronzo, R. A. de, A. D. Beckles (1979): Glucose intolerance following chronic metabolic acidosis in man. Am J Physiol, 236: E328-334.

Fukata, M., M. T. Abreu (2008): Role of Toll-like receptors in gastrointestinal malignancies. Oncogene, 27: 234-243.

Funda, D., P. Fundova, L. Harrison (2007): Microflora-dependency of selected diabetes preventive diets: germ-free and ex-germ-free monocolonized NOD mice as models for studying environmental factors in type 1 diabetes. 13th International Congress of Immunology, MS-11.4 16 (Brazilian Society for Immunology, Rio de Janeiro).

Furio, B., L. Benini, D. del Rio, C. Casiraghi, N. Pellegrini, F. Scazzina *et al*. (2006): Colonic fermentation of indigestible carbohydrates contributes to the second-meal effects. Am J Clin Nutr, 83: 817-822.

Galisteo, M., J. Duarte, A. Zarzuelo (2008): Effects of dietary fibers on disturbance clustered in the metabolic syndrome. J Nutr Biochem, 19: 71-84.

Galvano, F., L. La Fauci, P. Vitaglione, V. Fogliano, L. Vanilla, C. Felgines (2007): Bioavailability, antioxidant and biological properties of the natural free-radical scavengers cyanidin and related glycosides. Ann Ist super Sanita, 43: 382-393.

García-Villanova, B., E. J. Guerra (2010): Cereales y productos derivados. En: Hernández Gil, eds. Medica Panamericana, Tratado de Nutrición, Tomo II, 2ª Edición, Madrid, 99-138.

Gebhardt, S. E., R. G. Thomas (2002): Nutritive value of foods USDA. Maryland: Agricultural research Service. Home and Garden Bulletin 72.

Gill S. R., M. Pop, R. T. Deboy, P. B. Eckburg, P. J. Turnbaugh *et al*. (2006): Metagenomic analysis of the human distal gut microbiome. Science, 312(5778): 1355-1359.

González Montesino, D. (2009): Capacidad antioxidante y aporte de polifenoles de la dieta macrobiótica implementada en el Instituto Finlay. Tesis presentada en opción al título Académico de Master en Ciencias y Tecnología de los Alimentos. Facultad de Farmacia y Alimentos. Universidad de La Habana.

Griffioen, A. W., G. Molema (2000): Angiogenesis: potentials for pharmacologic intervention in the treatment of cancer, cardiovascular diseases, and chronic inflammation. Pharmacol Rev, 52(2): 237-268.

Guarner, F., R. Bourdet-Sicard, P. Brandtzaeg, H. S. Gill, P. McGuirk *et al*. (2006): Mechanisms of disease: the hygiene hypothesis revisited. Nat Clin Pract Gastroenterol Hepatol, 3: 275-284.

Guarner, F. (2007): Papel de la flora intestinal en la salud y la enfermedad. Nutr Hosp, 22 (Supl. 2): 14-9.

Hanahan, D., R. A. Weinberg (2000): The Hallmarks of Cancer. Cell, 100: 57-70.

Hernández Triana, M., C. Porrata Maury, S. Jiménez Acosta, A. Rodríguez Suárez, O. Carrillo Farnés *et al*. (2009): Recomendaciones Nutricionales para la Población Cubana 2008. Revista Cubana de Investigaciones Biomédicas.; 28 (1): 1-50.

Higdon, J. V., B. Delage, D. E. Williams, R. H.Dashwood (2007): Cruciferous vegetables and human cancer risk: Epidemiologic evidence and mechanistic basis. Pharmacol res, 55: 224-236.

Hopkins, M. J., R. Sharp, G. T. Macfarlane (2001): Age and disease related changes in intestinal bacterial populations assessed by cell culture, 16S rRNA abundance, and community cellular fatty acids profile. Gut, 48(2): 198-205.

Hotamisligil, G. S. (2006): Inflammation and metabolic disorders. Nature, 14;444(7121):860-7.

Iciek, M., I. Kwiecien, L. Wlodek (2009): Bilogical properties of garlic and garlic-derived organosulfur compounds. Environ Mol Mutagen, 50: 247-265.

Isolauri, E., S. Salminen (2008): Probiotics: use in allergic disorders: a Nutrition, Allergy, Mucosal Immunology, and Intestinal Microbiota (NAMI) Research Group Report. J Clin Gastroenterol, 42(Suppl 2) S91-S96.

Israeli, E., I. Grotto, B. Gilburd, R. D. Balicer, E. Goldin, A .Wiik *et al*. (2005): Anti-Saccharomyces cerevisiae and antineutrophil cytoplasmic antibodies as predictors of inflammatory bowel disease. Gut, 54: 1232-1236.

Jelinkova, L., L. Tuckova, J. Cinova, Z. Flegelova, H. Tlaskalova-Hogenova (2004): Gliadin stimulates human monocytes to production of IL-8 and TNF-alpha through a mechanism involving NF-kappaB. FEBS Lett, 571: 81-85.

Jones, P., S. S. Abumweis (2009): Phytosterols as functional food ingredients: linkages to cardiovascular disease and cancer. Curr Opin Clin Nutr Metab Care, 78: 78-84.

Karamanolis, G., J. Tack (2006): Nutrition and motility disorders. Best Pract Res Clin Gastroenterol, 20: 485-505.

Khatami, M. (2011): Unresolved inflammation: 'immune tsunami' or erosion of integrity in immune-privileged and immune-responsive tissues and acute and chronic inflammatory diseases or cancer. Expert Opin Biol Ther, 11.

Kootte, R. S., A. Vrieze, F. Holleman, G. M. Dallinga-Thie, E. G. Zoetendal *et al*. (2011): The therapeutic potential of manipulating gut microbiota in obesity and type 2 diabetes mellitus. Diabetes, Obesity and Metabolism;"Accepted Article"; doi: 10.1111/j.1463-1326.2011.01483.x

Kroemer, G., J. Pouyssegur (2008): Tumor Cell Metabolism: Cancers Achilles' Heel. Cancer Cell, 13: 472-481.

Kucera, P., D. Novakova, M. Behanova, J. Novak, H. Tlaskalova-Hogenova, M. Andel (2003): Gliadin, endomysial and thyroid antibodies in patients with latent autoimmune diabetes of adults (LADA). Clin Exp Immunol, 133: 139-143.

Kverka, M., Z. Zakostelska, K. Klimesova, D. Sokol, T. Hudcovic *et al.* (2010): Oral administration of Parabacteroides distasonis antigens attenuates experimental murine colitis through modulation of immunity and microbiota composition. Clin Exp Immunol, 163: 250-259.

Larsen N., F. K .Vogensen, F. W. van den Berg, D. S. Nielsen, A. S. Andreasen *et al.* (2010): Gut microbiota in human adults with type 2 diabetes differs from non-diabetic adults. PLoS One, 5(2): 9085.

Lebouvier, T., T. Chaumette, S. Paillusson, C. Duyckaerts, S. Bruley des Varannes, *et al.* (2009): The second brain and Parkinson's disease. Eur J Neurosci, 30: 735-741.

Lee, J. Y., L. Zhao, D. H. Hwang (2010): Modulation of pattern recognition receptor-mediated inflammation and risk of chronic diseases by dietary fatty acids. Nutr Rev, 68(1): 38-61.

Ley, R. E. (2010): Obesity and the human microbiome. Curr Opin Gastroenterol, 26: 5-11.

Liese, A. D. (2003): Insulin Resistance Atherosclerosis Study. (IRAS). Am J Clin Nutr, 78: 965-71.

Liu, Q., H. Yao (2007): Antioxidant activities of barley seeds extracts. Food Chem, 102: 732-737.

Lodinova-Zadnikova, R., B. Cukrowska, H. Tlaskalova-Hogenova (2003): Oral administration of probiotic Escherichia coli after birth reduces frequency of allergies and repeated infections later in life (after 10 and 20 years). Int Arch Allergy Immunol, 131: 209-211.

Lonnqvist, A., S. Ostman, N. Almqvist, S. Hultkrantz, E. Telemo *et al.* (2009): Neonatal exposure to staphylococcal superantigen improves induction of oral tolerance in a mouse model of airway allergy. Eur J Immunol, 39: 447-456.

Maalouf, N. M., M. A. Cameron, O. W. Moe, B. Adams-Huet, K. Sakhaee (2007): Low urine pH: a novel feature of the metabolic syndrome. Clin J Am Soc Nephrol, 2: 883-888.

Macpherson, A. J., L. Hunziker, K. McCoy, A. Lamarre (2001): IgA responses in the intestinal mucosa against pathogenic and non-pathogenic microorganisms. Microbes Infect, 3(12): 1021-1035.

Macpherson, A. J., E. Slack (2007): The functional interactions of commensal bacteria with intestinal secretory IgA. Curr Opin Gastroenterol, 23(6): 673-678.

Maes, M., M. Kubera, J. C. Leunis (2008): The gutbrain barrier in major depression: intestinal mucosal dysfunction with an increased translocation of LPS from gram negative enterobacteria (leaky gut) plays a role in the inflammatory pathophysiology of depression. Neuro Endocrinol Lett; 29: 117-124.

Magalhaes, J. G., I. Tattoli, S. E. Girardin (2007): The intestinal epithelial barrier: How to distinguish between the microbial flora and pathogens. Sem Immunol, 19(2): 106-115.

Magistris, L. de, V. Familiari, A. Pascotto, A. Sapone, A. Frolli *et al.* (2010): Alterations of the intestinal barrier in patients with autism spectrum disorders and in their firstdegree relatives. J Pediatr Gastroenterol Nutr, 51: 418-424.

Mantovani, A., P. Allavena, A. Sica, F. Balkwill (2008): Cancer-related inflammation. Nature; 454: 436-444.

Martel, C. de, S. Franceschi (2009): Infections and cancer: established associations and new hypotheses. Crit Rev Oncol Hematol, 70: 183-194.

Mathew, C. G. (2008): New links to the pathogenesis of Crohn disease provided by genome-wide association scans. Nat Rev Genet, 9: 9-14.

McConnell, B. B., V. W. Yang (2009): The role of Inflammation in the pathogenesis of colorectal cancer. Curr Colorectal Cancer Rep, 5: 69-74.

Muñoz, S., J. Olza, C. Gómez (2010): Compuestos bioactivos de los alimentos de origen vegetal. En: Hernández Gil, eds. Medica Panamericana, Tratado de Nutrición, Tomo II, 2ª Edición, Madrid, pp. 399-427.

Nestler, E. J., S. E. Hyman (2010): Animal models of neuropsychiatric disorders. Nat Neurosci, 13: 1161-1169.

Nilsson, A. C., E. Ostman, T. Preston, I. Bjorck (2008): Effects of GI vs content of cereal fibre of the evening meal on glucose tolerance at a subsequent standardized breakfast. Eur J Clin Nutr, 62: 712-720.

Nilsson, A. C., E. M. Ostman, J. J. Holst, I. M.Bjorck (2008): Including indigestible carbohydrates in the evening meal of healthy subjects improves glucose tolerance, lowers inflammatory markers, and increases satiety after a subsequent standardized breakfast. J Nutr, 138: 732-739.

O'Keefe, S. J., J. Ou, S. Aufreiter, D. O'Connor, S. Sharma *et al.* (2009): Products of the colonic microbiota mediate the effects of diet on colon cancer risk. J Nutr, 139: 2044-2048.

Ochoa-Reparaz, J., D. W. Mielcarz, L. E. Ditrio, A. R. Burroughs, D. M. Foureau *et al.* (2009): Role of gut commensal microflora in the development of experimental autoimmune encephalomyelitis. J Immunol, 183: 6041-6050.

Ochoa-Reparaz, J., D. W. Mielcarz, Y. Wang, S. Begum-Haque, S. Dasgupta *et al.* (2010): A polysaccharide from the human commensal Bacteroides fragilis protects against CNS demyelinating disease. Mucosal Immunol, 3: 487-495.

Oozeer, R., M. Rescigno, R. P. Ross, J. Knol, M. Blaut *et al.* (2010): Gut health:predictive biomarkers for preventive medicine and development of functional foods.Br J Nutr, 103: 1539-1544.

Ou, G., M. Hedberg, P. Horstedt, V. Baranov, G. Forsberg *et al.* (2009): Proximal small intestinal microbiota and identification of rod-shaped bacteria associated with childhood celiac disease. Am J Gastroenterol, 104: 3058-3067.

Palma, G. de, J. Cinova, R. Stepankova, L. Tuckova, Y. Sanz (2010): Pivotal advance:Bifidobacteria and Gram-negative bacteria differentially influence immune responses in the proinflammatory milieu of celiac disease. J Leukoc Biol, 87: 765-778.

Pender, M. P. (2009): Preventing and curing multiple sclerosis by controlling EpsteinBarr virus infection. Autoimmun Rev, 8: 563-568.

Penders, J., C. Vink, C. Driessen, N. London, C. Thijs, E. E. Stobberingh (2005): Quantification of Bifidobacterium spp., Escherichia coli and Clostridium dificile in fecal samples of breast-fed and formula-fed infants by real-time PCR. FEMS Microbiol Lett, 243(1): 141-147.

Pianesi, M. (2007): Las 5 dietas Ma-Pi. Macerata (IT): L'Chi.

Pirola, L., S. Frojdo (2008): Resveratrol: one molecule, many targets. IUBMD Life; 60: 323-332.

Plot, L., H. Amital (2009): Infectious associations of Celiac disease. Autoimmun Rev, 8: 316-319.

Porrata, C., M. Hernández, A. Abuín, C. Campa, M. Pianesi (2008): Caracterización y evaluación nutricional de las dietas macrobióticas Ma-Pi. Rev Cubana Investig Biomed.; 27(3-4): 1-36.

Porrata, C., J. Sánchez, V. Correa, A. Abuín, M. Hernández *et al.* (2009): Influencia de la intervención con dieta macrobiótica Ma-Pi 2 en un grupo de adultos con Diabetes Mellitus tipo 2. Medicc Review, 11(4).

Porrata-Maury, C., A. Abuín-Landín, A.Morales, R. Vilá, M. Hernández-Triana *et al.* (2007): Efecto terapéutico de la dieta macrobiótica Ma-Pi 2 en 25 adultos con diabetes mellitus tipo 2. Rev Cubana Invest Biomed [Internet]. [cited 2009 Jul 15]; 26(2).

Porrata-Maury, C., M. Hernández-Triana, A. Abuín-Landín, C. Campa Huergo, M. Pianesi (2008): Caracterización y evaluación nutricional de las dietas macrobióticas Ma-Pi. Revista Cubana de Investigaciones Biomédicas, 27(3-4): 1-36.

Powolny, A. A., S. V. Singh (2008): Multitarget prevention and therapy of cancer by trisulfide and related allium vegetable-derived organosulfur compounds. Cancer Lett, 269: 305-314.

Preidis, G. A., J. Versalovic (2009): Targeting the human microbiome with antibiotics, probiotics,and prebiotics: gastroenterology enters the metagenomics era. Gastroenterology, 136: 2015-2031.

Priebe, M. G., J. J. van Binsbergen, R. de Vos, R. J. Vonk (2008): Whole grain foods for the prevention of type 2 diabetes mellitus. Cochrane Database Syst Rev, CD006061.

Priebe, M. G., H. Wang, D. Weening, M. Schepers, T. Preston, R. Vonk (2010): Factors related to colonic fermentation of nondigestible carbohydrates of a previous evening meal increase tissue glucose uptake and moderate glucose-associated inflammation. Am J Clin Nutr, 91: 90-97.

Rashid, T., A. Ebringe (2007): Ankylosing spondylitis is linked to Klebsiella the evidence. Clin Rheumatol, 26: 858-864.

Reddy, B. S., T. Narisawa, P. Wright, D. Vukusich, J.H. Weisburger, E.L.Wynder (1975): Colon carcinogenesis with azoxymethane and dimethylhydrazine in germ-free rats. Cancer Res, 35: 287-290.

Repa, A., H. Kozakova, T. Hudcovic, R. Stepankova, T. Hrncir *et al.* (2008): Susceptibility to nasal and oral tolerance induction to the major birch pollen allergen Bet v 1 is not dependent on the presence of the microflora. Immunol Lett; 117: 50-56.

Robertson, M. D., A. S. Bickerton, A. L. Dennis, H. Vidal, K. N. Frayn (2005): Insulin-sensitizing effects of dietary resistant starch and effects on skeletal muscle and adipose tissue metabolism. Am J Clin Nutr, 82: 559-567.

Robertson, M. D. (2008): Metabolic cross talk between the colon and the periphery: implications for insulin syndrome. J Nutr Biochem, 19: 71-84.

Rodríguez-Reyna, T. S., C. Martinez-Reyes, J. K.Yamamoto-Furusho (2009): Rheumatic manifestations of inflammatory bowel disease. World J Gastroenterol; 15: 5517-5524.

Rovensky, J., M. Stancikova, K. Svik, J. Uteseny, K. Bauerova *et al.* (2009): Treatment of adjuvant-induced arthritis with the combination of methotrexate and probiotic bacteria Escherichia coli O83 (Colinfant). Folia Microbiol (Praha); 54: 359-363.

Sacksteder, M. R. (1976): Occurrence of spontaneous tumors in the germfree F344 rat. J Natl Cancer Inst, 57: 1371-1373.

Saiko, P., A. Szakmary, W. Jaeger, T. Szekeres (2008): Resveratrol and its analogs: defense against cancer, coronary disease and neurodegenerative maladies or just a fad? Mutat Res, 658: 68-94.

Salzman, N. H., M. A. Underwood, C. L. Bevins (2007): Paneth cells, defensins, and the commensal microbiota: A hypothesis on intimate interplay at the intestinal mucosa. Sem Immunol, 19(2): 70-83.

Samuel, B. S., A. Shaito, T. Motoike, F. E. Rey, F. Backhed *et al.* (2008): Effects of the gut microbiota on host adiposity are modulated by the short-chain fatty-acid binding G protein-coupled receptor, Gpr41. Proc Natl Acad Sci USA, 105: 16767-16772.

Sandek, A., S. D. Anker, S. von Haehling (2009): The gut and intestinal bacteria in chronic Heart failure. Curr Drug Metab, 10: 22-28.

Sanz, Y., A. Santacruz, G. de Palma (2008): Insights into the role of gut microbes in obesity. Interdiscip Perspect Infect Dis, Article ID 829101, 9 pages doi:10.1155/2008/829101.

Schottelius, A. J., H. Dinter (2006): Cytokines, NF-kappaB, microenvironment, intestinal inflammation and cancer. Cancer Treat Res, 130: 67-87.

Schrijver, I. A., M. van Meurs, M. J. Melief, C. Wim Ang, D. Buljevac *et al.* (2001): Bacterial peptidoglycan and immune reactivity in the central nervous system in multiple sclerosis. Brain, 124: 1544-1554.

Segain, J. P., D. Raingeard de la Blétière, A. Bourreille, V. Leray, N. Gervois *et al.* (2000): Butyrate inhibits inflammatory response throughth NFkappaB inhibition: implications for Crohn's disease. Gut, 47: 397-403.

Sekirov, I., S. L. Russell, L. C. Antunes, B. B. Finlay (2010): Gut microbiota in health and disease. Physiol Rev, 90: 859-904.

Sen, C. K., S. Khanna, S. Roy (2007): Tocotrienols in health and disease: the other half of the natural vitamine E family. Mol Aspects Med,28 (5-6): 692-728.

Shoenfeld, Y., M. Blank, M. Abu-Shakra, H. Amital, O. Barzilai *et al.* (2008): The mosaic of autoimmunity: prediction, autoantibodies, and therapy in autoimmune diseases. Isr Med Assoc J, 10: 13-19.

Souto, G., C. Donapetry, J. Calviño, M. M. Adeva (2010): Metabolic acidosis-induced insulin resistance and cardiovascular risk. Metabolic Syndrome and Related Disorders, DOI:10.1089/met.2010.0108.

Stepankova, R., Z. Tonar, J. Bartova, L. Nedorost, P. Rossman *et al.* (2010): Absence of microbiota (germ-free conditions) accelerates the atherosclerosis in ApoE-deficient mice fed standard low cholesterol diet. J Atheroscler Thromb, 17: 796-804.

Stevenson, E., C. Williams, M. Nute, L. Humphrey, O. Witard (2008): Influence of the glycaemic index of an evening meal on substrate oxidation following breakfast and during exercise the next day in healthy women. Eur J Clin Nutr, 62: 608-16.

Sun, Q., D. Spiegelman, R. M. van Dam, M. D. Holmes, V. S. Malik *et al.* (2010): White Rice, Brown Rice, and Risk of Type 2 Diabetes in US Men and Women. Arch Intern Med, 170 (11): 961-969.

Taurog, J. D., J. A. Richardson, J. T. Croft, W. A. Simmons, M. Zhou *et al.* (1994): The germfree state prevents development of gut and joint inflammatory disease in HLA-B27 transgenic rats. J Exp Med, 180: 2359-2364.

Theoharides, T. C., R. Doyle (2008): Autism, gut-blood-brain barrier, and mast cells. J Clin Psychopharmacol, 28: 479-483.

Toivanen, P. (2003):Normal intestinal microbiota in the aetiopathogenesis of rheumatoid arthritis. Ann Rheum Dis, 62: 807-811.

Vaahtovuo, J., E. Munukka, M. Korkeamaki, R. Luukkainen, P. Toivanen (2008): Fecal microbiota in early rheumatoid arthritis. J Rheumatol, 35: 1500-1505.

Vaarala, O. (2008): Leaking gut in type 1 diabetes. Curr Opin Gastroenterol, 24: 701-706.

Van Eden, W., G. Wick, S. Albani, I. Cohen (2007): Stress, heat shock proteins, and autoimmunity: how immune responses to heat shock proteins are to be used for the control of chronic inflammatory diseases. Ann NY Acad Sci, 1113: 217-237.

Vannucci, L., R. Stepankova, V. Grobarova, H. Kozakova, P. Rossmann *et al.* (2009): Colorectal carcinoma: Importance of colonic environment for anti-cancer response and systemic immunity. J Immunotoxicol, 6: 217-226.

Vannucci, L., R. Stepankova, H. Kozakova, A. Fiserova, P. Rossmann (2008): Colorectal carcinogenesis in germ-free and conventionally reared rats: different intestinal environments affect the systemic immunity. Int J Oncol, 32: 609-617.

Velentzis, L. S., M. M. Cantwell, C. Cardwell, M. R. Keshtgar, A. J. Leathem *et al.* (2009): Lignans and breast cancer risk in pre- and post-menopausal women: meta-analyses of observational studies. Br J Cancer, 100: 1492-1498.

Watts, T., I. Berti, A. Sapone, T. Gerarduzzi, T. Not *et al.* (2005): Role of the intestinal tight junction modulator zonulin in the pathogenesis of type I diabetes in BB diabeticprone rats. Proc Natl Acad Sci USA, 102: 2916-2921.

Weber, P., T. Brune, G. Ganser, K. P. Zimmer (2003): Gastrointestinal symptoms and permeability in patients with juvenile idiopathic arthritis. Clin Exp Rheumatol, 21: 657-662.

Wellen, K. E., G. S. Hotamisligil Inflamation, stress and diabetes (2005): J Clin Invest, 115(5): 1111-1119.

Wen, L., R. E. Ley, P. Y. Volchkov, P. B. Stranges, L. Avanesyan *et al.* (2008): Innate immunity and intestinal microbiota in the development of Type 1 diabetes. Nature, 455: 1109-1113.

Westall, F. C. (2006): Molecular mimicry revisited: gut bacteria and multiple sclerosis. J Clin Microbiol, 44: 2099-2104.

Woyengo, T. A., V. R. Ramprasath, P. J. H. Jones (2009): Anticancer effects of phytosterols. Eur J Clin Nutr, 63: 813-20.

Wu, H. J., I. Ivanov, J. Darce, K. Hattori, T. Shima *et al.* (2010): Gut-residing segmented filamentous bacteria drive autoimmune arthritis via T helper 17 cells. Immunity, 32: 815-827.

Yacyshyn, B., J. Meddings, D. Sadowski, M. B.Bowen-Yacyshyn (1996): Multiple sclerosis patients have peripheral blood CD45RO1 B cells and increased intestinal permeability. Dig Dis Sci, 41: 2493-2498.

Yap, I. K., M. Angley, K. A. Veselkov, E. Holmes, J. C. Lindon *et al.* (2010): Urinary metabolic phenotyping differentiates children with autism from their unaffected siblings and age-matched controls. J Proteome Res, 9: 2996-3004.

Yoshioka, H., K. Iseki, K. Fujita (1983): Development of differences of intestinal flora in the neonatal period in breast-fed and bottle-fed infants. Pediatrics, 72(3): 317-321.

Yoshioka, H., K. Iseki, K. Fujita (1983): Development of differences of intestinal flora in the neonatal period in breast-fed and bottle-fed infants. Pediatrics, 72(3): 317-321.

Zaveri, N. T. (2006): Green tea and its polyphenolic catechins: Medicinal uses in cancer and noncancer applications. Life Sci, 78: 2073-2080.

Capítulo 18

Fármacos para el tratamiento de las enfermedades reumáticas del niño

Dra. Nancy Yodú Ferral

Las enfermedades reumáticas en la infancia son desórdenes multisistémicos crónicos, donde hay manifestaciones clínicas de inflamación aguda y crónica de tejidos del sistema músculo-esquelético, vasos sanguíneos y piel. Inicialmente estas enfermedades se desglosaron de las enfermedades reumáticas de los adultos, y se pensaba que eran las mismas. Hoy se conoce que la mayoría tiene entidad propia, con características que las diferencian de las enfermedades de los adultos y algunas son exclusivamente infantiles. La reumatología pediátrica, joven disciplina médica, se ha beneficiado en los últimos decenios de numerosos avances en lo relativo a clasificación, parámetros, determinaciones, así como en los regímenes terapéuticos empleados. Entre los últimos tienen un particular interés los medicamentos. Sin embargo, como la mayoría de los ensayos clínicos (EC) —patrón de oro para la evaluación de medicamentos— de fármacos para tratar enfermedades reumáticas, no se han realizado en niños por razones éticas, su empleo en pediatría deriva de extrapolaciones no siempre valederas, de lo hallado en los adultos y, de la experiencia acumulada en la práctica clínica pediátrica, por lo que algunos consideran al niño como un huérfano erapéutico.

Vale aclarar que aunque los EC son el patrón de oro de la evidencia clínica, tienen limitaciones como son: el limitado número de pacientes, los rigurosos criterios de selección, la exclusión de enfermedades concomitantes, el corto periodo de seguimiento y escasos estudios realizados en poblaciones especiales (como son los niños). Los registros observacionales, informan de la valoración continua y real de los fármacos estudiados, el conocimiento sobre la eficacia y la seguridad a largo plazo; mientras que los registros de farmacovigilancia, ofrecen una visión cercana y real de lo que ocurre en el seguimiento cotidiano de los medicamentos.

El niño no es un adulto pequeño, por lo que si el curso de la enfermedad y los efectos del fármaco son suficientemente similares entre ellos, tal vez podamos extrapolar la eficacia de un medicamento, de los estudios realizados en adultos; pero esto no ocurrirá para la seguridad y dosificación. Esto ha llevado en el presente, a reevaluar la importancia y necesidad de los EC en edades pediátricas y comparar los riesgos de su realización con el actual riesgo de usar muchos de estos fármacos, sin o con limitada información obtenida de EC a estas edades, o simplemente no tratarlos, por desconocer las particularidades reales de estos medicamentos en la infancia.

Diversos estudios multicéntricos sobre evaluación de nuevos fármacos y estrategias terapéuticas en niños con enfermedades reumáticas, realizados en diferentes países en los últimos años, nos han permitido mejorar el diagnóstico y el tratamiento incluso, de algunas poco frecuentes. Pero a pesar de ello el tratamiento de estas enfermedades, sigue siendo hoy, un gran reto para los reumatólogos pediátricos de todo el mundo.

En el mundo informatizado de hoy, en continuo desarrollo y cambio, es obligado que el médico se entrene en una lectura crítica, que le permita evaluar las limitaciones y aciertos de lo que se publica sobre medicamentos, para lograr un uso racional basados en fundamentos científicos y éticos. Los cambios terapéuticos ocurridos en las enfermedades reumáticas, en los últimos tiempos y los que de seguro vendrán, evidencian que este es un reto insoslayable

A pesar de los últimos avances en el conocimiento de los mecanismos de la inflamación aguda y crónica, de la autoinmunidad y de la genética, aspectos todos de importancia en las enfermedades reumáticas pediátricas, queda aún mucho por saber, sobre la etiopatogenia de estas enfermedades; por lo que tampoco existe certeza, sobre los probables mecanismos de acción de la mayoría de los medicamentos empleados para tratar dichas enfermedades.

El tratamiento de las enfermedades reumáticas, está condicionado por el hecho que, en su mayoría, son procesos crónicos, donde salvo en contadas excepciones (por ejemplo, artritis infecciosas), no existen tratamientos curativos; por ello, el objetivo lógico de curar, se debe sustituir por el de aliviar y conservar la funcionalidad osteomioarticular y la calidad de vida del paciente. El tratamiento por ende sigue siendo fundamentalmente sintomático, y los fármacos más empleados, son los que por diversos mecanismos intervienen en el alivio del dolor y la inflamación osteomioarticular, manifestaciones frecuentes en las enfermedades reumáticas.

En los últimos 10 años, la pirámide terapéutica de estas enfermedades, ha cambiado y en la actualidad muchos reumatólogos pediátricos prefieren introducir precozmente fármacos antirreumáticos modificadores de la enfermedad (FARME), inductores de remisión o inmunomoduladores y no se limitan al inicial tratamiento convencional de la enfermedad, solo con antinflamatorios no esteroideos (AINE). La introducción de los medicamentos biológicos en el tratamiento de estas enfermedades, aunque aún de experiencia limitada en los niños, ha conseguido una notable mejoría del pronóstico de estas enfermedades y un impacto significativo en la mejoría de la calidad de vida de los pacientes. Estos medicamentos dirigidos a la restauración de una respuesta inflamatoria normal y a la supresión de ciertos mecanismos de daño tisular, por su gran especificidad, tienen el beneficio teórico de mayor eficacia y menor toxicidad respecto a las terapias tradicionales.

Es de interés recordar que algunos de los fármacos empleados en estos enfermos, pueden modificar parámetros sanguíneos; por ejemplo el colesterol y los triglicéridos, pueden estar aumentados en el lupus eritematoso sistémico (LES) por un síndrome nefrótico, o por el uso de corticoides o ciclosporina; mientras que, los antipalúdicos de síntesis los disminuyen. Tras el uso de algunos AINE que se comportan como hepatotóxicos (ASA e ibuprofeno), las transaminasas se suelen elevar.

Hay medicamentos que al suspenderlos, pueden producir un LES leve y reversible. Unos como la isoniacida, la clorpromacina, y la hidralacina, tienen una comprobada asociación, otros solo una mayor probabilidad (beta bloqueadores) y para otros solo existen sospechas. (Algún antibiótico, sales de oro).

Al realizar la evaluación integral de las enfermedades reumáticas de la infancia se debe contemplar no solo la morbimortalidad y la discapacidad que acarrean, sino que tendrá un importante rol, el control del dolor, los efectos secundarios y iatrogénicos derivados del uso de medicamentos, y el impacto socioeconómico de la enfermedad y su tratamiento.

El conocimiento y tratamiento de las enfermedades reumáticas, no debe ser solo interés de reumatólogos, pues médicos de familia, pediatras, dermatólogos, oftalmólogos, traumatólogos y otros especialistas que tratan niños, deberán al examinar sus pacientes, diferenciar o relacionar los síntomas que presentan, con los de una enfermedad reumática, o con las manifestaciones reumáticas de otra enfermedad o con los correspondientes a la fase normal del crecimiento y desarrollo músculo esquelético del niño; pues de ello dependerá su tratamiento adecuado y la remisión precoz al especialista de reumatología, de ser necesario.

En este capítulo solo se desarrollarán algunas consideraciones farmacológicas generales de los medicamentos más empleados en el tratamiento de las enfermedades reumáticas más frecuentes en los niños. Se recomienda al lector, para informarse sobre la selección, dosificación y otras particularidades de fármacos para el tratamiento de cada enfermedad reumática, consultar el capítulo de la enfermedad de su interés.

Medicamentos más utilizados

Los fármacos más empeados en el tratamiento de las enfermedades reumáticas se han clasificado y denominado de formas diferentes. Entre estas están las que los clasifican como:

1. Fármacos de aplicación primaria (AINE). Son sintomáticos, no alteran el curso de la enfermedad, ni previenen la destrucción articular. No existen diferencias significativas entre ellos en cuanto a eficacia.
2. Fármacos antirreumáticos modificadores de la enfermedad (FARME), que se subdividen en dos grupos fundamentales:
   a) Fármacos de aplicación secundaria: sales de oro, D-penicilamina, cloroquina e hidroxicloroquina y sulfasalazina.
   b) Fármacos de aplicación terciaria, entre los que se encuentran agentes citotóxicos (metotrexato, azatioprina y ciclofosfamida) y los inmunosupresores (ciclosporina).
3. Glucocorticoides.

En el presente, en la fase activa de las enfermedades reumáticas, los FARME se utilizan más precozmente y se da preferencia a los de aplicación terciaria sobre los de aplicación secundaria, según sean las circunstancias del paciente, teniendo una función preponderante el metotrexato.

Las clasificaciones adolecen todas de limitaciones, por lo que solo agruparemos los medicamentos más utilizados en las enfermedades reumáticas, atendiendo a su efecto fundamental, origen, y modo habitual de nombrarlos en publicaciones del tema, con la finalidad de que el lector no especializado, se familiarice con las

Tabla 18.1. Fármacos para el tratamiento de niños con enfermedades reumáticas.

I. Fármacos para el tratamiento sintomático del dolor y la inflamación

1. Analgésicos

A. Antinflamatorios no esteroideos (AINES) o analgésicos no opioides
  a) Derivados de ácidos:
  – Salicílicos
    Ácido acetilsalicílico
    (AAS) (*) (***) (t)
    Salicilatos no acetilados
    Salicilsalicilato
    Trisalicilato de magnesio
    Diflunisal
  – Pirazolónicos
    Fenilbutazona
    Dipirona o metamizol (***) (ttt)
  – Antranílicos
    Metafenámico
    Meclofenámico
    Flufenámico
  – Acéticos
    Indometacina (***)
    Diclofenaco (***)
    Sulindaco
    Tolmetína
  – Oxicamos
    Piroxicam (***)
  – Propiónico
    Ibuprofeno (*) (***) (tt)
    Fenoprofeno
    Naproxeno (***)
    Ketoprofeno
  b) Derivados de bases:
  – Paraminofenol
    Paracetamol o acetaminofén (*) (***) (ttt)
  – Sulfoanilinas
    Nimesulida
  – Inhibidores selectivos de la COX-2: Celecoxib (tttt)
  – Naftilalcanonas
    Nabumetona (&)

2. Analgésicos opioides
  Metadona
  Tramadol (***)
  Hidrocodona
  Oxicodona
  Codeína (***)
  Dextropropoxifeno (****)
  Petidina (Meperidina) (***)

3. Coadyuvantes para el tratamiento del dolor:
  antidepresivos tricíclicos: amitriptilina (*) (***), nortriptilina, anticonvulsivos, ansiolíticos, corticosteroides
  B. Antinflamatorios
    1. Antinflamatorios no esteroideos (AINES) o analgésicos no opioides
    2. Glucorticosteroides (GC)
      a) De uso sistémico
        Hidrocortisona (*) (***)
        Prednisona (*) (***)
        Dexametasona (*) (***)
        Betametasona (*) (***)
        Metilprednisolona (*) (***)
      b) De uso intrarticular
        Triamcinolona (***)
        Dexametasona (***)
        Betametasona (***)

II. Fármacos antirreumáticos modificadores de la evolución de la enfermedad (FARME) o agentes antirreumáticos modificadores de la enfermedad (AAME)

A. FARME no biológicos diversos
  Metotrexate (MTX) (*) (***) (Antimetabolitos: antagonistas del ácido fólico) (Inmunosupresor)
  Leflunomida, talidomida (inhibidor síntesis de pirimidina)
  Hidroxicloroquina (*), sulfato de cloroquina (*) (***) (antimaláricos)
  Sulfasalazina (salicilato)
  Minociclina
  Azatioprina (*) (***) (inhibidor de síntesis de purina) (inmunosupresor)
  Ciclosporina A (*) (***) (inhibidor de calcineurina) (inmunosupresor)
  Micofenolato mofetil (MMF) (inmunosupresor) (***)
  Ciclofosfamida (*) (***) (citostáticos-agentes alquilantes-inmunosupresor)
  Clorambucil (***) (inmunosupresor)
  Penicilamina (agente quelante) (***)
  Sales de oro: aurotiomalato sódico
                   auranofina

B. FARME biológicos diversos
  Etanercept (bloqueador de los receptores del FNT)
  Infliximab (***) y adalimumab (anticuerpos anti FNT)
  Anakinra (antagonista del receptor IL-1)
  Abatacept: (inhibidor de las moléculas de coestimulación CD80 o CD86-CD28)
  Rituximab (***) (Ac monoclonales) (citotóxico para células B)
  Gammaglobulina intravenosa (GGIV) (*) (***) (inmunomoduladores)
  Interferón gamma recombinante (***)
  C. Inmunomoduladores
  Glucocorticoides (***), metotrexate (***), azatioprina(*) (***), ciclosporina (*) (***), ciclofosfamida (*) (***), clorambucil (***)

Notas:
FNT: factor de necrosis tumoral.
Ac: anticuerpos.
IL: interleuquina.
(*) Fármacos de la Lista de Medicamentos Esenciales de la Organización Mundial de la Salud para niños, 2011.
(**) Fármacos heterogéneos en su modo de actuar.
(***) Fármacos del Formulario Nacional de Medicamentos de Cuba, 2011.
(****) Sacado recientemente del mercado por desfavorable relación beneficio/riesgo.
(&) Solo para niños mayores o adolescentes, a la dosis habitual empleada en adultos.
(t) Para pacientes con fiebre reumática, artritis idiopática juvenil y Enfermedad de Kawasaki.
(tt) No usar en menores de tres meses, excepto en pacientes con *ductus arteriosus*.
(ttt) Su efecto antinflamatorio es tan débil que carece de utilidad clínica.
(tttt) Celecoxib es el único inhibidor con licencia de uso en los Estados Unidos de Norteamérica.

diferentes denominaciones, de este variado grupo de medicamentos (**Tabla 18.1**). Como algunos se emplean también para tratar enfermedades no reumáticas, podrán ser clasificados de modo diferente en otros textos.

En este capítulo no se hará mención de los fármacos usados para el tratamiento de las manifestaciones infecciosas de estas enfermedades, o de los síntomas asociados al dolor, como los trastornos del sueño y del estado de ánimo, ni aquellos para tratar complicaciones externas al sistema osteomioarticular, ni los empleados como tratamientos complementarios. Esto no significa que sean de menor relevancia en el tratamiento de estas enfermedades, sino que serán abordados casuísticamente, en los capítulos para cada enfermedad reumática en particular.

Es conocida la importancia del tratamiento en las fases precoces de las enfermedades reumáticas, antes que ocurran lesiones articulares, pero generalmente mientras se llega al diagnóstico certero, el tratamiento se comienza con los antinflamatorios no esteroideos (AINE), por su utilidad en el tratamiento sintomático del dolor y la inflamación, presentes al inicio de la mayoría de estas enfermedades.

Tanto en el niño, como en los adultos, se utilizan fundamentalmente dos grandes grupos de medicamentos para tratar enfermedades reumáticas: los empleados en el tratamiento sintomático del dolor y la inflamación, y los antinflamatorios antiartríticos, que carecen de actividad analgésica propia, pero que pueden potencialmente modificar la evolución de enfermedades reumáticas de carácter crónico y progresivo, al interferir en los procesos de destrucción del cartílago y el hueso. Estos fármacos empleados como tratamiento de base, usados en terapias de larga duración, se les conoce como fármacos antirreumáticos modificadores de la evolución de la enfermedad (FARME o FAME, ver **tabla 18.1**). Este heterogéneo grupo incluye fármacos tan diferentes como los preparados de oro, los antimaláricos, la D-penicilamina, los inmunosupresores o citostáticos. Algunos autores a los fármacos que influyen sobre la insuficiente respuesta inmunitaria, los denominan inmunomoduladores.

Los AINE, agentes de aplicación primaria, son los más empleados del primer grupo. Su utilidad es fundamentalmente sintomática, pues alivian el dolor y reducen la inflamación, pero no alteran el curso de la nfermedad, ni previenen la destrucción de las articulaciones. El efecto terapéutico de los AINE, se produce de forma rápida tras su administración, permaneciendo su acción solo mientras se mantienen estables sus niveles plasmáticos, reapareciendo los síntomas de forma precoz tras su supresión.

El paracetamol y la dipirona (metamizol) aunque se sitúan en este grupo, no tienen efecto antinflamatorio de relevancia clínica, por lo que solo se utilizan como analgésicos o antipiréticos. El primero es el de elección con estos fines en pediatría y podrá ser utilizado aunque con cautela, en alérgicos a los salicilatos y al resto de los AINE. Si un paciente con enfermedad reumática, tratado con un AINE clásico presenta fiebre, no será necesario adicionar paracetamol o dipirona como antitérmico, puesto todos los AINE, además de ser antinflamatorios, poseen efecto analgésico y antipirético que se obtiene con una dosificación menor del fármaco.

Fármacos para el tratamiento del dolor

Analgésicos

En la actualidad, el dolor ha adquirido una significación diferente, y se ha definido como una enfermedad por sí misma y se promueve el reconocimiento mundial del tratamiento del dolor como un derecho fundamental de los seres humanos, sin embargo a pesar de los avances y el creciente interés por el manejo del dolor, aún muchos niños sufren innecesariamente por falta de un adecuado tratamiento.

El dolor músculo-esquelético es el síntoma más frecuente de remisión de los niños a un reumatólogo pediátrico, quienes enfrentan a diario el desafío de valorar, diagnosticar y tratar el dolor en niños y adolescentes.

El tratamiento del dolor, debe ser sistemático (horario), anticipado al evento doloroso (analgesia preventiva) y multimodal (atacando simultáneamente las diversas vías del dolor en distintos puntos). Para ello existen medidas farmacológicas y no farmacológicas (abordadas en otros capítulos). Aunque la terapia medicamentosa, sigue siendo la piedra angular del tratamiento del dolor, no podemos olvidar que el efecto analgésico aumenta, al añadir métodos físicos, conductuales y psicológicos al tratamiento.

Se cuenta con diversos fármacos analgésicos para el tratamiento del dolor: el paracetamol o acetaminofén, los antinflamatorios no esteroides (AINE) clásicos, los opiodes, los anestésicos locales, y los coanalgésicos (relajantes musculares, toxina botulínica, ansiolíticos, antidepresivos y otros). Los dos primeros y más raramente los opiodes son los más empleados en el dolor reumático en niños.

Los analgésicos según el control de la intensidad del dolor se agrupan en: leves, moderados o severos. Para tratar el dolor leve, se usan el paracetamol y los antinflamatorios no esteroides, también llamados analgésicos no opioides.

En la actualidad se cree que el dolor reumático no depende exclusivamente de la cascada inflamatoria de las prostaglandinas. Al parecer los objetivos de la modulación del dolor en el futuro se centrarán en: los canales específicos de electrolitos de los nervios; el uso de AINE, opiáceos y agonistas α-2 para modular la actividad neuronal excitadora e inhibidora; y los anestésicos locales para suprimir los impulsos eléctricos. La mejor comprensión de los mecanismos y la modulación del dolor y la identificación de receptores opiáceos α-2 y de prostaglandinas en la médula espinal y en los tejidos inflamados, va a favor de administrar moléculas dirigidas a estos receptores locales. Los medicamentos que promueven los mecanismos inhibidores medulares como los agonistas α-2 pueden modificar las consecuencias de la desinhibición. Se avecina un futuro con un mayor abanico de tratamientos farmacológicos para el dolor reumático, con nuevos tratamientos, mejor dirigidos y más específicos.

Antinflamatorios no esteroideos o analgésicos no opioides

La actividad antiálgica de los AINE es de intensidad moderada o media e inferior al de los analgésicos opioides. Poseen techo analgésico, es decir que con el aumento de la dosis, no se aumenta el efecto analgésico. Sin embargo el aumento de la dosis o la combinación de AINE, puede aumentar sus efectos indeseables. Estos fármacos además de analgésicos y antinflamatorios tienen acciones antipiréticas.

Mecanismo de acción analgésica de los AINE

Los AINE son útiles en el tratamiento de dolores articulares y musculares, y en otros donde haya una participación destacada de las prostaglandinas (PG). Son inhibidores de la actividad de las ciclooxigenasas (COX) enzimas que convierten el ácido araquidónico de las membranas celulares, en endoperóxidos cíclicos inestables, que se transforman en prostaglandinas (PG) y tromboxanos.

Su mecanismo de acción analgésica a nivel periférico, se relaciona con la inhibición de la síntesis de PG, producida en respuesta a una agresión tisular. Impiden que los eicosanoides contribuyan, a sensibilizar las terminaciones nociceptivas, y a aumentar la acción estimulante del dolor de otros mediadores liberados (histamina, bradicinina, etc.). No existe una correlación precisa entre el efecto anti-ciclooxigenasa y el efecto analgésico, incluso el paracetamol, tan útil como los AINE, en el tratamiento del dolor moderado, no es un buen inhibidor de la síntesis de PG a nivel periférico. Aunque este efecto anti-cicloxigenasa, permanece como importante mecanismo antiálgico, se ha sugerido la existencia de un mecanismo central para algunos AINE.

Cuando el dolor se relaciona con la inflamación, la actividad antinflamatoria de estos fármacos, contribuye a disminuir la cascada de producción, liberación y acceso a sustancias que sensibilizan o activan directamente las terminaciones sensitivas. Otro factor algogénico en la inflamación, es la infiltración celular.

Dependiendo del control que ejerzan los AINE sobre ambos procesos, se manifestará en mayor grado su acción analgésica. En determinadas inflamaciones reumáticas, el componente celular y los procesos degenerativos rebasan las posibilidades analgésicas y antinflamatorias de los AINE; lo que limita su uso en el tratamiento de dichos procesos.

Acción antipirética de los AINE

Diversas son las causas (infección, lesión tisular, inflamación, etc.) presentes en las enfermedades reumáticas, que se acompañan de un incremento en la generación de citocinas (IL-1, IL-6, interferones alfa y beta y TNF alfa), responsables de la elevación de la temperatura corporal (fiebre) en el hipotálamo, al incrementar la síntesis de PGE_2 a nivel del sistema nervioso central (SNC) en órganos periventriculares cerebrales y en el área hipotalámica. Los AINE suprimen esta respuesta al inhibir la síntesis de PG E_2.

Vale recordar que la fiebre es una respuesta del organismo que tiene una doble finalidad: alertar acerca de una situación anómala y potencialmente lesiva, y poner en marcha una serie de mecanismos fisiológicos para la defensa del organismo. La elevación de la temperatura corporal (de 1 a 4 °C), como mecanismo de alerta y defensa cumple una función adaptativa fisiológica y no debe ser siempre objeto de tratamiento, puesto no se ha demostrado que su disminución hasta niveles considerados dentro del rango normal, mejore la curación de enfermedades infecciosas. Algunos autores sostienen que, siempre que la fiebre sea tolerada por el enfermo y no arriesgue la estabilidad del paciente pediátrico (recordar el riesgo de convulsión febril en menores de 6 años), niveles inferiores a 39 °C no deberían ser tratados. Por otra parte, el curso y evolución de la fiebre en los pacientes pediátricos con afecciones reumáticas, brinda una valiosa información al médico.

Al elegir estos fármacos se recordará que el ácido acetilsalicílico (ASA) y otros salicilatos están contraindicados en niños y adultos jóvenes menores de 20 años de edad, con fiebre y enfermedad viral, por su posible asociación con el Síndrome de Reye (ver reacciones adversas).

Farmacocinética de los AINE

A pesar de que existen diferencias que afectan la farmacocinética de los AINE en los niños, como son entre otras las dependientes de la edad, el tiempo de vaciamiento gástrico, la capacidad de unión a proteínas plasmáticas y el metabolismo oxidativo hepático, las recomendaciones de dosificación frecuentemente se basan en la extrapolación de los datos farmacocinéticos de los adultos. La mayoría de los estudios farmacocinéticos realizados en niños, involucran pacientes de más de dos años de edad, los que frecuentemente proveen insuficientes datos para la selección de dosis en niños menores.

Los datos sobre la farmacocinética de los salicilatos y otros AINE que mencionaremos a continuación en su mayoría son reportes de adultos, se señalará cuando se refieran en particular a datos en poblaciones infantiles.

La farmacocinética en niños del paracetamol difiere sustancialmente entre el período neonatal, niños mayores y adultos.

La farmacocinética de los salicilatos es compleja debido a varios factores: la dosificación y duración del tratamiento depende de su uso clínico (como analgésico-antitérmicos, empleo de dosis intermedias y consumo puntual o discontinuo; mientras que como antinflamatorios, se usan dosis elevadas y el consumo es crónico); la diversidad de presentaciones farmacéuticas, con características de liberación y absorción diferentes; las diferencias entre la cinética del ASA y de su derivado ión salicilato; el metabolismo saturable y responsable de que la vida media de estos fármacos sea dosis-dependiente.

El ibuprofeno y el naproxeno son derivados del ácido propiónico y aunque sus estructuras químicas son relativamente diferentes, forman un grupo bastante homogéneo, por sus características farmacológicas. Las diferencias principales entre los miembros de este grupo son, fundamentalmente, farmacocinéticas, ya que no difieren de forma significativa en sus acciones farmacológicas o reacciones adversas. Son antinflamatorios de eficacia moderada y este efecto es similar al logrado por 2 a 3 g/día de ASA en adultos con enfermedades inflamatorias crónicas.

Absorción

La mayoría de los AINE administrados por vía oral se absorben con rapidez fundamentalmente por el intestino delgado y en menor medida por el estómago. Las concentraciones plasmáticas máximas se alcanzan entre 2 a 3 h. Las variaciones interindividuales de los niveles plasmáticos para una misma dosis son grandes.

La dipirona se absorbe bien por vía oral, con un tiempo máximo de 1a 1,5 h.

Los alimentos pueden demorar la absorción de los AINE y en ocasiones disminuir su disponibilidad sistémica. La administración de antiácidos, que comúnmente se prescriben con los AINE, retrasa de manera variable la absorción de estos fármacos, pero raramente la reducen. Estudios de interacciones con los inhibidores de la bomba de protones, sugieren que son improbables cambios importantes en la cinética de los AINE.

En general, la absorción rectal es más lenta e incompleta.

El paracetamol tiene como principal ventaja que puede ser administrado por vía oral, endovenosa o rectal, aunque la vía rectal es de absorción lenta e irregular. La biodisponibilidad del paracetamol rectal en bebés neonatos y pretérminos es mayor que en pacientes mayores.

Distribución

La mayoría de los AINE se unen en alta proporción a proteínas plasmáticas y está unión es dependiente de la concentración. Pueden desplazar a otros fármacos si compiten por el mismo sitio de unión proteico, lo que es de interés al considerar sus interacciones. A concentraciones terapéuticas el paracetamol no se fija a proteínas plasmáticas, pero si a concentraciones tóxicas. Posee una farmacocinética lineal, (independiente de la dosis y constante con administraciones repetidas).

Hay una amplia distribución por los tejidos y líquidos corporales, incluido la leche materna. Penetran en las articulaciones artríticas, alcanzando en los fluidos sinoviales concentraciones entre 50 y 70% de las plasmáticas, para el ibuprofeno y naproxeno, aunque para otros fármacos pueden alcanzar concentraciones similares o superiores a las plasmáticas. Con su administración crónica dichas concentraciones son más estables que las plasmáticas. Con el ibuprofeno el equilibrio entre la concentración plasmática y el espacio sinovial se alcanza lentamente, lo que repercute en que su efecto antiartrítico permanezca luego que declinan sus concentraciones plasmáticas.

El transporte directo de los AINE a partir de formulaciones para administración tópica sobre las articulaciones dañadas o inflamadas parece ser mínimo y las concentraciones detectables en el fluido sinovial de algunos luego de la administración tópica son primariamente logradas por absorción dérmica y circulación sistémica.

La mayoría alcanzan concentraciones suficientes a nivel del SNC para tener efecto analgésico central. Atraviesan la placenta y las concentraciones en la leche materna son muy bajas (1% de la plasmática para el naproxeno).

Metabolismo

Un porcentaje variable de salicilatos se elimina por la orina sin metabolizar y depende del pH de esta. La mayoría se metabolizan en el hígado y algunos metabolitos siguen cinéticas de orden 0 y son saturables, explicando las variaciones en las semividas de eliminación para diferentes concentraciones.

El tratamiento prolongado con dosis elevadas, algo común en pacientes reumáticos, produce inducción hepática, que tiende a reducir los niveles plasmáticos.

El paracetamol tiene un metabolismo mediado principalmente por conjugación, lo que hace que tenga bajas posibilidades de interacción con otras drogas. Es un fármaco seguro incluso para los recién nacidos, ya que en estos el sistema metabólico hepático, aún inmaduro, produce una menor cantidad de metabolitos tóxicos. A dosis elevadas las vías metabólicas primarias se saturan y uno de sus metabolitos inactiva enzimas y proteínas hepáticas y provoca necrosis hepática aguda.

La dipirona se hidroliza rápidamente dando lugar a metabolitos activos e inactivos. La vida media de los metabolitos activos oscila entre 2.5 y 4 h, y aumenta con la edad.

El metabolismo del ibuprofeno y el naproxeno es intenso y variado, de forma que la excreción renal de la forma libre es mínima.

Excreción renal

La farmacocinética de los AINE puede variar con la dosis de esteroides e incluso la concentración de ellos mismos. La eliminación de los salicilatos se intensifica por acción de los esteroides. Los salicilatos y otros AINE retrasan la excreción del metotrexato y pueden potenciar la toxicidad de este último. Cuando se usan los salicilatos como antinflamatorios (altas dosis) el aclaramiento es constante (cinética de orden cero) y el fármaco libre disponible para ser eliminado, aumenta según se van saturando los sitios de unión a las proteínas plasmáticas. A las concentraciones requeridas para tratar las artritis, pequeñas variaciones de la dosis, pueden provocar grandes oscilaciones de la concentración plasmática, por lo que pequeños ajustes de dosis, pueden eliminar o acentuar algunos síntomas tóxicos, de ahí la importancia de la monitorización periódica de los niveles plasmáticos, para no solo controlar la dosificación, sino para prevenir ciertas reacciones adversas.

La cinética del ASA está marcadamente alterada durante la fase febril de la fiebre reumática y en la vasculitis de Kawasaki. La reducción de albúmina sérica asociada con estas condiciones, causa una elevación de la concentración de salicilato libre, el cual puede saturar la excreción renal y resultar en una acumulación de salicilato a niveles tóxicos, por lo que en estas condiciones se requiere un monitoreo del fármaco libre.

El tiempo de vida media de eliminación ($t_{1/2}$) varía entre los diferentes AINE. Si comparamos con los adultos, la eliminación del ASA está disminuida en neonatos y niños pequeños, lo que lleva al riesgo de acumulación. Para los salicilatos depende de las dosis, a bajas dosis puedes ser de 2 a 3 h, mientras a altas dosis es de 12 h, para el ASA es de aproximadamente 15 min.

Para los derivados propiónicos (ibuprofeno y otros), las semividas de eliminación oscilan, entre 2 y 4 h; para el ibuprofeno es de 1 a 4 h y existen reportes de 1.6 h para niños. Son excepciones el flurbiprofeno (5,5 h) y el naproxeno (13 a 14 h), mientras que para el piroxicam puede llegar a las 50 h. Esto implica que se establezcan diferencias en sus frecuencias de administración. En pacientes con insuficiencia renal o hepática hay que realizar ajustes posológicos

La farmacocinética del paracetamol esta influida por la edad. Estudios realizados en neonatos e infantes concluyeron que el aclaramiento del paracetamol al nacer es de 62% y el volumen de distribución es 174%, comparado con niños mayores. La semivida de eliminación del paracetamol es de 2 a 2.5 h, y aumenta en recién nacidos y en pacientes con insuficiencia hepática intensa. La concentración de aproximadamente 10 mg/L de paracetamol puede ser alcanzada con una dosis de 45 mg/ kg/día al nacer, sin embargo para niños de 5 años de edad, se requeriría para lograrlo de una dosis de 90 mg/kg/día. Resulta difícil definir la dosis ideal en niños, sobre todo para la vía rectal. La dosis oral de 15 mg/kg cada 4 h y hasta un total de 60 mg/kg/día es usualmente suficiente para alcanzar el efecto analgésico y antipirético deseado, en los niños.

El tipo de enfermedad puede afectar la disposición de AINE en los niños, así aquellos con fibrosis quística, tienen incrementado el aclaramiento (80%) de ibuprofeno y reducidas sus concentraciones plasmáticas, probablemente relacionado con patologías gastrointestinales y hepáticas asociadas con la enfermedad.

Aspectos a considerar al seleccionar un tratamiento con AINE

La selección y uso correcto de los AINE está ligado al correcto conocimiento de sus acciones farmacológicas y su farmacocinética, por lo que es más recomendable conocer en profundidad unos pocos fármacos, que poseer un conocimiento superficial de la totalidad.

La decisión entre los diferentes AINE en reumatología es compleja y se basa en gran medida en datos empíricos y en la experiencia del médico. Una proporción de pacientes responden favorablemente al primer AINE elegido, otros solo mejoran cuando reciben otro de la misma clase. Los salicilatos han sido desplazados por

AINE más recientes en el tratamiento de las enfermedades reumáticas, no por tener una eficacia terapéutica superior, sino por su menor incidencia de reacciones adversas y mejor tolerancia No obstante en pacientes con Enfermedad de Kawasaki, se prefiere el ASA como AINE.

En ocasiones se puede predecir cuál AINE será más eficaz, pero en general la respuesta a un AINE concreto es específica para cada enfermo y su eficacia está condicionada por múltiples factores como son: características individuales del paciente, patología, estadio de la enfermedad, hábitos alimenticios, edad, patologías asociadas, medicaciones concomitantes, etc. Será importante encontrar el AINE más adecuado para cada caso, que será el que controle el dolor y la inflamación, con el mínimo de efectos secundarios.

En 50% de los niños que usan AINE hay una ligera elevación de las transaminasas glutámico pirúvica y oxalacética (TGP y TGO) lo que depende del fármaco seleccionado (**Tabla 18.2**).

Esto se tendrá presente, sobre todo, cuando se usen junto a otros fármacos potencialmente hepatotóxicos, como el metotrexato (MTX) o la leflunomida.

La toxicidad renal por AINE en niños, es mucho más rara que en adultos; y la insuficiencia renal aguda reversible es lo más común. Este riesgo se acrecienta cuando se unen a otros agentes nefrotóxicos como: ciclosporina, sales de oro, inhibidores de la enzima conversora de angiotensina y diuréticos.

La dipirona (metamizol) se usa como analgésico, cuando en la génesis del dolor, no exista un componente inflamatorio, ya que carece de este efecto. Su acción analgésica es dosis-dependiente, alcanzándose un máximo con la dosis de 2 g en el adulto. A esta dosis los efectos antiálgicos son comparables a los de bajas dosis de opioides (50 a 75 mg de meperidina o 6 a 8 mg de morfina). En dolores agudos de tipo moderado a medio, su efecto analgésico es comparable al ASA y superior al paracetamol. Es menos gastrolesivo que el ASA y no provoca complicaciones hemorrágicas, pues aunque inhibe la COX plaquetaria y la síntesis del TXA_2, dicha

Tabla 18.2. Hepatotoxicidad inducida por los antinflamatorios no esteroideos (AINE).

Fármaco	Patrón de daño hepático	Mecanismo propuesto	Incidencia
ASA	Hepatitis aguda y crónica Síndrome de Reye	Dosis dependiente >con altas dosis	Baja
Diclofenaco	Hepatitis aguda y crónica Daño diverso y colestasis pura	Metabólico Inmunológico	Baja
Sulindaco	Hepatitis aguda y daño diverso	Hipersensibilidad	Moderada
Ibuprofeno	Hepatitis aguda, ductopenia	Metabólico	Baja
Naproxeno	Colestático, daño diverso	Metabólico	Baja
Coxibs	Hepatitis aguda y daño diverso	Probablemente metabólico	Baja
Oxicanos	Hepatitis aguda, necrosis masiva y submasiva y ductopenia	Metabólico	Baja
Nimesulida	Hepatitis aguda, colestasis pura	Probablemente metabólico	Moderada

Nota:
Tomado y traducido de Bessone F. Non-steroidal anti-inflammatory drugs: What is the actual risk of liver damage? World J Gastroenterol. 2010; 16(45): 5651-5661. Published online 2010, December 7. doi: 10.3748/wjg.v16.i45.5651.

inhibición es competitiva. Su ligera acción relajante de la musculatura lisa, le reporta utilidad para tratar dolores de tipo cólico, solo o asociado a fármacos espasmolíticos o anticolinérgicos. Se deberá usar solo en niños con fiebres refractarias a otros tratamientos. En menores de un año, se indicará por el menor tiempo posible y con estricto control y no debe usarse en menores de tres meses o con peso inferior a los 5 kg por el riesgo de trastornos de la función renal. Puede provocar reacción de hipersensibilidad cruzada con el resto de los AINE y producir agranulocitosis independiente de la dosis, incluso con dosis mínimas, por lo que tampoco se usará en pacientes con antecedentes de agranulocitosis por medicamentos y anemia aplástica.

En pediatría cuando se requiera el uso crónico de un AINE, los de elección, por su menor riesgo son el ibuprofeno o el naproxeno. No es aconsejable cuando usamos el ibuprofeno como analgésico en niños, superar los 30 mg/kg/día, ni se recomienda en menores de seis meses. El ibuprofeno sin acción uricosúrica, inhibe la agregación plaquetaria y prolonga el tiempo de sangramiento, pero no afecta el tiempo de protrombina o el tiempo de coagulación de la sangre total. La principal indicación del naproxeno, es el dolor secundario a procesos reumáticos en niños, donde se emplea a la dosis de 10 mg/kg/día, dividida en dos tomas, por vía oral. En caso necesario se pueden emplear dosis de hasta 15-20 mg/kg/día; si el paciente presenta insuficiencia renal, la dosificación debe ser reducida en función del estado de la función renal.

La eficacia de los AINE tópicos es discutible. Entre las ventajas teóricas de su uso están: que esquivan la mucosa gastroduodenal y que las concentraciones plasmáticas alcanzadas son muy bajas. Sin embargo su absorción percutánea es escasa y su acción depende de su limitada absorción sistémica, por lo que se obtienen concentraciones plasmáticas similares, a dosis orales pequeñas. Por ello, no es recomendable simultanear tratamientos de AINE por vía oral y tópica.

No es aconsejable la utilización de combinaciones de AINE, pero es conveniente recordar que se pueden asociar a los analgésicos opiodes (codeína) para aumentar su eficacia analgésica. Vale desterrar, los no infundados miedos a su empleo cuando sea necesario. Se debe llevar un control periódico para supervisar la aparición de efectos adversos y la respuesta al tratamiento.

En caso de cirugía es aconsejable suspender el AINE, lo que se hará de acuerdo con su vida media, generalmente de 24 o 48 h antes.

- La asociación de AINE no potencia el efecto analgésico, pero aumenta el riesgo de efectos colaterales.
- Los AINE poseen efecto tope analgésico (techo analgésico).
- La hipersensibilidad al ASA resulta en una contraindicación al resto de los AINE, por el riesgo potencial de aparición de una reacción similar al choque anafiláctico (aunque se puede utilizar con cautela el paracetamol).

Variabilidad interindividual en la respuesta

Aunque se desconocen las causas, se sabe de las diferencias individuales en la respuesta terapéutica entre los diferentes AINE; así la menor o no respuesta a un fármaco del grupo, no excluye un mejor efecto con otro. Por lo que al seleccionarlos se tendrá presente el historial evolutivo con ellos y los criterios aportados por el paciente y/o su familiar al respecto, para de ser necesario hacer los cambios pertinentes con tal de mejorar la calidad de vida del paciente, uno de los objetivos fundamentales del tratamiento.

Debe tenerse en cuenta la gran variabilidad en la relación dosis-nivel de estos fármacos pues es posible que a concentraciones plasmáticas antinflamatorias, la semivida esté aumentada y baste repartir la dosis diaria en dos o tres tomas, si el enfermo las tolera. En estas condiciones es ventajoso usar preparaciones de liberación retardada.

Diferencias en la inhibición de la síntesis de prostaglandinas

Este grupo diverso por sus estructuras químicas, comparten un mecanismo de acción general para sus efectos fundamentales, aunque existen diferencias en cuanto a la inhibición de las PG y diferencias en afinidad por las ciclooxigenasas (COX), lo que influye en el perfil de efectos indeseables que presentan (**Tabla 18.3**).

La COX-1 es una enzima constitutiva (presente normalmente en vasos sanguíneos, estómago y riñones), que se relaciona con la participación de las prostaglandinas y tromboxanos en el control de funciones fisiológicas, mientras que la COX-2 es una enzima inducible en determinadas células (macrófagos, monocitos, células endoteliales y sinoviales durante el proceso inflamatorio) bajo circunstancias patológicas, por el concurso de diversas citocinas y mediadores de la inflamación.

La inhibición de la COX-2 media los efectos antipiréticos, analgésicos y antinflamatorios de los AINE; en tanto, la inhibición de la COX-1 se relaciona fundamentalmente con los efectos adversos de este grupo. Esto llevo a presumir que los inhibidores selectivos de la COX-2, (en el presente en los Estados Unidos de Norteamérica, solo permanece aprobado para su uso el celecoxib), tendrían similar actividad antinflamatoria con menor toxicidad gastrointestinal (GI).

El ácido acetilsalicílico (ASA) inhibe irreversiblemente ambas ciclooxigenasas. Prácticamente el resto de los AINE, incluidos los salicilatos, inhiben la enzima de forma estéreo específica, competitiva y reversible.

El paracetamol inhibe la síntesis de prostaglandinas (PG) de forma diferente a otros AINE. Para esta síntesis se requiere la presencia de peróxidos, como cofactores para la actividad de la COX. Este fármaco disminuye los niveles de peróxido y de esa forma inhibe la síntesis de PG en tejidos en los que las concentraciones de peróxidos son bajas como en el cerebro, pero no en zonas donde son elevadas como en los sitios de inflamación y en zonas donde existe presencia de pus.

Tabla 18.3. Clasificación de los AINE según selectividad de inhibición de la COX.

Inhibidores no selectivos de la COX	
Ácido acetilsalicílico (aspirina) en dosis altas Indometacina Piroxicam	Ibuprofeno Piroxicam
Inhibidores selectivos COX-1	
Ácido acetilsalicílico (aspirina) en dosis bajas (antiagregante plaquetario)	
Inhibidores preferenciales COX-2	
Paracetamol Diclofenaco	Meloxicam Nimesulida
Inhibidores selectivos COX-2: Celecoxib	

Nota:
Tomado de E. Groning; capítulo 4: Dolor. En *Farmacología clínica*. Colectivo de autores, Editorial Ciencias Médicas, La Habana, 2009, pp. 73-90.

Aspectos relacionados con la eficacia

Aunque la mayoría de los fármacos de este grupo comparten los efectos analgésicos, antipiréticos y antinflamatorios, existen diferencias entre ellos, en cuanto a su eficacia relativa, para cada uno de estos efectos. Un fármaco concreto puede mostrar mayor actividad antinflamatoria o analgésica que otro, así la indometacina se caracteriza por su gran capacidad antinflamatoria.

Como no existen entre ellos diferencias significativas en cuanto a eficacia, su elección se basa en: características del paciente, concurrencia de un determinado proceso fisiológico o patológico, régimen de dosificación, tolerancia, preferencias del paciente, costo, uso concomitante de otros fármacos y la edad. En especial en los niños, deberemos valorar más celosamente la relación eficacia/riesgo al seleccionar los AINE. En ellos solo deben usarse aquéllos con eficacia y seguridad establecidos y probados de manera extensa. Entre estos se sitúan: el ASA (tener presente el síndrome de Reye), ibuprofeno, naproxeno, tolmetín y paracetamol.

Para los procesos de dolor agudo, se debe usar el paracetamol, con eficacia antitérmica y analgésica comparable a la del ASA, aunque es menos eficaz que éste, en dolores de origen inflamatorio, debido a su débil actividad antinflamatoria, que carece de repercusión clínica. Este es el único permitido en menores de 1 año (incluso en prematuros) y puede usarse en pacientes alérgicos a los AINE, aunque siempre bajo cautela.

Algunos investigadores creen que la indometacina es el AINE de mayor eficacia para controlar las manifestaciones sistémicas de algunas enfermedades reumáticas como la artritis idiopática juvenil (AIJ), mientras otros piensan que la larga vida media del naproxeno sódico, contribuye a disminuir la rigidez matutina y tiene la ventaja de poder administrarse dos veces al día, aspecto útil en pacientes escolares y adolescentes, con dificultades para seguir un régimen prescrito.

En general los diferentes AINE muestran eficacia semejante, aunque toxicidades diferentes. En la práctica clínica, es de importancia comprobar si la ineficacia de un producto se relaciona con problemas en el cumplimiento del paciente, y se recomienda seleccionar uno de buen perfil de toxicidad/eficacia con presentaciones que permitan administrarlo satisfactoriamente.

Basta casi siempre una semana de tratamiento, para conocer el efecto de un fármaco en particular, si es eficaz se podrá continuar con él o reducir la dosis si es posible o suspenderlo cuando ya no sea necesario. Otros refieren que el lapso promedio para obtener la respuesta terapéutica es de un mes, y que la mayoría de los pacientes que responden favorablemente a un producto particular, lo hacen a los 90 días. Por ello si un AINE no es lo suficientemente eficaz después de un lapso de prueba de dos a tres meses de tratamiento, hay que probar otro.

Reacciones adversas por el empleo de AINE

La toxicidad de un fármaco particular puede coincidir o no con la de su grupo, por lo que al seleccionarlos tendremos presente no solo su eficacia, sino su toxicidad relativa. Por lo general los efectos adversos aparecen en las primeras semanas de tratamiento, aunque para la aparición de las úlceras gástricas tiene que pasar mayor tiempo. En la **tabla 18.4** se muestran las toxicidades más frecuentes que comparte este grupo medicamentoso.

Por su potencial tóxico deben evitarse en menores de seis meses, por su inmadurez renal y se contraindican en asmáticos severos, cuando existe deshidratación o

Tabla 18.4. Efectos indeseables comunes compartidos por los AINE.

Manifestaciones	
Gastrointestinales	Dolor abdominal Náuseas Diarrreas Anorexia Erosiones gástricas/úlceras[a] Anemia[a] Hemorragias gastrointestinales[a] Perforación/obstrucción
Plaquetas	Inhibición de la activación plaquetaria[a] Propensión para hematomas subepidérmicos[a] Aumento del riesgo de hemorragias
Renales	Retención de sal y agua Edema, empeoramiento de la función renal en pacientes con enfermedad renal/cardiaca y con cirrosis Disminución de la efectividad de medicamentos antihipertensivos y diuréticos Disminución de la excreción de uratos (especialmente con aspirina) Hiperkalemia
Cardiovasculares	Cierre del ductus arterioso Infarto del miocardio[b] Accidente vascular encefálico[b] Trombosis[b]
Sistema nervioso central	Cefalea Vértigo Mareos Confusión Hiperventilación (salicilatos)
Útero	Prolongación de la gestación Inhibición del trabajo de parto
Hipersensibilidad	Rinitis vasomotora Edema angioneurótico Asma bronquial Urticaria Eritema Hipotensión Shock

Notas:
[a] Efectos indeseables disminuidos con AINE selectivos de la COX-2.
[b] Excepto con bajas dosis de aspirina.
Tomado y traducido de LL. Brunton, B. A. Chabner, B. C. Knollmann: Chapter 34. Anti-inflammatory, Antipyretic, and Analgesic Agents; Pharmacotherapy of Gout. The Pharmacological Basis of Therapeutics, Eds. Goodman& Gilman.12th Edition, The McGraw-Hill Companies, Inc, 2011, www.accessmedicine.com gg_updates@mhedu.com.

hipovolemia, insuficiencia renal, insuficiencia hepática, úlcera péptica, coagulopatía y alergia a los AINE.

El más inocuo de los AINE es el ibuprofeno. En general los miembros de este grupo tienen menor incidencia de alteraciones gastrointestinales que el ASA, la fenilbutazona o la indometacina, pero pueden producir dispepsia leve, pirosis, náuseas, vómitos y hemorragia gástrica; no presentan los problemas hematológicos de la dipirona y producen menos molestias neurológicas que la indometacina. Se ha reportado que el ibuprofeno puede provocar meningitis aséptica, en casos de lupus eritematoso sistémico (LES). Cuando se prescribe indometacina debe alertarse sobre la posibilidad de dolor de cabeza, dificultad para la concentración y malestar gastrointestinal como efecto adverso.

Las reacciones adversas más frecuentes del naproxeno son las gastrointestinales (aunque de menor intensidad pero frecuencia similar a la de la indometacina) y las de origen neurológico. Sus efectos centrales incluyen somnolencia, cefalea, mareo, fatiga, depresión y ototoxicidad. Muy raramente han producido ictericia, trombocitopenia y agranulocitosis. Debe usarse con cuidado en niños de piel clara, porque pueden presentar seudoporfiria cutánea tardía, un exantema fotosensible cicatrizante.

Es prudente usar ibuprofeno con precaución en niños con infecciones severas de la piel y tejidos blandos y varicela especialmente si hay posibilidad de infección secundaria, pues se ha planteado en niños que lo habían usado una asociación con la aparición de fascitis necrotizante. Como probable mecanismo, se involucra al daño de la respuesta inmune o el enmascaramiento de síntomas de infección secundaria, que conducirían a un diagnóstico y tratamiento tardío.

Los trastornos digestivos son efectos indeseables clásicos de este grupo y aunque las úlceras gastrointestinales son menos frecuentes en niños que en adultos, en aquellos que los reciben sistemáticamente o que llevan además tratamiento con esteroides, se debe buscar sangre oculta en las heces, y tener presente la posibilidad de que cursen asintomáticas. Niños y familiares deben ser alertados sobre los signos y síntomas de la hemorragia gastrointestinal. La aparición de estas manifestaciones es independiente de la vía empleada para administrar el AINE. Cuando el AINE se debe usar por tiempo prolongado, se valorará individualmente la relación beneficio/riesgo y como ninguno esta exento de riesgos, se tendrá presente usar el menos gastrolesivo y en pacientes de alto riesgo adicionar fármacos preventivos como el misoprostol, los antihistamínicos H$_2$, y los inhibidores de la bomba.

El riesgo de efectos indeseables digestivos y renales depende del AINE que se esté empleando. La intensidad del riesgo renal depende del grado de participación de las prostaglandinas (PG) en la regulación de las funciones renales, puede aparecer con cualquier AINE y con los inhibidores selectivos de la COX-2. Pueden provocar hiperpotasemia, relacionada con la retención hídrica y de sodio. Las nefropatías agudas por AINE son poco frecuentes cuando la función renal es normal, pero aparecen en situaciones patológicas con compromiso de la perfusión renal.

Más temida es la toxicidad renal crónica, que puede aparecer por el consumo prolongado y constante de cualquier AINE, incluso el paracetamol en pacientes sensibles. Este riesgo aumenta con la edad, si se asocia a patologías cardiovasculares o renales de base, en pacientes con frecuentes infecciones renales, con el uso crónico de altas dosis de AINE o con la combinación de estos. De comienzo insidioso y mecanismo desconocido se le conoce como *nefropatía analgésica*. Se presenta como *una* nefropatía intersticial crónica, que desemboca en una necrosis papilar e insuficiencia renal crónica. Puede permanecer larvada por tiempo antes de manifestarse una insuficiencia renal progresiva. El diagnóstico etiológico es vital, porque la enfermedad solo mejora con la retirada de los AINE y, de lo contrario puede evolucionar hacia la insuficiencia renal terminal. Se piensa que la indometacina es más nefrotóxica, mientras que el piroxicam, el meloxicam y los salicilatos no acetilados respetan más la función renal. Se ha reportado que el consumo de cafeína potencia los efectos tóxicos renales de los AINE.

Las reacciones de hipersensibilidad a los AINE pueden ser variadas de carácter alérgico (raras, por un mecanismo inmunológico) o seudoalérgico (más frecuentes, indistinguibles clínicamente de las anteriores y posiblemente relacionadas con la inhibición de la síntesis de PG, en conexión con una sensibilidad individual especial). Predominan en las alérgicas: el angioedema y el *shock* anafiláctico y con menor frecuencia la urticaria y el asma bronquial, se relacionan con AINE de grupos químicos específicos y no son cruzadas con otros. En las de carácter seudoalérgico predominan la rinorrea, la vasodilatación facial y el asma bronquial (generalmente con historia previa de rinitis vasomotora, congestión nasal crónica, pólipos nasales y ataques de asma), pueden ser producidas por cualquier AINE y son cruzadas entre ellos. No obstante como en la clínica es difícil diferenciar el origen de estas reacciones y, casi sin excepción las personas que no toleran el ASA, presentan las mismas reacciones frente al resto de los AINE, ante una intolerancia al ASA, se contraindican el resto de los AINE; pues producto de la sensibilidad cruzada puede aparecer una reacción, similar al choque anafiláctico capaz de comprometer la vida del paciente. Esta reacción no parece ser una reacción inmunológica y parece involucrar a la inhibición de la COX, puede aparecer incluso con dosis bajas. La hipersensibilidad al ASA se asocia a un aumento de la síntesis de leucotrienos (LT), quizás reflejo de un desvío del metabolismo del ácido araquidónico (AA). Este síndrome (sensibilidad cruzada) aunque es menos común en los niños, puede ocurrir en 10 a 25% de los pacientes con asma, pólipos nasales, urticaria crónica y en 1% de individuos aparentemente sanos. Esta reacción se puede extender a otros salicilatos, estructuralmente diferentes de los AINE y raramente al paracetamol. Aunque en estos casos se ha sugerido que se pueden usar los salicilatos no acetilados o el paracetamol, por su menor propensión a desarrollar estas reacciones, en algunas personas sobre todo a altas dosis, también pueden desencadenar reacciones intensas. Algunos enfermos con este problema pueden también reaccionar a la ingestión de tartrazina, colorante amarillo presente en muchos alimentos y bebidas.

Las úlceras gástricas y otras manifestaciones digestivas, la inhibición de la función plaquetaria, y las reacciones de hipersensibilidad son menos intensos con los salicilatos no acetilados (salicilsalicilato, trisalicilato de magnesio, diflunisal) y el paracetamol.

Síndrome de Reye

El ASA y otros salicilatos se contraindican en niños y adultos jóvenes menores de 20 años de edad, con fiebre y enfermedad viral, por su posible asociación con este síndrome, severo y frecuentemente fatal (20 a 40%), que se caracteriza por un comienzo agudo de encefalopatía, disfunción hepática, e infiltración grasa del hígado y otras vísceras. Su etiología y fisiopatología aún no están claras, ni tampoco la relación causal entre estos fármacos y el síndrome, pero las evidencias epidemiológicas de la asociación con el uso de aspirina (ASA) y compuestos relacionados, fueron lo suficientemente convincentes, como para que a partir del 1986, fuera obligado indicar sobre este riesgo en el rotulado de estos compuestos. Esta advertencia se extendió en el 2004 para el salicilato de bismuto. Desde entonces el empleo del ASA en niños ha declinado dramáticamente, y el Síndrome de Reye casi ha desaparecido. Para evitar ese síndrome es conveniente que los pacientes que sean tratados con la vacuna contra la varicela, no tomen salicilatos al menos durante seis semanas. El paracetamol no está implicado en este síndrome y es el fármaco de elección como antipirético en niños, adolescentes y adultos jóvenes.

Los pacientes reumáticos poseen predisponentes que incrementan el riesgo de daño hepático inducido por AINE, así la hipoalbuminemia en pacientes con lupus eritematoso y la AIJ, son factores documentados para este riesgo. La toxicidad hepática inducida por ASA, con una presentación clínica anictérica, es dosis dependiente, y los niveles de transaminasa se correlacionan con los niveles de salicilato sérico. La tasa de esta toxicidad es muy baja, pues su uso ha sido reemplazado por paracetamol e ibuprofeno, en pacientes pediátricos y en varias enfermedades reumáticas. Esta hepatotoxicidad inducida, es de seis a nueve veces más frecuente en pacientes que reciben concomitantemente otros fármacos potencialmente hepatotóxicos, como por ejemplo amoxacillina con clavulánico, inhibidores de la bomba de protones, fenobarbital e isoniacida. De igual manera el uso de metotrexato y halotano son predisponentes probados para esta toxicidad. Lamentablemente muchos de los estudios epidemiológicos que han documentado estos resultados no incluyen a poblaciones pediátricas.

Con el uso de AINE tópicos los efectos adversos son escasos, pero la seguridad no es absoluta, dado que pasan a la circulación sistémica y, en ocasiones, pueden originar efectos indeseables graves, como la aparición de dermatitis y urticaria con ketoprofeno y hemorragia digestiva con diclofenaco.

La experiencia de uso de los inhibidores selectivos de la COX-2, es muy limitada en niños. Aunque se presumió que tendrían la ventaja de tener similar actividad antinflamatoria a los AINE clásicos, con menor toxicidad gastrointestinal (GI), su introducción al mercado comprobó que aunque esto era relativamente cierto, estaban asociados a un mayor riesgo cardiovascular de tipo aterotrombótico, lo que llevó en el 2004 a la retirada mundial del rofecoxib. Estudios recientes concluyen que ningún AINE puede ser considerado inequívocamente seguro en términos cardiovasculares, lo que debemos tener presente también en niños con complicaciones cardiovasculares.

Vías de administración

Los analgésicos pueden administrarse por vía: oral, rectal, endovenosa y subcutánea. La vía oral, la más simple y práctica, será la elección siempre que sea posible. La vía rectal, de absorción irregular, tienen una latencia importante de considerar, cuando se usa como analgésico de rescate, pero es muy práctica en niños menores, y debe evitarse en pacientes oncológicos. La vía endovenosa, permite un rápido alivio del dolor, su efecto es predecible y efectivo, pero no es la vía más usada como tratamiento de enfermedades de evolución crónica, como son las enfermedades reumáticas.

Las recomendaciones de dosificación pediátrica para los AINE y analgésicos más empleados se muestran en la **tabla 18.5**.

Interacciones de los AINE

- Disminuyen el efecto de todos los antihipertensivos, básicamente: beta bloqueadores, antagonistas de los canales del calcio y diuréticos.
- Potencian la hiperpotasemia generada por los inhibidores de la enzima convertidora de angiotensina (IECA). Deben manejarse con cautela los suplementos de potasio.

Tabla 18.5. Dosificaciones pediátricas recomendadas de medicamentos para tratar el dolor musculoesquelético.

Medicamento	Dosis diaria	Frecuencia	Máximo diario
AINE			
Salicilatos	60-100 mg/kg	3 veces/día	Nivel sérico 20-30 mg/dL
Ibuprofeno	30-40 mg/kg	3 veces/día	2 400 mg
Naproxeno	10-20 mg/kg	2 veces/día	1 000 mg
Nabumetona	30 mg/kg	Diariamente	2 000 mg
Etoladac SR	400-1.000 mg/kg (según la edad)	Diariamente	1 000 mg
Fármacos con efecto analgésicos			
Paracetamol	10-15 mg/kg/dosis	Cada 4 h	2-4 g
Hidrocodona	0.15 mg/kg	Cada 4 h	Limitado por los efectos secundarios
Oxicodona	0.05-0.2 mg/kg	Cada 3-6 h	Limitado por los efectos secundarios
Tramadol	25-100 mg	Cada 4-6 h	300 mg
Metadona	0.2-0.4 mg/kg	Cada 6-12 h	Limitado por los efectos secundarios
Nortriptilina	10-30 mg	Al acostarse	150 mg al acostarse

Nota:
Tomado de: Kelly K. Anthony; Laura E. Schanberg. Síndromes de dolor pediátrico y tratamiento del dolor en niños y adolescentes con enfermedad reumática. Pediatr. Clin. N. Am. 52 (2005) 611-639.

- Por desplazamiento de su unión a las proteínas plasmáticas, aumentan las concentraciones séricas y potencian los efectos de: fenitoína, ácido valproico, metotrexato, digoxina, anticoagulantes orales e hipoglucemiantes orales, por lo que en estos casos es necesario ajustes de dosis, para prevenir las toxicidades.
- Los corticosteroides o antidepresivos inhibidores selectivos de la recaptación (ISRS): aumentan la frecuencia y severidad de las complicaciones gastrointestinales de los AINE.
- Junto a warfarina, aumentan el riesgo de sangramiento, pues la mayoría de los AINE suprimen temporalmente la función plaquetaria y algunos incrementan su concentración, al interferir con su metabolismo.
- Junto a quinolonas (antimicrobianos) pueden provocar convulsiones.
- Aunque el litio no es de uso común en pacientes pediátricos, vale conocer que ciertos AINE (piroxicam) pueden reducir su excreción renal y otros (sulindac) disminuyen sus niveles plasmáticos.
- La administración conjunta de ASA con indometacina, naproxeno, ketoprofeno y fenoprofeno, disminuye sus concentraciones plasmáticas. El uso de salicilatos junto a ibuprofeno disminuye los niveles plasmáticos y la actividad antinflamatoria de este último.
- El ASA bloquea el transporte activo de la penicilina del líquido cefalorraquídeo (LCR) a la sangre.
- El ibuprofeno y el naproxeno inhibe el efecto antiagregante plaquetario del ASA a bajas dosis.
- El naproxeno puede acelerar su absorción cuando se administra conjuntamente con bicarbonato de sodio, pero se enlentece si usamos óxido de magnesio o hidróxido de aluminio.

- El uso de aspirina y zafirlukast juntos incrementan los niveles plasmáticos y el riesgo de efectos adversos de este último
- Cuando los salicilatos se combinan con el metotrexato, aumentan su toxicidad hepática y puede limitar el uso de dosis máximas de uno y otro fármaco.
- Se incrementa el riesgo de nefrotoxicidad cuando se asocian a ciclosporina, penicilamina, compuestos de oro y otros medicamentos nefrotóxicos (aminoglucósidos, anfotericina B, cisplatino, y otros), diuréticos.

Analgésicos opioides

Los opiodes tienen un particular perfil de toxicidades y como con todos los fármacos, al indicarlos se debe evaluar la relación beneficio/riesgo. De hecho, los opioides pueden tener menor toxicidad que los corticoides usados a largo plazo, como ocurre en el tratamiento de algunas enfermedades reumáticas. Algunos estudios revelan el uso de opioides, para proporcionarles alivio del dolor en situaciones agudas y mantener la movilidad en niños gravemente afectados.

En niños con artritis grave del cuello, la cadera o las extremidades inferiores, adicionar analgesia con opioides, puede permitirles una movilidad continuada, facilitar la necesaria fisioterapia y todos los beneficios asociados para la salud que de esto deriva. Cuando un niño precise de opioides como tratamiento adecuado del dolor, se preferirá la oxicodona, como agente a corto plazo y, la metadona para el tratamiento a largo plazo. La última existe en forma líquida, lo que facilita los ajustes de dosis necesarios en los niños. La vida media analgésica de la metadona, puede estar aumentada en niños y adolescentes y, muchos de ellos solo necesitan dos o tres dosis al día, para un alivio adecuado del dolor, en lugar de la dosificación tradicional cada 6 horas. Otros autores recomiendan cuando sea necesario usar opiodes para tratar un dolor moderado, el empleo de codeína (opiode débil) y tramadol (opiode de acción central).

El inicio de acción de la codeína es entre 30 y 60 min, alcanzándose el pico plasmático por vía oral entre una y dos horas. La duración de acción analgésica oscila entre cuatro y ocho horas. Para uso analgésico en niños las dosis usuales orales o subcutáneas son de 0.5 a 1.5 mg/kg cada cuatro o seis horas. No es conveniente utilizarlo en menores de dos años, ni usar la vía intravenosa en niños. Con la vía rectal en niños los niveles plasmáticos alcanzados son muy lejanos de los obtenidos por vía intramuscular.

Cuando la filtración glomerular desciendo por debajo de 50 ml/min deben realizarse ajustes de dosificación que oscilarán desde una reducción de 50 a 75% de las dosis, en función del grado de insuficiencia renal.

Medicamentos coadyuvantes para el tratamiento del dolor

Como en los adultos, los medicamentos coadyuvantes o adicionales para el tratamiento del dolor se usan en el dolor crónico en niños. Entre estos se incluyen: los antidepresivos tricíclicos (amitriptilina y nortriptilina) para el dolor crónico generalizado asociado con trastornos del sueño. Estos antidepresivos se emplean por la noche y a dosis bajas. Los antidepresivos inhibidores selectivos de la recaptación de serotonina (ISRS), pueden utilizarse por excepción y con extremo cuidado, en niños y adolescentes con trastornos del humor asociados al dolor; en estos casos será obligado un seguimiento estricto y una amplia educación de los padres de estos pacientes, acerca del posible riesgo aumentado de intentos de suicidio en esta población.

Los corticoides sistémicos suelen evitarse, pero pueden resultar útiles a corto plazo, para tratar los brotes dolorosos mientras se llevan a cabo otras ntervenciones.

Fármacos con actividad antinflamatoria

La inflamación, tiene tres fases y en ellas intervienen mecanismos diferentes: fase aguda (vasodilatación local y aumento de la permeabilidad vascular), fase suba-guda (infiltración leucocitaria y de células fagocíticas) y fase crónica (signos de degeneración y fibrosis en los tejidos afectados). En la inflamación intervienen un amplio y variable número de células tisulares, sanguíneas y de mediadores quí-micos. La inflamación puede ser autolimitada por el curso temporal del proceso que la desencadenó, pero en ocasiones como las provocadas por las agresiones autoinmunes, que ocurren en algunas enfermedades reumáticas, la vasodilatación, la quimiotaxis y la liberación de mediadores, generan procesos en cascada, que facilitan su cronificación.

La inflamación es un síntoma frecuente en las enfermedades reumáticas, lo que explica el empleo de diferentes fármacos con propiedades antinflamatorias, entre los que se encuentran:
- Los AINE, que poseen además actividad analgésica y antitérmica.
- Antinflamatorios esteroideos: glucocorticoides
- Antinflamatorios con actividad antiartrítica (fármacos modificadores de la evolución de la enfermedad), que carecen de efecto analgésico.

Antinflamatorios no esteroideos

Generalmente los AINE son más eficaces frente a inflamaciones agudas que cróni-cas. En este efecto intervienen además mecanismos de acción independientes de la inhibición de las ciclooxigenasas (COX).

Mecanismo de acción antinflamatoria de los AINE

En los últimos años los conocimientos de la compleja patogenia de las etapas de la inflamación han cambiado y es fundamental conocerlo para entender el mecanismo antinflamatorio de estos fármacos. Como Feria refiere, en su génesis intervienen las células endoteliales y las moléculas de adherencia celular (incluyen las selectinas E, P y L, la molécula 1 de adherencia intracelular, la molécula 1 de adherencia de células vasculares, y las integrinas leucocíticas en la adherencia de leucocitos, plaquetas y células del endotelio en el sitio de inflamación). Las moléculas de adhesión gobiernan la migración leucocitaria desde los vasos sanguíneos, así como su acumulación en focos inflamatorios. Los leucocitos son dirigidos hacia el foco inflamatorio por la interacción con el endotelio activado por citocinas o productos bacterianos. Tras ser captados por el endotelio, los leucocitos son activados, reforzándose su adhesión a él y migrando a través de los vasos.

La interacción entre las células endoteliales y los leucocitos se establece por moléculas de adhesión pertenecientes a tres familias: integrinas, selectinas y pro-teínas de membrana pertenecientes a las inmunoglobulinas. El ligando de algunas integrinas sobre el endotelio y otras células es la molécula de adhesión intercelular

1 (ICAM-1), perteneciente a las inmunoglobulinas. Las integrinas leucocitarias necesitan ser activadas para cumplir su función adhesiva, siendo este un posible *locus* de actuación de algunos antinflamatorios. Otras integrinas median la adhesión entre los leucocitos y el colágeno, elastina y proteoglucanos, lo que es importante en el desarrollo de las inflamaciones.

Las selectinas son moléculas de adhesión que se expresan, preferentemente, en los linfocitos (selectina L), plaquetas (selectina P) y endotelio (selectina E). Las primeras fases de la adhesión de los leucocitos al endotelio requieren de las selectinas P, L y el factor activador de plaquetas (FAP). Luego la adhesión se fortalece por la interacción de integrinas β_2 leucocitarias con el ICAM-1 endotelial. Las células endoteliales sintetizan y expresan selectina E, al ser estimuladas por citocinas y péptidos como por ejemplo, IL-1α, IL-1β, factor de necrosis tumoral (TNF alfa α), endotoxina o sustancia P. Esta retiene a los leucocitos unidos al endotelio para permitir la interacción más intensa de la integrina β_2 y el ICAM-1. En pacientes con artritis reumatoidea se aumenta la expresión de selectina E sinovial, mientras los tratamientos con sales de oro la reducen.

Las inmunoglobulinas, son moléculas de adhesión implicadas en la inflamación.

Dos de ellos (ICAM-1 y VCAM-1), cuya expresión es estimulada por IL-1, TNF alfa α e interferón gamma (IFN-γ), son ligandos para las integrinas leucocitarias y participan, en los procesos de adhesión leucocito-célula endotelial.

La IL-1 y el TNF alfa provenientes de mononucleares y macrófagos inducen la expresión de múltiples genes, que estimulan la síntesis de una gran cantidad de proteínas que contribuyen al proceso inflamatorio, dentro de las cuales está la activación de la COX, con producción de prostaglandinas (PG).

Clásicamente se consideró que el mecanismo de acción antinflamatorio de los AINE se debía a la inhibición de la enzima COX, inhibiendo la producción de PG estableciéndose una escala de potencia antinflamatoria en función del grado de inhibición. Posteriormente se demostró que es un mecanismo más complejo y heterogéneo y que incluso las concentraciones tisulares para lograrlo, son superiores a las necesarias para inhibir la COX. Forman parte de otros mecanismos postulados: la inhibición de la producción de radicales superóxido, la inhibición de la liberación de enzimas lisosómicas, la inhibición de las funciones de la membrana celular enzimática, la inhibición de la función linfocitaria, la inhibición de la agregación y adhesión de los neutrófilos, la disminución de la producción de factor reumatoideo y la inhibición de la síntesis de glucosaminoglicanos por el cartílago.

Los AINE intervienen de diversas maneras en los mecanismos iniciales de la inflamación: al inhibir la síntesis de PG y tromboxanos, reducen la actividad sensibilizadora de las terminaciones sensitivas, la actividad vasodilatadora y quimiotáctica. Y también al interferir con algunas funciones de los neutrófilos (las células más abundantes en la inflamación aguda) como son: su adhesividad, agregación, quimiotaxis, fagocitosis, desgranulación y generación de radicales libre; muchos de estos efectos, independientes de la inhibición de la síntesis de PG y posiblemente relacionados con otras acciones biológicas (interferencia en el metabolismo de los nucleótidos cíclicos), la actividad de la fosfolipasa A_2, la incorporación de precursores del ácido araquidónico (AA) a la membrana de monocitos y macrófagos, la integridad de la membrana lisosómica o el acoplamiento de ciertos receptores a sus moléculas efectoras, incluidos los regulados por proteínas G.

El reclutamiento, activación y función de las células de la inflamación no solo depende de las moléculas de adhesión, sino de la participación de diversos mediadores con capacidad quimiotáctica (factor C5a del complemento, factor activador de plaquetas (FAP) y leucotrieno B_4), activadora (TNF alfa e IL-1) o moduladora (de la adenosina sobre neutrófilos activados mediante receptores A_2).

Estos complejos mecanismos son de importancia en las inflamaciones de carácter crónico, como en la artritis reumatoidea (AR), clásicamente tratada con AINE en sus fases iniciales y moderadas. La articulación afectada por la AR representa una respuesta autoinmune localizada, en la que confluyen todos los elementos propios de dicha respuesta: activación de linfocitos T y B, liberación de numerosas linfocinas (IL-2, IFN-γ, TNF alfa, etc.), formación y depósito de inmunocomplejos, intensa proliferación de células endoteliales y sinoviales, y acumulación de polimorfonucleares (neutrófilos). En todo este conjunto de células y mediadores celulares de la inflamación, el papel de las PG es limitado, aunque es posible que en las primeras fases de estos procesos y en determinados casos contribuyan de un modo más relevante, de forma que la inhibición de su síntesis por los AINE, reduzca parte de la compleja sintomatología articular. Lo expuesto nos explica la imposibilidad de controlar todos los mecanismos patógenos del proceso inflamatorio de la AR y procesos reumáticos similares, mediante la inhibición de las COXs con AINE. Su acción analgésica y antinflamatoria parcial, contribuyen a mejorar sintomáticamente las lesiones de evolución moderada, pero son incapaces de controlar el curso progresivo que evoluciona con cierta agresividad.

En la **tabla 18.6** se reflejan algunas diferencias del perfil analgésico o antinflamatorio de algunos fármacos de uso frecuente en niños reumáticos.

La capacidad de los AINE para reducir la inflamación es variable, son más eficaces frente a inflamaciones agudas que crónicas. Actúan además por mecanismos de acción independientes de la inhibición de la ciclooxigenasa (COX).

Glucocorticoides

Los glucocorticoides (GC) ampliamente utilizados en el tratamiento de las enfermedades reumáticas, constituyen la piedra angular de la terapéutica de las enfermedades reumáticas inflamatorias más graves, debido a que son inmunosupresores y potentes antinflamatorios y, en la mayoría de estas enfermedades existe un importante componente inflamatorio y autoinmunitario.

El fármaco seleccionado, la dosis, duración del tratamiento y vía de administración dependerá entre otras cosas de si se persigue intentar suprimir rápidamente la enfermedad, para minimizar los daños hísticos o si el interés es ganar tiempo

Tabla 18.6. Perfil de algunos fármacos empleados en enfermedades reumáticas.

Mayor poder analgésico: dipirona (metamizol), ibuprofen, ketoprofen, ketorolaco
Mayor rapidez analgésica: ibuprofen, dipirona, paracetamol, naproxen, diclofenaco
Mayor poder antinflamatorio: indometacina, diclofenaco, piroxicam, naproxeno
Mayor seguridad: paracetamol, dipirona (metamizol), ibuprofeno, nimesulida, meloxicam

Tomado de E. Groning: capítulo 4. Dolor. En *Farmacología clínica*. Colectivo autores Editorial Ciencias Médicas, La Habana, 2009, pp. 73-90.

ante una enfermedad progresiva, que no responde a los tratamientos de primera elección y con ellos solo provocar el alivio necesario hasta que otros antirreumáticos de acción más lenta como el metotrexato u otros fármacos surtan efecto. Los GC son la principal vía de tratamiento para controlar las manifestaciones sistémicas graves de la artritis idiopática juvenil (AIJ), pero en pacientes poliarticulares, debe limitarse a los que presentan dolor extremo y limitación funcional, mientras se espera que un agente de segunda línea muestre algún efecto. Y cuando se observa mejoría de la enfermedad, los corticoides se reducirán progresivamente y lo más rápidamente posible, o se emplearán a la dosis más baja que controle los síntomas. Todo lo mencionado nos obliga a aumentar la pericia para la utilización de los GC.

Entre los GC más empleados por vía sistémica como tratamiento de estas enfermedades se encuentra la prednisona.

Glucocorticoides intrarticulares

La inyección terapéutica de articulaciones y partes blandas se realizan desde hace más de 40 años y a pesar de haberse utilizado diferentes sustancias, las más eficaces siguen siendo los corticoides.

Las inyecciones intrarticulares de corticoides de larga duración, es un método efectivo de tratar la artritis en niños y a la vez minimiza los efectos secundarios sistémicos de la medicación oral y pueden mejorar la calidad de vida, disminuir la dosis de medicamentos orales, así como aliviar el dolor, aumentar la movilidad y reducir la deformidad de una o más articulaciones. Para la inyección de GC no es necesario preparar un campo estéril, pero se recomienda el uso de guantes por parte del operador y unas mínimas consideraciones asépticas, así como un conocimiento anatómico de la zona a infiltrar.

Al indicar GC es obligado y necesario valorar la relación beneficio/riesgo y no olvidar que las reacciones indeseables que derivan de su uso, dependen no solo de la dosis, sino del tiempo por el que hayan sido utilizados e incluso de la manera en que se realice su suspensión. Todo lo mencionado explica la importancia de utilizarlos con prudencia en los niños.

Mecanismos de acción relacionados con las enfermedades reumáticas

Dada la compleja y aún imprecisa etiopatogenia de estas enfermedades, así como los complejos mecanismos inflamatorios e inmunitarios involucrados, hace complicado comprender el mecanismo de estos fármacos en el tratamiento de las enfermedades reumáticas.

Ante situaciones agresivas, como puede ser una enfermedad, el cuerpo responde con un aumento de las citocinas, una red de moléculas señalizantes que integran acciones de macrófagos/monolitos, linfocitos T y B en el desencadenamiento de respuestas inmunitarias. Entre estas citocinas, las interleucinas (IL) 1 y 6, así como el factor de necrosis tumoral (TNF alfa-α) estimulan el eje hipotálamo-hipofisis-suprarrenal (HHS); la IL-1 tiene diversas acciones como son: estimular la liberación de hormona liberadora de corticotropina (HLC) por el hipotálamo, aumentar la liberación de corticotropina hipofisaria y estimular directamente las suprarrenales para la liberación de GC. Lo anterior nos explica las interrelaciones existentes entre la respuesta inmunitaria y el eje HHS, en respuesta al estrés

Los GC tienen un importante efecto antinflamatorio e inmunosupresivo, influyendo sobre las reacciones inflamatorias celulares y humorales. La inmunosupresión que provocan depende en gran medida de la dosis y del estado inmunitario previo del sujeto (sano o enfermo). El efecto antinflamatorio y la supresión del eje HHS, mediado por los GC, se correlaciona con la duración de su efecto terapéutico. Los GC pueden evitar o suprimir la inflamación independientemente del tipo de agente causal, aunque no erradiquen la causa fundamental de la enfermedad, pudiendo inhibir tanto las manifestaciones inmediatas de la inflamación (rubor, dolor, etc. efecto que puede durar semanas o meses), como las tardías (procesos de cicatrización y proliferación celular).

Son parte de la acción inmunosupresora; la disminución de leucocitos en sangre periférica, la inhibición de la proliferación de células T, la inmunidad celular y la expresión de genes que codifican citocinas como las IL(1,2,3,6), TNF alfa-α, interferón gamma (IFN-γ). No solo disminuyen el número de linfocitos, sino que alteran profundamente sus reacciones inmunitarias y ambos efectos repercuten en sus efectos sobre la inmunidad e inflamación, acciones enlazadas de manera intrincada, quizás porque ambas se originan en gran parte, por la inhibición de las funciones de los leucocitos y como resultado de la inhibición de mediadores químicos de importancia fundamental en la respuesta inmune y el daño tisular. Esta inhibición de la respuesta inflamatoria de los GC, se relaciona con una disminución de la síntesis del ácido araquidónico (AA) y una marcada reducción de las dos vías de producción de algunos mediadores de la inflamación; la vía de la COX y la vía de la lipooxigenasa, resultando una disminución de la síntesis de PG, leucotrienos (LT) y compuestos afines. Los GC inhiben el acceso de los leucocitos al foco inflamatorio, interfieren en la función de los fibroblastos y de las células endoteliales y suprimen la producción o los efectos de numerosos mediadores químicos de la inflamación.

En resumen los principales efectos antinflamatorios e inmunosupresores de los GC se relacionan con: inhibición de la colagenasa, inhibición indirecta de la fosfolipasa A_2, disminución de la síntesis de PG y LT, inhibición de los radicales de anión superóxido generados por monocitos y neutrófilos, disminución de la permeabilidad vascular; disminución de los neutrófilos en el foco inflamatorio, disminución del número y de la migración de eosinófilos, disminución de las acciones de los monocitos-macrófagos, disminución del número de linfocitos circulantes, disminución de las reacciones de hipersensibilidad retardada, inhibición del TNF alfa, inhibición del factor activador de las plaqueta (FAP), escaso efecto sobre las células *natural killer* (NK) y ausencia de efecto sobre los anticuerpos citotóxicos, a dosis pequeñas no afectan la producción de anticuerpos, pero a dosis altas aumentan su catabolismo y hay una disminución discreta de la síntesis (sobre todo de IgG).

Existen diferencias en cuanto a la potencia antinflamatoria y la actividad mineralocorticoide (relacionada con su potencial de retención hídrica), entre los fármacos que conforman este grupo. También se han estimado dosis equivalentes entre ellos (**Tabla 18.7**).

Farmacocinética

En la **tabla 18.8** se reflejan algunos parámetros farmacocinéticos de importancia de los GC más empleados (datos provenientes de estudios en adultos).

Absorción

Los corticoides sintéticos se absorben bien por vía oral, siendo su biodisponibilidad en general superior a la del cortisol. La prednisona posee una biodisponibilidad de

Tabla 18.7. Características de glucocorticoideos sistémicos.

Compuesto	Dosis equivalente	Potencia antinflamatoria	Potencia retención Na	Vida media (a)
Acción corta				
Cortisona	25	0.8	0.8	8-12
Hidrocortisona	20		1	8-12
Acción intermedia				
Prednisona	5	4	0.8	12-16
Prednisolona	5	4	0.8	12-16
Metilprednisolona	4	5	0.5	12-16
Deflazacort	7.5	4	0.5	12-16
Fludrocortisona	2	10	125	12-24
Triamcinolona	4	5	0	12-24
Acción prolongada				
Betametasona	0.75	25	0	20-36
Dexametasona	0.75	25	0	20-36
Administración intrarticular				
Triamcinolona acetónido	4	5	0	36-72
Metilprednisolona acetato	4	5	0.5	36-72
Parametasona	2	10	0	36-72

Tomado de I. Saigí Ullastre, A. Pérez Pérez: Hiperglucemia inducida por glucocorticoides. Semen. Fund. Esp. Reumatol. 2011; 12 (3) : 83-90.
(a) Estimación de la duración de la acción biológica glucocorticoidea.

Tabla 18.8. Características farmacocinéticas de los glucocorticoides.

Corticoide	Biodisponibilidad (%)	Semivida plasmática (min)	Semivida biológica (h)	Vd (L)	Unión a proteína (%)
Cortisol	30-90	9 0	8-12	28-49	90
Prednisolona y prednisona	80	200	18-36	30-40	70-90
Metilprednisolona	80-99	200	18-36	70-100	77
Triamcinolona		200	18-36	99-148	<Cortisol
Dexametasona	90	300	36-54	70	66-77

Tomado de: M. Esteve Comas. Mecanismo de acción de los corticoides. Corticodependencia y corticorrefractariedad. Enfermedad Inflamatoria Intestinal al día 2008:7 (2); 69-75
Vd: volumen de distribución.

70 a 80%. Los efectos son más prolongados cuando se administran por vía intramuscular. Pueden absorberse por la administración local (piel, espacio sinovial) y cuando esta administración es prolongada o cuando el sitio de aplicación se cubre con vendajes oclusivo, o haya áreas extensas expuestas la absorción, puede bastar para producir efectos sistémicos incluso supresión del eje HHS.

Distribución

La prednisona se distribuye ampliamente por todo el organismo. Difunde a través de la barrera placentaria y pasa a la leche materna. El efecto máximo aparece entre una y dos horas. Su unión a proteínas plasmáticas (albúmina) es de 70%. Su volumen aparente de distribución es 0.4-1 L/kg. El tiempo de acción tiene valores entre 1.25 y 1.5 días.

Metabolismo

Todos los preparados poseen un abundante y rápido metabolismo hepático que origina numerosos derivados esteroideos inactivos que son luego conjugados. En menos grado existe metabolismo renal e hístico. Su metabolismo es inducible por fármacos inductores como: fenitoína, rifampicina y otros.

La prednisona se convierte en prednisolona dentro del organismo que es su metabolito activo. La cinética de la prednisolona es dosis-dependiente. Al aumentar su concentración en plasma, aumenta la fracción libre y, por consiguiente, su actividad biológica.

La insuficiencia hepática y renal, y la administración de estrógenos sintéticos elevan la fracción libre y, por lo tanto, la actividad biológica, mientras que el hipertiroidismo y los inductores enzimáticos la disminuyen.

Eliminación

Los GC se eliminan por vía renal y en general tienen prolongadas semividas de eliminación plasmática y biológica. La excreción de la prednisona es mediante sus metabolitos inactivos (90%). Su vida media de eliminación es entre una y tres horas, pero la vida media biológica es 18 a 36 h.

Acciones de los glucocorticoides

Además de las acciones antinflamatorias e inmunosupresoras de los GC, estos provocan otras acciones en diferentes aparatos que explican algunos de sus efectos indeseables:

- Equilibrio hidromineral: retienen sodio y agua y se pierde potasio.
- Metabolismo: son hiperglicemiantes, redistribuyen la grasa corporal (en tratamientos prolongados), lo que provoca cuello de búfalo, cara de luna, y pérdida de grasas en las extremidades. Estimulan la lipólisis.
- Sistema cardiovascular: Hipertensión por retención de sodio y agua.
- Aparato digestivo: disminuyen el efecto protector por *mucus*.
- Sistema hemolinfopoyetico: disminuye el número de eosinófilos, basófilos y linfocitos; aumenta los neutrófilos, eritrocitos y plaquetas y reduce la masa de tejido linfoide.
- Sistema osteomioarticular: debilidad y fatiga muscular y a dosis excesivas producen debilidad y atrofia muscular en glúteos y muslos.
- Tejido conectivo: retrasan procesos cicatriciales, reducen la absorción de calcio por los huesos, el desarrollo del cartílago, pueden retardar el crecimiento en niños y provocar osteoporosis y fracturas patológicas.
- Sistema nervioso central: mejoran estado de ánimo, conducta y actividad motora, pero a altas dosis pueden causar depresión, ansiedad y estados psicóticos.

Reacciones adversas de los glucocorticoides

Pueden ser el resultado de la interrupción súbita del tratamiento o de su uso prolongado a dosis elevadas. El problema más frecuente de la supresión de los GC es el agravamiento de la enfermedad que originó su indicación.

Efectos indeseables por supresión brusca

Lo más grave es la insuficiencia suprarrenal aguda, que se debe a la supresión del eje hipotálamo-hipofisario-suprarrenal. Existe gran variabilidad entre los enfermos con respecto al grado de supresión y su duración, lo que hace difícil poder predecir el riesgo relativo de un enfermo determinado.

Supresión del eje hipotálamo-hipofisario-suprarrenal (HHS)

Cuando se administra corticoides por vía oral durante semanas o meses, la producción corporal propia de cortisona disminuye de forma extrema, por la inhibición de la función de la corteza de las glándulas suprarrenales. En caso de largos tratamientos con corticoides, si estos se reducen o suprimen bruscamente, podrá aparecer un síndrome de retirada de corticoides (el organismo se habitúa a la medicación diaria y la corteza de las glándulas suprarrenales deja de funcionar).

Los síntomas incluyen: estado depresivo, fiebre, pérdida de apetito, y dolores musculares difusos. Estos síntomas son instantáneamente reversibles al administrar de nuevo corticoides. Por ello, las reducciones de las dosis en tratamientos con corticoides de larga duración, deben realizarse de forma escalonada, progresiva y se llevarán a cabo durante semanas o meses según la dosis inicial y la duración del tratamiento. Si se produce una insuficiencia suprarrenal, será inevitable una sustitución duradera con corticoides. Para evitar estas consecuencias, es más oportuno administrar los GC en dosis única a las ocho de la mañana o la administración de dosis única en días alternos, permitiendo así en parte la recuperación de la liberalización por el hipotálamo, aunque todo dependerá de la duración del tratamiento y de la dosis.

Puede verse, además de la anterior forma grave de supresión aguda, otro síndrome que consta de: fiebre, mialgias, artralgias, malestar general y pseudo tumor cerebral con papiledema.

Efectos adversos por el uso sistémico y prolongado a dosis elevadas

Las más reportadas son: hiperglucemia, úlceras pépticas (no frecuentes en los niños), osteoporosis e inmunosupresión con la consecuente suprainfección por gérmenes oportunistas, algo a considerar sobre todo cuando se usan unidos a otros fármacos capaces de disminuir la respuesta defensiva del organismo frente a microrganismos patógenos.

Otros efectos adversos

Incluyen: anorexia, aumento o pérdida de peso, acné, estrías en la piel, hirsutismo, equimosis, uremia, disminución de la libido, hipotiroidismo, aspecto cushingoide, cataratas (niños y pacientes con artritis idiopática juvenil tienen mayor frecuencia de aparición de cataratas subcapsulares) y glaucoma, dislipoproteinemia, colagenopatías, retardo de la cicatrización, necrosis avascular del hueso, y trastornos del sistema nervioso central que pueden ir desde temblores y parestesias, hasta cuadros psiconeurológicos, que comprenden desde la sensación de bienestar o de euforia, hasta estados claramente psicóticos. Es frecuente que puedan provocar insomnio, intranquilidad o hiperactividad motora; en ocasiones producen ansiedad o depresión.

Entre los efectos adversos de rara aparición se encuentran: edema, hipertensión, hipopotasemia, insuficiencia cardiaca, amenorrea, sudación, alteraciones neurológicas, hipertensión intracraneal, pancreatitis aguda, tromboembolismo y miastenia.

Los niños con tratamientos prolongados con corticosteroides deben ser observados cuidadosamente, debido a que estos agentes ocasionan detención del crecimiento y del desarrollo infantil que puede ser irreversible. El riesgo de supresión adrenal, es mayor con los GC de acción prolongada (betametasona, dexametasona y parametasona). Dosis altas de corticoides pueden provocar pancreatitis aguda (rara) que puede ser grave. En niños con mayor frecuencia, después de reducir la dosis o cambiar el corticoide se ha desarrollado incremento de la presión intracraneal (rara), que suele causar papiledema, parálisis del nervio oculomotor, pérdida visual y dolor de cabeza.

Efectos secundarios de los GC por vía intrarticular

Los efectos secundarios de esta vía, incluyen: infección de la articulación infiltrada, necrosis óseas asépticas, cambios cutáneos atróficos en el lugar de la inyección, y calcificación asintomática en la radiografía. Articulación de Charcot, por sobreuso tras disminuir el dolor; aumento del dolor articular, por cristalización del líquido inyectado; rotura tendinosa; necrosis o atrofia de los tejidos adyacentes al punto de infiltración (se observa una pérdida de pigmentación o hundimiento de la zona). Pueden aparecer efectos sistémicos, si se inyectan en más de una articulación.

Consideraciones básicas para la administración de GC

Las acciones de los GC demoran en aparecer, aun con el uso intravenoso de los compuestos, puesto que parte de sus acciones dependen de la formación complejos con receptores específicos citoplasmáticos y que estos penetren al núcleo de la célula, se unan al ADN y estimulen la transcripción del ARNm y la posterior síntesis de varias enzimas, que se piensa son las responsables en última instancia de varios efectos de los GC sistémicos.

Es conocida las variaciones individuales en sensibilidad a estos fármacos que presentan los niños. Ellos se usarán por un tiempo tan breve como sea posible, a la dosis mínima que logre el efecto buscado.

La secreción endógena de los GC, sigue un ritmo circadiano y su punto máximo o pico se observa en las primeras horas de la mañana, por lo que cuando se administren con fines terapéuticos, deben darse preferentemente en horas temprana de la mañana, preferiblemente antes de las ocho de la mañana y antes del desayuno, contemplando que dado que su acción no es inmediata, estos ya tengan concentraciones terapéuticas cuando los endógenos comiencen a declinar. Su administración en horas diferentes del día, puede ocasionar alteración de su farmacocinética y diferencias en las concentraciones máximas alcanzadas. No se recomienda emplear inyección intramuscular, y tampoco preparados de efecto retardado ni combinados con otros fármacos. Sin embargo, en el caso de las inyecciones intrarticulares de GC, especialmente indicadas en casos de artritis mono o pausiarticular, estos se pueden diluir en anestésicos locales, lo que aumenta la duración del efecto. El empleo intrarticular de hexacetónido de triamcinolona (10 a 40 mg/articulación o 1.2 mg/kg/articulación), el de elección, mejora los signos y síntomas de las artritis, así como los consecuentes trastornos de la marcha, efectos que pueden durar varios meses. El efecto beneficioso de la vía intrarticular está comprobado, aunque la duración es variable.

Dada la amplia gama de interacciones que tienen los GC, incluso con fármacos empleados habitualmente en el tratamiento de estos enfermos reumáticos, deberá consultarse al respecto para adecuar las dosis en caso de ser necesario o evitar la asociación de no ser indispensable.

Se tendrán presentes los efectos sistémicos del uso de GC y su posibilidad de desencadenar o empeorar patologías asociadas, como es el caso de su acción hiperglicemiante.

Contraindicaciones absolutas o relativas

Pacientes con hipersensibilidad al medicamento, en la úlcera péptica, la insuficiencia cardiaca congestiva, la hipertensión, la diabetes, la osteoporosis, el glaucoma, el herpes simple oftálmico, la tuberculosis y las psicosis.

La vacunación con virus vivos y contra enfermedades infectocontagiosas está contraindicada cuando se están administrando GC. Debido a que ellos interfieren con la formación de anticuerpos, su administración sistémica está formalmente contraindicada en presencia de infecciones bacterianas agudas, herpes zoster, herpes simple, ulceraciones oculares y otras afecciones virales.

Indicaciones y contraindicaciones de la vía intrarticular

Las infiltraciones están Indicadas en las artritis activas que no mejoran con otras medidas locales o generales y cuando existe un derrame articular importante. Y están contraindicadas en casos de infección en la piel o de la articulación, o cuando el paciente lleve tratamiento con anticoagulantes, o exista un traumatismo en la zona o una hemorragia intrarticular.

Pueden administrarse de forma segura, inyecciones intrarticulares de GC, cada tres meses. Se debe realizar un reposo relativo de la zona, para evitar una mayor difusión del fármaco. No inyectar la misma articulación más de tres veces al año. Las posibles complicaciones de esta vía, no nos deben desanimar para su empleo.

Interacciones

- Aumenta el riesgo de sangramiento y ulceraciones por AINE.
- Salicilatos: El uso concomitante de GC y salicilatos, tiene un efecto aditivo y permite reducir la dosis de los primeros. Los GC pueden reducir las concentraciones de salicilatos al aumentar su metabolismo o aclaramiento renal, por lo que se requiere aumentar la dosis de salicilatos. Debe tenerse cuidado al suspender los GC o si se disminuye la dosis, porque puede ocurrir salicilismo, especialmente en aquellos pacientes que reciben altas dosis.
- Altas concentraciones de GC (metilprednisolona) aumentan las concentraciones de ciclosporinas, potencian su efecto y el riesgo de convulsiones.
- Los GC incrementa el riesgo de toxicidad hematológica del metotrexato.
- Antiácidos (aluminio o magnesio): disminución de los niveles plasmáticos de prednisona.
- Ciclofosfamida: los GC alteran sus niveles con posible inhibición o potenciación de su actividad, por alteración de su metabolismo. Un estudio en niños encontró que el pretratamiento con dexametasona se asocia a un aumento de la eliminación de ciclofosfamida.
- Claritromicina: probable aumento de las concentraciones de metilprednisolona.
- El uso concomitante de ketoconazol, o itraconazol o claritromicina con prednisolona, lleva a aumentar las concentraciones de esta última. Se ha sugerido

reducir a 50% la metilprednisolona intravenosa, cuando se usan junto a keto-conazol, sin embargo otros piensan que esto no sucede con la prednisolona oral.

- La eritromicina y el ketoconazol: inhiben el metabolismo de los GC.
- El uso de metilprednisolona junto a itraconazol aumenta los efectos adversos de los GC. El itraconazol aumentó la vida media de eliminación de la pred-nisolona en 29%. Itraconazol inhibe el metabolismo de metilprednisolona.
- La difenilhidantoína y la rifampicina pueden aumentar la degradación de los GC.
- Los GC (prednisolona) pueden aumentar el metabolismo de la isoniacida.
- Los anticonceptivos orales (estrógenos) disminuyen su metabolismo.
- Disminuyen el efecto de fármacos de acción cardiovascular como: alfa bloqueadores, beta bloqueadores, antagonistas del calcio, inhibidores de la enzima convertidora de angiotensina, metildopa, hidralacina, nitratos.
- Altas dosis de GC pueden interferir con el efecto de anticoagulantes cuma-rínicos
- Antagonizan el efecto de los hipoglucemiantes.
- Carbamacepina, fenitoína y barbitúricos aceleran el metabolismo de GC.
- Evitar el uso conjunto con anfotericin B, glucósidos cardíacos, diuréticos del ASA, tiacidas, agonistas beta-2, teofilina porque incrementan el riesgo de hipocalemia.
- La efedrina acelera el metabolismo de la dexametasona.
- La metilprednisolona posiblemente reduce las concentraciones de indinavir.
- Los GC disminuyen la respuesta inmunológica a vacunas y toxoides y pue-den potenciar la replicación de los gérmenes de las vacunas vivas atenuadas. Otros tipos de vacunas no se recomiendan, ya que suelen aumentar el riesgo de complicaciones neurológicas y la disminución de anticuerpos.

Fármacos antirreumáticos modificadores de la evolución de la enfermedad

Bajo las denominaciones de fármacos antirreumáticos modificadores de la enferme-dad (FARME) o agentes antirreumáticos modificadores de la enfermedad (AAME), se agrupan una serie de medicamentos que, a diferencia de los AINE, cuya acción es eminentemente sintomática (alivio del dolor y reducción de la inflamación), son potencialmente capaces de influir sobre la evolución de las enfermedades reumáti-cas. Un verdadero FARME sería aquel que pudiera alterar de forma positiva el curso de la enfermedad reumática, mejorar de forma sustancial los signos y síntomas, la función física y la calidad de vida de los pacientes, tal vez por sus efectos en los parámetros biológicos de la inflamación y finalmente evitar la progresión del daño estructural. Algunos fármacos biológicos, actúan de este modo, por lo que también se consideran como verdaderos FARME. Los primeros FARME utilizados por su origen no eran biológicos (ver **tabla 18.1**).

Los FARME se introducen, generalmente, en el tratamiento, cuando se confirma el diagnóstico o en dependencia de la gravedad y progresión de la enfermedad.

A partir de los años noventa del siglo pasado, hubo un cambio en el enfoque conservador del tratamiento de algunas enfermedades reumáticas en el niño, que ante los conocidos riesgos tóxicos, de algunos agentes terapéuticos, demoraban el inicio de tratamientos farmacológicos más agresivos, resultando en elevadas tasas de secuelas funcionales irreversibles, potencialmente prevenibles como en los niños con artritis idiopática juvenil (AIJ).

Algunos de estos fármacos usados como tratamiento de base, también se conocen como fármacos antirreumáticos de acción lenta, y son aquellos capaces de controlar las manifestaciones clínicas y la progresión del daño articular, en pacientes con artritis. Entre los antirreumáticos de acción lenta, considerados antes como fármacos de segunda línea, para el tratamiento de las enfermedades reumáticas se encuentran: metotrexato, sales de oro, sulfasalazina, penicilamina y los antimaláricos (hidroxicloroquina y sulfato de cloroquina). Este grupo de compuestos químicos de naturaleza diferente, comparten una serie de características comunes: período de latencia terapéutica entre cuatro y seis meses para una respuesta completa, no ser efectivos en todos los pacientes, su uso a largo plazo limitado por su toxicidad (pueden ser graves e incluso comprometer la vida de los pacientes) y pérdida de eficacia, (por lo que requieren control médico). Se recomienda que luego de seis meses de tratamiento con alguno de ellos, si no hay beneficios, se sustituya por otro fármaco del grupo. Comparten la capacidad de provocar un rebote de la enfermedad, cuando se suspenden, por lo que su uso debe ser siempre continuado, con una detallada vigilancia farmacológica y hacer periódicas evaluaciones hematológicas antes y durante los tratamientos en los casos necesarios.

Algunos autores piensan que el tratamiento combinado de FARME es más eficaz que la monoterapia, pero esto también aumenta la posibilidad de toxicidades, que ya existe con la monoterapia. Estos fármacos deben ser prescriptos por médicos especializados.

Fármacos antirreumáticos no biológicos diversos

Este grupo está integrado por fármacos antirreumáticos que actúan de modo diferente. Muchos son inmunomoduladores o inmunosupresores (denominados también como de aplicación terciaria). La inmunosupresión puede también lograrse a través del uso de agentes citotóxicos, que se han empleado como antineoplásicos. Estos no son selectivamente tóxicos para los linfocitos competentes y pueden destruir cualquier célula con capacidad para replicarse. Los más usados en el tratamiento de las enfermedades reumáticas son: metotrexato, azatioprina, micofenolato mofetilo y ciclofosfamida.

Estos fármacos se pueden agrupar como:
- Citotóxicos:
  – Metotrexato (MTX) (ametopterina).
  – Azatioprina.
  – Ciclofosfamida.
  – Micofenolato de mofetilo.
- Inmunosupresores (de aplicación terciaria):
  – Leflunomida, talidomida.
  – Ciclosporina A.
  – Clorambucil.
- Fármacos antirreumáticos de aplicación secundaria:
  – Antimaláricos: hidroxicloroquina, sulfato de cloroquina.

- Sulfasalazina (salicilato).
- D-Penicilamina.
- Sales de oro (aurotiomalato sódico).

Dada la implicación del sistema inmunológico en la etiopatogenia de las enfermedades reumáticas, algunos fármacos citotóxicos e inmunodepresores son útiles en su tratamiento, por su capacidad de alterar la proliferación de células más directamente responsables con estas enfermedades (macrófagos y linfocitos), y su síntesis proteica. Los más utilizados en el tratamiento de algunas enfermedades reumáticas infantiles como la AIJ son el metotrexato, la azatioprina, la ciclofosfamida y la ciclosporina.

Metotrexato (ametopterina) (MTX)

El metotrexato (MTX) o ametopterina, es un antineoplásico, inmunosupresor, citotóxico del tipo de los antimetabolitos. Los reumatólogos lo consideran entre los fundamentales del grupo de los FARME utilizado en el tratamiento inicial de pacientes con enfermedades graves reumáticas y neoplásicas.

Su beneficio es muy predecible y más del 50% de los pacientes continúan el tratamiento a los 3 años. Debe administrarse siempre junto a ácido fólico, pues los efectos tóxicos dependientes de la depleción de folatos, pueden tratarse o prevenirse con su administración (ácido fólico 1 mg/día o 7 mg en una sola dosis semanal), sin disminuirle su efectividad antirreumática. Este proceder también ayuda a prevenir la ocurrencia de complicaciones hepáticas.

El MTX se encuentra disponible de dos maneras, vía oral o inyectable; tanto la vía de administración como las dosis son elegidas por el reumatólogo en función de la enfermedad de cada paciente. Se escogerá la vía de administración, la dosis y el ciclo de tratamiento según sea la enfermedad y, deberá contemplarse la variabilidad de respuesta entre los enfermos. El especialista modificará las dosis dependiendo de la toxicidad hematológica, hepática y renal. Generalmente se usan cursos únicos de tratamientos semanales o la dosis se divide con intervalos de 12 horas al comienzo de la semana y posteriormente se ajusta gradualmente la dosis hasta una respuesta óptima, sin exceder los 25 mg por semana.

La prevención de sus efectos tóxicos exige frecuentes controles analíticos.

Mecanismos de acción relacionados con las enfermedades reumáticas

Las acciones del MTX derivan de ser un análogo del ácido fólico, inhibidor de la dihidrofolato reductasa. Entra a la célula por transporte activo o por difusión pasiva cuando se usan altas dosis. Tiene una alta afinidad por la dihidrofolato reductasa (DHFR), a la que inhibe reversiblemente. Dicha enzima cataliza el paso de dihidrofolato a tetrahidrofolato, forma activa del ácido fólico, que actúa como transportador de grupos monocarbonados necesarios para la síntesis de los ácidos nucleicos. Producto de esta inhibición disminuye la síntesis de timidilatos, purinas, necesarios para la síntesis de proteínas, e interfiere en la síntesis del ADN y ARN. La unión de MTX-DHFR es reversible y para su efecto se requiere la persistencia de la unión y para ello cantidades importantes de MTX libre. Como antimetabolito presenta una selectividad parcial por células tumorales y toxicidad frente a todas las células normales en crecimiento rápido, como las de la médula espinal y el epitelio intestinal, de ahí que sus toxicidades mayores se presenten a estos niveles.

Tabla 18.9. Inmunomoduladores de uso frecuente en las enfermedades reumáticas.

Fármaco	Mecanismo de acción	Indicaciones
Metotrexate	Antagonista del ácido fólico por inhibición de la dihidro-folato reductasa. Inhibe acción de PMN activados. Supresión de síntesis de FR tipo Ig M. Inhibe síntesis de IL-1,6, 8 y FNT, LT-B4, PCR	AR. Miopatía inflamatoria. LES. Artritis idiopática activados juvenil. Vasculitis. Psoriasis
Leflunamida	Inhibe síntesis de pirimidinas. Tiene actividad antiproliferativa	AR
Azatioprina	Inhibe proliferación de linfocitos por mitógenos Activa linfocitos T CD8 Inhibe linfocitos T CD4	Previene rechazos a trasplantes AR
Ciclosporina	Suprime síntesis y secreción de IL2	Inhibe rechazos secreción de IL2 a trasplantes. Psoriasis AR
Ciclofosfamida	Deprime inmunidad humoral, IL2 y TCD4	Enfermedades autoinmunes: LES, AR, esclerosis múltiple
D-Penicilamina	Bloquea la síntesis de colágeno	Enfermedades de colágeno autoinmunes: esclerodermia, AR

AR: artritis reumatoide, LES: lupus eritematoso sistémico, LTB4: leucotrieno B4, FNT: factor de necrosis tumoral.
Modificado y tomado de P. J. Londoño, D. L. Saibi, J. M. Anaya, C. V. Caballero, J. F. Molina, M. Díaz, A. Iglesias, B. Arana, et al.: Normatización para la administración y el seguimiento de los agentes biológicos y de quimioterapia usados en reumatología. Revista Colombiana de Reumatología, 2004, 11(2):141-149.

Se desconoce su mecanismo de acción como antirreumático, pues si bien al inhibir la síntesis de ADN, esto podría repercutir en una alteración de la cadena de reacciones inmunitarias, en estudios realizados con enfermos con AR tratados con MTX, no se aprecia una constancia en las respuestas de los linfocitos B, ni de las diversas subpoblaciones de linfocitos T, a los antígenos habitualmente empleados. Se ha sugerido que la actividad antinflamatoria del MTX puede ser el factor más decisivo en su acción. Este mecanismo parece ser independiente de su efecto antiproliferativo, y puede estar relacionado con la disminución de los niveles séricos de citocinas y de sus receptores, así como con su efecto inhibidor de la migración leucocitaria por liberación de adenosina desde neutrófilos, fibroblastos y células endoteliales. El MTX bloquea el factor de necrosis tumoral (TNF alfaα) y evita la acción destructiva de las enzimas colagenasas sobre el cartílago. En la **tabla 18.9** se refieren los elementos de mayor importancia en el mecanismo de acción de este fármaco.

Farmacocinética

Aunque la farmacocinética del MTX tiene algunas particularidades en los niños, la mayoría de los datos con que se cuenta se han realizado en adultos.

Absorción

Los alimentos demoran la absorción oral del MTX, por lo que es preferible indicarlo antes de las comidas y preferentemente con agua. La forma inyectable, tiene la ventaja de tener una mejor absorción y menores efectos gastrointestinales; en este caso se puede usar la vía subcutánea, aunque también se puede administrar en el músculo o intravenosa. A dosis menores de 25 mg/m^2 se absorbe fácilmente a nivel gastrointestinal, pero a cantidades mayores su absorción es incompleta y en ese caso se preferirá usar la vía intravenosa (IV). Por la vía IM la absorción es completa, con máximas concentraciones entre 30 y 60 min de la inyección. Se puede administrar a intervalos de 12 h o en una sola dosis por vía oral.

Distribución

El 50% se une a proteínas plasmáticas y puede ser desplazado de esta unión por varios fármacos como: sulfonamidas, salicílicos, tetraciclinas, cloranfenicol y difenilhidantoína, por lo que hay que tener cautela cuando se asocien a ellos. La velocidad de distribución depende del tipo de tejido.

Su difusión al SNC es escasa con dosis convencionales (3% de las concentraciones plasmáticas), no obstante alcanza concentraciones terapéuticas con dosis altas. Atraviesa la placenta.

Metabolismo

Mínimo hepático, pero luego de altas dosis se acumulan metabolitos que son nefrotóxicos. El fármaco tiene circulación enterohepática.

En los niños su metabolismo es más rápido, lo que justifica que deban usarse dosis más elevadas.

Excreción

El 90% del fármaco absorbido se excreta por la orina sin modificaciones, en un plazo de 48 h, siendo la mayor parte en las primeras 8 a 12 h. Un menor porcentaje se excreta por las heces y las vías biliares.

Empleado por vía intravenosa (IV) tiene una eliminación trifásica del plasma. El MTX se retiene por semanas en los riñones y por meses en el hígado.

La excreción renal ocurre por filtración glomerular y secreción tubular activa. Por ello cuando se asocia a fármacos que reducen el flujo sanguíneo renal como los AINE o fármacos nefrotóxicos (aminoglucósidos) o con ácidos débiles como el ASA, se retrasa su excreción y puede ocurrir mielosupresión profunda. En pacientes con insuficiencia renal se deberá hacer ajuste de dosis.

La vida media de eliminación terminal es 3 a 10 h para dosis de MTX inferiores a 30 mg/m^2, o de 8 a 15 h cuando las dosis son altas.

La eliminación del MTX está reducida en pacientes con ascitis.

Reacciones adversas

El MTX es relativamente innocuo y bastante bien tolerado por los niños tratados por AIJ: sus desventajas residen en la toxicidad crónica pulmonar (neumonitis, 2 a 6%), hepática (fibrosis y cirrosis, raras), mielodepresión (poco común) y potencial oncogenicidad. En la **tabla 18.10** se reflejan las toxicidades más frecuentes con el uso de este fármaco en enfermedades reumáticas.

Tabla 18.10. Fármacos inductores de remisión o inmunomoduladores.

Tipo	Dosis*	Indicación	Toxicidad
Metotrexato	0.3-0.5 mg/kg/semana	AIJ Enfermedades autoinmunitarias Vasculitis	Náuseas Mucositis Hepatopatía
Leflunamida	10 mg/kg/día < 40 kg 20 mg/kg/día > 40 kg	AIJ	Cefalea

AIJ: artritis idiopática juvenil.
Tomado de: E. Andreu Alapont, L. Lacruz Pérez, B. López Montesinos, I. Calvo Penadés: Cómo diagnosticamos y tratamos una enfermedad reumática: casos clínicos interactivos. Rev Pediatr Aten Primaria 2010; 12 (Supl19):s191-s200.
*Para precisar dosis, ver capítulo de cada enfermedad.

Los efectos secundarios más frecuentes en pacientes reumáticos son las náuseas y los vómitos, que pueden controlarse tomando el MTX por la noche antes de acostarse. Esta medida no solo disminuye la frecuencia de estos efectos digestivos, sino su toxicidad hepática. Estos efectos son muy severos con altas dosis, pero pueden disminuir con suplementos de ácido fólico. Si a pesar de ello persisten los síntomas, se pueden pautar antieméticos antes del MTX o cambiar la vía de administración de oral a inyectable. La administración de ácido folínico debe ser consecutiva y no simultánea con la del metotrexato.

Otras reacciones frecuentes son: mielosupresión con leucopenia, alopecia, estomatitis, odinofagia, gingivitis y faringitis, melena, hematemesis, diarrea, hematuria, artralgias, edemas, anorexia, rash eritematoso, conjuntivitis y elevación transitoria de las enzimas hepáticas. Fotosensibilidad, sobre todo en pacientes con psoriasis.

La diarrea y la estomatitis ulcerativa pueden observarse en pacientes que presentan alguna enfermedad previa como úlcera péptica o colitis ulcerativa. Han sido reportados casos con enteritis hemorrágica o perforación intestinal.

La toxicidad hepática (elevación moderada de transaminasas) se resuelve habitualmente al rebajar la dosis. Estudios a largo plazo no han evidenciado daño hepático grave en niños.

Suele causar daño renal y ocasionar insuficiencia renal aguda, especialmente con altas dosis de MTX.

Las reaciones ocasionales son: con la administración intratecal pueden aparecer visión borrosa, confusión, mareos, somnolencia, cefaleas, crisis convulsivas o cansancio no habitual. Encefalopatía aguda (en altas dosis). Despigmentación o hiperpigmentación. Cirrosis o fibrosis hepática con el uso de bajas dosis o a largo plazo.

Raras veces se presentan: meningitis química, leucoencefalopatía, reacciones anafilactoides, edema pulmonar, dolor torácico o pleurítico, y neumonitis intersticial, esta última puede poner en riesgo la vida del paciente, debe sospecharse en pacientes con síntomas pulmonares, en particular con tos seca no productiva, fiebre, disnea, hipoxemia o infiltrados pulmonares.

Se ha reportado un número muy reducido de neoplasias en pacientes con AIJ sistémica tratados con MTX (linfoma).

Puede causar anomalías congénitas fetales, por lo que es necesario advertir a las adolescentes de la necesidad de prevenir un embarazo.

Indicaciones

Las indicaciones y dosis más comúnmente empleadas aparecen en las **tablas 18.9** y **18.10**. En reumatología se usa a dosis muy bajas y solo se administran intermitentemente (una vez a la semana), habitualmente el tratamiento con MTX es a largo plazo, recomendándose mantener la medicación hasta por lo menos seis a doce meses después de que se controle la enfermedad (remisión).

Se ha usado con eficacia en el tratamiento de la artritis psoriásica, la artritis reumatoidea (AR) y en enfermos de AIJ el MTX parece enlentecer la destrucción del cartílago articular. El MTX es el fármaco de elección en pacientes con AIJ. En enfermos de AIJ se logra una mejoría rápida (tres a seis semanas) de los síntomas inflamatorios y la respuesta terapéutica puede aumentar durante otras 12 semanas. Se desconoce la duración óptima del tratamiento, pero algunas series indican que la mejoría inicial se mantiene al menos dos años con terapia continuada, y la supresión del tratamiento lleva, normalmente, el empeoramiento de la artritis en tres a seis semanas.

En un trabajo de la PRINTO (*Paediatric Rheumatology International Trials Organization*) publicado en 2002, se comparó la eficacia y la seguridad del MTX en pacientes con AIJ a dosis intermedias (15-20 mg/m^2/semana) frente a dosis elevadas (30-40 mg/ m^2/semana) en pacientes que no habían respondido a dosis estándar (10 mg/m^2/semana). Los resultados pusieron de manifiesto que la eficacia del MTX alcanza un *plateau* a los 15 mg/ m^2/semana y que un incremento mayor no añade ningún beneficio terapéutico. Por eso estos autores recomienda una dosis inicial de 10 mg/m^2/semana por vía oral, pudiéndose usar los comprimidos o la preparación parenteral, y si no se produce respuesta se recomienda aumentar a 15 mg/m^2/semana y utilizar la vía subcutánea. Otros investigadores han planteado que tras una remisión mantenida (no inferior a un año) el MTX puede retirarse.

Se han realizado estudios comparativos sobre la eficacia de combinaciones de fármacos en el tratamiento de pacientes con AIJ. Entre estos la combinación de MTX con algún anti-TNF alfa. Aunque los resultados no son conclusivos parece existir una tendencia en cuanto a una eficacia superior cuando se asocia infliximab o etanercept con MTX.

Contraindicaciones

En pacientes con hipersensibilidad al MTX, con depresión de la médula ósea, enfermedad gotosa, disfunción renal o hepática severa, derrame pleural o ascitis, e infecciones virales recientes como varicela o herpes zoster.

Precauciones

Por sus efectos teratogénicos las adolescentes que lo toman, deben prevenirse de quedar embarazadas. Se debe terminar la lactancia materna antes de comenzar este tratamiento.

Se deben vigilar periódicamente leucocitos, plaquetas, función renal y hepática. Es importante ingerir abundantes líquidos para aumentar la diuresis.

Evitar las inmunizaciones, a no ser que el médico las indique.

Debe abandonarse la terapéutica si aparece algún signo de infección, úlcera péptica, colitis ulcerativa, debilidad, cuando existe daño hepático previo o se utilicen otros agentes hepatotóxicos. El riesgo de hepatotoxicidad se relaciona con la dosis acumulativa y la exposición prolongada y puede aumentarse por bebidas alcohólicas, en obesos y diabéticos así como en los ancianos.

Interacciones

- Junto a AINE puede causar severa supresión de la médula ósea, anemia aplásica y toxicidad gastrointestinal.
- Los AINE no deben usarse junto a dosis moderadas o altas de MTX pues pueden incrementar y prolongar los niveles y efectos del fármaco.
- Los salicilatos aumentan los niveles de MTX (Pero no a las dosis empleadas como preventivas de trastornos cardiovasculares).
- Las penicilinas, el probenecid, las sulfonamidas, el cloranfenicol y las tetraciclinas pueden incrementar las concentraciones de MTX
- La unión de MTX con agentes hepatotóxicos (azatioprina, retinoides, sulfasalazina) suelen aumentar las reacciones hepatotóxicas.
- Unido a ciclosporina aumenta los niveles tóxicos de ambos.
- El MTX puede aumentar los niveles de mercaptopurina y teofilina.

- Unido previamente el MTX a citarabina, incrementa la eficacia y toxicidad de este último.
- Disminuye la acción de la fenitoína
- Aumenta la acción de las purinas y de la warfarina.
- Si administramos simultáneamente MTX intratecal con aciclovir, aparecen anomalías neurológicas.
- La colestiramina puede disminuir los niveles de MTX.
- Los corticosteroides disminuyen la entrada del MTX en las células leucémicas, por lo que su administración debe estar separada al menos por 12 h. (La dexametasona parece no afectar el flujo del MTX al interior celular).
- No se debe unir a bebidas alcohólicas, pues se incrementa la toxicidad hepática.
- Los alimentos disminuyen los niveles séricos de MTX y aquellos ricos en lácteos disminuyen la absorción del MTX.
- Los folatos pueden disminuir la respuesta al fármaco.
- No se deben unir con productos naturales del género de las equináceas, pues tienen propiedades inmunoestimulantes.

Azatioprina

Es un inmunodepresor y citotóxico que se puede introducir como tratamiento de base, de diferentes enfermedades reumáticas donde hay una complicación orgánica y sus expectativas de éxito son de 20 a 30%. Estudios en niños han referido mejor tolerancia que para los adultos. Los efectos terapéuticos se evidencian luego de semanas de tratamiento. La dosis máxima que debe utilizarse es de 2.5 mg/kg/día, dividido en dos a tres tomas.

Mecanismos de acción relacionados con las enfermedades reumáticas

Este antimetabolito purínico inactivo hasta que es transformado en 6-mercaptopurina en el organismo, inhibe la síntesis de guanina y adenina, interfiriendo en la formación de ADN. Suprime la inmunidad humoral y celular e inhibe las funciones de los monocitos. En pacientes con AR actúa principalmente inhibiendo la función de los linfocitos B y las células *natural killers* (NK). Previene la proliferación celular e inhibe una variedad de funciones de los linfocitos. El mecanismo de acción de la azatioprina en la AR y otras enfermedades inmunológicas es desconocido, pero parece estar relacionado con la inmunosupresión (ver **tabla 18.9**). El uso de azatioprina asociada a esteroides en el tratamiento de enfermedades inflamatorias crónicas permite reducir la dosis de estos (efecto ahorrador de esteroides).

Farmacocinética

Se absorbe bien por vía oral. La unión a proteínas es baja (30%). Es convertida en gran parte a 6-mercaptopurina, la cual es el metabolito activo. El metabolismo posterior es hepático, en gran parte por la xantina oxidasa. Se excreta fundamentalmente por vía hepática y también por la orina. La vida media de sus metabolitos es aproximadamente 3 h, la de la azatioprina es 10 min y la de la mercaptopurina 1 h, que aumenta hasta 50 h en la anuria.

Reacciones adversas

La frecuencia y severidad de las reacciones adversas depende de la duración del tratamiento y de la enfermedad de base. Es más tóxica aunque igualmente eficaz,

Tabla 18.11. Fármacos inmunomoduladores.

Tipo	Dosis*	Indicación	Toxicidad
Ciclosporina	3-5 mg/kg/día	AIJ sistémica LES	Hirsutismo Nefropatía HTA
Tacrolimus	0.07-1 mg/kg/día	AIJ sistémica DMJ	Infecciones Afectación neurológica
Azatioprina	1.5-3 mg/kg/día	AIJ Enfermedades autoinmunitarias Vasculitis	Mielodepresión Hepatopatía
Ciclofosfamida	400 mg/m²/mes	LES Vasculitis	Mielodepresión Cistitis Neoplasias
Micofenolato mofetil	300 mg/m²/día	AIJ sistémica LES	Gastrointestinales
Gammaglobulina**	1.5 g/15 día/2 meses	AIJ sistémica DMJ	Meningitis aséptica

AIJ: artritis idiopática juvenil; DMJ: dermatomiositis juvenil; HTA: hipertensión arterial; LES: lupus eritematoso sistémico.
Tomado y modificado de: E. Andreu Alapont, L. Lacruz Pérez, B. López Montesinos, I. Calvo Penadés: Cómo diagnosticamos y tratamos una enfermedad reumática: casos clínicos interactivos. Rev Pediatr Aten Primaria 2010; 12 (Supl 19): s191-s200.
*Para precisar dosis, ver capítulo de cada enfermedad.
**Los esquemas de dosificación de IGIV (en Cuba intacglobin) dependerán de la enfermedad que se trate.

que las sales de oro y la hidroxicloroquina, pero menos tóxica que la D-penicilamina y mejor tolerada que la ciclofosfamida.

Sus principales efectos adversos son gastrointestinales (nauseas, vómitos y diarreas) y mielotóxicos (leucopenia) (**Tabla 18.11**). La depresión medular es reversible y dosis dependiente, se inicia a los cinco o seis días de iniciado el tratamiento. Secundario a esto puede haber neutropenia, así como la posibilidad de riesgo de infecciones, incluso de herpes simple y ulceraciones orales. Tanto el riesgo de infecciones como de carcinogénesis son significativos. Puede aparecer teratogénesis.

Efectos no frecuentes: mialgias, artralgias, alopecia, rash cutáneo, balance nitrogenado negativo, disfunción renal, hipotensión, diverticulitis y colitis.

Raras veces aparece: anemia megalobástica, hepatotoxicidad, reacciones de hipersensibilidad.

Indicaciones

Inmunosupresor y antirreumático, usado en formas graves de enfermedades inmunitarias como AR activa y severa, que no responden a medicamentos convencionales, así como en casos de esclerosis múltiple recurrente-remitente, dermatomiositis, polimiositis y lupus eritematoso sistémico (LES) (ver **tablas 18.9** y **18.11**). La azatioprina se ha utilizado durante al menos 30 años como agente de segunda línea para el tratamiento del LES y aunque en los niños no se han efectuado ensayos clínicos controlados a este respecto, algunos estudios de difícil evaluación metodológica, han reportado cierta eficacia en la AIJ.

Contraindicaciones

Varicela en período de estado o reciente. Herpes zoster. Pacientes con hipersensibilidad conocida a la azatioprina o a la 6-mercaptopurina.

Interacciones

- Alopurinol: aumenta los efectos tóxicos de la azatioprina.
- Aminosalicilatos y captopril: incrementa el riesgo de leucopenia.
- Anticoagulantes cumarínicos: disminuyen los efectos anticoagulantes.
- Cotrimoxazol: aumenta el riesgo de toxicidad hematológica.
- Bloqueadores neuromusculares: la azatioprina potencia su efecto.
- Evitar el uso concomitante con citotóxicos e inmunosupresores.
- Potencia el efecto inmunosupresor de la indometacina y la cimetidina.
- Vacunas: puede producir respuesta atípica y nociva a vacunas con virus vivos.
- Asociada a esteroides disminuye la respuesta a vacunas con virus muertos (por ejemplo, vacuna contra hepatitis B).
- Asociada a IECA puede producir neutropenia severa.

Ciclofosfamida

Es un poderoso agente alquilante e inmunosupresor, de amplio uso en el tratamiento del cáncer, la vasculitis y enfermedades con un componente autoinmunitario. Generalmente por su elevada toxicidad, su empleo se restringe a pacientes graves, como los portadores de una AR complicada con vasculitis necrosante y en pacientes con LES (ver **tablas 18.9** y **18.11**)

Mecanismos de acción relacionados con las enfermedades reumáticas

Este inmunosupresor reduce la inflamación en enfermedades autoinmunes y su más importante acción es reducir los niveles circulantes de autoanticuerpos e inmunocomplejos. Su mecanismo de acción se relaciona con la capacidad de su metabolito activo, la mostaza fosforamida, de actuar como agente alquilante o de unión de estructuras moleculares, intracelulares, incluso ácidos nucleicos. Por su acción citotóxica interfiere en la multiplicación celular (actúa en el entrecruzamiento de las cadenas de ADN y ARN y en la inhibición de la síntesis de proteínas), sobre todo de células de proliferación rápida, como las sanguíneas, intestinales y de los cabellos. Su efecto inmunosupresor se relaciona con la inhibición de la multiplicación de linfocitos B, que controlan la función inmune (ver **tabla 18.9**).

Farmacocinética

Por vía oral se absorbe adecuadamente por el tracto digestivo y alcanza máxima concentración a la hora de su administración.

Los metabolitos activos de la ciclofosfamida se distribuyen por todos los tejidos, pero el fármaco no pasa la barrera hematoencefálica. Se detecta en la leche materna y alcanza concentraciones en el líquido amniótico que son 25% las observadas en el plasma. Se une en pequeña proporción a las proteínas del plasma. Es activada a nivel hepático. Aproximadamente 15% de la dosis se elimina como fármaco sin alterar en la orina. Su vida media plasmática es de 7 h.

Reacciones adversas

Es más potente pero tiene más y mayores efectos secundarios que la azatioprina, por lo que requiere un estricto control clínico y analítico (ver **tabla 18.11**).

Los efectos adversos a largo plazo más importantes son: la depresión de la médula ósea y el mayor riesgo de infecciones (sobre todo en tratamientos combinados con corticoides a dosis altas), la cistitis hemorrágica, la fibrosis pulmonar intersticial, la hepatotoxicidad, la carcinogénesis, y la afectación de la fertilidad (ver precauciones).

Atendiendo a su frecuencia, las reacciones adversas son:

- *Frecuentes:* náuseas y vómitos. La leucopenia es la más importante de las frecuentes.
- Con menor frecuencia y severidad: anemia y trombocitopenia, que son reversibles y dosis-dependiente, por lo que pueden motivar ajuste de dosis o suspensión temporal del tratamiento. Puede provocar fragilidad o pérdida reversible del cabello. La alopecia, anorexia, mucositis, estomatitis, diarrea, náuseas y vómitos, comienzan entre las 6 a 10 h posterior a la administración del fármaco y su incidencia es dosis dependiente.
- Con las altas dosis o a largo plazo: cistitis hemorrágica. La amenorrea, por supresión gonadal es más frecuente en mujeres mayores de 40 años.
- Ocasionales: necrosis tubular renal (reversible con la supresión del tratamiento), ulceración de la mucosa de la boca y rash, enrojecimiento facial luego de la administración intravenosa, síndrome de secreción inapropiada de la hormona antidiurética y cefalea.
- Raras: reacción anafiláctica, astenia, metahemoglobinemia, hiperpigmentación, necrólisis tóxica epidérmica. En pacientes que reciben altas dosis (60 mg/kg/día o 120 a 270 mg/kg en pocos días) pueden presentarse signos de insuficiencia cardíaca congestiva, necrosis cardíaca o miocarditis hemorrágica, taponamiento cardíaco, hipoprotrombinemia, mixedema, colitis hemorrágica, hepatotoxicidad, hiperuricemia, fibrosis pulmonar intersticial y sangramiento ureteral.

Indicaciones no oncológicas

En reumatología se utiliza habitualmente en tratamientos intermitentes (una dosis mensual) a dosis moderadas o altas vía intravenosa, lo que produce menos efectos secundarios que la pauta usada en el tratamiento del cáncer (ver **tablas 18.9** y **18.11**).

Se emplea en enfermedades por autoinmunidad como: AIJ, esclerosis múltiple, artropatía psoriásica, AR, LES y en algunas glomerulopatías secundarias, como la nefritis lúpica estadio IV, en asociación con esteroides.

Se usa por vía oral o intravenosa. Se ha empleado en pacientes pediátricos en tratamiento combinado con MTX y corticoides.

Contraindicaciones

Hipersensibilidad al fármaco, pacientes con severa depresión de la médula ósea y pacientes caquécticos.

Precauciones

Provocan efectos reversibles a nivel del aparato reproductor como: oligospermia y azoospermia; la espermatogénesis se recupera varios días después del tratamiento. Puede afectar la función ovárica.

Emplear con cautela junto a anestésicos (propofol y ketamina), y reducir las dosis cuando se usen junto a citotóxicos (hidroxiurea, vincristina, metotrexato).

No se debe usar como disolvente la solución de cloruro de sodio. Las soluciones reconstituidas de ciclofosfamida son estables durante 24 h a temperatura ambiente y durante seis días si están refrigeradas.

Interacciones

- Fenitoína, fenobarbital, rifampicina e hidroclorotiacida. aumentan los efectos de la ciclofosfamida.
- La administración simultánea con el alopurinol incrementa la mielosupresión.
- Aumenta la fibrosis pulmonar con la amiodarona.
- El cloramfenicol y el jugo de toronja, disminuye la acción de la ciclofosfamida.
- Disminuye la acción de la ciprofloxacina y la digoxina.
- Aumenta la acción de los hipoglicemiantes y anticoagulantes orales.
- Reducir las dosis cuando se usen junto con citotóxicos como: hidroxiurea, vincristina, metotrexato.

Micofenolato mofetil

El micofenolato mofetil (MMF) es un inmunosupresor usado en la profilaxis del rechazo agudo de trasplante renal, cardíaco y hepático y en algunas enfermedades reumáticas. Es una alternativa a la ciclofosfamida en el tratamiento de la nefritis lúpica (con una prevalencia de 80% en niños con LES).

Mecanismo de acción

Su mecanismo antirreumático no está bien definido. Es un profármaco hidrolizado rápidamente a su forma activa, que es el ácido micofenólico (MPA), un inhibidor no competitivo y reversible de una deshidrogenasa que cataliza la conversión de inosina a guanina monofosfato. Esta inhibición interfiriere la síntesis de novo de guanina y la replicación del ADN. La actividad antiproliferativa del MPA se dirige preferentemente hacia los linfocitos T y B, los cuales dependen de la vía de novo para la síntesis de purinas. Además, inhibe la proliferación de células mesangiales, la expresión de moléculas de adhesión en las células endoteliales y la expresión de la isoforma inducible de la sintetasa de óxido nítrico en la corteza renal, inhibe la síntesis de anticuerpos in vitro e in vivo y disminuye la capacidad de fijación de los linfocitos al endotelio. Su interferencia con otros procesos reguladores de la expresión de moléculas de adhesión en la célula endotelial, podría explicar la utilidad del MMF en el tratamiento del rechazo agudo de órganos.

Farmacocinética

Absorción

Con administración oral se produce una rápida y extensa absorción. La extensión de absorción no se modifica por el consumo de alimentos pero sí la concentración máxima de MPA. Posee una biodisponibilidad oral de 94% en relación con la del micofenolato mofetilo IV, aunque la variabilidad farmacocinética interindividual es grande.

Distribución

El MPA se une 97% a la albúmina plasmática.

Metabolismo

El MPA se metaboliza a glucurónido (MPAG) un metabolito inactivo para su eliminación.

Eliminación

Renal y aunque se acumula en la insuficiencia renal, en principio no parece ejercer efectos nocivos. El MPA aparece en cantidades mínimas en la orina (<1% de la dosis), 87% en forma del metabolito inactivo.

Pasa a la bilis y es desconjugado por las bacterias de la flora intestinal. Tiene circulación enterohepática y a través de este mecanismo consigue mantener niveles terapéuticos durante las 12 h siguientes a su administración. El MPA ni su metabolito inactivo son removidos por hemodiálisis

Se desconoce si aparece en la leche materna en humanos, por lo que se recomienda suspender la medicación o la lactancia según sean los beneficios del tratamiento para la madre.

Reacciones adversas

La supresión excesiva del sistema inmunitario puede aumentar también la vulnerabilidad a las infecciones, linfomas y otros trastornos malignos, además existe riesgo de neutropenia. En caso de neutropenia (menor que 1.3×103 células/L) debe interrumpirse su administración o reducirse la dosis (ver **tabla 18.11**).

Existe aumento del riesgo de linfomas y otras enfermedades malignas, en especial de la piel, que parece estar relacionado con la intensidad y la duración de la inmunosupresión más que con el uso del fármaco.

Puede causar daño fetal, su uso está asociado con incremento del riesgo de aborto en el primer trimestre, malformaciones congénitas, especialmente de oído externo, paladar y labio hendido, anormalidades de las extremidades inferiores, corazón, esófago y riñones.

Las principales toxicidades son:

- Alteraciones gastrointestinales: diarrea, molestia abdominal, gastritis, vómitos, constipación, dispepsia y flatulencia.
- Tos, síndrome pseudogripal, cefalea, aumento de la susceptibilidad a infecciones oportunistas
- Aumento de la creatinina, leucopenia, anemia, trombocitopenia.

Las menos comunes:

- Reflujo gastroesofágico, úlcera gastroduodenal, sangramiento digestivo alto, pancreatitis, alteración de las pruebas de función hepática, hepatitis, taquicardia, cambios de la presión sanguínea, edema, disnea, temblor, insomnio, mareos, hiperglucemia, trastornos hidroelectrolíticos, dislipidemia, necrosis tubular renal, artralgias, alopecia y acné.

Las ocasionales:

- Neoplasias benignas, cáncer de piel, linfomas, pancitopenia, leucocitosis, acidosis, hipercalemia, hipocalemia, hipomagnesemia, hipocalcemia, hipercolesterolemia, hipofosfatemia, hiperuricemia, gota, anorexia.
- Se ha reportado agitación, estado confusional, depresión, ansiedad, convulsión, hipertonía, tremor, somnolencia, síndrome miasténico, mareos, cefalea, parestesia, disgeusia; hipotensión, hipertensión, vasodilatación.

Las raras:

- Leucoencefalopatía multifocal progresiva, peritonitis, colitis, gastritis, esofagitis y estomatitis.

Indicaciones reumatológicas

Se ha empleado en la AIJ sistémica y recientemente se aprobó como parte del tratamiento de glomerulopatías primarias y secundarias, que evolucionan con proteinuria como la nefritis lúpica (ver **tabla 18.11**).

Contraindicaciones

Hipersensibilidad al micofenolato o al ácido micofenólico. Hipersensibilidad severa a surfactantes.

Precauciones

En los pacientes tratados con micofenolato mofetilo se deben realizar hemogramas completos una vez por semana durante el primer mes, dos veces al mes durante los meses segundo y tercero de tratamiento y, a continuación, una vez al mes durante todo el resto del primer año.

La terapia no debe iniciarse hasta no tener un test de embarazo negativo, pues clasifica en la categoría de riesgo D para el embarazo. Se debe mantener una contracepción efectiva al inicio, durante y 6 meses después de descontinuada la terapia.

Se recomienda suspender la medicación o la lactancia según sean los beneficios del tratamiento para la madre.

Se hará ajuste de dosis si existe filtrado glomerular menor que 25 mL/min.

Interacciones

- Combinado con ciclosporina y corticosteroides, producen diarrea, leucopenia, sepsis y vómitos. Hay indicios de una frecuencia más alta de ciertos tipos de infección.
- El micofenolato aumenta las concentraciones plasmáticas de tacrolimus aproximadamente en 20%.
- Aumentan sus concentraciones plasmáticas cuando se administran de forma simultánea con aciclovir, tal vez por competencia en su excreción renal.
- Antiácidos con hidróxido de magnesio y aluminio: disminuyen la absorción de micofenolato.
- Colestiramina y productos que interfieren en la circulación enterohepática, reducen la eficacia del MMF y disminuye las concentraciones plasmáticas de micofenolato.
- Pacientes con ciclosporina, MMF y rifampicina se recomienda monitorear concentraciones de MPA y ajustar dosis
- Sirolimus: produce reducción de las concentraciones de MPA.
- Contraceptivos orales: disminuye efecto del contraceptivo.
- Ciprofloxacina y amoxicilina-ácido clavulánico: reduce las concentraciones (alrededor de 50%), efecto que disminuye con el uso continuado del antibiótico o cesa tras su descontinuación.
- No administrar vacunas con virus vivos: Vacunación menos efectiva

Leflunomida

Forma parte de los FARME no biológicos. Se ha empleado combinada al metotrexato (MTX) en el tratamiento de la AIJ, pero algunos autores no consideran que su eficacia sea superior al empleo de la monoterapia con MTX

Mecanismo de acción relacionado con las enfermedades reumáticas

A través de un metabolito activo, la leflunomida inhibe de forma competitiva a la deshidrogenasa de dihidroorotato, que es la enzima requerida para la síntesis de novo de las pirimidinas. Como consecuencia de la inhibición de la síntesis de ribonucleótidos, se detiene el ciclo celular en la fase G1 de los linfocitos T activados. Un metabolito de leflunomida, (llamado A77- 1726), inhibe a la tirosincinasa en los linfocitos activados, y esto bloquea la producción de anticuerpos del tipo IgG. Por lo tanto, la acción fundamental de leflunomida es modular componentes celulares y humorales de la respuesta inmunológica.

Otras acciones de leflunomida detectadas in vitro son la disminución de las moléculas de adhesión y de metaloproteasas de la matriz, bloqueo de la expresión génica del factor kappa B, supresión de IL-1, IL-6 y TNF alfa, inhibición de la migración de los neutrófilos, interferencia con la adhesión de los leucocitos a las células endoteliales e inhibición de la 5-lipooxigenasa y la ciclooxigenasa-2 (la **tabla 18.9** resume su mecanismo).

Farmacocinética

Absorción

Oral completa, pero su biodisponibilidad es baja.

Distribución y metabolismo

Sufre metabolismo de primer paso intestinal y hepático tras su administración oral y es rápidamente transformado, en el intestino y en el plasma, dando origen al metabolito activo (A77-1726) del que más de 99% se fija a las proteínas del plasma, principalmente a la albúmina. Y el que tiene un volumen aparente de distribución bajo (11 L).

Excreción

Tiene una vida media plasmática de 15 a 19 días. Se elimina principalmente por las heces, y en grado menor por la orina. Su metabolito activo sufre una extensa recirculación enterohepática, por lo que puede detectarse la presencia del fármaco en el organismo muchos meses después de haber suspendido su administración. Su eliminación de ser necesario, puede acelerarse si se administra colestiramina o carbón activado. El metabolito activo de la leflunomida se excreta en la leche materna.

Se ha observado que algunas variaciones genéticamente determinadas pueden afectar los parámetros farmacocinéticos, y por ende la eficacia y el perfil de seguridad en ciertos individuos.

Reacciones adversas

Las de mayor frecuencia son: nausea, diarrea, alopecia, hipertensión, elevación de las transaminasas y brote cutáneo. Estos efectos adversos son dosis dependientes y, usualmente desaparecen al reducir la dosis o al suspender el fármaco.

Se han detectado casos esporádicos de infecciones serias, pancitopenia, trombocitopenia, angioedema, lesión hepática fulminante, neumonitis intersticial, neuropatía periférica y síndromes dermatológicos severos, tales como el Síndrome de Stevens-Johnson y el eritema multiforme; sin embargo, estos reportes son propensos a factores confusores, como por ejemplo en los casos de necrosis hepática severa, la presencia de enfermedad hepática de fondo o por el uso concomitante de otras hepatotoxinas.

El principal temor de efectos adversos de la leflunomida es la hepatotoxicidad, que por lo general ocurre durante los primeros seis meses de terapia, y es más común en los pacientes que tienen hepatopatías previas o que están usando metotrexato simultáneamente. Valores de aminotransferasas superiores al triple del límite superior normal, se han reportado en cerca de 4% de los pacientes tratados y, generalmente desaparecen al reducir la dosis, o incluso continuando el tratamiento. La frecuencia calculada de lesión hepatocelular seria, que conduce a la hospitalización es de 0.02%. Hay reportes de casos de neuropatía periférica que han ocurrido entre tres días y tres años después de iniciar el tratamiento, tal vez por un mecanismo de vasculitis perineural. El pronóstico es mejor si el fármaco se suspende poco después del inicio de los síntomas.

La neumonitis ocurre con mayor frecuencia en los pacientes que tienen neumopatías de fondo, y puede asociarse a la neumonitis por el uso de metotrexato. Aparentemente un factor genético también es responsable de una mayor incidencia y severidad de la neumonitis en los pacientes de origen asiático.

En los casos severos de toxicidad puede ser necesario tratar con colestiramina para eliminar más rápidamente el metabolito activo; otra alternativa es el carbón activado.

Indicaciones y dosificación

Cuando se introdujo la leflunomida en la práctica clínica se recomendaba una dosis de carga de 100 mg diarios por tres días; en la actualidad esta no se usa, sino solo una dosis de 10 mg diarios. Se ha utilizado en el tratamiento de la AIJ (consultar **tablas 18.9** y **18.10** para las dosis recomendadas en estos casos), en la artritis reumatoide (AR) del adulto, donde se considera como una alternativa al metotrexato, por su eficacia clínica y radiológica similar. El Colegio Americano de Reumatología ha recomendado iniciar con MTX o con leflunomida, independientemente de la duración y del grado de actividad de la AR. Puede usarse la combinación de ambos fármacos en los pacientes que no han respondido solo a MTX.

Los datos reportados no parecen sugerir que existan diferencias en la eficacia cuando se combina con agentes bloqueadores del TNF alfa o con rituximab.

Otros usos incluyen: tratamiento de la psoriasis y la artritis psoriática, síndrome de Sjögren, LES, espondilitis anquilosante, granulomatosis de Wegener, policondritis relapsante, enfermedad de Still del adulto y esclerodermia.

Precauciones

La leflunomida es teratogénica, y clasifica en la categoría X de riesgo fetal según la FDA. Por lo que se recomienda que las mujeres en edad reproductiva que van a empezar a tomarla, se les realice previamente una prueba de embarazo y que utilicen medidas anticonceptivas seguras durante el tratamiento.

Es posible que la disminución rápida del metabolito activo disminuya el riesgo de daño fetal. En la ficha técnica se propone en adultos una pauta de lavado administrando colestiramina 8 g cada 8 h (vía oral disuelto en al menos 150 mL de líquido) o bien carbón activo 50 g cada 6 h (vía oral en un volumen suficiente para suspensión homogénea), ambos durante 11 días. Sin la pauta de lavado el metabolito puede tardar hasta dos años en alcanzar valores menores a 0.02 mg/L, nivel plasmático considerado de no-efecto en cuanto a teratogenia, debido a la variación interindividual en la eliminación del metabolito.

Si la pareja planifica un embarazo, el laboratorio fabricante recomienda la determinación del metabolito activo para verificar niveles de A171726 < 0.02 mg/L, tanto si se realiza la pauta de lavado como el periodo de espera. En mujeres que planifiquen un embarazo se ha sugerido la realización de la pauta de lavado y la espera de tres ciclos menstruales, después del lavado antes de la fertilización. No es recomendable el uso de métodos anticonceptivos a base de estrógenos y progestágenos en mujeres realizando la pauta de lavado debido a la interacción farmacocinética a nivel de absorción con la colestiramina o carbón activo. Tampoco se recomienda el uso del fármaco en los varones que intenten procrear un hijo.

Se debe realizar hemograma, creatinina y pruebas de función hepática antes de iniciar el tratamiento con leflunomida, y repetir esos exámenes cada cuatro a seis semanas durante los primeros seis meses de terapia; si se mantienen estables pueden después chequearse cada ocho a doce semanas, excepto cuando se administra también metotrexato, en cuyo caso las evaluaciones de laboratorio deben realizarse cada mes de manera indefinida.

Antes de iniciar la terapia debido a la posibilidad de una lesión hepática, se debe evaluar si existe ingesta de alcohol y hepatitis viral.

Al igual que con otros FARME, la leflunomida puede aumentar el riesgo de infecciones, por tanto, en presencia de un cuadro febril debe considerarse la posibilidad de sepsis; y se debe tener presente que el tratamiento puede impedir una respuesta febril clásica.

No se recomienda el uso de leflunomida en los pacientes que tienen lesión renal avanzada.

Interacciones

- El riesgo de hepatotoxicidad es mayor cuando se administra terapia combinada con metotrexato.
- La leflunomida es inhibidor del citocromo CYP2C9, por lo que puede disminuir el metabolismo de la warfarina y aumentar su acción anticoagulante.
- La rifampicina puede aumentar las concentraciones del metabolito activo de la leflunomida.

Antimaláricos: hidroxicloroquina y cloroquina

Son fármacos antimaláricos, derivados 4-aminoquinolínicos, introducidos en la terapéutica de la AR y del LES en adultos, luego de comprobarse la utilidad de la mepacrina (antimalárico más tóxico) en estas enfermedades. La cloroquina no posee actividad antinflamatoria a nivel experimental y su acción antirreumática, podría ser debida a su efecto inmunosupresor. Este fármaco solo se utilizará en caso de no existir la hidroxicloroquina, menos tóxica y mejor tolerada.

La hidroxicloroquina comparada con otros FARME, es la menos tóxica y la que menor coste acarrea en su monitorización. Se indica una vez al día y habitualmente es bien tolerada, aunque sea usado durante muchos años. Sin embargo, puede originar desde una infiltración corneal, reversible al suspender el tratamiento, hasta una retinopatía, que puede hacerse irreversible y provocar ceguera. Su acción es retardada y puede demorar entre tres a cuatro meses en comenzar a ejercer su efecto. Generalmente la dosis se reparte entre una y dos diarias.

Algunos estudios no controlados han sugerido eficacia de la hidroxicloroquina en el tratamiento de la AIJ, mientras otros revelan solo una mejoría de los dolores articulares, sin ser superior al placebo para esta patología, lo que llevo a abandonar su uso en esta patología. En el presente ha retomado cierto interés como parte del tratamiento combinado de estas enfermedades, pues parece disminuir la hepatotoxicidad mediada por MTX, aunque no se ha confirmado su efecto hepatoprotector en pacientes con AIJ. Con frecuencia los antimaláricos se utilizan con glucocorticoides y AINE.

Mecanismo de acción relacionado con las enfermedades reumáticas

Estos medicamentos poseen múltiples mecanismos de acción, pero algunos no bien precisos ni entendidos. Se piensa que inhiben la activación de linfocitos, monocitos y la producción de factores mediadores de la inflamación. Poseen propiedades inmunomoduladoras, inhibiendo la presentación del antígeno y el ulterior desarrollo de la respuesta inmunológica humoral. Los efectos que justifican su empleo en el tratamiento de pacientes con artritis incluyen: la inhibición de la proliferación linfocitaria provocada por mitógenos, inhibición de la fagocitosis, disminución de la quimiotaxis leucocitaria y estabilización de las membranas lisosómicas. Mediante la inhibición de la fosfolipasa A_2 puede reducir la síntesis de eicosanoides y PAF. Por último, es posible que como en los microrganismos, interfieran en la síntesis de ADN y ARN, disminuyendo su síntesis y la de las proteínas.

Otros efectos conocidos son su capacidad de disminuir los niveles de lípidos y de inhibir la agregación de plaquetas, ayudando a prevenir fenómenos trombóticos.

Farmacocinética

Los antimaláricos se administran por vía oral, su absorción es rápida y completa. Distribuyéndose extensamente y se depositan de forma prolongada en los tejidos. Se concentran especialmente en hígado, bazo, pulmón, riñón y SNC, de donde salen muy lentamente tras la suspensión del tratamiento. Son metabolizados en el hígado, y hasta el 60% son eliminados por el riñón sin metabolizar. El tabaco puede acelerar el metabolismo hepático de los antimaláricos y hacer perder su eficacia. Su semivida de eliminación (es compleja) durante el tratamiento crónico es de seis a siete días.

Reacciones adversas

El efecto secundario más frecuente es la aparición de intolerancia gastrointestinal, en general leve.

El principal efecto indeseable es la inducción de retinopatías derivada de su acúmulo en el epitelio donde persiste mucho tiempo, incluso después de suspender la medicación. Aunque su incidencia es baja, su gravedad obliga a realizar controles oftalmológicos frecuentes cada cuatro a seis meses, incluyendo estudios con lámpara de hendidura, campimetría y análisis de discriminación de colores. Este requisito limita su uso a niños mayores de 5 a 7 años, que pueden cooperar en la realización de estos exámenes. Este efecto secundario es extremadamente infrecuente cuando se utiliza hidroxicloroquina a dosis bajas, como sucede en Reumatología, aunque puede producir pérdida de visión aún después de interrumpir el tratamiento. Por ello, a pesar de que la necesidad y frecuencia de las revisiones oftalmológicas en pacientes que reciben dosis bajas de hidroxicloroquina continua siendo objeto de debate, parece razonable que los pacientes con este tratamiento sean evaluados periódicamente por el oftalmólogo.

Otras reacciones adversas son: depósitos corneales reversibles, depósitos cutáneos que dan una coloración bronceada característica, exantemas e intolerancia digestiva.

Pueden aparecer reacciones dérmicas de gravedad diversa (erupciones, prurito, alopecia y blanqueamiento del cabello), hematológicas (discrasias sanguíneas y hemólisis en individuos con déficit de glucosa 6 fosfato deshidrogenasa (G-6-PD), gastrointestinales (anorexia, náuseas, vómitos, diarrea y calambres abdominales) y neuromusculares (debilidad muscular y ausencia o disminución de reflejos tendinosos profundos).

Indicaciones

Los antimaláricos, se utiliza en la AR activa y el LES desde hace más de 25 años. No son medicamentos para tratar la afectación grave del lupus (renal, cerebral, hematológico), en la que se utilizan otros fármacos. Su administración es oral, su efecto es lento (puede tardar meses) y su tolerancia buena. Se utiliza en el presente en casi todos los casos de LES por su efecto anticolesterolémico e inmunomodulador.

Se han usado ocasionalmente en: AIJ, espondiloartropatias espondilitis anquilosante, dermatomiositis infantil, síndrome de Sjögren, artrosis erosiva de manos y enfermedad por depósito de pirofosfato cálcico.

Contraindicaciones

En pacientes alcohólicos, en enfermedad hepática, deficiencia de G-6-PD y durante el embarazo.

Precauciones

Puede provocar fotosensibildad.

Evite tomar productos que contienen antiácidos y caolín por 2 h antes y después de tomar una dosis de este medicamento.

La toxicidad oftalmológica (retina) es muy rara si se mantiene la dosis recomendada. Son convenientes los controles oftalmológicos previos a la administración del medicamento y posteriormente cada seis a doce meses

Sulfasalazina (salicilato)

Es un fármaco resultante de la combinación covalente por un enlace de tipo azo de un salicilato, el ácido 5-aminosalicílico, y una sulfamida, la sulfapiridina. La sulfasalazina (SSZ) tiene una función definida en el tratamiento de la colitis ulcerosa, pero su empleo en las enfermedades reumáticas (AR) ha sufrido altibajos, debido a su seguridad, conveniencia y coste.

Pertenece a los FARME del grupo de segunda línea, prometedor en el tratamiento combinado de algunas enfermedades reumáticas, cuando no responden a otros fármacos de segunda línea menos tóxicos que esta. Los efectos terapéuticos, y la necesidad de un cambio en el tratamiento, deberán ser aparentes en uno a dos meses.

Mecanismos de acción relacionados con las enfermedades reumáticas

La SSZ posee actividad inmunodepresora y antinflamatoria y reduce los síntomas clínicos de la AR y disminuye la velocidad de sedimentación y la proteína C-reactiva. Pero aún se debate si en la AR es más importante el efecto antibacteriano de la sulfapiridina que el inmunomodulador (por ejemplo, inhibición de la proliferación de linfocitos B e hipogammaglobulinemia). Se piensa que su mecanismo de acción pueda relacionarse con la inhibición de la COX y de la lipooxigenasa, responsables del efecto antinflamatorio al inhibir la síntesis de PG y leucotrienos (LT).

Farmacocinética

Absorción

Tras su administración oral es de 20 a 30% en el intestino delgado.

Distribución

Se une a las proteínas plasmáticas y se distribuye ampliamente por todo el organismo sin cruzar la barrera hematoencefálica. Tanto la SSZ como la sulfapiridina atraviesan la barrera placentaria y se encuentran en la leche materna, pero no desplazan la bilirrubina y no se ha descrito ningún caso de *kernicterus* secundario a su administración. No es necesario modificar las pautas de tratamiento en el embarazo, ni la lactancia.

Metabolismo

Es un proceso complejo. Sufre metabolismo hepático (N-acetilación e hidroxilación) y se elimina vía renal. Los niveles plasmáticos de sulfapiridina alcanzados dependen del fenotipo de acetilador (rápido o lento) que presente el paciente. Este carece de efecto terapéutico, pero es responsable de algunas reacciones adversas.

Eliminación

Se elimina por bilis de forma intacta, y un pequeño porcentaje por la orina. Entre 70 y 80% restante llega al colon y se desdobla en sus dos componentes. La sulfapiridina se absorbe casi completamente. El 25% de la fracción 5-ASA liberada en el colon, se absorbe y se metaboliza en el hígado, por un proceso independiente del fenotipo acetilador, eliminándose a continuación por la orina. El 75% restante queda en la luz colónica, y es responsable del efecto terapéutico antinflamatorio

Reacciones adversas

La mayoría aparece durante las primeras cuatro a seis semanas, siendo necesario durante este período extremar la supervisión clínica. Los acetiladores lentos son más susceptibles a los efectos adversos relacionados con la dosis de la SSZ

Trastornos gastrointestinales

Los más frecuentes son: náusea, dolor de cabeza o anorexia (dependen de la sulfapiridina plasmática y se disminuyen o eliminan con la reducción de la dosis). El malestar gástrico se controla mediante formas galénicas de absorción entérica.

Manifestaciones alérgicas

- Leves: fiebre, rash cutáneo (independientes del nivel plasmático y pueden evitarse por un proceso de desensibilización gradual).
- Moderadas: hemólisis, neutropenia (Se revierten disminuyendo la dosis).
- Graves: Agranulocitosis, hemólisis, lesión hepatocelular o fibrosis pulmonar.
- Es necesario interrumpir el tratamiento: deficiencias de ácido fólico. Producto de la inhibición competitiva por la SSZ de la enzima folato-conjugasa, localizada en la mucosa yeyunal. Eludibles al dar suplementos de ácido fólico.
- Infertilidad masculina. Si hay disminución de la movilidad espermática o supresión de la espermatogénesis, será necesario cambiar de fármaco, pues es un cuadro reversible, atribuido a la sulfapiridina por antagonismo del ácido fólico.
- Reacciones de hipersensibilidad: hepatitis, pancreatitis, neumonitis y neuropatías. (Hay que suspender el tratamiento).
- Excepcionalmente: anemia aplástica. Síndrome de Stevens Jonson.

Indicaciones

Se limita a las formas poliarticular y oligoarticular de la AIJ y no parecer tener efecto en las manifestaciones sistémicas.

Aunque se carecen de ensayos clínicos con pacientes pediátricos, los resultados favorables en adultos con espondiloartropatías, llevó a un mayor uso en niños con buenos resultados.

Contraindicaciones

- AIJ sistémica activa por que frecuentemente presentan reacciones adversas a medicamentos.
- Hipersensibilidad a las sulfamidas o a los salicilatos.
- Porfiria.
- Pacientes con déficit de G6 P D.

Interacciones

- Hipersensibilidad en pacientes alérgicos a las sulfonamidas y salicilatos.
- Interfiere con el metabolismo del ácido fólico, por lo que no es infrecuente pacientes con anemia megaloblástica, neutropenia, agranulocitosis o trombocitopenia

Ciclosporina A

La ciclosporina A (CsA) es un agente inmunosupresor producido por el hongo *Beauveria nivea*, activo por vía oral que se utiliza para prevenir el rechazo de los trasplantes, así como en patologías autoinmunes como uveítis, psoriasis, diabetes tipo I, AR, enfermedad inflamatoria intestinal y algunas nefropatías. Como carece de acción mielodepresora, tiene ventajas sobre otros inmunosupresores con acción citotóxica (ver **tablas 18.9, 18.11** y **18.13**). No frena el crecimiento óseo en los niños, como los GC, pero posee otros efectos secundarios que pueden ser graves como la nefrotoxicidad (dosis dependiente), que limita administrar una dosis suficientemente inmunosupresora. Sus reacciones adversas y las recaídas al descontinuar el tratamiento, limitan su uso.

La CsA inhibe la primera fase de la activación de las células T, cuando produce la activación trascripcional de los algunos productos (interleuquinas IL-2, IL-3 e), que permiten que la célula progrese de una fase a otra. Se une a una inmunofilina llamada ciclofilina (proteínas situadas en los compartimentos celulares que fijan a los inmunosupresores).

El complejo ciclofilina-ciclosporina se une a la fosfatasa calcineurina, enzima que es activada por la calmodulina y el calcio. La calcineurina cataliza las reacciones de desfosforilización necesarias para la transcripción de las linfoquinas y por tanto, la activación de las células T. La inhibición de la calcineurina bloquea las señales de transducción del factor nuclear de las células T activadas. Entre las proteínas cuya transcripción se encuentra inhibida se incluyen la interleuquina-4, el ligando a CD40 y las que se requieren para la activación de las células Y (IL-2 e interferón gamma). La CsA no afecta la producción de anticuerpos que son independientes de las células T (ver **tabla 18.9**).

Farmacocinética

Absorción

Su absorción por vía oral es impredecible, pues son numerosos los factores que la afectan, como son: metabolismo de primer paso, modo de administración, formulación galénica e interacciones con otros fármacos, Esta limitada además por la pequeña área del intestino delgado proximal en la que el fármaco puede absorberse. La absorción de la Cs no modificada, aumenta considerablemente en presencia de una comida grasa o si se ingiere con jugo de toronja. Los tiempos requeridos para alcanzar las concentraciones plasmáticas máximas luego de administración oral son de 1.5 a 2 h para la Cs modificada.

Distribución

Amplia por todo el organismo, cruza la barrera placentaria y se excreta en la leche materna. Su mayor distribución es en el hígado, páncreas y tejido adiposo, mientras que su penetración en el SNC es escasa. En el plasma, la CsA se fija a las proteínas del plasma en 90%.

Metabolismo

Puede haber metabolismo en la luz intestinal y sufre metabolismo de primer paso. Metabolizada por las enzimas del citocromo P450, en particular por el sistema enzimático CYP3A4, y los fármacos que afectan este sistema (inhibidores o inductores) alteran de forma significativa su metabolismo. Se han identificado al menos 25 metabolitos de la Cs, algunos biológicamente activos, aunque de actividad mucho menor; los principales metabolitos resultan de su oxidación y desmetilación.

Excreción

La mayor parte de la eliminación de la Cs y de sus metabolitos tiene lugar en la bilis y las heces. Experimenta recirculación enterohepática y solo el 6% de la dosis administrada se elimina por vía renal, la ciclosporina nativa solo representa el 0.1% de esta cantidad.

Se puede usar la vía IV, pero debido a su baja solubilidad en medio acuoso es difícil encontrar la equivalencia entre las dosis administradas por estas vías. Algunos autores piensan que 10 mg de ciclosporina intravenosa equivalen a 30 mg orales.

Reacciones adversas (ver tabla 18.11)

- Puede aumentar las cifras de urea y creatinina por daño renal funcional a corto plazo, lo que es dosis dependiente.
- Raramente, a largo plazo, puede producir: daño estructural del parénquima renal, hipertricosis, cefalea, temblor, hipertensión arterial, disfunción hepática, fatiga, hipertrofia gingival, trastornos gastrointestinales, quemazón de manos y pies.
- Menos frecuentes: rash ,anemia ligera, hipercaliemia, hiperuricemia, gota, hipomagnesemia, hipercolesterolemia, hiperglucemia, aumento de peso, edema, pancreatitis, neuropatía, confusión, parestesias, convulsiones, hipertensión endocraneana benigna, dismenorrea, amenorrea, mialgias, debilidad muscular, calambres, miopatía, ginecomastia (asociado a espironolactona), colitis, ceguera cortical, también se ha reportado trombocitopenia (a veces asociada a síndrome hemolítico urémico), aumento de la incidencia de procesos malignos y linfoproliferativos.

Indicaciones (ver tabla 18.11)

Se usa asociado a esteroides, azatioprina o micofenolato en el tratamiento de enfermedades autoinmunes como: la esclerosis múltiple, la artritis psoriásica y AR, LES y AIJ sistémica. Se ha empleado en las uveítis autoinmunes, incluida la asociada a la AIJ y en el síndrome de activación macrofágica que complica ocasionalmente la evolución de la forma sistémica de la enfermedad.

Contraindicaciones

Debe valorarse el riesgo-beneficio en caso de disfunción hepática o renal, HTA no controlada, infecciones no controladas o enfermedades malignas.

Precauciones

- Como pasa a la leche materna, no deben usarlo mujeres que lactan.
- Los estudios de seguridad realizados en niños son insuficientes.
- En caso de daño renal cuando haya un aumento de la creatinina más de 30% del basal se deberá reducir la dosis entre 25 y 50%.
- Existe el riesgo de replicación viral cuando se aplican vacunas de virus vivo atenuado.

Interacciones

- Aumentan las concentraciones plasmáticas de la ciclosporina A con el incremento del riesgo de nefrotoxicidad: andrógenos, anticonceptivos orales, antagonistas del calcio, doxiciclina, cimetidina, danazol, eritromicina, metoclopramida, ketoconazol o miconazol.
- Los inductores de las enzimas hepáticas, potencian el metabolismo de la ciclosporina: barbitúricos, carbamazepina, fenitoína, metamizol, rifampicina, nafcilina.
- La administración intravenosa de sulfadimidina y trimetoprima: disminuyen las concentraciones plasmáticas de la ciclosporina.
- Aumentan el riesgo de infección y el desarrollo de alteraciones linfoproliferativas: ciclofosfamida, mercaptopurina, azatioprina, corticoides.
- Con fármacos nefrotóxicos (aminoglucósidos, anfotericina B, ciprofloxacino, AINE, melfalán y trimetoprima): se recomienda vigilancia estrecha de la función renal.
- Potencia la toxicidad muscular de la colchicina y lovastatina.
- La ciclosporina disminuye el aclaramiento de la prednisolona, y los niveles sanguíneos de ciclosporina pueden aumentar después del uso de altas dosis de metilprednisolona.
- IECA, ARA II o espironolactona: aumenta el riesgo de hiperpotasemia.

D- Penicilamina

La penicilamina es producto de la hidrólisis de la penicilina. En clínica se usa la forma dextro (menos tóxica que la levo). El descubrimiento de su actividad quelante de cobre, cinc, mercurio y plomo condujo a su uso en la enfermedad de Wilson y en la intoxicación por metales pesados (al formar complejos solubles con estos metales fácilmente excretados en la orina). Tiene similar eficacia a las sales de oro en pacientes con AR y como éstas, carece de propiedades antinflamatorias y analgésicas directas e inmediatas, pero tras un período prolongado (tres a seis meses) puede modificar la evolución patológica de la artropatía y de las lesiones extraarticulares, así como la evolución clínica y comportarse como un FARME. El 96% de los pacientes pediátricos que responden, para lo que no existen índices de predicción, lo hacen a los 6 meses de iniciado el tratamiento.

Mecanismos de acción relacionados con las enfermedades reumáticas

Aunque este no está aclarado, puede relacionarse con la mejoría de la función linfocítica y con el bloqueo de la síntesis de colágeno (ver **tabla 18.9**). Disminuye de forma marcada el factor reumatoideo IgM y los inmunocomplejos circulantes en el suero y en el líquido sinovial, pero no reduce significativamente las concentraciones absolutas de inmunoglobulinas séricas. In vitro, deprime la actividad de las células T, pero no la de las células B, sin embargo no se conoce la relación de estos efectos con la actividad de la penicilamina en la AR.

Su mecanismo antirreumático parece depender de la inhibición de mecanismos inmunitarios por el grupo tiol contenido en su molécula y la generación de peróxidos. El grupo tiol reduce los disulfuros por intercambio tiol-sulfuro y de esta forma altera la función de receptores de membrana, que se encuentran en muchas células inmunocompetentes como los linfocitos T, monocitos y natural killers (NK). Es probable que los peróxidos generados por la oxidación de la D-penicilamina afecten la función de linfocitos T, células endoteliales y fibroblastos. También parecen interferir con la maduración del colágeno.

Pueden aparecer durante el tratamiento con D-penicilamina, enfermedades autoinmunes (por ejemplo, miastenia grave o LES) al parecer por el desarrollo de linfocitos T específicos frente a un determinante antigénico D-penicilamina-proteína.

En la cistinuria, la D-penicilamina eliminada en la orina se combina con la cisteína, poco soluble, a través de una reacción de intercambio tiol-disulfuro dando lugar a un disulfuro mixto penicilamina-cisteína que es unas 50 veces más soluble que la cisteína.

Farmacocinética

Se absorbe rápido pero incompleta por el tracto digestivo. Los alimentos, los antiácidos y el hierro reducen su absorción. Su biodisponibilidad es de 40 a 70%; y el tiempo máximo unas dos horas. Las variaciones interindividuales son muy considerables.

Se fija a eritrocitos, macrófagos y proteínas plasmáticas (80%), principalmente a la albúmina.

Sufre intenso metabolismo hepático.

La excreción es rápida y primariamente renal, en forma de disulfuro (40 a 45% en 24 h) y en las heces (50%). Su semivida de eliminación es como promedio de unas dos horas.

Reacciones adversas

La elevada incidencia de reacciones adversas (50%), algunas potencialmente fatales, obliga a una supervisión médica continua, sin embargo estas parecen ser menores en niños que en adultos y pueden disminuirse si se comienza con dosis bajas y se hacen aumentos graduales. Son más frecuentes en el tratamiento de pacientes con AR, con enfermedad de Wilson o la cistinuria, y especialmente en ancianos.

- Frecuentes: anorexia, náuseas, vómitos, estomatitis, ulceración oral, alteraciones del gusto, prurito, urticaria, fiebre y serio daño renal con proteinuria, que obliga a suspender el tratamiento si: supera los 2 g/día (tras la suspensión puede persistir uno a dos años), o progresa y se convierte en un síndrome nefrótico (por glomerulopatía membranosa por inmunocomplejos). Hematuria y trombocitopenia.
- Ocasionales: reacciones dermatológicas similares al LES, síndrome de Stevens-Johnson, pénfigo, dermatopatía, friabilidad de la piel, leucopenia, hematuria.

- Reacciones a nivel del SNC: tinnitus y neuritis óptica (por déficit de piridoxina). Hiperplasia mamaria en mujeres.
- Raras: anemia aplástica, agranulocitosis, anemia hemolítica, síndrome de Goodpasture, bronquiolitis, neumonitis, miastenia gravis, colestasis intrahepática.

Indicaciones

Dado que la seguridad y eficacia en el tratamiento de niños con AIJ no han sido establecidas y es conocido su grave perfil tóxico, se reserva para estos enfermos y otros con AR (similar indicación a las sales de oro) y esclerosis sistémica, que no responden a terapéuticas menos agresivas. Se usa en el tratamiento de la enfermedad de Wilson, la intoxicación por metales pesados y la cistinuria.

Contraindicaciones

Hipersensibilidad a las penicilinas, neuropatías, discrasias sanguíneas. Insuficiencia renal moderada a severa. Lupus eritematoso y durante el embarazo.

Precauciones

Se debe tomar antes de las comidas y nunca con bebidas alcohólicas. La mejoría de la enfermedad comienza después de seis a 12 semanas de iniciado el tratamiento. Se debe descontinuar el tratamiento si en la segunda o tercera semanas, aparece fiebre medicamentosa o determinación de anticuerpos antinucleares positivos, o si después de un año no exista mejoría.

Se recomienda control sanguíneo (hematocrito, hemoglobina, recuento diferencial celular y plaquetario) cada dos semanas durante los primeros 6 meses de tratamiento y especialmente durante las tres primeras semanas, así como análisis de la proteinuria cada cuatro a 12 semanas.

El paciente debe educarse para que notifique de inmediato a su médico cualquier signo o síntoma de depresión de la médula ósea (por ejemplo, hemorragia o hematoma, púrpura, infección, o dolor de garganta por causa inexplicable)

Este producto contiene lactosa, lo que se tendrá presente en intolerantes a ella.

Interacciones

- Disminución de los niveles plasmáticos de digoxina con posible pérdida de su actividad terapéutica.
- Indometacina: aumento de los niveles plasmáticos de penicilamina con posible potenciación de su toxicidad.
- Aumento de los niveles plasmáticos de levodopa, que mejora el control del parkinsonismo, aunque potencia la toxicidad del fármaco.
- Sales de hierro: evitar su administración concomitante con penicilamina, ya que puede haber disminución en la absorción de ambos fármacos.
- Sales de oro, antimaláricos, fármacos citotóxicos, oxifenbutazona o fenilbutazona: aumentan la incidencia de efectos adversos hematológicos y generales.
- Evitar el uso concomitante de compuestos de oro, cloroquina, tratamientos inmunosupresores y medicamentos nefrotóxicos.

Sales de oro

Las sales de oro fueron el primer tratamiento eficaz de segunda línea contra la AR. Son compuestos orgánicos en los que el oro está unido a un átomo de azufre (grupo aurotio). Pueden ser de dos tipos:

1. Uso parenteral (hidrosolubles): aurotiomalato sódico y aurotioglucosa.
2. Uso oral (liposoluble): auranofina (molécula compleja)

El preparado oral se asocia con menor frecuencia de reacciones graves, especialmente renales y hematológicas, aunque puede ser menos efectivo en el control de la enfermedad, quizá por alcanzar menores niveles plasmáticos.

Las sales de oro no son curativas (al suspender el tratamiento, la enfermedad vuelve a progresar), rara vez un paciente mantiene un tratamiento de cuatro a cinco años (bien por sus efectos tóxicos o por la pérdida de eficacia). Su uso como FARME de segunda línea, tiende a disminuir en favor de alternativas más seguras, menos costosas o convenientes (por ejemplo, hidroxicloroquina, sulfasalazina. etc.), especialmente en pacientes con grados moderados de la enfermedad.

Mecanismos de acción relacionados con las enfermedades reumáticas

Las sales de oro carecen de acción analgésica y antinflamatoria directa. En la AR, tras un período de latencia variable entre tres y nueve meses, mejoran la sintomatología clínica, radiológica y humoral y se comportan como FARME

El mecanismo de acción de las sales de oro es desconocido, aunque se han descrito diversas acciones, que podrían explicar su efecto terapéutico. Entre estas tenemos: que inhiben la fagocitosis, agregación y generación de superóxido de los polimorfonucleares; se ha constatado una disminución en el número de monocitos en biopsias sinoviales; afectan la proliferación de células endoteliales y la expresión de ciertas moléculas de adhesión endotelial (por ejemplo, selectina E), lo cual reduciría el tráfico leucocitario hacia las áreas de inflamación. Probablemente tengan efecto significativo sobre linfocitos B, pues reducen los niveles séricos de inmunoglobulinas, inmunocomplejos y factor reumatoideo. Sin embargo el efecto sobre los linfocitos T es poco claro y parece relacionarse más, con ciertas reacciones adversas (por ejemplo, erupción cutánea) que con su efecto terapéutico. Se ha postulado que estas acciones pueden estar relacionadas con la elevada afinidad del átomo de oro por el azufre de los grupos sulfhidrilos, importantes en la actividad funcional de diversos sistemas enzimáticos. En cultivos celulares de *pannus* de enfermos, se ha comprobado que las sales de oro penetran en los sinoviocitos, alcanzando concentraciones superiores a las del líquido sinovial; localmente inhiben la proliferación de células sinoviales, reduciendo su capacidad de sintetizar colágeno propio del tejido de granulación (tipo III) y aumentando a su vez el colágeno de tipo cicatrizal (tipo I).

Farmacocinética

Preparados hidrosolubles (de uso IM)

Alcanzan la concentración máxima entre dos y seis horas; tienen una fase de distribución rápida de dos días y otra lenta lenta muy prolongada. Tiene un alto porcentaje de unión a proteínas plasmáticas (95% a la albúmina). Con la administración semanal, alcanzan la concentración estable al menos en seis semanas. La vida media de eliminación corporal varía con la progresión del tratamiento (de 14 a 40 días, en la tercera semana, hasta más de 168 días a la undécima). La concentración en el líquido sinovial alcanza 50% de la plasmática, pero se acumula intensamente en los sinoviocitos. La excreción del oro administrado por esta vía es de 60 a 90% renal y el resto es fecal.

Preparado oral auranofina

Se absorbe hasta 25%, con un tiempo máximo de 1.2 a 2 h; la semivida de eliminación plasmática es de 11 a 31 días y la de eliminación corporal es de 80 días. Las concentraciones estables en plasma, se alcanzan tras dos a tres meses de tratamiento, y son considerablemente menores, que las obtenidas por vía parenteral. Se elimina predominantemente por las heces (85%) y por la orina. Atraviesan la placenta. La leche materna es otra vía de eliminación (representa 20% de la dosis materna).

Reacciones adversas

Las reacciones adversas varían según la vía de administración empleada y los efectos tóxicos más graves (hematológicos, renales y pulmonares) son raros (1 a 3%).

Por vía oral

- Frecuentes (42.5%):
  - En el aparato digestivo (diarreas asociadas a calambres abdominales).
  - Erupciones dérmicas (hasta 25%), prurito, ulceraciones bucales, corneales, y queratitis.

Por vía parenteral

- Más frecuentes:
  - Erupciones dérmicas (39%), con prurito y demás lesiones.

Principales efectos tóxicos hematológicos

Trombocitopenia (1 a 3%), leucopenia, agranulocitosis y anemia aplástica (< 1%) de súbita aparición, al parecer idiosincrásica. Su aparición exige inmediata supresión del tratamiento, la quelación del oro con dimercaprol o D-penicilamina y el adecuado tratamiento de apoyo.

Daño de la función renal

Proteinuria moderada y transitoria (más de 50% de los pacientes). Debe vigilarse la aparición de la lesión renal más común, la nefropatía membranosa, pues es reversible con el cese del tratamiento. Una excreción proteica mayor de 500 mg/24 h, obliga a considerar tal decisión.

Lesiones dérmicas

Varían desde una erupción maculopapular o eccematosa hasta la dermatitis exfoliativa grave. Puede ser necesario suspender temporalmente el tratamiento y si la reacción no es grave, reinstaurarlo.

Otras reacciones poco comunes

Neumonitis (infiltración pulmonar intersticial), hepatitis y neuropatía periférica.

Con preparados parenterales, en las primeras semanas de tratamiento puede aparecer un síndrome postinyección, con fiebre, exacerbación aparente de la artralgia, o crisis vasomotoras (sobre todo con aurotiomalato), que no requieren de suspensión del tratamiento.

Indicaciones

La principal indicación es el tratamiento de la AR y AIJ, cuando la sintomatología no cede a otros tratamientos, aunque ha sido desplazada por otros medicamentos en la actualidad.

Existen diversas pautas, según la vía, para la parenteral puede empezarse con dosis semanales que aumentan progresivamente, hasta un máximo acumulado de 1 g. Cuando el tratamiento es eficaz, y la mejoría es patente a partir de los tres a seis meses, a partir de ese momento la inyección se distancia, hasta administrar una sola dosis.

Aunque la administración oral es más conveniente que la parenteral, su eficacia es menor y la mejoría más diferida.

Precauciones

Por su gravedad y frecuente toxicidad es conveniente realizar controles analíticos sanguíneos antes de iniciar el tratamiento y luego monitorizar la proteinuria, trombocitopenia y neutropenia antes de cada dosis semanal.

Es indispensable educar a los pacientes para que conozcan y comuniquen rápidamente la aparición de erupciones cutáneas, mucositis, hematuria o hemorragias.

Contraindicaciones

El oro parenteral se contraindica en pacientes con AIJ sistémica activa, pues en ellos se ha descrito: síndrome de coagulación intravascular diseminada, insuficiencia hepática y encefalopatía. Se contraindica también en pacientes con nefropatías, hepatopatías, antecedentes de discrasias sanguíneas, en ancianos y durante el embarazo.

Biológicos diversos

Desde la década de los 90 del pasado siglo, los avances en la biología molecular han producido una gran variedad de nuevos tratamientos para las enfermedades crónicas. Los medicamentos biológicos se sitúan entre los descubrimientos más importantes para uso clínico.

Los medicamentos biológicos, existen desde hace décadas, son aquellos que no proceden de una síntesis química clásica, sino de una fuente de extracción biológica, bien sea por extracto de fuentes naturales (heparina) o fármacos en cuya composición hay organismos vivos (vacunas), o los antígenos empleados para la desensibilización en alergia, hoy día contamos con medios mucho más refinados y dirigidos a dianas específicas y se incluyen en este grupo los obtenidos mediante producción a través de líneas celulares, como las hibridomas para la obtención de anticuerpos monoclonales o líneas celulares bacterianas o eucariotas para la producción de proteínas recombinantes. Pero generalmente usamos el término asociado sobre todo a estos últimos.

Según la FDA la denominación de productos biológicos es: "agentes sintetizados a partir de productos de organismos vivos aplicables para el diagnóstico in vivo, prevención, tratamiento o cura de una enfermedad o condición de los seres humanos." La terapia biológica (también llamada inmunoterapia o terapias inmunomoduladoras, terapia modificadora de la respuesta biológica o bioterapia) se vale del sistema inmunológico del organismo para combatir una enfermedad determinada.

Los mecanismos de acción son específicos para cada medicamento biológico (ver **tabla 18.12**), algunos son moduladores inmunitarios, como los dirigidos al tratamiento de enfermedades reumatológicas, muchas de las cuales son una manifestación de la hiperinmunidad del sujeto, que desarrolla una respuesta inmunitaria frente a estructuras propias. Por lo que la función fundamental de estos fármacos en ellas es modular esas respuestas y al conseguirlo, disminuyen la reacción inflamatoria que las acompaña.

Los anticuerpos monoclonales tienen en común su sistema de producción, pero su mecanismo de acción es completamente diferente, dependiendo de la diana a la que están dirigidos. Unos van dirigidos contra un receptor específico, otros interrumpen un proceso inmunológico. Los nuevos medicamentos biológicos son definitivamente un paso adelante en el tratamiento de estas enfermedades al estar dirigidos a diana terapéutica definidas. Hasta el presente no hay medicamentos biológicos dirigidos específicamente para un individuo y no para otro, por lo que existen gran variedad de respuestas a ellos y mucho queda por definir de sus toxicidades (ver **tabla 18.12**) cuando son empleados a largo plazo o combinados con los tratamientos clásicos usados en estas enfermedades.

Entre los medicamentos biológicos basados en técnicas de DNA recombinante se tienen: interferones e interleukinas (interferón alfa-2a y 2b, interferón beta-1a y 1b, interferón gamma-1b) y al anakinra, abatacept, y etanercept. Mientras que el adalimumab, infliximab, y rituximab, se basan en anticuerpos monoclonales.

Inhibidores del factor de necrosis tumoral o anti-TNF alfa

Son medicamentos biológicos que se utilizan en el tratamiento de procesos inflamatorios crónicos, como los que ocurren en las enfermedades reumáticas. El factor de necrosis tumoral (TNF alfa, por sus siglas en inglés) es una citoquina pro-inflamatoria con una función fundamental en la patogénesis de enfermedades inflamatorias o autoinmunes como la AR, la espondilitis anquilosante o la psoriasis. Interviene también en procesos fisiológicos importantes como la apoptosis, la activación celular y la inducción de otras citoquinas inflamatorias.

Los fármacos anti-TNF alfa ofrecen una estrategia específicamente dirigida, a diferencia de los inmunosupresores no específicos que tradicionalmente se usan en estas enfermedades. La **tabla 18.13** muestra fármacos con efecto inmunosupresor a través de diferentes mecanismos. La mayoría se utilizan en menor dosis que las utilizadas en el tratamiento de las neoplasias, pero por largos periodos de tiempo, los cuales, al igual que las dosis altas por cortos períodos, tienen un gran impacto en la inmunidad celular y en la producción de anticuerpos. Cuando el TNF alfa importante componente de la respuesta del sistema inmunitario frente a las infecciones, se inhibe se pueden provocar como efectos adversos, infecciones graves.

Los antagonistas del TNF alfa producen una reducción rápida y en ocasiones espectacular de los parámetros biológicos de inflamación.

Los tres anti-TNF alfa más utilizados en el tratamiento de las enfermedades reumáticas en los niños son dos anticuerpos monoclonales: el adalimumab (monoclonal humano) y el infliximab (monoclonal quimérico, con secuencias humanas y murinas) y el etanercept (proteína de fusión) obtenido mediante la fusión de una porción del receptor soluble del TNF alfa con un fragmento de inmunoglobulina G humana. Las diferencias estructurales les confieren diferencias en su mecanismo de acción, así, el infliximab y el adalimumab se unen específicamente y con gran afinidad al TNF alfa e inhiben su unión con sus receptores (ver **tabla 18.12**); mientras que el etanercept actúa como receptor señuelo, impidiendo que el TNF alfa se una a los receptores de la membrana celular.

El adalimumab y el etanercept se usan por vía subcutánea y el Infliximab por vía intravenosa. Pueden inducir la remisión de la enfermedad, prevenir la progresión

Tabla 18.12. Terapias biológicas aprobadas en España y sus características (según ficha técnica)*.

Principio activo	Estructura y mecanismo de acción	Posología y administración	Indicaciones	Contraindicaciones	Eventos adversos**
Etanercept	– Proteína de fusión humana recombinante compuesta por el receptor p75 del factor de necrosis tumoral y la porción Fc de la IgG1 humana – Bloqueo del receptor del TNFα	– Dosis: 25 mg o 50 mg – Vía: subcutánea – Frecuencia: 25 mg dos veces/semana (intervalo de 72 a 96 h); 50 mg una vez a la semana	– AR activa moderada o grave en combinación con MTX (salvo contraindicación) tras una respuesta inadecuada o intolerancia a otros FAME, incluyendo el MTX – AR activa, grave, progresiva sin uso previo de MTX – EA activa grave y respuesta insuficiente a la terapia convencional – APs activa y progresiva con respuesta insuficiente a FAME – AIJ activa >4años y adolescentes con respuesta inadecuada o intolerancia MTX	– Alergia al principio activo o excipientes – Sepsis o riesgo de sepsis – Infecciones activas	– Muy frecuentes: activo o excipientes reacción en el lugar de inyección, infección respiratoria, urinaria, cutánea – Frecuentes: alergia, autoanticuerpos – Poco frecuentes: psoriasis, infecciones graves, trombopenia – Raros: pancitopenia, TBC, LES
Infliximab	– Anticuerpo monoclonal IgG1 humanomurino quimérico recombinante – Bloqueo del TNFα	– Dosis (según peso corporal y enfermedad de base): 3-5 mg/kg – Vía: perfusión IV durante 2 h – Frecuencia: tras primera dosis, otra a las 2 y 6 semanas. Después una cada 8 semanas. La dosis puede aumentar hasta 7,5 mg/kg/8 semanas o el intervalo acortarse a 4-6 semanas si ineficacia o recidiva	– AR activa moderada o grave en combinación con MTX (salvo contraindicación) tras una respuesta inadecuada o intolerancia a otros FAME incluyendo el MTX – AR activa, grave, progresiva sin uso previo de MTX u otro FAME – EA activa, grave, adultos con respuesta inadecuada a la terapia convencional, en combinación con MTX o monoterapia si contraindicación/intolerancia – APs activa y progresiva con respuesta insuficiente a FAME en combinación con MTX o monoterapia si contraindicación/intolerancia	– Alergia al principio activo, excipientes u otras proteínas murinas – TBC activa, infecciones graves – IC moderada a grave (NYHA clases III/IV)	– Muy frecuentes: reacción infusional – Frecuentes: herpes, cefalea, infección respiratoria, diarrea – Poco frecuentes: citopenia, LES, TBC, sepsis – Raros: ICC, esclerosis múltiple, linfoma

Tabla 18.12. (*Continuación*).

Principio activo	Estructura y mecanismo de acción	Posología y administración	Indicaciones	Contraindicaciones	Eventos adversos**
Rituximab	– Anticuerpo monoclonal IgG1 humano-murino quimérico recombinante – Depleción linfocitos CD 20 positivos	– Dosis: 1 000 mg – Vía: perfusión IV. Se recomienda administrar 30 min antes 100 mg IV de metilprednisolona (o equivalente) – Frecuencia: otra infusión a las dos semanas se puede repetir ciclo a los 6-12 meses	– AR activa grave en combinación con MTX (salvo contra-indicación) tras una respuesta inadecuada o intolerancia a FAMES, incluyendo uno o más antagonista del TNF	– Alergia al principio activo o excipientes – Infecciones graves y activas – IC grave (NYHA clase IV) o enfermedades cardíacas graves no controladas	– Muy frecuentes: reacción infusional leve, infección respiratoria superior – Frecuentes: migraña, infección urinaria, hipercolesterolemia, parestesias – Poco frecuentes: reacción infusional grave, infecciones graves – Raros: enfermedad cardíaca grave
Abatacept	– Proteína de fusión formada por el dominio extracelular del antígeno 4 asociado al linfocito T citotóxico (CTLA-4) y un fragmento modificado de la IgG1 humana – Inhibe la unión del CD28 con el CD80 bloqueando la señal de co-estimulación de los linfocitos T	– Dosis (según peso corporal): < 60 kg: 500 mg 60-100 kg: 750 mg > 100 kg: 1.000 mg – Vía: perfusión IV durante 30 min – Frecuencia: tras primera dosis, otra a las 2 y 4 semanas. Después 1/4 semanas	– AR moderada-grave en combinación con MTX (salvo contraindicación) tras una respuesta inadecuada o intolerancia a un FAME o más, incluyendo MTX o un antagonista del TNF – AIJ activa moderada-grave en combinación con MTX, en 6 años o más con respuesta inadecuada a FAME incluyendo al menos un antagonista del TNF	– Alergia al principio activo o excipientes – Infecciones graves y no controladas	– Muy frecuentes: cefalea, rash cutáneo – Frecuentes: náuseas, herpes, infección respiratoria/urinaria – Poco frecuentes: cáncer de piel, citopenia, psoriasis – Raros: septicemia
Adalimumab	– Anticuerpo monoclonal humano recombinante – Bloqueo del TNFa	– Dosis: 40 mg – Vía: subcutánea – Frecuencia: cada dos semanas. Se puede administrar una vez a la semana si falta de respuesta a la dosis estándar	– AR activa moderada-grave en combinación con MTX (salvo contraindicación) tras una respuesta inadecuada o intolerancia a FAME incluyendo MTX – AR activa, grave, progresiva sin uso previo de MTX	– Alergia al principio activo o excipientes – TBC activa, infecciones graves – IC moderada a grave (NYHA clases III/IV)	– Muy frecuentes: reacción en el lugar de inyección (dolor, enrojecimiento) – Frecuentes: cefacefalea, herpes, infección respiratoria o urinaria, diarreas – Poco frecuentes: LES, arritmia, citopenia, TBC, sepsis
			– EA activa, grave y respuesta insuficiente a la terapia convencional – APs activa, progresiva y respuesta insuficiente a FAME – AIJ activa en combinación con MTX, pacientes (13-17 años) con respuesta insuficiente a > 1 FAME, monoterapia intolerancia/imposibilidad al uso MTX		– Raros: ICC, esclerosis múltiple, linfoma, tumor sólido maligno

Tabla 18.12. (*Continuación*).

Principio activo	Estructura y mecanismo de acción	Posología y administración	Indicaciones	Contraindicaciones	Eventos adversos**
Anakinra	– Molécula recombinante no glicosilada versión de la molécula IL-1RA – Bloqueo de la actividad de la IL-1 al inhibir de forma competitiva su unión al IL-1RI	– Dosis: 100 mg – Vía: subcutánea – Frecuencia: diaria. Procurar administrarse cada día a la misma hora	– AR en combinación con MTX en pacientes que no han respondido a MTX solo	– Alergia al principio activo, excipientes o proteínas derivadas de E. coli – IR grave (Clcr < 30 mL/min)	– Muy frecuentes: reacción en el lugar de inyección, cefalea – Frecuentes: neutropenia, infecciones graves

*Los datos de la presente tabla han sido obtenidos de la ficha técnica de la Agencia Española del Medicamento.
**Eventos adversos: muy frecuentes (al menos 1 de cada 10 pacientes); frecuentes (al menos 1 de cada 100 pacientes); poco frecuentes (al menos 1 de cada 1 000 pacientes y menos de 1 de cada 100 pacientes); raros (al menos 1 de cada 10 000 pacientes y menos de 1 de cada 1 000 pacientes).
Abreviaturas: AR: artritis reumatoide; AIJ: artritis idiopática juvenil; APs: artritis psoriásica; EA: espondilitis anquilosante; FA: fosfatasa alkalina; FAME: fármaco modificador de la enfermedad; HTA: hipertensión arterial; IC: insuficiencia cardíaca; ICC: insuficiencia cardíaca congestiva; IR: insuficiencia renal; IV: intravenoso; kg: kilogramo; LES: lupus eritematoso sistémico; mg: miligramo; MTX: metotrexato; NYHA: *New York Heart Association*; OP: osteoporosis; TBC: tuberculosis; TNF: factor de necrosis tumoral.
Tomado y modificado de: J. Gómez Reino, E. Lozab, J. L. Andreuc, A. Balsad, E. Batlle, J. D. Cañetef, et al. Consenso SER sobre la gestión de riesgo del tratamiento con terapias biológicas en pacientes con enfermedades reumáticas. Reumatol. Clin. 2011; 7(5):284298.

Tabla 18.13. Clasificación de inmunosupresores de uso frecuente en reumatología de acuerdo al mecanismo de acción.

Varios	Alquilantes	Antimetabolitos	Inmunomoduladores	Agentes biológicos
Glucocorticoides Sulfasalazina Sales de oro D-Penicilamina	Ciclofosfamida Clorambucil	Metotrexato Leflunomida Azatioprina	Ciclosporina A Tacrolimus Micofenolato mofetilo	Anti FNTα (Infliximab Etanercept Adalimubab) Anakinra (Il-1ra) Rituximab (anti CD20)

Tomado de: P. Guarnizo Zuccardi, R. M. Eraso Garnica, L. A. Ramírez Gómez. Inmunización en pacientes con enfermedades reumáticas. Revista Colombiana de Reumatología 2006; 13(1); 65-75.

clínica-radiológica de las enfermedades reumáticas, y mejorar los síntomas, funcionalidad y calidad de vida de los pacientes.

No todos los pacientes responden al anti-TNF alfa, por lo que antes de iniciar el tratamiento debe informarse de esto al paciente y familiares. El fracaso en el tratamiento de las enfermedades reumáticas, con uno de ellos, no excluye la respuesta a otros. Ante la falta de respuesta o intolerancia a estos medicamentos o como alternativa en esas patologías se utilizan otros medicamentos biológicos no anti-TNF alfa, inmunomoduladores o inmunosupresores, con perfiles de efectos adversos diferentes al de los anti-TNF alfa, entre ellos se tienen: anakinra, abatacept y rituximab (ver **tabla 18.12**). Otro de estos, el efalizumab, fue retirado del mercado de España en 2009 por la aparición de casos de leucoencefalopatía multifocal progresiva.

Los elementos de mayor importancia del mecanismo de acción de los medicamentos biológicos más empleados en el tratamiento de las enfermedades reumáticas, así como sus reacciones adversas más importantes, indicaciones y contraindicaciones se reflejan en la **tabla 18.12**.

Efectos adversos generales de los anti-TNF alfa

Como medicamentos relativamente nuevos y por la complejidad de sus efectos, el perfil de seguridad de lo anti-TNF alfa a largo plazo no está suficientemente establecido. Aunque algunos estudios reportan que el tratamiento en general, es bien tolerado, este puede asociarse a una amplia variedad de efectos adversos. No existen datos suficientemente concluyentes para establecer diferencias en cuanto al perfil de seguridad entre fármacos del mismo grupo (ver **tabla 18.12** y **tabla 18.14**).

Tabla 18.14. Fármacos biológicos.

Tipo	Dosis*	Indicación	Toxicidad
Etanercept	0.4 mg/kg/semana SC	AIJ poliarticular	Infecciones recurrentes
Infliximab	3-5 mg/kg/2 meses IV	AIJ poliarticular Vasculitis Enfermedad de Crohn	Anafilaxia TBC
Adalimumab	24 mg/m^2/15 días IV	AIJ Uveítis crónica Enfermedad de Crohn	Reacción local
Anakinra	1-5 mg/kg/día SC	AIJ sistémica	Infecciones
Tocilizumab	8-12 mg/kg/15 días	AIJ sistémica	Infecciones
Abatacept	10 mg/kg/mes	AIJ poliarticular	Infecciones
Rituximab	300 mg/m^2/ semanal	AIJ sistémica LES Vasculitis	Infecciones

Tomado de E. Andreu Alapont, L. Lacruz Pérez, B. López Montesinos, I. Calvo Penadés. Cómo diagnosticamos y tratamos una enfermedad reumática: casos clínicos interactivos. Rev. Pediat. Aten. Primaria 2010; 12(Supl19):s191-s200.
AIJ: artritis idiopática juvenil; IV: vía intravenosa; LES: lupus eritematoso sistémico; SC: vía subcutánea; TBC: tuberculosis.
*Para precisar dosis, ver capítulo de cada enfermedad.

Efectos adversos más frecuentes y más graves de los anti-TNF alfa

- Con frecuencia aparecen reacciones en el lugar de inyección: Estas reacciones son frecuentes, pero leves, con fármacos de administración subcutánea. Pueden aparecer eritema leve, picor, dolor o hinchazón, que normalmente duran unos pocos días. Se producen casi siempre en el primer mes del tratamiento y raras veces provocan la interrupción de este.
- Reacciones infusionales: pueden ser agudas o retardadas. Las primeras mejoran disminuyendo la velocidad de infusión y para las retardadas (enfermedad del suero, rash, dolor de articulaciones, mialgia, fatiga, fiebre) se recomienda premedicación con antihistamínicos y paracetamol. Algunos pacientes pueden presentar dolor de cabeza y náuseas.
- Infecciones: asociadas a una amplia variedad de infecciones graves y oportunistas, producto de un déficit en la inmunidad celular. Entre estas tenemos: infecciones bacterianas, tuberculosis, infecciones por micobacterias atípicas, aspergilosis, histoplasmosis, listeriosis, neumonía por *Pneumocystis jiroveci* e infección criptocócica. Aunque son más frecuentes en los mayores de 65 años, que en personas jóvenes. Pueden reactivarse infecciones virales latentes, como herpes simple (incluyendo herpes genital), herpes zóster, citomegalovirus y

hepatitis B. En los primeros dos a cinco meses de iniciado el tratamiento con anti-TNF alfa, puede aparecer tuberculosis, en la mayoría de las ocasiones de localización extrapulmonar y diseminada, que se ha sugerido pueda tratarse de la reactivación de una tuberculosis latente. Estas presentaciones no habituales pueden deberse a la incapacidad del sistema inmunitario para contener eficazmente las micobacterias en granulomas durante el bloqueo del TNF alfa.

- Enfermedades linfoproliferativas y otras neoplasias: puede haber un controvertido aumento del riesgo de linfomas, ya que se sabe que los pacientes con AR tienen mayor riesgo de padecerlos que la población general. La información de los EC no indica que exista un aumento del riesgo de neoplasias por la exposición a los anti-TNF alfa.
- Enfermedades desmielinizantes: se ha sugerido una asociación entre el uso de estos fármacos y un aumento de la frecuencia de aparición de enfermedades desmielinizantes o la exacerbación de las mismas (esclerosis múltiple, neuritis óptica). Los síntomas incluyen parestesias, alteraciones visuales y confusión. Aunque no hay una relación causal establecida, deben evitarse estos fármacos en pacientes con enfermedades desmielinizantes y suspender inmediatamente el tratamiento si aparecen síntomas de sospecha.
- Insuficiencia cardiaca congestiva: inicialmente se pensó que los anti-TNF alfa serían beneficiosos para pacientes con insuficiencia cardiaca. Pero luego se observó un aumento de la mortalidad y descompensación cardiaca, por lo que hoy están contraindicados en pacientes con insuficiencia cardiaca de grados III-IV de la *New York Heart Association* (NYHA) y deben utilizarse con precaución en los de grados I-II.
- Alteraciones hematológicas: poco frecuentes la trombocitopenia y leucopenia. Raramente, pancitopenia y anemia aplástica. Estas alteraciones normalmente desaparecen con la interrupción del tratamiento.
- Formación de anticuerpos y autoinmunidad: todos los anti-TNF alfa pueden desarrollar autoanticuerpos y excepcionalmente producir cuadros similares al lupus (LES o lupus-like). Datos de EC asocian su uso a un incremento de autoanticuerpos. En la práctica clínica, su asociación con metotrexato, disminuye el desarrollo de anticuerpos específicos a los fármacos. Los síntomas generalmente remiten al interrumpir el tratamiento.

Interacciones de los anti-TNF alfa

- No administrarlos simultáneamente con vacunas vivas.
- No administración concomitante de anti-TNF alfa y anakinra o abatacept, pues se ha asociado con un aumento del riesgo de infecciones graves.
- No se han observado interacciones con: glucocorticoides, salicilatos (excepto sulfasalazina), AINE, analgésicos o metotrexato.
- No interacciones farmacocinéticas clínicamente significativas con digoxina o warfarina.
- Se desconocen las posibles interacciones con otros principios activos.

Aspectos prácticos para la indicación de los fármacos anti-TNF alfa

Antes de iniciar el tratamiento:
- Considerar las contraindicaciones (**Tabla 18.15**) y precauciones de uso de los anti-TNF alfa

Tabla 18.15. Contraindicaciones y precauciones generales del uso de medicamentos anti-TNF alfa.

Contraindicaciones absolutas	Contraindicaciones relativas
Hipersensibilidad Infección activa (incluyendo infección pro-tésica, sepsis severa) Historia de infecciones crónicas recurrentes (por ejemplo, bronquiectasias) Tuberculosis latente no ratada Insuficiencia cardíaca congestiva grados III y IV	Esclerosis múltiple o neuritis óptica Tratamiento combinado con anakinra (Kineret®) Embarazo y lactancia Infección por VIH, hepatitis B o C

Tomado de: Medicamentos anti-TNF: aspectos prácticos en atención primaria INFAC, 2009: 17(3); 13-17. Disponible en: http://www.osanet.euskadi.net/cevime/es

- Descartar la presencia de tuberculosis latente y si existe, realizar quimiopro-filaxis con isoniacida.
- Completar las inmunizaciones pendientes (considerar la vacunación frente a varicela en los pacientes seronegativos).

Durante el tratamiento:

- Aplicar hielo o utilizar analgésicos (paracetamol) y antihistamínicos ante reacciones locales leves en el lugar de inyección con adalimumab y etaner-cept. Puede ser útil la rotación de los lugares de inyección y, en el caso de infliximab, la ralentización de la velocidad de infusión.
- No pueden administrarse vacunas vivas atenuadas (no hay contraindicación para vacunas frente a la gripe, neumococo y varicela).
- Interrumpir el tratamiento si aparecen infecciones localizadas o sistémicas; no obstante, el tratamiento puede reiniciarse tras su resolución. (La supresión del TNF alfa puede ocultar síntomas de infección, como la fiebre). Por otra parte, el umbral para iniciar un tratamiento antibiótico en estos pacientes es más bajo.
- Valorar aparición de signos y síntomas de insuficiencia cardiaca, de infección pulmonar y de alteraciones hematológicas.
- Interrumpir el tratamiento en los pacientes que deben someterse a cirugía mayor, hasta que disminuya el riesgo de aparición de infecciones postopera-torias. En el caso de intervenciones menores, como las intervenciones dentales o de cataratas, no se precisa la suspensión del tratamiento.

Anticuerpos monoclonales

Los anticuerpos monoclonales (Ac) son inmunoglobulinas que se obtienen a partir de un único clon de linfocitos B, de forma que cada molécula de anticuerpo es idéntica en todos los aspectos. Los primeros que se desarrollaron se obtuvieron mediante la fusión de linfocitos B de ratón con células de mieloma inmortales, lo que hizo que fueran totalmente murinos en composición. Estos Ac murinos tienen limitaciones cuando se utilizan en humanos (efectos variables, vida media plasmática relativa-mente corta y pueden desarrollar anticuerpos humanos "anti-ratón"), por lo que se desarrollaron nuevos Ac, mediante técnicas de ingeniería recombinante y ahora se dispone de Ac monoclonales mezcla de ratón y humano, denominados quiméricos (cetuximab, infliximab, rituximab) y humanizados (bevacizumab, natalizumab, palivizumab, ranibizumab), y de Ac monoclonales totalmente humanos, como el adalimumab y el panitumumab.

Tabla 18.16. Elementos para comprender la denominación de algunos agentes biológicos.

Partícula	Origen	Ejemplo
-xi-	Quimérico	Cetuximab, **infliximab**
-u-	Humano	adalimumab
Partícula	**Enfermedad/área terapéutica**	**Ejemplo**
-li-	**Inmunomodulador**	**Infliximab**
-tu-	Tumor	Cetuximab

Tomado de Medicamentos anti-TNF: aspectos prácticos en atención primaria INFAC 2009; 17 (3); 13-17: http://www.osanet.euskadi.net/cevime/es

La forma de nombrar a los Ac ayuda a reconocerlos (aunque no se cumple en la totalidad de los casos). Todos comparten la terminación "mab" (del inglés monoclonal *antibodies*) y además, cada nombre incluye una o varias partículas que definen el origen y la enfermedad o área terapéutica para la cual se han desarrollado. En la **tabla 18.16** es posible identificar los elementos que ayudarán a denominarlos.

Infliximab

Es un anticuerpo monoclonal quimérico, derivado de un ADN recombinante, formado por genes de origen humano (75%) y murino (25%), de clase IgG1, que neutraliza la actividad biológica del TNF alfa α al unirse con gran afinidad a las formas solubles y transmembrana de esta citocina e impide la unión de esta a sus receptores.

Mecanismo de acción del infliximab

Se une y neutraliza al TNF alfa α, logrando interrumpir la cascada secuencial de activación de las vías inflamatorias mediadas por esta citoquina, pero no a la linfotoxina (TNF alfa β). Se une tanto al monómero como a la forma homotrimérica del TNF alfa a transmembrana. La formación de los complejos inmunes infliximab-TNF alfaα son responsables de la reducción de los niveles séricos de componentes proinflamatorios como IL-6 y la proteína C reactiva (pCr) (ver **tabla 18.12**).

Asociado con inmunosupresores como MTX o corticoides se aumenta el riesgo de desarrollar infecciones como tuberculosis activa o reactivación, infecciones micóticas invasivas (histoplasmosis, coccidioidomicosis), El tratamiento debe ser discontinuado en pacientes que desarrollen infecciones severas.

Rituximab

Es un anticuerpo quimérico murino/humano anti-CD20 que representa una inmunoglobulina glicosilada con las regiones constantes de la IgG1 humana y las secuencias de las regiones variables de las cadenas ligeras y pesadas murinas. Fue desarrollado en 1994 y en el 1997 recibió su primera autorización por la *Food and Drug Administration* (FDA) para el tratamiento del linfoma folicular no-Hodgkin. En el 2003, se autorizó su uso en el tratamiento de pacientes adultos con AR (ver **tablas 18.12** y **18.14**)

Mecanismo de acción

Este monoclonal se une específicamente al antígeno CD20, una fosfoproteína no-glicosilada expresada en los linfocitos pre-B y B maduros. El dominio Fab del rituximab se une al antígeno CD20 en la superficie de los linfocitos B y restablece funciones efectoras inmunes para mediar la lisis de células B, vía dominio Fc. Los CD-20 se encuentran tanto en células B normales como en malignas, pero no en células progenitoras hematopoyéticas, procélulas B, células plasmáticas normales u otros tejidos normales.

Los mecanismos posibles de la lisis celular incluyen: la citotoxicidad dependiente del complemento (CDC) como resultado de la unión de C1q, y la citotoxicidad dependiente de anticuerpos (ADCC) mediada por uno o más receptores Fc gamma (γ) de la superficie de los granulocitos, macrófagos y células NK, e inducción de la apoptosis, muerte celular programada mediante la unión del rituximab al antígeno CD20 de los linfocitos B.

Farmacocinética

Es dosis-dependiente. La absorción por vía intravenosa (IV) es inmediata. Los niveles séricos de rituximab son detectables en suero hasta tres a seis meses después que se ha completado el tratamiento con este fármaco. Luego de su administración se observa una rápida y notable disminución de las células B circulantes en tejidos, que retornan a valores normales hasta los 12 meses del término del tratamiento. Se observa además una disminución significativa de la IgG y de la IgM.

La excreción es incierta, y pudiera resultar de la fagocitosis y catabolismo en el sistema retículo-endotelial. La vida media de eliminación es 76 h luego de la primera administración. Se desconoce si es excretado en la leche humana y se recomienda suspender la lactancia durante su empleo.

Reacciones adversas

La mayoría de las toxicidades del rituximab están relacionadas con el sistema cardiovascular o las propias de la infusión del anticuerpo monoclonal (ver **tablas 18.12** y **18.14**).

- Frecuentes: fiebre, escalofríos, cefalea, dolor, rash, prurito, angioedema, náusea, dolor abdominal, linfopenia, leucopenia, neutropenia, trombocitopenia, astenia, rinitis, tos, infección, sudaciones nocturnas, reacciones infusionales ligeras a moderadas.
- Ocasionales: edema periférico, edema, hipotensión, hipertensión, flushing, vértigos, ansiedad, agitación, hipoestesia, depresión, neuritis, somnolencia, urticaria, hiperglicemia, hipoglicemia, hipercolesterolemia, diarrea, vómitos, dispepsia, anorexia, pérdida de peso, anemia, dolor lumbar, mialgia, artralgia, parestesia, artritis, hiperquinesia, hipertonía, neuropatía, conjuntivitis, trastornos lagrimales, broncospasmo, disnea, infección del tracto respiratorio superior, sinusitis e incremento de la LDH.
- Raras: insuficiencia renal aguda, síndrome de distrés respiratorio agudo, anafilaxis, reacción anafilactoide, angioedema, arritmia, ataxia, broncospasmo, paro cardíaco, cardiomiopatía, obstrucción intestinal, coagulopatía, *shock* cardiogénico, hemorragia, cistitis hemorrágica, falla hepática, hepatitis, herpes zoster, hidronefrosis, hipercalcemia, hipotensión, hipotiroidismo, anemia hemolítica, pancreatitis, pancitopenia, neumonitis, vasculitis, artritis poliarticular, edema pulmonar, fibrosis pulmonar, infiltrado pulmonar, pielonefritis, convulsiones, sepsis, reacción infusional severa, *shock*, uveítis, vasculitis, úlceras cutáneas, bronquiolitis obliterante, hipoxia, distensión abdominal, dolor en el lugar de la infusión y bradicardia.

Indicaciones

Se reflejan en las **tablas 18.12** y **18.14**. En pacientes con LES se ha reportado una infección viral severa la leucoencefalopatía multifocal progresiva (LMP), rara enfermedad desmielinizante del SNC causada por virus. Esta enfermedad causa un deterioro neurológico progresivo que lleva a la muerte o severa discapacidad, por lo que la FDA no lo aprueba para este uso.

Contraindicaciones
Hipersensibilidad al producto, a las proteínas murinas o a cualquiera de los excipientes.

Interacciones
- No administrar vacunas de virus vivos atenuados.
- Evitar hierbas hipoglicemiantes (alfalfa, aloe, bilberry, burdock, damiana, garcinia, gárlico, ginger, ginseng), pues pueden incrementar el efecto hipoglicemiante del rituximab.
- Los hipotensores combinados al rituximab, incrementan su efecto durante la infusión.

Precauciones
- Mantener bajo vigilancia muy estrecha durante toda la primera hora de infusión y evaluar la conveniencia de hacerla a una velocidad reducida. Las reacciones leves o moderadas relacionadas con la infusión suelen responder a un descenso de la velocidad de infusión. Tras la mejoría de los síntomas, se puede aumentar de nuevo la velocidad de infusión.
- Dada la posibilidad de hipotensión durante la infusión de rituximab, se debe retirar la medicación antihipertensora desde 12 h antes de la infusión hasta su final. Se han descrito angina de pecho y arritmias cardiacas en pacientes tratados con rituximab.
- Disponer de medicamentos de urgencia para tratar inmediatamente reacciones alérgicas (epinefrina, antihistamínicos, corticoides)
- Administrar siempre como premedicación, analgésico (paracetamol), antihistamínico (difenhidramina) y considerar la posibilidad del uso de corticosteroides de ser necesario.
- Vigilar la posibilidad de síndrome de liberación de citocinas sobre todo en pacientes oncológicos.
- Realizar examen serológico de detección de virus B y C para la hepatitis previo la administración del rituximab, pues se ha visto una reactivación de esta y aparición incluso de insuficiencia hepática aguda y muerte.
- Vigilar la aparición de síntomas de una leucoencefalopatía multifocal progresiva (LMP) sobre todo cuando el rituximab se asocia a quimioterapia con altas dosis.
- Puede ocurrir reacciones mucocutáneas severas (dermatitis liquenoide, pénfigo paraneoplásico, Síndrome de Stevens-Johnson, necrólisis tóxica epidérmica, y dermatitis vesículo-bulosa), en este caso se descontinuará permanentemente el uso de este medicamento.

Inmunoglobulina humana (intacglobin) o gammaglobulina IV

Las inmunoglobulinas intravenosas (IGIV) se emplean en terapéutica desde principios de los años ochenta. Además de como tratamiento de sustitución en las inmunodeficiencias primarias y secundarias, se usan como agente inmunomodulador en ciertos trastornos autoinmunes e inflamatorios y en particular en el tratamiento de la enfermedad de Kawasaki (EK).

Su mecanismo de acción es complejo y no bien conocido para algunas enfermedades y al igual que ocurre con otros medicamentos, los ensayos clínicos y estudios realizados en niños son muy escasos.

Las inmunoglobulinas son proteínas sintetizadas por las células plasmáticas (células B) de nuestro organismo que actúan en la respuesta inmune humoral. Existen cinco tipos de inmunoglobulinas: IgG, IgA, IgM, IgD y IgE. Las IgG son las más importantes en la inmunidad humoral, representan 70 a 80% de las inmunoglobulinas del suero y tienen una semivida elevada (entre 21 y 23 días).

La gammaglobulina IV, es una inmunoglobulina humana G (IgG), forma parte de la lista de medicamentos esenciales de la OMS y del formulario nacional de medicamentos de Cuba. Se comporta como un inmunoestimulante y pertenece al grupo de los FARME biológicos diversos.

Mecanismo relacionado con las enfermedades reumáticas

Se debe distinguir entre los mecanismos de acción a nivel del patógeno que provoca una enfermedad, de aquellos a nivel de una enfermedad dada provocada por la reacción del huésped contra el patógeno. El efecto de supresión de las inmunoglobulinas intravenosas en las respuestas autoinmunes abre nuevas perspectivas terapéuticas y permite un nuevo acercamiento a la comprensión de los mecanismos básicos que explican la autoinmunidad patológica aspecto presente en muchas enfermedades reumáticas.

La respuesta inmume está regulada por una red de interacciones moleculares, y su alteración está implicada en la patogénesis de una serie de entidades de etiología infecciosa, inflamatoria y autoinmune. Las inmunoglobulinas (Ig) son las efectoras de la respuesta inmune humoral sérica y desempeñan un papel primordial en la conectividad de la red antes mencionada. Con la administración en dosis suprafisiológicas de las IGIV (constituidas fundamentalmente por IgG, componente mayoritario de la respuesta inmune humoral) se puede manipular la compleja red de regulación y variar el curso de afecciones cuya patogenia se sustenta sobre la base de una desregulación de la respuesta inmune. La administración de altas dosis de IGIV (obtenidas de un número elevado de individuos donde este proceso opera adecuadamente), compensa positivamente los defectos de conectividad periférica (al suministrar una red artificialmente creada), y además intervienen en la selección central del repertorio de células T y de células B, pudiendo definir a largo plazo que se mantenga este equilibrio.

Existen gran cantidad de moléculas cuya estructura determina su actividad biológica como superantígenos, esto se ha relacionado en diversas entidades entre ellas la EK. El efecto de las IGIV podría deberse a la eliminación de los complejos antígeno-anticuerpo o a la neutralización de las toxinas que actúan como superantígenos e inducen vasculitis generalizada. Los superantígenos pueden causar expansión de las células T autorreactivas desencadenando fenómenos autoinmunes. Estos superantígenos son reconocidas por la célula T, la activan y causan un aumento de la síntesis de citocinas proinflamatorias (IL12, IL18, TNF alfa alfa, IL6, IL1). En los preparados de IGIV existen anticuerpos capaces de interactuar con dichos superantígenos impidiendo su interrelación con el sistema inmune, evitando la puesta en marcha de los mecanismos antes descritos y constituyen la terapia de elección en enfermedades en cuya patogenia se invoca este mecanismo, como en la Enfermedad de Kawasaki. La IGIV es capaz de inhibir la secreción de citocinas proinflamatorias (IL1, IL6, IL18, TNF alfa alfa), de activar la secreción de otras con acción antinflamatoria (IL1ra, IL10), y a su vez incrementan la liberación de receptores solubles de IL1 beta, de TNF alfa alfa, de CD120A (gp 55), CD120B (gp 75), lo cual evidencia el carácter antinflamatorio de la IGIV, lo que ha motivado el ensayo de su uso en enfermedades que cursan con alteración de algunos de estos mediadores, como son los casos del *shock* séptico y la EK.

En los preparados de IGIV otro aspecto relacionado, con el mecanismo de acción para el tratamiento de las enfermedades autoinmune, es la presencia de moléculas con actividad inmunomoduladora -diferentes de las Igs-, como son las siguientes: INF gamma, CD8 y CD4 solubles, así como TGF beta lo cual ejerce un efecto inmunomodulador, fundamentalmente inmunosupresor. De estas la que se ha encontrado en mayores concentraciones y con mayor posibilidad de actividad terapéutica es la molécula de CD4, la cual se piensa que puede competir con las células T autorreactivas y con otras moléculas y conducir a la inmunosupresión inespecífica, particularmente beneficiosa en enfermedades autoinmunes.

El tratamiento en la fase aguda en la EK va dirigido a reducir la inflamación en las paredes de las coronarias y prevenir la trombosis; mientras que, el tratamiento a largo plazo, en los individuos que desarrollan aneurismas coronarios, va dirigido a prevenir la isquemia o infarto miocárdico. Aunque se desconoce con exactitud el por qué la IGIV es útil en enfermedades reumáticas de la infancia y en particular en la EK, al parecer la acción terapéutica de las IGIV, se manifiesta en la sustitución de anticuerpos y la inmunomodulación: bacteriólisis con ayuda del complemento, así como opsonización de virus y toxinas. La gammaglobulina podría atenuar la respuesta inmune y modular con rapidez la secreción de citocinas, para disminuir las reacciones inflamatorias.

Se ha hallado en enfermos de Kawasaki un aumento de metaloproteinasas (marcadores de inflamación con actividad proteolítica), que descienden tras el tratamiento con IGIV, manteniéndose elevadas en pacientes que han desarrollado aneurismas. También, se ha encontrado un aumento de óxido nítrico y del ligando CD40, fundamentalmente en aquellos que desarrollan complicaciones coronarias.

Farmacocinética

- Absorción: posee buena biodisponibilidad por vía parenteral.
- Distribución: luego de su administración intravenosa inmediatamente se distribuye en 100% en el suero, durante la primera semana la distribución se equilibra a 60% en el suero y 40% en el espacio extracelular, el efecto se inicia inmediatamente de administrado el fármaco, sin embargo, pueden ocurrir variaciones individuales. Pasa la barrera placentaria y clasifica como categoría de riesgo C para el embarazo.
- Metabolismo: su catabolismo tiene lugar principalmente en el interior de los granulocitos, en las células del sistema reticuloendotelial y en el tracto gastrointestinal, aunque también se eliminan pequeñas cantidades por vía renal.
- Excreción: su tiempo de vida media de eliminación es aproximadamente tres semanas. Es excretada sin cambios por vía urinaria. No se sabe si es excretada por la leche materna, pero se puede usar en madres que lactan.

Reacciones adversas

Las IgG tienden a agregarse formando complejos de elevado peso molecular responsables de las reacciones adversas de las IGIV. Algunas de las reacciones indeseables dependen de la velocidad de infusión. Estas reacciones se pueden agrupar en:

- Reacciones anafilácticas: son menos frecuentes. Se han descrito en pacientes con déficit selectivo de IgA o inmunodeficiencia común variable, que tienen anticuerpos contra la IgA, luego del tratamiento con IGIV. Los síntomas incluyen disnea, cianosis, ansiedad, vómitos, hipotensión, pérdida de conciencia y, en algunos casos, muerte. Cuando aparecen estas reacciones debe interrumpirse la administración de inmunoglobulinas y tratar el cuadro anafiláctico.

• Reacciones no anafilácticas: suelen aparecer a los 30 min de haber comenzado la infusión. Se observan fiebre, escalofríos, cefalea, mialgias, fatiga, náuseas, vómitos. Se pueden prevenir disminuyendo la velocidad de infusión y con premedicación con ASA.

Entre las reacciones frecuentes se tienen: taquicardia, náusea, sensación de opresión, fiebre, escalofrío, dolor de cabeza, erupción cutánea, malestar general, diarrea y dolor abdominal.

Como reacciones raras pueden aparecer: dolor lumbar, opresión, hipertensión, hipotensión, insuficiencia renal o meningitis aséptica.

En casos muy infrecuentes y aislados, aumento de la concentración de creatinina en sangre, insuficiencia renal aguda, síndrome nefrótico, anemia hemolítica o hemólisis reversible y reacciones tromboembólicas que pueden producir infarto de miocardio, accidente cerebrovascular, embolismo pulmonar y trombosis venosa profunda.

El sistema cubano de farmacovigilancia ha reportado además de las parestesia, disfagia, dolor abdominal, polipnea, sudación, frialdad, vómito, edema, cianosis y temblor.

No se debe olvidar, que a pesar de la selección de donantes y del chequeo de marcadores víricos para la fabricación de estos fármacos, existe la posibilidad de trasmisiones de enfermedades producidas por microorganismos infecciosos o patógenos desconocidos. Dado el menor número de estudios realizados en pacientes pediátricos, su aplicación debe ser cautelosa y se recomienda realizar más estudios y EC para ampliar sus indicaciones o limitarlas en aquellas situaciones clínicas en que no se ha encontrado un claro beneficio.

Los efectos de sobredosis se presentan al administrar el fármaco en infusión rápida, los síntomas que se presentan son escalofríos, eritema, diaforesis, mareo, hipotensión, náusea, pirexia y vómito. Como tratamiento de la sobredosis aguda y efectos adversos graves, puede administrarse antihistamínicos H_1, epinefrina y medidas generales.

Interacciones

Luego de administrar IGIV debe esperarse 11 meses para la vacunación de virus vivos, por la posibilidad de que disminuya su inmunogenicidad. Se recomienda que si se aplicó vacuna triple viral, se debe esperar dos semanas para administrar inmunoglobulina y tres semanas si se aplicó la vacuna antivaricela.

Otros autores recomiendan que luego de la administración de inmunoglobulina humana se debe mantener un intervalo de por lo menos tres meses antes de administrar vacunas parenterales con virus vivos (parotiditis, sarampión, rubéola y varicela), ya que inhiben la multiplicación viral que es necesaria para el éxito de la vacuna. Este intervalo no es necesario mantenerlo cuando se administran vacunas orales (poliomielitis, fiebre tifoidea), ya que estas vacunas generan inmunidad principalmente en el intestino y para vacunas que contienen gérmenes inactivados (influenza, rabia, tos ferina, meningoencefalitis trasmitida por garrapatas), o vacunas toxoides (difteria, tétanos o sus correspondientes combinaciones).

Precauciones

La infusión debe realizarse con el paciente hospitalizado, usar frascos cuyo contenido sea transparente o ligeramente opalescente y libre de flóculos y protegerlos de la luz. No utilizar después de transcurridas 4 h de haberse puncionado para su administración, desechando cualquier remanente que quede en el frasco. Se debe mantener a una temperatura de 2 °C a 8 °C (35 °F a 45 °F), por lo que se debe conservar en refrigeración.

La velocidad de infusión debe ser 0.01 mL/kg/min, incrementando a 0.02 mL/kg/min después de 15 a 30 min; la mayoría de los pacientes toleran un incremento gradual de 0.03 a 0.06 mL/kg/min; sin embargo, el tratamiento debe ser individualizado para cada paciente.

Puede modificar las pruebas de laboratorio del perfil de inmunoglobulinas séricas, y obtenerse falsos positivos en las pruebas serológicas debido al amplio rango de anticuerpos de las inmunoglobulinas humanas séricas.

Debe vigilarse el funcionamiento renal (concentraciones de creatinina sérica), pues en aquellos con daño de este órgano existe mayor riesgo de toxicidad.

Indicaciones

Útil en el tratamiento de algunas enfermedades reumáticas de la infancia, en particular en la enfermedad de Kawasaki (ver **tabla 18.11**).

Otras indicaciones para las IGIV

Se han empleado en el tratamiento de las dermatomiositis juvenil refractaria al tratamiento con esteroides, tanto de manera aislada como en combinación con MTX y ciclosporina A. También en la terapia de reemplazo en deficiencia primaria de anticuerpos (agammaglobulinemias e hipogammaglobulinemias congénitas o pacientes inmunocomprometidos), el tratamiento de púrpura trombocitopénica idiopática, y el síndrome de Guillain-Barré. En la profilaxis de la infección en el trasplante de médula ósea y en niños infectados con VIH, con infecciones bacterianas recurrentes. Infecciones sistémicas bacterianas severas con complicaciones septicotóxicas, como adyuvante a la antibioticoterapia.

Contraindicaciones

Pacientes con anticuerpos clase específico a la inmunoglobulina A. Déficit de IgA aislado.

Preparados y posología

La presentación existente en Cuba (Intacglobin) es de 1 g, para cada 100 mL, se obtiene de plasma sanguíneo de donantes sanos, con títulos altos de anticuerpos contra patógenos bacterianos, micóticos y virales comunes; contiene además dextrosa anhidra 5 g y agua para inyección. Las perfusiones de IGIV deben hacerse a velocidad lenta (0.01 mL/min) en los primeros 30 min, para luego aumentar el ritmo de infusión sin exceder 1 mL/min (aproximadamente 15 a 30 gotas/min), si es tolerada.

Puede diluirse en soluciones parenterales de dextrosa a 5% o cloruro de sodio a 0.9%. La dosis indicada de IGIV dependerá de la enfermedad que se trate.

Interferones

Interferón gamma recombinante (IFN γ)

Las citocinas producidas y liberadas en respuesta a varios estímulos (endógenos o exógenos), por las células, ejercen su actividad biológica sobre otras células o sobre sí misma. Su denominación obedece a la primera función demostrada, (a veces, no la más relevante), así los interferones (IFN) que son citocinas, fueron así nombrados por interferir en la replicación viral. Estos son proteínas funcionalmente relacionadas, específicas de especie, sintetizadas en células eucariotas en respuesta a una gran variedad de estímulos.

Se han caracterizado tres tipos naturales de IFN humanos: alfa (α), beta (β) y gamma (γ), que difieren en sus características estructurales, bioquímicas y antigénicas. Inicialmente los IFN se clasificaron con respecto a su estabilidad frente al calor y pH, y al método de inducción en: IFN tipo I y tipo II. El IFN de tipo II, conocido también como interferón inmune e IFN-gamma (γ), se origina por reacciones inmunológicas y por lectinas y lo producen las células NK y los linfocitos Th1 (su principal fuente es el linfocito T). No tiene homología con los otros interferones y su receptor celular también es diferente. Se han descrito diferentes variantes de este interferón.

En la actualidad los IFN se pueden obtener para su uso en la clínica, mediante el empleo de técnicas de cultivo celular y de ingeniería genética. Sus perfiles de actividad biológica se han diversificado más, gracias al creciente número de variaciones conseguidas con la tecnología de ADN recombinante. Existen varios tipos comercializados (recombinantes y linfoblastoide o natural) siendo los α-2a, α-2b y α-n3 los más empleados.

El INF fue la primera citocina empleada en el tratamiento coadyuvante del cáncer primero, en enfermedades virales y como inmunomodulador. Con la obtención de las formas recombinantes, tanto de INF-γ como el α-2a y α-2b recombinante, sus usos se extendieron al disminuir los efectos adversos.

El INF-β< por su efecto antinflamatorio, ha sido utilizado en esclerosis múltiple y el INF-γ se ha utilizado como inmunoestimulante en distintas enfermedades.

Acciones y mecanismo de acción general de los IFN

Entre las múltiples acciones biológicas de los IFN se encuentran: actividad antifibrótica, antiviral, antitumoral, inmunomoduladora y diferenciadora de células. Estas acciones la comparten los tres tipos de interferones naturales pero se desconoce la especificidad de cada uno en términos cuantitativos. El mecanismo de la acción de los IFN es complejo y se han postulado diversos mecanismos para explicar sus también diversas acciones que explican sus actuales usos.

Actividad antitumoral de los IFN

Es difícil concretar en qué grado la *actividad* antitumoral de todos o de algunos de los interferones se debe a:

- Acción anticelular directa o a una acción estimuladora de la diferenciación celular.
- Estimular la producción de células NK y la producción de linfocinas, aumentando la actividad inmunitaria frente al tumor
- Estimular la expresión de algunos receptores cuya activación repercuta en una acción antitumoral (por ejemplo, receptores estrogénicos, HLA).
- Acción antiproliferativa, reduciendo, por ejemplo, la actividad de oncógenes.
- Sinergismo con otros inductores de la diferenciación y supresores del crecimiento y a que actúan como agentes complementarios de otros fármacos antitumorales.

Efectos inmunomoduladores

- Aumento de expresión en la superficie celular de los antígenos de histocompatibilidad tipos I y II (con una función importante en la histolisis, por linfocitos T citotóxicos de las células infectadas)

- Regulación de la actividad de las células NK y de los propios linfocitos T citotóxicos.
- Activación de los macrófagos y la elaboración de diversas citocinas.

Estas acciones modifican y favorecen la respuesta inmunitaria frente a la infección viral.

Efectos antirreumáticos

Los efectos que explican la utilidad del IFNγ en el tratamiento de algunas enfermedades reumáticas, no han sido bien precisados, entre estos se encuentran:

- Algunos contradictorios, como por ejemplo, el que esta citocina tenga efectos antinflamatorios y además características proinflamatorias. El predominio de sus acciones positivas o negativas en pacientes con AR, depende de las dosis aplicadas, del momento de la acción y del equilibrio inmunológico del individuo.
- Inhiben la producción de interleucinas (il) 1 e il- 8 e induce la producción de il1-Ra e Il-18BP.
- Contribuye a la reorientación del patrón migratorio de las células inflamatorias en la AIJ y producir reparación y remodelación tisular.
- Efectos antifibróticos: disminuyen la producción de colágeno e interfiere con la proliferación de fibroblastos en dermis y sinovial al reducir la expresión de TGF-β.

Farmacocinética

Fundamentalmente de los IFN-α, que son los más empleados y sobre los que hay más datos.

Absorción: no tienen biodisponibilidad oral y se administran fundamentalmente por vía IM o SC. Alcanzan su máxima concentración en 4 a 8 h, retornando sus niveles basales a las 18 a 36 h. El interferón beta se absorbe menos que el alfa por vía IM y suele administrarse por vía IV.

IFN-γ: buena biodisponibilidad (90%) y tiempo máximo de 4 a 7 h).

Distribución: atraviesan mal la barrera placentaria y clasifican como de riesgo C durante el embarazo. No deben usarse durante la lactancia. Alcanzan niveles bajos en el LCR.

Metabolismo hepático.

Eliminación: esencialmente por vía renal y en menor medida biliar.

Tienen una semivida plasmática corta ($t_{1/2}$), que oscila entre 2,5 y 5 h según la vía de administración, aunque sus efectos antivirales persisten durante varios días. Para el IFN-γ, su tiempo de vida media ($t_{1/2}$) es de 6 h por vía subcutánea, 3 h por vía IM y 40 min por vía IV.

Reacciones adversas

La toxicidad del IFN-γ es similar a la de los demás interferones. En el estudio cubano de AIJ, los síntomas catarrales fueron los más frecuentes, síntomas en su mayoría leves y solo dos casos clasificaron como graves (hipoplasia medular y taquicardia).

Durante el tratamiento, los efectos adversos son muy frecuentes (70 a 90%). Su gravedad se relaciona con las dosis empleadas. A dosis mayores pueden ser importantes, pero con las dosis corrientemente usadas suelen ser moderados y reversibles.

- Principales reacciones adversas: síndrome gripal (más de 75%), comienza entre las 2 y 6 h después de la administración; alcanzan el máximo a las 4 a

8 h, y persisten entre 6 y 18 h, disminuyendo gradualmente con el tiempo y lo normal es que desaparezca tras las dos a tres primeras semanas. Puede aparecer incluso con la administración intralesional (50%). Se previene o minimiza con analgésico-antipiréticos y no suele motivar el cese de tratamiento.

- Alteraciones hematológicas reversibles (granulocitopenia, trombopenia y disminución de CD4 en pacientes con infección por VIH).
- Fatiga, caída de cabello, hipertrigliceridemia.
- Trastornos gastrointestinales y aumento de las transaminasas hepáticas.
- Alteraciones neurológicas (somnolencia, parestesias, mareo, ansiedad, depresión, estados confusionales, letargia, trastornos del gusto y del olfato, trastornos cognitivos y de la personalidad y raramente convulsiones).
- Pueden provocar la formación de anticuerpos anti-interferón (neutralizantes y no neutralizantes). Su aparición parece influenciada por las dosis y el esquema de administración. (Su relación con el fracaso terapéutico es controvertida.)
- Excepcionalmente: úlceras bucales, bloqueo auriculoventricular y alteraciones en el ECG seudoisquémicas.
- Exacerba reacciones autoinmunes: disfunciones tiroideas por tiroiditis (3a 5%); podrían exacerbar reacciones en el LES, AR y psoriasis.
- La administración por vía nasal se ha acompañado de inflamación mucosa o úlceras.

Interacciones

- Pueden reducir el aclaramiento de fármacos metabolizados por el citocromo P-450, como teofilina.
- Asociados a inmunosupresores, zidovudina, vidarabina melfalán: provoca una acumulación de este fármaco que potencia su toxicidad.
- Inhibe el metabolismo de la teofilina e incrementa sus concentraciones plasmáticas. Incrementa el efecto anticoagulante de la walfarina al aumentar sus concentraciones séricas.
- Paracetamol: refuerza su actividad antiviral; incremento de enzimas hepáticas.
- Inhibidores de la enzima convertidora de angiotensina (IECA): toxicidad hematológica sinérgica.

Indicaciones

En enfermedades reumatológicas:
- Ensayos clínicos (EC) con IFN-γ recombinante en adultos con AR muestran resultados inconsistentes.
- Se ha observado cierta mejoría clínica en niños con AIJ sistémica tratados con IFN-γ además del tratamiento convencional.
- Niños con AIJ resistentes o intolerantes a todos los tratamientos disponibles en ese momento han tenido mejoría hematológica sin eventos adversos graves, y se ha logrado descontinuar prolongados regímenes con corticoesteroides.
- Existen reportes de uso de IFN-γ, en adultos con esclerosis sistémica (ES) y cutánea con efectos beneficiosos ligeros sobre las complicaciones cutáneas y aceptable tolerabilidad.
- Los resultados en la ES son menos evidentes que en las formas localizadas de esclerodermia.
- Aunque los criterios sobre el uso de IFN-γ en la esclerodermia son contradictorios y limitados los estudios en pacientes pediátricos, investigadores cubanos considerando sus propiedades inmunomoduladoras y antifibróticas,

lo utilizaron recombinante (Heberon Gamma R®, Heber Biotec, producido por el Centro de Ingeniería Genética de Biotecnología en La Habana), en niños con AIJ y esclerodermia juvenil refractarios a otros tratamientos con resultados alentadores.

Otras indicaciones

De acuerdo a sus acciones los INF han sido empleados en diversas situaciones clínicas como son: el tratamiento de infecciones virales (papilomatosis, condiloma acuminado, hepatitis tipos B y C, infecciones por VIH). Neoplasias: hematopoyéticas (leucemias, linfomas) y tumores sólidos, carcinoma renal metastásico, tumores carcinoides, sarcoma de Kaposi asociado con SIDA, carcinomas de células basales de la piel, carcinoma de vejiga, hemangiomas de la infancia. Enfermedad de Peyronié.

El interferón beta, oficialmente aprobado en el tratamiento de la esclerosis múltiple, puede ser útil en el sarcoma de Kaposi del SIDA, carcinoma de células renales, melanoma, linfoma cutáneo de células T, cáncer de pulmón (células pequeñas) y hepatitis aguda no-A no-B.

El interferón gamma (parenteral), se ha recomendado para disminuir la frecuencia y gravedad de las infecciones, generalmente bacterianas asociadas con la enfermedad granulomatosa crónica, en el carcinoma de ovario, y en el melanoma.

Contraindicaciones

Hipersensibilidad al interferón gamma o a cualquiera de los componentes presentes en la preparación.

Precauciones

- Trastornos cardíacos previos: suelen exacerbarse.
- Mielosupresión: riesgo de leucopenia.
- Enfermedades alérgicas: pueden incrementarse sus manifestaciones.
- Trastornos psiquiátricos, epilepsias y otras afecciones del SNC, disfunción tiroidea, enfermedad pulmonar, diabetes, enfermedad autoinmune, coagulopatías, psoriasis.
- Administrar adecuada cantidad de líquidos.
- Monitorear concentraciones de lípidos.
- Realizar al inicio y durante el tratamiento las pruebas de laboratorio siguientes: hemograma completo y con diferencial, recuento de plaquetas, pruebas funcionales hepáticas, determinación de electrólitos, TSH y ECG en pacientes cardiópatas

Bibliografía

Alapont, E. A., L. Lacruz Pérez, B. López Montesinos, I. Calvo Penadés (2010): Cómo diagnosticamos y tratamos una enfermedad reumática: casos clínicos interactivos. Rev Pediatr Aten Primaria, 12(Sup 119): s191-s200.

Alonso Hevia, A. (2001): Tratamiento farmacológico del dolor infantil. Disponible en: http://www.sepeap.org/imagenes/secciones/Image/_USER_/MR_tratamiento_farmacologico_dolor.pdf

Anthony, K. K., L. E. Schanberg (2005): Síndromes de dolor pediátrico y tratamiento del dolor en niños y adolescentes con enfermedad reumática. Pediatr Clin Nam, 52: 611-639.

Arocena, J. de Inocencio (1999): Tratamiento de la artritis crónica juvenil. Evolución y pronóstico. En: Manual Práctico Reumatología Pediátrica. Ed. González Pascual E., pp. 185-254.

Arguedas Quesada, J. A. (2011): Actualización en farmacoterapia: Leflunomida. Actualización Médica Periódica; 126:1-6. Disponible en: www.ampmd.com. Consultado en febrero del 2012.

Bessone, F. (2010): Non-steroidal anti-inflammatory drugs: What is the actual risk of liver damage? World J Gastroenterol, 16(45): 5651-5661.

Borroto Regalado, R. (2002): Mediadores químicos. En *Farmacología General* (Morón-Levy, comps.), Editorial Ciencias Médicas, La Habana, Cuba, pp. 147-164.

Brunton, L.L., B. A. Chabner, B. C.Knollmann (2011): Anti-inflammatory, Antipyretic, and Analgesic Agents; Pharmacotherapy of Gout. En:The Pharmacological Basis of Therapeutics, Eds Goodman& Gilman.12th Edition, The McGraw-Hill Companies, Inc, Versión electrónica disponible en: www.accessmedicine.com

Camacho Lovillo, M. S., M. J. Lirola Cruz (2009): Henoch-Schönlein purpura, Kawasaki disease and other vasculitis. Pediatr Integral, XIII (1): 33-46

Castellano Barca, G. (2009): Juvenile idiopathic arthritis. Pediatr Integral, XIII (1):49-56.

Casanova Sorní, C., E. Romá Sánchez, A. Pelufo Pellicer, Poveda Andrés J. L. (2005): Leflunomida: valoración del riesgo teratógeno en el primer trimestre de embarazo. Farm Hosp, 29 (4): 265-268

Cimaz, R. (2005): Actualización en reumatología pediátrica. An Pediatr (Barc), 63(4): 293-298.

Comas, M. E. (2008): Mecanismo de acción de los corticoides. Corticodependencia y corticorrefractariedad. Enfermedad Inflamatoria Intestinal al día, 7 (2): 69-75.

Cos, M. A. de, J. Merino (1997): Fármacos inmunodepresores e inmunoestimuladores. En: Farmacología Humana. Eds Florez J, Armijo JA, Mediavilla A. J. Capítulo 23. 3er edición. MASSON, S.A, Barcelona, (España), pp. 389-408.

Coto Hermosilla, C., M. Méndez Méndez, I. García García, E. García Iglesias, López Saura P. (2008): Tratamiento de interferón gamma recombinante en niños con esclerodermia. Rev Cub Reumatol, X (11, 12): 3-9.

Coto Hermosilla, C., I. García García, G. Díaz Rojo, I. Bello Rivero, C. Bermudez Badell, *et al.* Interferón gamma recombinante como alternativa terapéutica en niños con artritis idiopática juvenil. Disponible en: http://www.bvs.sld.cu/revistas/ped/vol_82_01_10/ped01110.htm

Díaz C. M., E. L. Carmona (2003): ¿Son los agentes biológicos realmente superiores en eficacia a los medicamentos modificadores de la enfermedad (DMARD) incluida la terapia combinada? Revista Colombiana de Reumatología, 10 (2): 75-79.

Eberhard, F., D. X. Ximena Mora (2004): Manejo del dolor en el paciente pediátrico. Rev Chil Pediatr 75 (3), 277-279.

Feria, M. (1997): Fármacos analgésicos-antitérmicos y antinflamatorios no esteroideos. Antiartríticos. En *Farmacología Humana*. J. Flórez, J. A. Armijo, A. Mediavilla, eds. Capítulo 22. 3ra. Ed. MASSON, S. A., Barcelona (España), pp. 355-387.

Fernández Sierra, A. (2006): Tratamiento farmacológico de las enfermedades reumáticas. (Formación continuada) en: El Peu; 26(1):32-42.

Formulario Nacional de Medicamentos. Cuba. 2006. Consultada la versión electrónica actualizada on-line disponible en http://fnmedicamentos.sld.cu/index.php?P=Home

Gómez Reino, J., E. Lozab, J. L. Andreuc, A. Balsad, E. Batlle *et al.* (2011): Consenso SER sobre la gestión de riesgo del tratamiento con terapias biológicas en pacientes con enfermedades reumáticas. Reumatol Clin, 7(5):284298.

González Pascual, E., J. Villanueva Lamas, J. Ros Viladoms, M. Pons Odena, S. Ruiz García-Diego (1999): Enfermedad de Kawasaki. Presentación de cincuenta casos. An Esp Pediatr, 50: 39-43.

González Pascual, E. (1999): Principales fármacos utilizados en el tratamiento de las enfermedades reumáticas infantiles. En: Manual Práctico Reumatología Pediatríca. Ed. E. González Pascual, pp. 856-865.

Groning, E. (2009): Dolor. *Farmacología clínica*. Colectivo de autores. Editorial Ciencias Médicas, La Habana, pp. 73-90.

Guía de Prescripción Terapéutica Información de medicamentos autorizados en España © 2011 Pharma Editores, SL, Agencia Española de Medicamentos y Productos Sanitarios. Fecha de última actualización: 18 de junio de 2008. Consultado: 22 de febrero del 2012. Disponible en: http://www.imedicinas.com/GPTage/Open.php?Y2ExMA%3D%·D

Guarnizo Zuccardi, P., R. M. Eraso Garnica, L. A. Ramírez Gómez (2006): Inmunización en pacientes con enfermedades reumáticas. Revista Colombiana de Reumatología, 13(1); 65-75.

Inocencio Arocena, J. de, R. Merino Muñoz, C. Álvarez Madrid, J. García-Consuegra Molina (2009): Efectividad del etanercept en el tratamiento de la artritis Idiopática juvenil. An Pediatr (Barc), 70(4): 354-361.

Londoño P. J., D. L. Saibi, J. M. Anaya, C. V. Caballero, J. F. Molina et al. (2004): Normatización para la administración y el seguimiento de los agentes biológicos y de quimioterapia usados en reumatología. Revista Colombiana de Reumatología, 11(2): 141-149.

Martínez Grau, I. (2003): Inmunoglobulina intravenosa: sus aplicaciones. Rev Cubana Invest Bioméd, 22 (4): La Habana, sep.-dic. versión impresa ISSN 0864-0300.

Morcillo, E., J. Cortijo: (1997) Mediadores celulares III. Angiotensinas, cininas, citocinas y otros mediadores peptídicos. Capítulo 21. En: *Farmacología Humana*. J. Florez, J. A. Armijo, A. J. Mediavilla, eds. 3ra. Ed. MASSON, S.A, Barcelona, pp. 343- 353.

Muro Brussi, M. (2004): Ensayos clínicos en niños. Nuevo Real Decreto, viejos conceptos. An Pediatr (Barc), 61(5): 387-389.

Noa, A., B. Rodríguez, A. Vidal (2002): Mecanismos de acción de la gammaglobulina para uso endovenoso. Rev Cubana Hematol Inmunol Hemoter, 18(1): 41-47.

Nava Bracho, A. (2010): Medicamentos utilizados en reumatología pediatría. Boletín de Reumatología del Centro Nacional Enfermedades Reumáticas de Venezuela. (Creado por García Macgregor E.) Realizado por: Enah Consultores C. A.Disponible en: http://www.cner.org.ve/paginas/indice_boletin.htm. Consultado en febrero del 2012.

Publicación oficial de la Asociación Española de Pediatría (AEP), ISSN 1695-4033). Essential Medicines for Children 3rd list (March 2011. Disponible en: http://www.who.int/medicines/publications/essentialmedicines/en/index.html

Panadero Esteban, M. I., J. Carcelén Andrés, E. Urbieta Sanz (2003): Visuales MC. Inmunoglobulinas intravenosas en pediatría. FARM HOSP (Madrid): 27(3); 179-187, 1130-6343/2003/27/3/179, Copyright © 2003 ARÁN Ediciones, S. L.

Rodrígues Alves, J. A., S. C. de Magalhães Souza Fialho, E. Flávio Morato, G. R. Werner de Castro, A. Fontes Zimmermann, et al. (2011): Toxicidade hepática é rara em pacientes com artrite reumatoide usando terapia combinada de leflunomida e metotrexato. Rev Bras Reumatol, 51(2): 138-144.

Saavedra, S. I., L. Quiñones, B. M. Saavedra, A. J. Sasso, T. J. León *et al.* (2008): Farmacocinética de medicamentos de uso pediátrico, visión actual. Rev Chil Pediatr, 19 (3): 249-258.

Saigí Ullastre, I., A. Pérez Pérez (2011): Hiperglucemia inducida por glucocorticoides. Semin Fund Esp Reumatol, 12(3): 83-90.

Servicio Informativo del Centro para el Control Estatal de la Calidad de los Medicamentos de Cuba (CECMED) (2001): AINE asociado con fascitis necrotizantes. Año 7, Número 39 Octubre-Diciembre citado como fuente original: WHO Pharmaceuticals Newsletter No 4, 2000: 12.

Silverman, E., R. Mouy, L. Spiegel, L. K. Jung, R. K. Saurenmann, *et al.* (2005): Leflunomide or Methotrexate for Juvenile Rheumatoid Arthritis. N Engl J Med, 352: 1655-1666.

Capítulo 19

Repercusión psicosocial de las enfermedades crónicas en niños y adolescentes

Dra. Ovidia C. Rodríguez Méndez

Las enfermedades crónicas generan estrés constante y prolongado que afecta a los pacientes y al sistema familiar y que tienen efectos distintos de la influencia física del trastorno patológico, pero que influyen de manera directa o no en la forma de abordar el problema médico.

La asistencia médica debe brindarse mediante un equipo coordinado por especialistas de reumatología, enfermería y nutrición, así como educadores, psicoterapeutas, rehabilitadores y asistentes sociales, para realizar un abordaje de tratamiento integral.

La influencia del trastorno está en dependencia de la etapa del desarrollo infantil por la que esté atravesando el paciente: desde la primera infancia hasta la adolescencia; además, los objetivos del desarrollo determinan cómo el paciente hace frente satisfactoriamente a la adversidad, e interioriza una egoidentidad positiva.

En el lactante se alteran las relaciones entre los padres y el hijo, interfieren en el desarrollo de la confianza básica y la ansiedad de los padres se comunica al niño y aumenta la inseguridad de este. La ansiedad de la separación por hospitalizaciones repetidas o técnicas molestas provoca una inmunidad irracional a ser tranquilizado.

Entre uno y tres años, influye la enfermedad en su capacidad de explorar el entorno, de su movilidad, se afecta su capacidad de separación individualización respecto a la familia y se crea una dependencia a largo plazo.

Al inicio de la segunda infancia hay una propensión al pensamiento mágico y piensan que es un castigo merecido por portarse mal, culpabilidad y resentimiento en su imagen del mundo y se tornan pasivos y complacientes, lo que hace sospechar de su ajuste emocional.

La segunda infancia media afecta la productividad y laboriosidad por ausentismo escolar, dificultades con la aceptación en las relaciones con los coetáneos y disminución de la capacidad y energía del niño. Los compañeros los aíslan y se vuelven introvertidos o deprimidos.

La adolescencia es quizás la etapa de la vida donde sufren más afectaciones en las áreas del crecimiento físico, emocional, intelectual y moral. Se intensifican la aceptación de identidad y de separación individualización. Aparecen conductas negativistas para reforzar el ego que surge y el sentido de omnipotencia e indestructibilidad es un reto. Tienen falta de capacidad de establecer una proyección de futuro o prever consecuencias y a veces no cumplen los tratamientos médicos. Realizan conductas contra fóbicas que lo ponen aún más en peligro y conductas inadecuadas para dominar su temor a morir, enfrentando situaciones de riesgo o es posible que intenten demostrar que no es distinto a sus compañeros.

Los adolescentes con enfermedades crónicas generan conflicto familiar, rechazan orientación de los padres, tienen ambivalencia respecto al grado de cuidado que necesitan de los padres, cuando estos hacen incursiones de control. La aparición de la sexualidad aumenta la tensión familiar y saben que la enfermedad tiene estigmas asociadas que influyen en su imagen corporal o en su atracción sexual en la mujer, vinculado a forma y proporciones normales de la parte inferior de su cuerpo y de las piernas (artritis reumatoide) y en el varón la fuerza de la parte superior del cuerpo (cintura escapular).

Entre los factores que influyen en el cumplimiento de pauta médica destacan:
- Falta de aceptación: puede estar en relación con mala adaptación al trastorno, negación o fantasía como defensa y sus características premórbidas, los modelos de conducta negativistas, la dinámica familiar, las creencias culturales o religiosas.
- Complejidad: puede estar en relación con confusión, sensación de ser incompetente o verse abrumado, falta de motivación o energía.
- Etapa de desarrollo: lucha por la separación e individualización, identidad del ego o interés por la identidad sexual, falta de capacidad de proyectar las consecuencias hacia el futuro.
- Influencia en el estilo de vida: incomodidades o restricciones, estigmas, dificultades económicas.
- Molestias: dolor, efectos secundarios del tratamiento.
- Necesidad de estar enfermo: de escapar al conflicto, dependencia, necesidad de atención.
- No hay ningún motivo para estar bien: falta de dirección u objetivos profesionales. Situación terminal.

En el proceso de aceptación, el objetivo es mejorar la calidad de vida y la aceptación de la pérdida de salud, comodidad, aspecto físico, seguridad o capacidad funcional. Todos son factores de estrés a largo plazo e influyen en la evolución y aceptación final a la realidad.

Etapas del proceso de duelo

Atraviesan por distintas fases: *shock*, negación, ira, depresión, regateo, aceptación, resignación, compensación o sobre compensación. Cada uno de los familiares las sufre a un ritmo distinto del paciente y diferente en cada uno de ellos. Cada etapa puede ser adaptativa o no, teniendo en cuenta las técnicas de afrontamiento y patrones de conducta de funcionamiento eficaz.

Los mecanismos de defensa en cada una de las etapas de duelo se manifiestan con diferentes expresiones sintomáticas:
1. Desadaptativas: interfieren en la cooperación e influyen de forma negativa en la adaptación social o emocional.

2. *Shock* y depresión: incapacidad completa o regresión a dependencia, resentimiento.
3. Ira: falta de cumplimiento del tratamiento médico, alteraciones del comportamiento.
4. Regateo: lucha interna psicológica, intento de intercambiar de un factor de estrés por otro.
5. Proyección: culpa con o sin ira, reacción de culpabilidad, autocastigo, proceso destructivo.
6. Aislamiento: disociación real o imaginaria, escapar de molestia emocional, crear discapacidad social.
7. Negación: actividades autodestructivas.
8. Falsa valentía: negar temores ante los demás y ante sí mismo.

Se debe evaluar el grado o mecanismos de adaptación en pacientes y en la familia como elemento crucial en la intervención, cuáles son las funciones de los mecanismos de afrontamiento y el curso natural del proceso, teniendo en cuenta la actitud del paciente ante la enfermedad, las características del niño o del adolescente, la fase de duelo de aflicción, consternación o aceptación, la dinámica de cada familia y su influencia en la adaptación a una enfermedad crónica, así como factores intrínsecos psicosociales. En las familias, detectar estados patológicos específicos, componentes que la forman y trasfondo cultural o sistemas de creencias religiosas.

Repercusión de calidad de la familia

Aquí intervienen el grado de cohesión, la respuesta al estrés, la capacidad de los padres de supervisar asistencia, el cumplimiento del tratamiento recomendado, la modificación del estilo de vida, ayudar al paciente en su adaptación, relacionarse con el equipo médico, falta de cooperación o resistencia. Es importante en la entrevista evaluar el funcionamiento familiar usando instrumentos estandarizados (cuestionarios).

Los estilos de respuestas de las familias tienen una gran variabilidad, que va desde el hiperactivo e involucrado transitando hasta el pasivo y distanciado. Pueden sentirse abrumados por la pérdida, la carga económica, la información compleja. Otras son resistentes o a veces caóticas. Una minoría son altamente organizadas o con jerarquía específica.

En otras familias se observa que giran en torno al niño o adolescente con la enfermedad o esta les motiva resentimiento. En ocasiones el niño puede sufrir malos tratos o negligencia y recordar que las creencias religiosas pueden provocar oposición a tratamientos médicos convencionales.

Es muy importante comprender la perspectiva de actuación del sistema familiar, para poder establecer una relación eficaz y negociar una solución de compromiso, ajustando la intervención terapéutica si la atención se ve amenazada. El adolescente puede adoptar patrones de la familia o rebelarse contra ellos y diferenciarse para colaborar y desarrollar valores propios. Las fobias o ansiedades influyen en respuesta al estrés y el temperamento más vulnerable a desesperación o impotencia, de aceptación o resignación, autoafirmación o sumisión adaptación. En enfermedades como el lupus, la prednisona puede provocar trastornos conductuales como la irritabilidad, la depresión o la paranoias.

En cuanto a las variables específicas de la enfermedad y del tratamiento, se debe considerar la intensidad o gravedad de la enfermedad, el grado de manifestación ante los demás, el grado de molestias, la predicción de su curso y el pronóstico.

La intensidad o gravedad influye sobre el estilo de vida de pacientes y familiares por las molestias o restricciones que ocasiona, la frecuencia en que el trastorno es recordado al paciente cada día, y la dificultad económica por el costo de la medicación.

El grado de manifestación ante los demás se evidencia por la gravedad de los síntomas, es más fácil la aceptación en pacientes con trastornos evidentes.

La predicción del curso, las complicaciones, brotes o crisis erráticas y sin relación al tratamiento, son difíciles de tolerar emocionalmente y provocan ansiedad por impotencia y pérdida de control, y además intensifican más efecto negativo. Se debe evitar las dudas de su colaboración excepto en las conductas problemáticas.

Grado de molestias por el dolor intermitente o crónico, o por los tratamientos dolorosos

Se deben evitar en lo posible las experiencias dolorosas que los puede llevar a falta de cumplimiento del tratamiento o a la búsqueda de estupefacientes. El dolor afecta la capacidad cognitiva, de adaptación social y la motivación para cualquier tarea. Es importante explorar métodos alternativos de control del dolor, técnica de relajación, hipnoterapia, estimulación eléctrica o acupuntura, para reducir el riesgo de adicción a estupefacientes.

Pronóstico

El médico debe decidir qué debe informar a niños y adolescentes acerca de su estado de salud sin destruir sus esperanzas ni romper mecanismos de defensa. Cuando la evolución es más predecible, pacientes y familiares responden mejor a situaciones inevitables. La familia puede colaborar en la preparación de las crisis previstas de la enfermedad, la evolución con deterioros y exacerbaciones impredecibles generan gran angustia y ansiedad. Es importante determinar en qué un adolescente puede dar su consentimiento o rechazar una intervención terapéutica que pueda salvarle la vida.

El especialista de psiquiatría infanto-juvenil aporta al equipo de tratamiento una perspectiva externa y una experiencia social. Necesita interconsulta un paciente que no ha conseguido una resolución del conflicto que amenaza el riesgo de salud y cuando el equipo considera que existen factores psicológicos que impiden una estabilización o recuperación. También para ayudar en la toma de decisiones en el uso de medicación psicotrópica. Se debe sospechar o detectar abusos cuando un niño con enfermedad crónica ingresa con frecuencia en el hospital. La intervención de la familia en el tratamiento es esencial para alcanzar un resultado satisfactorio.

Las modalidades de tratamiento se agrupan, fundamentalmente, en la psicoterapia: individual, de grupo, familiar, cognitiva conductual, medicación psicotropa, educación o ajuste de la pauta de tratamiento.

Resumen

- El tratamiento de las enfermedades crónicas requiere de un trabajo en equipo, del cual forman parte el paciente y se familia.

- El médico debe tener en cuenta la influencia del trastorno en el paciente y los efectos secundarios de los tratamientos.
- Cuando se aprecia una falta de cumplimiento debe determinarse la causa.
- Los mecanismos de defensa pueden ser adaptativos o no.
- El grado de adaptación y el estilo de afrontamiento del paciente pueden diferir de los existentes en los familiares.
- Las creencias culturales y religiosas pueden influir mucho en la conducta.
- Cuando sea necesario hospitalizaciones repetidas sospechar abuso o negligencia en el hogar.
- La falta de cumplimiento persistente del tratamiento médico pone en peligro la vida del paciente. Debe evaluarse al joven que no quiere o no puede aceptar las responsabilidades de autocuidado apropiadas o la familia cuando se ve superada por el trastorno del niño o adolescente.

Bibliografía

Eisner, C.(1993): Growing up with a chronic disease: the impact on children and their families. Filadelfia: J Kingsley.

Hymovitch, D., G. Hagopean (1992): Chronic illness in children and adults: a psychosocial aproach. Filadelfia: W.B. Saunders.

Mazkenzie, L. (1994): The complete directory for people with chronic illness. Lakeville CT, Grey House Publishing.

Taner Leff, P., E. H. Walizer (1992): Building the healing partnership: professionals and children with chronic illness and disabilities, Cambridge,Mass: Brookline Books.

Parmelee Dean, X. (1996): Enfermedades Crónicas en Psiquiatría del Niño y el Adolescente. Harcourt BRACE.

Roberts, N. (1993): Living your own life: a Handbook for teenagers by young people and adults with chronic illness and disabilities, Minneapolis, Pacer.

Capítulo 20

Sistema psiconeuroinmuno endocrino

Dra. Cecilia Coto Hermosilla

El sistema psiconeuroinmunoendocrino (PNIE) está integrado por el sistema nervioso central (SNC), incluyendo la psiquis, y el sistema inmune, el sistema endocrino y el resto de órganos y sistemas, todos integrados entre sí, e interactuando con el medio ambiente.

Las vías de comunicación de estos sistemas entre sí son las citocinas, las hormonas y los neurotransmisores. En las células de todos los órganos hay receptores para todas estas moléculas y se interrelacionan entre sí formando redes moleculares que constituyen un todo único e indivisible, que forma al individuo. Las citocinas no solo son segregadas por los linfocitos sino también, en parte, por otros sistemas, como el SNC y el sistema endocrino.

El adolescente con una enfermedad autoinmune es un verdadero ejemplo de la interrelación entre todos los sistemas, con el medio ambiente, el genoma y el epigenoma. Este joven tiene una verdadera explosión hormonal, con un cambio por el crecimiento y desarrollo de todos sus órganos y sistemas; si a eso se le agrega que tiene una enfermedad autoinmune, pues tiene hiperactividad del sistema inmune, y eso condiciona que exista un desequilibrio en las redes moleculares que forman el sistema psiconeuroinmunoendocrino (**Fig. 20.1**).

- Vias de comunicación:
  - Citocinas.
  - Neurotransmisores.
  - Hormonas.
  - Receptores celulares.
- Factores epigenéticos
  - Infecciones.
  - Hábitos.
  - Envejecimiento.
  - Componentes de la dieta.
  - Estrés.
  - Violencia.
  - Estilo de vida.

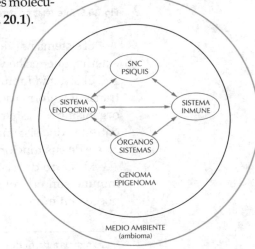

Fig. 20.1. Interrelación múltiple en el individuo: PNIE, genoma, epigenoma, medio ambiente.

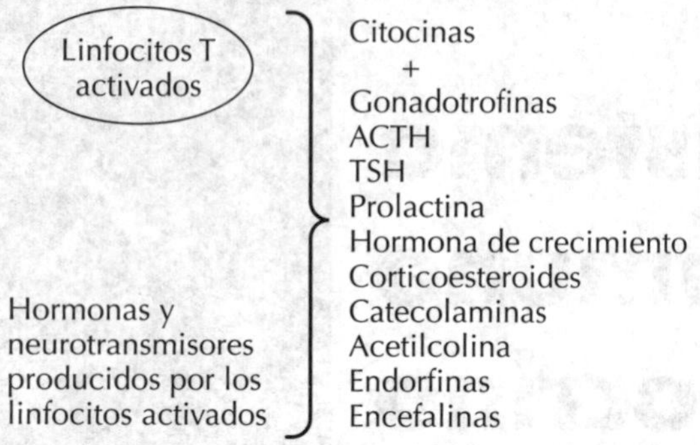

Linfocitos T
activados

Citocinas
  +
Gonadotrofinas
ACTH
TSH
Prolactina
Hormona de crecimiento
Corticoesteroides
Catecolaminas
Acetilcolina
Endorfinas
Encefalinas

Hormonas y
neurotransmisores
producidos por los
linfocitos activados

Fig. 20.2. Linfocitos T
activados.

– Polucion ambiental.

– Otros.

Los linfocitos T activados no solo producen citocinas sino también hormonas y neurotransmisores. Las hormonas son: ACTH, prolactina, hormona tiroideo estimulante (TSH), hormona del crecimiento, corticoesteroides, hormona folículoestimulante (FSH), hormona luteinizante (LH), ocitocina, vasopresina (AVP), CRHL, HRH, péptido intestinal vasoactivo (VIP); y los neurotransmisores: neuropéptido Y, endorfinas, betaendorfinas, encefalinas, catecolaminas y acetilcolina, entre otras (**Fig. 20.2**).*

Las células del sistema nervioso central y del sistema endocrino producen, a su vez, diversas citocinas: IL-1, IL-2, IL-4, IL-6, IL-10, IFN alfa, IFN beta, IFN gamma.

Existe, por lo tanto, una unión entre el sistema neuroendocrino y el sistema inmune relacionados por péptidos comunes. Los receptores moleculares de las células están aptos para unirse a las distintas moléculas de los dos sistemas. El sistema neuroendocrino segrega ACTH, endorfinas, encefalinas y corticoides, pero el sistema inmune, a su vez, sintetiza nuevamente ACTH, endorfinas, TSH, linfoquinas y encefalinas (**Fig. 20.3**).

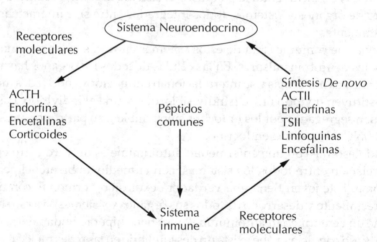

Fig. 20.3. Interrelación sistema neuroendocrino y sistema inmune.

El sistema nervioso (psiquis incluida), se comporta como un sistema cognitivo externo, que recibe y transmite información del medio ambiente natural y social.

El sistema inmune funciona como un sistema cognitivo interno que recibe y transmite información sobre el medio interno y las configuraciones moleculares del organismo. El sistema endocrino, constituye una vía importante de comunicación entre los dos sistemas anteriores y a la vez un delicado mecanismo de control y ajuste de sus funciones a las necesidades de la homeostasis.

El centro del sistema inmune es el timo, y las células y citocinas del sistema inmune son el "cerebro móvil" del organismo. El cerebro y el sistema inmune poseen un número similar de células. Su funcionamiento se debe a fenómenos de

_____

* Las figuras a partir de esta, son cortesía del doctor Sergio Arce Bustabad.

aprendizaje y ambos tienen memoria. Existe un lenguaje molecular común, compartido también por el sistema endocrino. El órgano de control central del sistema endocrino es la glándula pituitaria.

Los tres sistemas presentan una autonomía funcional relativa, así como mecanismos de alimentación y retroalimentación internos que posibilitan su autocontrol. La autonomía es solo relativa y existe una interdependencia funcional entre los tres sistemas, que integran sus acciones mediante un lenguaje molecular común y contactos celulares de diferente índole. No basta, sin embargo, la producción de moléculas comunes por los tres sistemas para explicar la interacción, es necesaria la presencia de receptores específicos para cada una de las moléculas en las membranas de sus células.

Las enfermedades autoinmunes (EAI) son multifactoriales y están determinadas por factores genéticos que dan la predisposición y factores epigenéticos que disparan los genes predictores. La epigenética es cualquier actividad de regulación de los genes a través de procesos químicos que no tienen cambios en el código del ADN, pero pueden modificar el fenotipo del individuo y su progenie.

Dentro de los factores genéticos, se tiene al sistema mayor de histocompatibilidad (HLA); este fija un código genético para cada individuo; está determinado en el brazo corto del cromosoma 6, donde existen los locus que tienen diferentes marcadores genéticos (HLA-B27, HLA-DR4, HLA-B5, etc.); hay enfermedades que se asocian a determinados tipos de HLA, como son las enfermedades autoinmunes. El tener la predisposición genética no es necesariamente un indicador definitivo de que se padecerá determinada enfermedad, son múltiples los factores que incidirán en su aparición. El receptor de la célula T (RCT), está codificado genéticamente y tiene cadenas alfa y beta con determinadas variables, pero hay grupos de familias celulares que presentan cadenas gamma y delta que son las que reconocen lo propio y están aumentadas en los pacientes con enfermedades autoinmunes. Las citocinas también están codificadas de manera genética y puede haber disminución de la IL 2 en pacientes con artritis reumatoidea que viene determinado genéticamente, así como alteraciones en otras citocinas. Las inmunoglobulinas están fijas genéticamente y se plantea que en algunos casos hay un déficit de glicocilación de la inmunoglobulina, determinado de manera genética, y eso condiciona una forma de inmunoglobulina anormal, que es reconocida como antigénica por las inmunoglobulinas normales, llamadas factores reumatoides.

La apoptosis o muerte celular programada está regida por una familia de genes proapoptóticas, como el ligando de la molécula Fas, el factor de necrosis tumoral (TNF) y el BH3 (Bim) y otras antiapoptóticas como la familia Bcl-2, la FLIP y la BAAF. Los primeros inducen la muerte de células y los segundos la inhiben; se plantea también que la apoptosis depende de la IL 2, pues en ratones deficientes de esta citocina puede haber linfoproliferación y autoinmunidad. La apoptosis tiene una función central en conservar la tolerancia y prevenir las enfermedades autoinmunes.

Los factores epigenéticos, en estudios cada vez más interesantes, explican cómo los factores ambientales, la dieta y los factores psiconeuroinmunoendocrinos pueden verse implicados en los cambios bioquímicos a nivel del epigenoma.

Los factores psiconeuroinmunoendocrinos como el estrés son desencadenantes de enfermedades autoinmunes, o los que pueden exacerbar la enfermedad.

La depresión acompaña a la artritis reumatoide y se ha comprobado que no se trata de que el paciente se deprima por su enfermedad, sino que hay un síndrome único que lleva a trastornos de conducta e inflamación por los mismos péptidos que producen la enfermedad. Existe una estrecha relación entre las enfermedades inflamatorias crónicas y los síndromes psiquiátricos, siendo la CRH el elemento central, donde hay un punto de confluencia entre la organicidad y la subjetividad. La inflamación produce trastornos de conducta y es un síndrome único con base bioquímica y molecular común, con ruptura de los mecanismos de retroalimentación de los sistemas nervioso, inmune y endocrino (**Fig. 20.4**).

**CRH elemento central: punto de confluencia
entre organicidad y subjetividad**

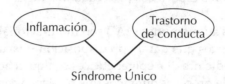

Síndrome Único

Base bioqímica y molecular común

Ruptura de mecanismos de retroalimentación
de los sistemas nervioso, inmune y endocrino

Fig. 20.4. Relación entre enfermedades inflamatorias crónicas y síndromes psiquiátricos.

Las hormonas desempeñan una importante función en la aparición de las enfermedades autoinmunes, siendo los estrógenos los que le dan preponderancia al género femenino en estos padecimientos, y se sabe que en el lupus la incidencia es de 10 a 11, a 1 en el adulto. Dentro de los factores ambientales se encuentran los virus como el Ebstein Barr, que tiene una porción de la cadena amioacídica igual a la que presenta el HLADR4, por lo que hay un mimetismo molecular y los anticuerpos atacan tanto al virus como al HLADR4 que es un marcador de la artritis reumatoidea. Las bacterias pueden desencadenar las enfermedades por mecanismo de reacción cruzada al igual que los hongos. Los superantígenos son antígenos que no requieren de la presentación por el HLA, sino que se adhieren a la porción variable de la cadena beta, sin pasar por el reconocimiento del HLA y son un potente estimulador de la respuesta inmunológica. Las proteínas de choque térmico pueden a su vez desencadenar la reacción inmune.

La contaminación ambiental está siendo estudiada cada vez más como un disparador epigenético, teniendo en cuenta que la epigenética no es más que un interlocutor entre el ambiente y el genoma. Las madres fumadoras se sabe que perjudican a sus hijos con artritis idiopática juvenil, además de otros daños que provocan en la etapa fetal. La dieta con productos tóxicos, químicos, preservantes, colorantes y otros provocan cambios en el epigenoma y conducen a un mayor estrés oxidativo, lo que ocasiona mayor daño tisular en pacientes con enfermedades autoinmunes. En estos momentos se espera un alza de la diabetes mellitus en China debido a los cambios importantes de la dieta en los últimos 10 años. Los factores inmunológicos pueden estar influenciados por los factores epigenéticos y hay alteraciones del equilibrio de las citocinas proinflamatorias y de las antinflamatorias, siendo la artritis reumatoidea una enfermedad de citocinas proinflamatorias producidas por los linfocitos Th1 y el lupus eritematoso sistémico es la típica enfermedad Th2 con citocinas antinflamatorias. El aumento de clones celulares con cadenas gamma y delta permitirían el mayor reconocimiento de lo propio en estos pacientes.

La adolescencia es un periodo biopsicosocial que abarca desde los 10 hasta los 19 años; se caracteriza por un periodo de transición crítico e intenso en que predominan la inestabilidad y el desequilibrio, por todos los cambios que están desarrollándose en el individuo. Se caracteriza por un desafío y rebeldía frente al adulto. El adolescente y cada uno de los miembros de la familia están sometidos a los impactos del crecimiento y del desarrollo. En su afán por descubrir nuevas direcciones y formas de vida desafía y cuestiona el orden familiar prestablecido En su dicotomía dependencia e independencia hace que por un lado necesiten mucho del amor y cuidado de sus padres y por otro deseen sentirse libres y sin control alguno, lo que ocasiona conflictos familiares intensos y crónicos en cada núcleo. Los adolescentes se sienten incomprendidos por los adultos, rechazan la autoridad de sus padres, del médico, de sus maestros y se mantienen en una gran guerra generacional.

La adolescencia es una etapa de cambios rápidos y notables, entre los que se encuentran:

- La maduración física, en que se produce el crecimiento corporal general que incluye la capacidad de reproducción.
- La maduración cognitiva, que implica una nueva capacidad para pensar de manera lógica, conceptual y futurista.
- El desarrollo psicosocial, que permite una comprensión mejor de uno mismo en relación con los otros.

El proceso de aprendizaje de sí mismo y en relación con los compañeros y adultos, y el desarrollo, la identidad, la intimidad, la integridad, la independencia psicológica y la independencia física, se alcanzan durante el paso por la adolescencia.

- La identidad es un sentido coherente de "quién soy" que no cambia en forma significativa de un contexto al otro.
- La intimidad es la capacidad para relaciones maduras tanto sexuales como emocionales.
- La integridad es un sentido claro de lo que está bien y lo que está mal, incluyendo actitudes y comportamientos socialmente responsables.
- La independencia psicológica es un sentido suficientemente fuerte de sí mismo que le permite a uno tomar decisiones, andar por el mundo sin depender excesivamente de otros y asumir las funciones, prerrogativas y responsabilidades del adulto.
- La independencia física es la capacidad de dejar a la familia y ganarse el propio sustento (ingreso, vivienda, transporte, etc.).

La adolescencia se divide en tres etapas: etapa precoz de 10 a 13 años, etapa intermedia de 14 a 16 años y etapa tardía de 17 a 19 años.

En cuanto a la independencia, en la etapa precoz hay menor interés filial, mayor amistad con sus iguales, rechazo de la autoridad, búsqueda de la privacidad. En lo que se refiere a la identidad hay un aumento de habilidades cognitivas, y un estado de turbulencia que lo mantiene sin entender qué le está ocurriendo. Tiene falta de control de los impulsos, y sus metas vocacionales son irreales. Respecto a su imagen hay preocupación por los cambios puberales, y empieza a tener incertidumbre sobre su apariencia física.

En la etapa intermedia, la independencia que adquiere el adolescente se manifiesta por una máxima atracción por sus compañeros de grupo, se presenta un intenso conflicto filial y comienza, o aumenta, la experiencia sexual. Respecto a su identidad hay una total aceptación de los valores del colectivo, corren más riesgos por características propias de su grupo, que son la invulnerabilidad y la omnipotencia, ellos creen que no les va a pasar nada, que son totalmente intocables. En cuanto a su imagen, hay preocupación por su apariencia, y deseo de poseer un cuerpo atractivo. Esto es lo que más los afecta cuando enferman de alguna patología que produzca deformidades o afectaciones estéticas, como la esclerodermia lineal, las lesiones alopécicas del lupus o la presencia de un Síndrome de Cushing por esteroides, entre otros.

En la etapa tardía, la confirmación de los cambios es marcada, se aproximan nuevamente a sus padres, le dan prioridad a las relaciones íntimas y va disminuyendo la importancia del grupo. Respecto a su identidad ya se aprecia un desarrollo del sistema de valores, hay metas vocacionales reales, se ha establecido una identidad personal y social y se incrementa la capacidad de intimar. En esta etapa ya se acepta la imagen corporal.

Los adolescentes están en pleno proceso de formación de la personalidad. Esta se puede definir como el conjunto de todas las características cognoscitivas, afectivas y conativas, en la unidad de lo corporal y lo espiritual de cada individuo. Por lo tanto, los adolescentes con enfermedades autoinmunes se ven enfrentados al estrés propio del desarrollo y a un estrés inflamatorio por la enfermedad autoinmune.

El estrés es la presión del ambiente que le impone al individuo demandas físicas o emocionales, o ambas, que requieren ajustes fisiológicos y psicológicos por parte del individuo sometido a esta situación.

El estrés provoca reajustes en la conducta, aumentando la atención, la alerta y los reflejos, disminuyendo el hambre y la libido, ocurren también reajustes metabólicos con aumento del pulso, la tensión arterial y el flujo sanguíneo, con reajustes metabólicos y energéticos en el cerebro, músculo, corazón, etc., el organismo se prepara para la huida o para el ataque frente al agente estresor. Ahora se conoce que hay también reajustes inmunológicos con redistribución de las células inmunocompetentes con una desviación Th1 a Th2 y viceversa.

En estos momentos, las tensiones mentales son estímulos inapropiados, pero desencadenan iguales reacciones fisiológicas y psicológicas.

El estrés influye de forma determinante en el sistema inmune y hay que diferenciar el estrés agudo del estrés crónico. El estrés agudo es inmunoestimulante, dura minutos u horas, permite la redistribución de leucocitos al "lugar correcto", que puede ser una herida o una infección.

Se encuentra un aumento de la hipersensibilidad retardada por respuesta celular, aumento de la respuesta humoral primaria y secundaria, e incremento de la respuesta inmune innata y adaptativa.

El estrés crónico, por el contrario, dura horas, días, semanas o meses, es inmunosupresor, disminuye la hipersensibilidad retardada, baja la producción de anticuerpos, decae la actividad de los macrófagos, aminora la actividad de las células NK (**Fig. 20.5**).

Hay un abanico entre el estrés agudo y el estrés crónico, que es lo que se llama resiliencia, y depende de la elasticidad, de la capacidad de adaptación de cada individuo (**Fig. 20.6**).

Si se considera al adolescente como una personalidad con tendencia al desequilibrio por todos los ajustes que están ocurriendo en el organismo en pleno proceso de cambios y desarrollo, se puede aplicar lo que se explica en la **figura 20.7**.

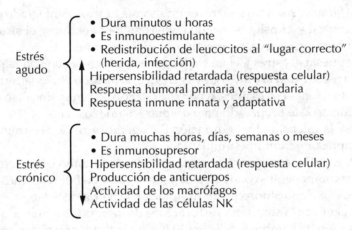

Fig. 20.5. Estrés y sistema inmune.

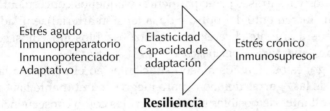

Fig. 20.6. Espectro del estrés.

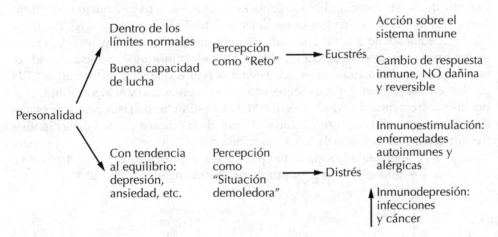

Fig. 20.7. Estresores sociales.

Una personalidad normal tiene buena capacidad de lucha, y los estresores sociales son percibidos como un reto y es lo que se llama euestrés (estrés bueno), que produce cambios en la respuesta inmune que no es dañina y es reversible. Mientras que una personalidad con tendencia al desequilibrio, que es lo que ocurre en un adolescente, vulnerable a los cambios, percibe los estresores sociales como una situación demoledora y es lo que se conoce como distrés, lo que puede producir o bien una imunoestimulación, que es cuando aparecen enfermedades autoinmunes y alérgicas, o una inmunodepresión, que conduce a un aumento de las infecciones y de los cánceres.

Por lo tanto, el sistema de estrés es un sistema funcional integrado por el sistema nervioso central y la psiquis incluida, el sistema endocrino y el sistema inmune; puede ser normorreactivo, hiperactivo o hiporreactivo.

La respuesta al estrés y el efecto tienen estrecha relación con la personalidad, incluida la reactividad al estrés que es genética, la historia personal, que puede estar llena de situaciones estresantes, o por el contrario, ser muy lineal, lo que hará que el individuo no esté preparado para aceptar los nuevos retos.

El tipo, la intensidad y la duración del agente agresor determinarán que sea inmunosupresor o inmunoestimulante.

Selye, en 1936, caracterizó la respuesta al estrés, como constituida, principalmente, por componentes conductuales, endocrino-metabólicos y cardiovasculares. Esto se conoce como Síndrome de Adaptación General de Selye.

El aumento de la atención y de la rapidez de los reflejos, unido a la disminución de la sensación de hambre y de la libido fueron incluidos en el concepto de "adaptación conductual o central". De otro lado, los cambios metabólicos (que afectan a los carbohidratos y las grasas principalmente) y aquellos concernientes al sistema cardiovascular (incremento del pulso y de la tensión arterial), enfilados a aportar energía de manera urgente al cerebro, al corazón y a los músculos, se incluyeron en el acápite de "adaptación periférica".

Sin embargo, estos cambios no son suficientes en el proceso adaptativo. No basta escapar de las "garras del león" para luego sucumbir ante las "garras de las bacterias", resultantes de posibles heridas, sufridas como consecuencia del ataque de depredadores, por ejemplo. Otro sistema, en este caso el sistema inmune, debe completar a la respuesta clásica al estrés para hacerla plenamente adaptativa y garantía de supervivencia; ahora se conoce que existe una redistribución de células inmunocompetentes y una inmunodesviación Th1 Th2 y viceversa (**Fig. 20.8**).

En el adolescente con enfermedad autoinmune inflamatoria hay un estrés inflamatorio con un exceso de producción de IL1, la célula inmune hiperactiva produce la IL1, que a su vez actúa a nivel del sistema nervioso central, e influye en la CRH (*Cortico Release Hormone*) que es segregada por el hipotálamo y a su vez estimula la hipófisis incrementando la secreción de ACTH y estimulando las suprarrenales que segregan glucocorticoides que cierran el circuito de la célula inmune y de la hipófisis y el hipotálamo. Es la acción de la IL1 producida por células del sistema inmune sobre el cerebro, el hipotálamo, las glándulas pituitaria y suprarrenales, lo que determina, a través de los glucocorticoides, su propia regulación negativa (**Fig. 20.9**).

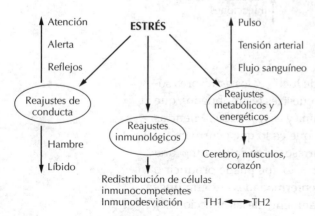

Fig. 20.8. Mecanismos de reacción al estrés.

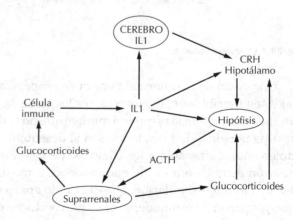

Fig. 20.9. Estrés inflamatorio.

En el lupus eritematoso sistémico hay una excesiva respuesta de Th 2 con disminución de células Th1, como se comporta un sistema de estrés hiperactivo, la desviación hacia Th2 provoca un incremento de la IL10 de la IL 12 y una disminución del factor de necrosis tumoral alfa, lo que induce o facilita las crisis de la enfermedad. Hay una excesiva inhibición del sistema inmune por un sistema neuroendocrino hiperactivo al estrés.

Por lo tanto podemos concluir que los antepasados prehistóricos frente a peligros físicos, depredadores o fenómenos naturales tenían reacciones innatas que eran huir o pelear, y eso causaba reajustes orgánicos y psicológicos adaptativos. El hombre actual, frente a situaciones de estrés social, como problemas personales, familiares, nacionales e internacionales, no siempre puede huir o pelear y ocurren los mismos reajustes orgánicos y psicológicos que no son apropiados y condicionan la posibilidad de desquilibrar al individuo provocando la enfermedad (**Fig. 20.10**).

En la década del 90 del pasado siglo, Chikansa, en Inglaterra, demostraba que en el estrés inflamatorio había una activación del eje hipotálamo-hipofisiario, y se planteaba si la explicación de que las enfermedades autoinmunes tuvieran mayor actividad en las mañanas, mejoría por el día, y empeoramiento por la noche tenía relación con mecanismos inmunoneuroendocrinos. Ya en 2002, Picco y colaboradores plantean el compromiso del eje hipotálamo-hipofiso-adrenal en niños con artritis idiopática juvenil de comienzo pauciarticular en su forma oligoarticular, y la necesidad de más estudios al respecto.

Conte y colaboradores, en 2003, evaluaron 16 niños con fibromialgia, 16 niños con AIJ y 16 controles sanos, haciéndoles exámenes de estrés y midiendo el cortisol en saliva. Describen que hay mayor inestabilidad emocional, nivel de ansiedad y depresión, así como sensibilidad al dolor y familias disfuncionales, en la fibromialgia, lo que da una nueva perspectiva psicobiológica a esta entidad.

Chamesky y colaboradores, en 2004, estudiaron el efecto de acariciar, sobre el sistema inmune, y hacen un estudio tomando muestran de IgA antes y después

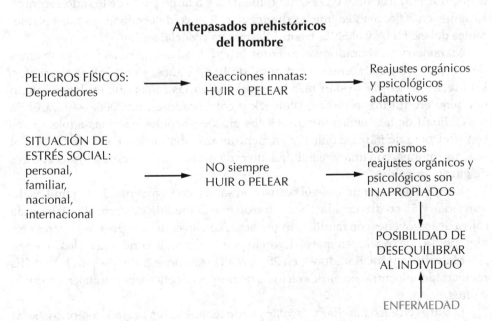

Fig. 20.10. Reacción ante el estrés.

de acariciar un perro peluche, un perro vivo y descansar en un sofá, solo hubo un aumento significativo en el grupo que acariciaba al perro vivo. Lo que demuestra el efecto beneficioso de acariciar a un ser vivo sobre el sistema inmune. Bastran hizo un estudio para medir IgA y el cortisol en cantantes no profesionales y se demostró que hay un aumento de IgA y del cortisol después de cantar y no de oír, por lo que cantar fortalece el sistema inmunológico, mejora el estado de ánimo y los procesos fisiológicos del sistema nervioso central.

Shanberg y colaboradores, en 2005, estudiaron 51 niños con AIJ poliarticular; se les pidió que confeccionaran un diario donde reflejaran los eventos estresantes y la relación con el mal humor, así como la aparición de mayor dolor, fatiga, rigidez y reducción de actividades escolares y sociales; como conclusión plantean que el manejo conductual y del estrés ayuda en el tratamiento de la AIJ.

En dos grupos de voluntarios se analizaron las lágrimas provocadas por pena y tristeza o por cortar una cebolla. Las lágrimas que eran resultado de la tristeza y el dolor tenían gran cantidad de neurotransmisores de estrés y del dolor, por lo tanto, llorar calma el dolor y elimina el estrés. Reprimir el llanto acumula en el cuerpo neurotransmisores de estrés, mantiene la tensión física y psíquica y prolonga innecesariamente el malestar.

Lebovidge y colaboradores estudiaron 75 jóvenes con cuestionarios para la depresión y la ansiedad, y demostraron un aumento de nivel de estrés relacionado con la enfermedad y la actitud ante la enfermedad, que está asociado con mayor ansiedad y depresión. Por lo tanto, hay que orientar cómo enfrentar el estrés y modificar la actitud ante una enfermedad crónica.

Netherton y colaboradores midieron el nivel de cortisol y de dehidroepiandrosterona (DHEA) en relación con la pubertad y el género, demostrando que el cortisol en la mañana está más alto en las niñas puberales que en niños, y que la DHEA es más alta en niñas y niños postpuberales que en prepúberes. Esto demuestra que hay cambios en función del eje hipotálamo-hipófiso-adrenal (HHA) en la pubertad lo que trae implicaciones en la salud inmediata y a largo plazo de los adolescentes. Kajantie, en 2006, plantea que las diferencias de sexo determinan respuestas diferentes del eje HHA y el SNC, frente al estrés psicosocial agudo.

Marsman y colaboradores estudiaron la actividad del eje HHA y los problemas de conducta en adolescentes tempranos, de 10 a 12 años, y en 1 768 adolescentes, los niveles de cortisol están más aumentados en las niñas que en los niños, lo que requiere futuros estudios. Wolbeek y colaboradores, en 2008, estudiaron la sensibilidad de las células inmunes a los glucocorticoides en niñas adolescentes con síndrome de fatiga crónica, y encuentran una disfunción en el eje HHA y el sistema inmune, con una sensibilidad alterada del sistema inmune a los receptores de glucocorticoides.

Kraft y Luecken midieron el cortisol en saliva, en 94 jóvenes de 43 familias divorciadas y 51 no divorciadas; encontraron que la medida de cortisol es baja en la saliva de los jóvenes con familias divorciadas, con ansiedad, depresión y estrés crónico, por lo que concluyen que el divorcio puede alterar la conducta en los jóvenes.

Malysheva y colaboradores, en 2010, realizaron un estudio de estrés y artritis reumatoide, encontrando varios factores de riesgo: genéticos, hormonales, de estrés y otros.

El estrés crónico familiar y escolar puede tener efectos proinflamatorios. Se ha demostrado la correlación entre el nivel de estrés y la progresión radiológica. Hay correlación entre sistemas de estrés y el sistema inmune.

Por lo tanto, el manejo del estrés tiene impacto positivo en la actividad de la enfermedad, y plantean la necesidad de más estudios.

Las enfermedades autoinmunes, por lo tanto, condicionan una serie de limitaciones en el adolescente que la padece. Estas son:
- Por su enfermedad.
- Por el tratamiento.
- Por la repercusión en la vida escolar y social.
- Por las relaciones con el sexo opuesto.

Los efectos negativos más importantes son:
- Pérdida de libertad.
- Pérdida de la autoestima.
- Ansiedad.
- Depresión.
- Angustia.
- Rebeldía.
- Agresividad.
- Inseguridad.
- Inadaptación.

Se puede concluir que el adolescente tiene alteraciones del sistema psiconeuroinmunoendocrino, las enfermedades autoinmunes provocan desequilibrio en todos los sistemas, el estrés interviene en la progresión de las enfermedades autoinmunes por activación del eje hipotálamo hipofiso- adrenal, y la interacción de moléculas y de receptores condicionan salud y enfermedad.

En la época actual es indispensable tener conocimiento del sistema psiconeuroinmunoendocrino. Es obligatorio realizar un trabajo multidisciplinario e interdisciplinario frente a un adolescente con enfermedad autoinmune. Se debe valorar cada paciente de forma única, nunca uno es igual a otro, aunque sea la misma patología, es necesario personalizar la asistencia. En pediatría es imprescindible, una vez llegada la adolescencia, independizar el binomio madre e hijo, para dirigir la atención al adolescente, responder sus dudas, buscar su comprensión, darle afecto, seguridad y confianza, y por sobre todo, ayudarlo a ser feliz.

Bibliografía

Arce Bustabad, S. (2007): Inmunología clínica y estrés. Editorial Ciencias Médicas, La Habana, pp. 35-64.

Bastran, H. G. (2004): Journal of behavioral Medicine Frankfurt, Alemania, Infomed.

Behrman, R. E: (2009): Overview of Pediatric. Adolescence. En: Nelson text book of pediatric (R. E. Behrman, R. M. Kliegman y H. B. Jenson); Editorial Saunders, Philadelphia, pp. 53-62.

Blaum, R. W. (1993): El Adolescente con afecciones crónicas o discapacitantes. La salud del adolescente y del joven. Publicación científica No. 552, OPS, pp. 194-217.

Conte, P. M., G. A. Walco and Y. Kimura (2003): Temperament and stress response in children with juvenile primary fibromyalgia syndrome. Arthritis Rheum. 48(10): 2923-2930.

Charnetski, C. J., S. Riggers and F. X. Brennan (2004): Effect of petting a dog on immune system function. Psychol. Rep. 95 (3 Pt. 2): 1087-1091.

Gutiérrez Muñiz, J. A, A. Vberdasco Gómez, M. Esquivel Lauserique, J. M. Hernández, E. Posada Lima et al. (2007): En: Crecimiento y desarrollo, t. 1. Cap. 6, Editorial Ciencias Médicas, La Habana, pp. 27-58.

Kajantie, E. and D. I. Phillips (2006): The effects of sex and hormonal status on the physiological response to acute psychosocial stress. Psychoneuroendocrinology 31(2): 151-178.

Kraft, A. J. and L. J. Luecken (2009): Childhood parental divorce and cortisol in young adulthood: evidence for mediation by family income. Psychoneuroendocrinology 34(9): 1363-1369.

LeBovidge, J. S., J. V. Lavigne, andM. L. Miller (2005): Adjustment to chronic arthritis of childhood: the roles of illness- related stress and attitude toward illness. J. Pediatr. Psicol. 30(3): 273-286.

Malysheva, O., M. Pierer, U. Wagner, C.,G. Baerwald (2010): Stress and rheumatoid arthritis ZRheumatol 69(6): 539-543.

Marsman, R., S. H. Swinkels, J. G. Rosmalen, A. J. Oldehinkel, J. Ormel et al. (2008): HPA-axis activity and externalizing behavior problems in early adolescents from the general population: the role of comorbidity and gender.The TRAILS study. Psychoneuroendocrinology 33(6): 789-798.

Netherton, C., I. Goodyer, A. Tamplin and J. Herbert (2004): Salivary cortisol and dehydroepiandrosterone in relation to puberty and gender. Psychoneuroendocrinology 29(2): 125-140.

Picco, P., M. Gattorno, M. P. Sormani, S. Vignola et al. (2002): Involvement of the hypothalamic-pituitary-adrenal axis in children with oligoarticular-onset idiopathic arthritis. Ann. N. Y. Acad. Sci. 966: 369-372.

Schanberg, L. E., K. M. Gil, K. K. Anthony, E. Yow, J. Rochon (2005): Pain, stiffness, and fatigue in juvenile polyarticular arthritis:contemporaneous stressful events and mood as predictors. Arthritis Rheum. 52(4): 1196-1204.

Schneiderman, N., G. Ironson, S. Siegel (2005): Stress and Health: Psychological, Behavioral and Biological Determinants. Annu. Rev. Clin. Psycho., 1: 19. 1-22.

Stenberg Ester, M., J. M. Lipton, C. Smith (2000): Neuroinmunomodulation. Perspective at the new milenium. Autoinmune Diseases. Annals of the New York Academy of Sciences, 917 (XIV): 778-785.

Sztajnbok, F. R. (1992): Artritis y discapacidad. Manual de Medicina de la adolescencia. OPS, 363-389.

Wilder, R. (2002): Neuroimmunoendocrinology of The Rhreumatic Diseases. Past, Present and Future. Ann. N. Y. Acad. Sci. 966: 13-19.

Capítulo 21

Rehabilitación en reumatología pediátrica

Dr. MSc. Adonis Estévez Perera

La rehabilitación de pacientes con enfermedades reumáticas en la edad pediátrica requiere de un esfuerzo mancomunado y coordinador de los profesionales de la salud encargados de brindarle atención a estos. Implica no solo el conocimiento de la enfermedad, sino también de las características propias de la edad, del desarrollo motor y psicológico, y de la interacción con la familia, la sociedad y el ambiente.

Procesos como el crecimiento, la postura, el movimiento articular, la fuerza muscular, la marcha, el estado emocional, etc. —mediados por la interacción compleja y continuada de genes-ambiente que inicia en la etapa intrauterina y se mantiene a lo largo de toda la infancia—, pueden ser afectados por estas enfermedades.

Enfermedades como la artritis idiopática juvenil (AIJ), el lupus eritematoso sistémico (LES), la dermatomiositis juvenil (DMJ), entre otras, a menudo siguen causando problemas a los pacientes en su edad adulta. La investigación actual sugiere que aproximadamente una tercera parte de los jóvenes con AIJ seguirán teniendo enfermedad activa bien entrada la vida adulta y muchos de los jóvenes con LES ya presentan lesiones importantes de la actividad de la enfermedad en los años de infancia, por lo que estos pacientes necesitarán tratamiento médico continuado, y muchos tendrán una incapacidad importante.

En la discapacidad adquirida por estas enfermedades, el niño va desarrollando sus capacidades funcionales normales para su edad, hasta que se produce el impacto de la enfermedad, perdiendo funciones que ya se habían adquirido y dificultando la adquisición de otras nuevas.

Por tanto, la edad será un importante factor a tener en cuenta, puesto que una lesión discapacitante no tendrá la misma repercusión si se produce en la primera infancia o durante la adolescencia y será muy distinta su aceptación si se trata de un niño pequeño o un adolescente.

Es importante ahondar en el concepto de desarrollo en las diferentes etapas del crecimiento y considerar su variabilidad en cada una de ellas. Por otro lado, no se puede hablar del niño como un ser aislado que toma sus propias decisiones. El desarrollo de un programa de rehabilitación deberá contar con la colaboración de los padres y variará su eficacia según como sea esta colaboración, teniendo además una gran repercusión en su entorno escolar y sociofamiliar. En el niño y adolescente, la enfermedad crónica en sí misma constituye un factor de riesgo para el desarrollo de trastornos del comportamiento, a la vez que genera importante alteración en el seno familiar.

El manejo de la discapacidad en el niño y el adolescente requiere la integración de diferentes aspectos, como el desarrollo cognitivo, motor, sensorial, el entorno familiar, la escuela y los amigos. Conceptos y situaciones en la práctica aislados, pero que influyen entre sí, por lo que se debe ser capaz de agruparlos y tratarlos dentro del programa de rehabilitación.

De ahí la importancia que la intervención fisiátrica desempeñe un papel preponderante desde las etapas tempranas de debut de la enfermedad con un abordaje global e integral, capaz de elaborar estrategias que permitan lograr una mejor integración de estos niños con su entorno social y familiar, así como el desarrollo de capacidades de independencia para sus actividades de la vida diaria, recreativas, deportivas entre otras.

El objetivo de este capítulo es el tratamiento rehabilitador de la AIJ como la enfermedad que mejor representa la reumatología pediátrica, por su frecuencia de aparición y manifestaciones clínicas, que pueden llegar a generar discapacidad precoz y extensión a la vida adulta, lo cual requiere de una actuación rehabilitadora integral.

Artritis idiopática juvenil

Es la enfermedad reumática crónica más común de la infancia, de etiología desconocida y causa importante de discapacidad a corto y largo plazo. Su signo característico es la inflamación articular, dado por dolor, aumento de volumen y temperatura local en una o más articulaciones, así como rigidez articular matutina prolongada y limitación de la movilidad articular por un periodo superior a seis semanas. También aparecen síntomas sistémicos como la fiebre o febrícula, astenia, anorexia de grado moderado, pudiendo producir pérdida ponderal y retraso del crecimiento.

Diferentes estudios indican que niños con esta enfermedad son físicamente menos activos comparados con los sanos, lo cual indica que un nivel de inactividad secundaria al proceso inflamatorio lleva al descondicionamiento y al deterioro funcional, con el consecuente círculo vicioso que solo aporta mayor discapacidad. La medicina física y de rehabilitación se considera una parte integral del tratamiento en niños con AIJ, podría prevenir el descondicionamiento debido a la hipoactividad, ayudaría a controlar la inflamación y el dolor, rompiendo este círculo vicioso y previniendo la discapacidad e incorporando el niño a la familia y la sociedad con el mayor número de funciones y el menor de limitaciones.

En cualquiera de sus formas clínicas la rehabilitación se contempla como parte de la actuación multidisciplinaria, donde ocupará una función preponderante, desde el inicio de la enfermedad y a lo largo de toda su evolución. La intervención precoz y personalizada es imprescindible para prevenir el deterioro funcional de los niños, independientemente de la gravedad y extensión de la enfermedad.

Evaluación fisiátrica

La valoración clínico-fisiátrica debe estar siempre incluida antes de indicar cualquier tratamiento rehabilitador. Esta debe ser integral, evaluando las diferentes articulaciones, teniendo en cuenta estas y sus ligamentos, músculos, tendones e inserciones.

El examen físico general incluirá la talla, el peso, las dismetrías corporales, las alteraciones cardiorrespiratorias, dermatológicas y del sistema músculo-esquelético. Dentro de este, la movilidad articular activa y pasiva, rango de amplitud (medida por goniometría), fuerza muscular, trofismo, desviaciones posturales y la marcha, deben formar parte de esta exploración, que debe ser realizada en diferentes posiciones y aprovechando actividades como el juego, bajar y subir escaleras, agarres de objetos, etc. Es importante buscar las estrategias que permitan la mayor relajación y cooperación del niño en el examen físico.

La retracción de las estructuras cápsulo-ligamentosas, junto a la contractura muscular refleja, inicialmente son reductibles, pero con posterioridad irreductibles, como por ejemplo, la adducción y rotación interna de la escápula, el flexo de codo y rodillas, las deformidades de los pies, como el valgo o varo subtalar, la excesiva pronación o supinación del antepié, los cuales deben ser valoradas.

A nivel articular podrán ser evaluadas, además, alteraciones predominantes, como:

- Inflamación: aumento de volumen y de la temperatura, más frecuente a nivel de rodilla y tobillo.
- Dolor: muy asociado al proceso inflamatorio y afectación de las vainas tendinosas, desarrollando posturas antiálgicas e interfiriendo con frecuencia en las actividades de la vida diaria.
- Rigidez: frecuente en la mañana, referido como sensación de molestias, dolor, torpeza, cansancio o debilidad muscular.
- Impotencia funcional: también deben ser evaluadas las articulaciones vertebrales, en las que pudiese aparecer subluxaciones, inestabilidad, disminución de movimientos y posturas compensadoras.

Para emprender las estrategias rehabilitadoras se deben definir los objetivos de estas, los cuales serán:

1. Aliviar el dolor.
2. Disminuir la inflamación.
3. Corrección de la postura.
4. Prevenir la aparición de contracturas y rigideces.
5. Incrementar o mantener los rangos de movimientos articulares para todas las actividades funcionales.
6. Prevenir la atrofia muscular e incrementar o mantener la fuerza muscular.
7. Incrementar la estabilidad articular y disminuir el estrés biomecánico en las articulaciones afectadas.
8. Hacer más eficiente y segura la marcha.
9. Incrementar la resistencia para las actividades funcionales.
10. Independencia en las avtividades de la vida diaria (AVD) y la marcha.
11. Lograr la participación activa del paciente y la familia dentro del tratamiento rehabilitador.
12. Alcanzar la mejor calidad de vida posible.

Estrategias terapéuticas

Son múltiples las técnicas terapéuticas rehabilitadoras utilizadas en la AIJ; la indicación de cada una de ellas depende de la situación clínica en que se encuentre el paciente, los objetivos buscados y los efectos terapéuticos de cada técnica.

A continuación se relacionan las técnicas terapéuticas utilizadas con más frecuencia en esta enfermedad y durante la exposición de las diferentes fases del tratamiento se abordará, de forma breve, algunas de sus características:

1. Agentes físicos terapéuticos:

   a) Naturales:
   - Helioterapia.
   - Talasoterapia.
   - Climatoterapia.
   - Balneología médica.
   - Peloideterapia.
   - Hidroterapia.
   b) Artificiales:
   - Termoterapia: calor superficial y profundo.
   - Crioterapia.
   - Electroterapia: de baja, media frecuencia y alta frecuencia.
   - Campos electromagnéticos de baja frecuencia.
   - Laserterapia.
   - Ultrasonido terapéutico.
2. Masoterapia.
3. Cinesiterapia:
   a) Pasiva.
   b) Activa:
   - Asistida.
   - Libre .
   - Resistida.
4. Biofeedback.
5. Terapia ocupacional.
6. Uso de férulas, ortesis y bandajes.
7. Ayudas técnicas y adaptaciones.

Tratamiento rehabilitador según los estadios evolutivos de la enfermedad

Fase aguda

Durante el periodo agudo inflamatorio, predominará el reposo en cama y estarán indicadas las estrategias terapéuticas siguientes:

Medidas generales

- Se minimizará el uso excesivo o prolongado de la articulación, que le pueda generar mayor gasto de energía y aumento del dolor o la inflamación. Se conserva la función con el menor gasto posible.
- Suprimir peso sobre articulaciones inflamadas.
- Baño matutino con agua tibia asociado a una automovilización lenta de las articulaciones, para aliviar la rigidez y retracciones tendinosas.
- Establecer una relación de confianza entre cada uno de los miembros del equipo de rehabilitación, el niño y su familia.

Ejercicios respiratorios

Para la prevención de complicaciones pulmonares secundarias al encamamiento, la enfermedad y algunos de los medicamentos empleados. Dentro de estos ocupa un lugar importante la educación ventilatoria básica mediante la ventilación dirigida que pretende corregir los movimientos respiratorios paradójicos y hacer más eficaz la respiración del paciente. Esta permitirá además aumentar el volumen corriente, disminuir la frecuencia respiratoria y mantener una ventilación normal. Estos ejercicios se realizan en una camilla o en la cama del paciente, en diferentes posiciones: decúbito supino, lateral derecho e izquierdo.

Durante el entrenamiento se intenta que inicie el ciclo respiratorio espirando, e introduciendo el vientre de un modo suave, no forzado, sin que aparezca contracción de los músculos abdominales, finalizada la espiración pasiva, manteniendo el niño los labios fruncidos, se le dice que inicie la inspiración por la nariz, de forma lenta y profunda, para permitir una buena distribución del aire por todo el árbol bronquial y una mayor ventilación alveolar de las bases pulmonares. Tras varias respiraciones, o cada 2 a 3 min, se le invita a que realice una inspiración más profunda denominada "suspiro fisiológico dirigido". Durante esta inspiración, el paciente debe elevar primero un brazo y posteriormente el otro, sincronizando el tiempo inspiratorio con el desplazamiento de estos, para volver, por último, a la posición inicial espirando libremente.

Ya familiarizado con estos ejercicios, se le enseñará a tonificar los músculos abdominales para que la tos sea más efectiva. Dentro de estos los rectos abdominales se tonificarán en decúbito supino, con las rodillas flexionadas, realizando una flexión del tronco, en sentido frontal hacia el centro de las dos piernas, para regresar después a la posición inicial; esta maniobra se realiza durante la espiración, relajando al final la musculatura abdominal para iniciar una inspiración diafragmática. Los músculos oblicuos se potencian en decúbito lateral derecho e izquierdo, con el mismo ejercicio.

Posteriormente, en posición de bipedestación, el paciente colocará los brazos en cruz, sin elevar los hombros, durante la inspiración. A continuación abraza su tórax en tiempo espiratorio, vuelve a la posición de brazos en cruz inspirando, y finaliza el movimiento volviendo a la posición de partida espirando. Una vez dominado este tipo de respiración en reposo, se le enseña a adecuarla a sus actividades cotidianas y deportivas. Siempre se entrenará a los padres para que controlen la realización adecuada del ejercicio en el domicilio.

Tratamiento postural

Posiciones adecuadas en la posición de acostado, sentado o de pie, que eviten el desarrollo de posturas incorrectas, antálgicas y sus consecuentes deformidades articulares. Para esto será importante asesorar a la familia en las posturas que el niño debe utilizar, pues son las personas que más tiempo pasan junto al niño.

a) El decúbito dorsal con la cadera en extensión, rotación neutra y ligera abducción (20°) es lo recomendado, alternando las posiciones de decúbito supino con prono, este último en ocasiones debe prolongarse cuando aparece el riesgo de instauración del flexo de caderas por actitudes viciosas que lo generen, esta deformidad se puede asociar a otras como la adducción o ligera abducción con rotación interna de la cadera. La lesión de esta articulación representa un hecho de vital importancia en el niño con AIJ por su repercusión funcional en la pérdida potencial de la marcha.

b) A nivel de la rodilla puede ocurrir una instauración rápida del flexo de rodillas con déficit de la extensión, atrofia de cuadriceps y retracción de músculos isquiotibiales y gemelos, así como subluxación externa de rótula como resultado de posturas antiálgicas. Por lo que debe ser valorado el uso de una férula (permiten mantener la articulación en reposo y evitar que se deforme) nocturna de extensión progresiva, preferiblemente de material termoplástico. No se debe usar cojín, ni almohadas debajo de la rodilla pues profundiza el flexus.

c) En tobillo y pie puede ocurrir limitación de la dorsiflexión, con pie equino, inversión o eversión, luxación o destrucción de las articulaciones metatarsianas, dedos en martillo, hallux valgus, fusiones tarsianas y metatarsianas, con dolor que suele dificultar la marcha y disminución de la tolerancia a la bipedestación, siendo necesario una férula nocturna para mantener la articulación tibiotarsiana en posición neutra y bandajes para el dedo en martillo y el hallux valgus. En sedestación los pies deben apoyarse en el suelo manteniendo los tobillos en posición de 90°.

d) La articulación glenohumeral tiende a la adducción, rotación interna y ligera flexión, asociado a las modificaciones óseas y la amiotrofia, generan una escápula inestable, adoptando actitud cifótica por anteversión y elevación antiálgica de los hombros, con limitación de la movilidad de los hombros. Por lo que debe ser colocada en abducción de 90° en plano con el omoplato y 40° de rotación externa.

e) En la articulación del codo puede ser necesario el uso de férulas nocturnas para mantener el codo en extensión, ya que los movimientos de extensión y supinación generalmente pueden limitarse, llevando a deformidad en flexión y pronación, limitando la capacidad funcional para las actividades de la vida diaria (AVD). También será necesario introducir posturas mantenidas con el codo en extensión durante 20 min al día.

f) La presencia de derrame en la muñeca y la mano puede generar limitaciones en la extensión e inclinación radial de la muñeca provocando deformidad en flexión y desviación cubital, también flexión o extensión de las articulaciones metacarpofalángicas (MCF) y de las interfalángicas (IF), las cuales suelen instaurarse rápidamente, pudiendo evolucionar a la anquilosis total por fusión carpiana. En este caso la muñeca se coloca en posición funcional de 15 a 20° de extensión y se pudiera utilizar férula nocturna de reposo en posición neutra de la muñeca.

g) En los dedos puede aparecer extensión de las MCF, con desviación radial y flexión de las interfalángicas proximales que limitarán la prensión manual, deformidad en flexión o en extensión de las interfalángicas dístales. Debilidad de la musculatura intrínseca y contractura del pulgar, que se coloca en aducción. También deformidad en "cuello de cisne", "ojal", "de boutonniére", "pulgar en z", etc., secundarias a las distensiones y rupturas tendinosas o ligamentarias. Todas estas deformidades provocaran afectación funcional y estética por lo que será necesario colocar las MCF e IF en ligera flexión y pulgar en oposición. El uso de férulas de reposo y anulares, para deformidades de interfalángicas pudiese ser de utilidad en la prevención de estas.

h) Las alteraciones más frecuentes en columna vertebral estarán dadas por la fusión de las articulaciones apofisarias a nivel cervical, provocando limitación de la extensión y rotación, quedando la cabeza del niño en flexión anterior. En la columna dorsal y lumbar pueden aparecer cifosis global que ocasiona alteraciones en el alcance de la mirada, además de sobrecarga y aumento de la presión a nivel vertebral anterior con hundimiento y fracturas por compresión debido a la osteoporosis. Para prevenir estas alteraciones se recomienda dormir sin almohada o con una muy ligera. El decúbito supino es estrictamente plano y alternar con decúbito prono para prevenir la cifosis. De ser necesario y el niño lo tolere se pudiese usar collarín cervical durante el día y en la noche una almohada anatómica. En la prevención de las fracturas dorso lumbar y de sus complicaciones, se aconseja el uso de corsé para estabilizar e inmovilizar el tronco. Siempre valorar el momento oportuno para su introducción pues su aplicación innecesaria también pudiese generar debilidad de la musculatura e inestabilidad secundaria.

i) La articulación temporomandibular (ATM) es frecuentemente afectada en los niños con AIJ, tanto de forma unilateral como bilateral, limitando la apertura de la boca, alteraciones del crecimiento del maxilar inferior por cierre de las epífisis mandibulares, afectación en la implantación de los dientes, así como dolor y dificultad para la masticación. Por lo que se debe mantener el grado máximo de apertura de la boca y si es necesario el uso de férula nocturna de descarga para el reposo de la articulación.

En estudios como los de Stoustrup han reportado que el uso de férulas ortopédicas pueden reducir las asimetrías causadas por la toma unilateral de la articulación temporomandibular en curso de a AIJ.

Tratamiento del dolor y la inflamación

El dolor se comporta como un dolor inflamatorio que se puede asociar a aumento de volumen secundario al derrame intrarticular.

Fase aguda

Asociado al tratamiento farmacológico, serán útiles para esta fase aguda estrategias como las que se describen a continuación.

Crioterapia

Este procedimiento utiliza el frío como método terapéutico. Debe ser aplicado de 10 a 15 min cada 2 h sobre las articulaciones inflamadas y dolorosas en esta fase aguda.

Constituye un método de defensa al daño hístico agudo, provocando disminución del metabolismo local, de la hipoxia, la actividad fagocítica y el flujo sanguíneo local. Su analgesia se explica por la anestesia de fibras nerviosas nociceptivas y terminaciones libres, disminución del metabolismo hístico y de la liberación de mediadores químicos de la inflamación y el dolor, inhibición del arco reflejo, con reducción de la velocidad de conducción de los nervios periféricos, etc. En la AIJ reduce la sinovitis intrarticular, el edema de partes blandas y favorece el movimiento precoz.

Laserterapia

En aplicación puntual o zonal dependiendo de la extensión del proceso inflamatorio. Las dosis recomendadas serán bajas entre 4 a 12 J/cm^2 (dosis antinflamatoria). Mejores resultados en articulaciones pequeñas, para las mayores aumenta su efectividad cuando se combina previamente con crioterapia.

Su efecto antinflamatorio se asocia a la influencia de la apertura circulatoria que ocurre en el sitio de lesión, lo que favorece la llegada de oxígeno, nutrientes y otros elementos, a la vez que estimula el drenaje y salida de material de desecho del metabolismo celular. Se describe además un incremento de la actividad fagocitaria a nivel local y a nivel sistémico un incremento de la liberación del cortisol, secundario a la liberación de hormonas hipofisiarias. También ha sido referida su gran capacidad para estimular la degranulación del mastocito y desencadenar la liberación de mediadores de respuesta inflamatoria.

La acción analgésica será secundaria a la antinflamatoria y a la estimulación reflexógena de péptidos endógenos y a su efecto sobre receptores opiáceos del asta anterior de la médula espinal entre otros mecanismos.

Magnetoterapia

Cuando el proceso es monoarticular se prefiere la utilización del campo electromagnético local, a través del método transregional, cuando es poliarticular la mayor utilidad se obtendrá con la cama magnética que abarca grandes regiones corporales e incluso todo el cuerpo. La intensidad a utilizar en esta etapa será baja entre 10 y 30 gaus, por tratarse de un niño y de un periodo agudo de la enfermedad. La frecuencia también será baja inferior a los 50 HZ y duración entre 15 y 30 min.

Dentro de sus efectos terapéuticos se encuentran la acción sobre la microcirculación, aumento de la presión parcial de O_2 en los tejidos, efecto sobre el metabolismo del hueso y el colágeno, la actividad muscular, regeneración de tejidos, influencia inmunológica, antinflamatorio y analgésico. Los dos últimos como sumatoria de los anteriores y por acciones especificas a nivel de la regulación del potencial de la membrana celular y el transporte, la activación enzimática a nivel plasmático, la acción sobre receptores de adenosina (agente antinflamatorio endógeno).

Corrientes analgésicas de baja y media frecuencia

En el niño pequeño no son utilizadas con frecuencia, se prefiere usar en caso de niños mayores con algias rebeldes y siempre que sea posible emplear las corrientes de media frecuencia interferenciales por su rango de seguridad y tolerancia por el paciente. La dosis recomendada estará en rangos superiores a los 100 HZ de frecuencias de estimulación.

Su acción analgésica es realizada a través de tres mecanismos principales, como respuesta a la estimulación de los receptores cutáneos, ellos son:

a) Estimulación de las fibras aferentes Aβ, bloqueando impulsos dolorosos transportados por las fibras A y C.
b) Estimulando vías descendentes del tracto dorsolateral de la médula espinal para los impulsos de las fibras A-δ y así bloquear los impulsos transportados por ellas.
c) Estimulando las fibras A-δ y C, provocando la liberación de opiodes endógenos.

Para activar cualquiera de estas vías será necesario conocer las dosis y procedimientos con que se puede generar este tipo de respuestas.

Otra forma de aplicación de la electroterapia es a través de la iontoforesis, mecanismo mediante el cual se introducen en el organismo radicales medicamentosos (iones y moléculas ionizadas). La entrada de estos se realiza por vía transcutánea, y con la ayuda de la corriente galvánica u otras corrientes derivadas de esta.

Estudios como los de R. Mina y colaboradores han encontrado efectividad en la utilización de iontoforesis con dexametasona para el tratamiento de la artritis temporomandibular de pacientes con artritis idiopática juvenil, recomendando la necesidad de otros estudios prospectivos controlados que permitan seguir investigando esta terapéutica.

Cinesiterapia

Empleo del movimiento con finalidad terapéutica. Se realizará con el objetivo de mejorar la flexibilidad articular, la fuerza muscular, incrementar la capacidad aeróbica para las AVD y prevenir o mejorar el balance funcional de las articulaciones.

a) Ejercicios isométricos: no suelen provocar dolor y son bien tolerados por el niño. Es de elección en la fase aguda, manteniendo el tono y evitando la atrofia muscular, la asociación dolor-inhibición del tono muscular que entorpece la recuperación funcional del niño. No necesita de personal especializado que supervise su ejecución, ni de equipos mecánicos para su empleo. Sin embargo hay que tener en cuenta que todo trabajo muscular, incluso isométrico, tiene incidencia articular, por lo que es imprescindible una valoración exhaustiva de la situación clínica de cada paciente antes de iniciar cualquier programa de entrenamiento. Se realizarán con una duración de contracción máxima de seis segundos con 12 de reposo.

b) Ejercicios pasivos: el niño no realiza ningún movimiento activo de la zona a tratar, permite mantener el equilibrio articular, favorecer la descompresión articular y evitar la impactación de las superficies articulares responsable de la lesión del cartílago. Los movimientos serán lentos, muy gentiles, de forma analítica, para evitar al máximo las compensaciones, con una frecuencia de dos veces al día, tendiendo en cuenta siempre la presencia del dolor o signos inflamatorios, que harán reducir el número de repeticiones, o abolirlas si se presentaran. Cada movimiento se mantiene unos segundos en la amplitud articular conseguida, fijando el extremo distal de la articulación y realizando una ligera tracción en sentido distal a la vez que se realiza el movimiento. Si el niño puede realizar el movimiento autopasivo, también se pudiera acudir a esta variante.

En rodilla se debe adicionar las movilizaciones de rótula para evitar su adherencia a planos profundos.

c) Ejercicios activos libres: de todas las articulaciones no afectadas, ni dolorosas.

d) Terapia ocupacional: dada como el uso controlado de una actividad que tiene un fin determinado, esta dirigida específicamente hacia la restauración o desarrollo de la función del paciente en lo emocional, social o económico.

En la fase aguda de la enfermedad, el tratamiento es largo, difícil y doloroso, sobre todo en la forma generalizada; el niño guarda reposo en cama, por lo que estará dirigido hacia el uso de la ludoterapia (juego como actividad terapéutica) pasiva, en la cual juegos de bajo impacto como ajedrez, dominó, parchís, facilitarán cierto grado de actividad física y entrenamiento manual agradable, proporcionando mantener la socialización, el desarrollo emocional y capacidades funcionales deterioradas por la enfermedad, siempre tratando de aumentar la motivación del niño.

Fase subaguda de recuperación funcional y articular

La regresión del proceso inflamatorio agudo permite abordar la recuperación de la movilidad articular y la capacidad funcional. Para esto será necesaria la revaluación del niño, con una adecuada valoración clínica y funcional, que nos permita evaluar el grado de deterioro articular y su repercusión sobre las actividades de la vida diaria. La elección de las técnicas depende del estado ambulatorio del paciente, de su cooperación y de la gravedad de las deformaciones.

Dentro de las estrategias terapéuticas a utilizar se encuentran:

A. Mantener las medidas generales iniciales, así como el tratamiento postural de las articulaciones implicadas, buscando posiciones funcionales adecuadas para prevenir las deformidades descritas y manteniendo el uso de férulas sobre todo nocturnas de ser necesario

B. Medios físicos terapéuticos. Los utilizados en la fase aguda se pueden usar en esta fase también, ahora con objetivos y parámetros diferentes.

Otros que se pueden añadir son los que se relacionan a continuación.

Electroestímulos

A través de corrientes excitomotrices que provocan contracciones en el sistema músculo esquelético, por medio de las fibras motoras que lo inervan. La electroestimulación permitirá prevenir o tratar la atrofia por inmovilidad, participar en la reeducación muscular y la potenciación muscular para conseguir mayor estabilidad articular.

Para este objetivo se utilizan preferiblemente corrientes bifásicas con frecuencias de pulso entre 40 y 70 Hz, duraciones de impulsos en un rango de 200 a 300 ms y la relación estímulo reposo de 1:5.

Hidroterapia

Uso del agua potable con fines terapéuticos. Son múltiples las técnicas hidroterápicas que pueden ser utilizadas y sus efectos terapéuticos van a estar determinados por factores mecánicos, térmicos y químicos.

La flotabilidad es uno de ellos, durante la inmersión el cuerpo pesa menos, por lo que se atenúa considerablemente el efecto de la fuerza de gravedad, lo que permitirá mayor facilidad para realizar los movimientos al disminuir la carga articular sobre todo en cadera y rodillas y poder realizar ejercicios que fuera del agua le son imposible. La inmersión, la presión hidrostática del agua, su resistencia hidrodinámica y viscosidad facilitaran el movimiento pasivo y asistido para esta etapa, mejorará la propiocepción, coordinación y equilibrio para la marcha. Garantizará seguridad y menos dolor para el movimiento, lo que mejora a su vez el estado psicológico y emocional del niño.

Al aplicar duchas, chorros, hidromasajes, etc., añaden el efecto presión, acompañado de la temperatura y los de la inmersión antes señalado, favorecen actuar sobre la rigidez, retracciones tendinosas, etcétera.

La hidrocinesiterapia se puede realizar hasta dos veces en el día durante 20 a 30 min. También pueden aplicarse las demás técnicas de hidroterapia previo a las movilizaciones pasivas o a los ejercicios activos.

Termoterapia superficial

En este caso el calor superficial será utilizado en esta fase siempre que no exista aumento de la temperatura local articular, de mantenerse este signo inflamatorio preferimos mantener el uso de la crioterapia.

El calor superficial permite la relajación muscular, sedación y analgesia. Estos efectos estarán determinados por el aumento de la circulación local, permitiendo la llegada de nutrientes a la zona patológica favoreciendo los procesos de reparación hística y ayuda a la eliminación de sustancias como prostaglandinas, bradicinina e histamina. También el calor contribuye positivamente a combatir la rigidez y las alteraciones en las propiedades elásticas articulares, preparando la zona para el ejercicio terapéutico.

Debe ser aplicado entre 15 y 30 min, como calor seco (calor infrarrojo), o húmedo (bolsas, compresas, peloides, etc.). En el caso del seco puede elevar más rápido la temperatura corporal que el húmedo, pero tiene menor capacidad de penetración.

Ultrasonido terapéutico

Su influencia terapéutica deriva de su efecto mecánico y el térmico. Favorece el aumento de la permeabilidad de la membrana a los iones de sodio y calcio, con cambios en el volumen celular que estimula el transporte de membrana, ocurriendo la liberación de mediadores por efecto de la vibración. Modula la degranulación de mastocitos, la fagocitosis, la angiogénesis, proliferación de fibroblastos y el número de proteínas asociadas con el proceso de inflamación y reparación hística.

Estará indicado fundamentalmente en zonas de fibrosis musculotendinosas, tenosinovitis, lesiones ligamentarías. La disfunción de la articulación temporomandibular en AIJ, será una de sus indicaciones específicas ya que reduce la contractura de la musculatura masticatoria y periarticular. Actúa además disminuyendo el dolor, bloqueando impulsos nociceptivos y facilitando liberación de opiáceos endógenos.

Las dosis antinflamatorias recomendadas en esta enfermedad serán entre 0.2 a 0.4 W cm², entre 5 y 15 min, preferiblemente pulsado, para evitar en algún grado el calor profundo que pudiese generar más daño intrarticular. También se evitará la aplicación sobre placas epifisiarias en los huesos de crecimiento por la posibilidad de inducir un proceso de osteogénesis e interrumpir el crecimiento normal del hueso. Su aplicación en forma de sonoforesis o fonoforesis introduciendo analgésicos, esteroides, etc., también puede ser de gran utilidad.

C. Cinesiterapia: se continuará con isométricos mantenidos cada dos o tres horas; se introducen isotónicos activos asistidos y libres.

Las movilizaciones pasivas manuales por el fisioterapeuta y autoasistidas por el paciente también serán de gran utilidad, pues permitirán mantener o mejorar el arco de movimiento articular.

Es muy importante no provocar dolor, ni realizar movimientos bruscos, utilizando brazos de palanca corto, cuando se moviliza una articulación porque el niño puede reaccionar en contra del ovimiento como defensa frente al dolor.

En los niños con AIJ se ha encontrado alteraciones de los volúmenes pulmonares y de la potencia de los músculos respiratorios, por lo que los ejercicios respiratorios y de entrenamiento de la musculatura costovertebral mejoraran estas alteraciones.

D. Mecanoterapia: en esta fase se puede introducir variantes de la mecanoterapia como son la escalera digital, poleas colgantes, pronosupinadores, etc., que nos permitan mejorar los arcos articulares de movimientos, siempre serán utilizados sin resistencia y evitando el agotamiento del niño.

Si se presentan trastornos de la marcha secundarios a las deformidades de cadera o rodilla, se insistirá en el entrenamiento de la bipedestación y patrones de marcha lo más estético y funcional posible, con apoyo externo (ayudas técnicas como bastones o andadores) si fuese necesario. Para esto será necesario además entrenar la capacidad muscular de glúteos, cuádriceps, isquiotibiales y tríceps sural, así como tener en cuenta que si existe toma de codo y mano, se prefiere el uso de muleta de antebrazo. El uso de calzado adecuado al niño y las deformidades del pie, también serán de vital importancia.

E. Terapia ocupacional: en este periodo se introducen actividades de la vida diaria, teniendo en cuenta la edad y el máximo de economía articular, protegiendo las estructuras corporales deterioradas, manteniendo el juego de bajo impacto como actividad estimulativa y de relajación. Así mismo se le brindaran adaptaciones para el desarrollo de las AVD, en el uso de utensilios para la alimentación, el baño etc. También se les enseñara actividades funcionales y habilidades para superar las barreras cotidianas.

Fase crónica o de mantenimiento

Inicia en la medida que se van alcanzando los objetivos de recuperación músculo-articular y funcional.

Se podrá aumentar progresivamente la frecuencia de los ejercicios indicados en la fase anterior, siempre que no genere dolor. Se incorporarán ejercicios activos resistidos, primero mediante resistencias manuales aplicadas por el fisioterapeuta, sacos de arena, dumbell, poleas, banco de cuádriceps, dinamómetros isocinéticos etc. Siempre se tendrá en cuenta la edad del niño, colaboración, tolerancia a la fatiga e incremento gradual y progresivo de las resistencias, etcétera.

La inactividad en estos pacientes da lugar al desacondicionamiento y la discapacidad, decreciendo la masa ósea, disminuyendo la calidad de vida y un posible incremento de la mortalidad en el adulto joven. Un estilo de vida activo con ejercicios adecuadamente programados permitirá mantener una mejor calidad de vida, por lo que será un objetivo básico de esta fase.

El entrenamiento del niño y de los familiares será corroborado, pues se mantendrán los ejercicios aprendidos para esta fase en su domicilio, según las estrategias diseñadas por el equipo multidisciplinario de atención.

En esta fase la balneoterapia puede ser de utilidad, pues se combinan la acción de las circunstancias ambientales y climáticas. También otros factores son coadyugantes, como el adecuado control de ejercicio, reposo, entorno, el agua mineromedicinal y sus técnicas de aplicación, influencias psicosociales, actividad lúdica, etc. Dentro de sus efectos biológicos se encuentran la estimulación de mecanismos de defensa orgánicos contra la inflamación, descontracturante, espasmolítico, relajante, analgésico, inmunoestimulante y favorecedor de la movilidad. Todos estos efectos permitirán —mediante técnicas como las duchas, chorros, masajes subacuáticos, peloides, balneación e hidrocinesiterapia en piscina, etc.— intervenir en los niños con AIJ, aplicar movilizaciones activas asistidas y resistidas, tratar sus deformidades articulares y lograr estimulación psicológica, entre otras.

Se mantendrá el énfasis en las medidas de higiene postural, en las correcciones articulares mediante férulas u ortesis, la terapia ocupacional, el asesoramiento a la familia, además de la aplicación del juego como actividad terapéutica.

Se proveerá de las ayudas técnicas necesarias a las restricciones articulares que presenta el niño y se indicarán adaptaciones para la escritura, abrocharse botones, vestirse, alimentarse, calzarse zapatos, y otros.

El principio de protección o economía articular debe ser mantenido, reduciendo las sobrecargas y favoreciendo la reducación de las AVD. Trabajar con la familia en la eliminación de barreras arquitectónicas en el hogar que permita un desplazamiento con libertad de movimiento, seguridad y equilibrio.

Dentro del cuidado articular se tendrán presentes las normas de economía articular siguientes:

1. Evitar posturas y gestos que acentúen una deformidad existente.
2. No utilizar una sola mano para tomar un recipiente pesado, realizar prensa con ambas manos acercando el objeto al tronco, para repartir las cargas entre toda la musculatura del miembro superior.
3. Evitar las fuerzas de prensión digitopalmar, utilizar prensas globales.
4. Utilizar mangos anchos o adaptadores para los utensilios que utiliza con más frecuencia.
5. No apoyarse sobre las manos al incorporarse de la posición de sentado.
6. Utilizar sillas altas que faciliten las transferencias.
7. Evitar cargas pesadas, largos periodos de pie y ganancias excesivas de peso.
8. Si fuese necesario utilizar apoyo externo o desplazamiento en silla de rueda, en aras de preservar la articulación coxofemoral, cuando presente procesos inflamatorios importantes de esta articulación o deformidades que limiten la marcha. Cuando esto ocurre debe ser entrenado no solo el desplazamiento sino las transferencias de la silla a la cama, al inodoro, al vehículo, etcétera.

Orientación escolar, social y profesional

Desde el diagnóstico de la enfermedad y durante el desarrollo del proceso rehabilitador la relación médico-paciente-familia-escuela debe ser estrecha; estos últimos deben ser asesorados en las características y necesidades del niño, sus alteraciones funcionales más importantes y como estas repercuten en las actividades de la vida diaria, en su entorno social, escolar, de ocio y deportivas.

Estudios como los de Toupin han encontrado que proveer ayuda psicológica e información detallada a los padres, mejora el control de la enfermedad, sobre todo cuando esta es severa. Por lo que se hace necesario evacuar sus dudas, opciones vocacionales, brindar apoyo y variantes de enfrentamiento a los problemas que se van suscitando como parte de la enfermedad.

Tarakci y colaboradores, al estudiar la relación entre actividad física y de la función disminuida, ansiedad y depresión, sugieren que esta última por sí sola es la más relacionada a la función disminuida y con la ansiedad.

Las actividades de ocio y deportivas son importantes porque permiten un contacto con los demás niños y contribuyen al equilibrio psicológico y, sobre todo, a la autonomización. Las actividades deportivas están contraindicadas durante la fase inflamatoria. A partir del inicio de la regresión, se autoriza la natación. Posteriormente se pudiese elegir otros deportes, en función de la topografía de la lesión articular: bicicleta, marcha o juegos de balón, etcétera.

En el niño pequeño, se estimulan las actividades de juego, en particular la práctica con plastilina, la pintura digital, juegos con pelota de poco peso, taller de cerámica, actividades musicales, informática.

Los programas recreativos para niños y adolescentes con enfermedades crónicas como la AIJ, en playas, campismos, etc., también forman parte de las estrategias terapéuticas empleadas y han sido evaluados en estudios como los de Békési y colaboradores, encontrando impacto positivo en la calidad de vida de los pacientes y efectividad como parte de los programas de rehabilitación psicosocial.

El personal docente debe conocer los tipos de postura que el niño debe adoptar en el aula, los síntomas de su enfermedad y repercusión escolar. Las adaptaciones a realizar para favorecer su aprendizaje y participación en las actividades recreativas y deportivas. Se limita la excesiva carga con un doble juego de libros escolares para el domicilio y la escuela.

También se realizará una orientación vocacional y profesional precoz teniendo en cuenta las características y pronóstico de la enfermedad en el niño para su desarrollo posterior, adecuando psicológicamente al paciente y su familia, sin crear falsas expectativas, ni excesivos temores.

Tratamientos quirúrgicos y rehabilitación

La cirugía puede ser necesaria en el tratamiento de la AIJ, interviene tratando de evitar o de frenar el daño articular y de conservar la autonomía de las funciones locomotrices. En la fase que predominan las secuelas, se trata de restablecer las funciones que se han perdido.

Desde el punto de vista rehabilitador es importante la realización de la rehabilitación preoperatoria, donde el fortalecimiento muscular es uno de los objetivos primordiales y debe iniciarse desde antes de la intervención; la movilidad, aunque sea mínima, debe utilizarse al máximo. Se hará énfasis en reducir al extremo actitudes viciosas y preparar al niño para el postoperatorio inmediato.

La cirugía podrá ser preventiva de daño articular, como es la sinovectomía o tenosinovectomía, o reparativas, como las osteotomías, artrodesis, artoplastias, etcétera.

La rehabilitación postoperatoria estará en dependencia del tipo de intervención realizada y sus objetivos estarán encaminados a recuperar la movilidad articular y prevenir las rigidecez, se utilizarán tracciones articulares específicas, ortesis, medios físicos terapéuticos, cinesiterapia, las diferentes fases de ambulación, y otras.

Bibliografía

Bar-Or, O., T. W. Rowland (2004): Pediatric Exercise Medicine. Human Kinetics.

Békési, A., S. Török, G. Kökönyei, I. Bokrétás, A. Szentes, G. Telepóczki (2011): European KIDSCREEN Group. Health-related quality of life changes of children and adolescents with chronic disease after participation in therapeutic recreation camping program. Health Qual Life Outcomes,14: 9-43.

Capote Cabrera, A., Y. M. López Pérez Bravo, T. Acosta (2006): Unidad temática III. Hidroterapia, en: *Agentes físicos. Terapia física y rehabilitación*, Editorial Ciencias Médicas, 1ra. ed., La Habana, pp. 45-74.

Duffy, C. M. (2004): Health outcomes in pediatric rheumatic diseases. Curr Opin Rheumatol, 16: 102-108.

Fagoada Mata, J. (2002): Artritis idiopática juvenil. En: L. Macias Merlo, J. Fagoada Mata. *Fisioterapia en pediatría*. McGraw-Hill. Interamericana, pp. 415- 438.

Febrer Rotger, A. (2003): Rehabilitación infantil y del adolescente. Rev. Soc. Esp. de Rehab. y Med. Física, 37: 1-2.

Fragala-Pinkham, M. A., H. M. Dumas, C. A. Barlow, A. Pasternak (2009): An aquatic physical therapy program at a pediatric rehabilitation hospital: a case series. Pediatr. Phys. Ther, 21(1): 68-78.

Gómez Martínez, A. M., Artemán Cremé (2008): *Terapia ocupacional*. Editorial Ciencias Médicas, La Habana.

Gualano, B., A. L. Pinto, M. B. Perondi, H. Roschel, A. M. Sallum, *et al.* (2011): Therapeutic effects of exercise training in patients with pediatric rheumatic diseases. Rev. Bras. Reumatol., 51(5): 490-496.

Haberfehlner, H., B. Visser, A. Daffertshofer, M. A. van Rossum, L. D. Roorda *et al.* (2011): Handwriting difficulties in juvenile idiopathic arthritis: a pilot study. Clin. Exp. Rheumatol. 29(5): 887-893.

Hakkinen, A., A. Pakarinen, P. Hannonen, H. Kautiainen, K. Nyman *et al.* (2005): Effects of prolonged combined strength and endurance training on physical fitness, body composition and serum hormones in women with rheumatoid arthritis and in healthy controls. Clinical and Experimental Rheumatology, 23: 505-512.

Keller, M. L., L. N. J. Farpour, D. Hans, R. Rizzoli, M. F. Hofer (2006): Effects of a weight-bearing exercise program in children with juvenile idiopathic arthritis. Medicine and Science in Sports and Exercise, Suppl. (5): 93-94.

Lawson, E. F., A. O. Hersh, M. A. Applebaum, E. H. Yelin, M. J. Okumura, E. von Scheven (2011): Self-management skills in adolescents with chronic rheumatic disease: A cross-sectional survey. Pediatr. Rheumatol. Online J., 9(1): 35

Lelieveld, O. T., W. Armbrust, M. A. van Leeuwen, N. Duppen, J. H. Geertzen *et al.* (2008): Physical activity in adolescents with juvenile idiopathic arthritis. Arthritis Rheum, 15; 59(10): 1379-1384.

Long, A. R., K. A. Rouster-Stevens (2010): The role of exercise therapy in the management of juvenile idiopathic arthritis. Curr Opin Rheumatol. Mar, 22(2): 213-217.

Manners, P. J., C. Bower (2002): Worldwide prevalence of Juvenile Arthritis: Why does it vary so much? J. Rheumatol. Jul; 29(7). 1520-1530.

Mina, R., P. Melson, S. Powell, M. Rao, C. Hinze et al. (2011): Effectiveness of dexamethasone iontophoresis for temporomandibular joint involvement in juvenile idiopathic arthritis. Arthritis Care Res., 63(11). 1511-1516.

Muñoz Hoyos, A., y E. Raya Álvarez eds. (2004): Fisioterapia y rehabilitación del niño con enfermedad reumática. En *Reumatología Infantil* (L. Zúñiga Gómez), Editorial Formación de Alcalá, Barcelona, pp. 235-240.

Oen. K., P. N. Malleson, D. A. Cabral (2002): Disease course and outcome of juvenile rheumatoid arthritis in a multicenter cohort. J. Rheumatol, 29: 1989-1999.

Pastor Vega, J. M. (1998): Termoterapia Superficial, En: M. Martínez Morillo, J. M. Pastor Vega y F. Sendra Portero. *Manual de Medicina Física*. Harcourt Brace de España, 91-104.

Ravelli, A., A. Martini (2007): Juvenile idiopathic arthritis. Lancet, 369: 767.

Sansom-Daly, U. M., M. Peate, C. E. Wakefield, R. A. Bryant, R. J. Cohn (2011): A systematic review of psychological interventions for adolescents and young adults living with chronic illness. Health Psychol., Nov 7 [Epub ahead of print].

Stephens, S., D. Singh-Grewal, O. Bar-Or, J. Beyene, B. Cameron (2007): Reliability of exercise testing and functional activity questionnaires in children with juvenile arthritis. Arthritis Rheum., 15; 57(8): 1446-1452.

Stoustrup, P., A. Küseler, K. D. Kristensen, T. Herlin, T. K. Pedersen (2011): Orthopaedic splint treatment can reduce mandibular asymmetry caused by unilateral temporomandibular involvement in juvenile idiopathic arthritis. Eur J Orthod, Oct 3. [Epub ahead of print].

Takken, T., J. van der Net, W. Kuis, P. J. Helders (2003): Aquatic fitness training for children with juvenile idiopathic arthritis. Rheumatology, 42: 1408-1414.

Takken, T., M. van Brussel, R. H. Engelbert, J. van der Net, W. Kuis, P. J. Helders (2008): Fisioterapia para la artritis idiopática juvenile. En: La Biblioteca Cochrane Plus, Número 2. Oxford: Update Software Ltd. Disponible en: http://www.update-software.com.

(2008): Exercise therapy in juvenile idiopathic arthritis: a Cochrane Review. Eur. J. Phys. Rehabil. Med., 44(3): 287-297.

Tarakci, E., I. Yeldan, M. E. Kaya, S. N. Baydogan, O. Kasapcopur (2011): The relationship between physical activity level, anxiety, depression, and functional ability in children and adolescents with juvenile idiopathic arthritis. Clin Rheumatol, 30(11): 1415-1420.

Tucker, L. B., D. A. Cabral (2007): Transición del paciente adolescente con enfermedades reumáticas: aspectos a considerar. Rheum. Dis. Clin. N. Am., 661-672.

Toupin, A. K., S. Cavallo, F. D. Ehrmann, A. Ni (2011): The associations among economic hardship, caregiver psychological distress, disease activity, and health-related quality of life in children with juvenile idiopathic arthritis. Qual. Life Res. Oct 11. [Epub ahead of print].

Vergara, P., E. Servera, M. Giménez (2004): Prevención y rehabilitación en patología respiratoria crónica. Fisioterapia, entrenamiento y cuidados respiratorios. España. Editorial Médica Panamericana S.A.1. Bar-Or O., T. W. Rowland: Pediatric Exercise Medicine. Human Kinetics.

Impreso en Monterrey, México
LA&GO Ediciones, S.A. de C.V.
Isabel la Católica No. 642 Col. Roma
C.P. 64700 Monterrey, N.L. México